新スタンダード薬学シリーズ 第3巻

基礎薬学

II. 分析化学

新スタ薬シリーズ編集委員会 編

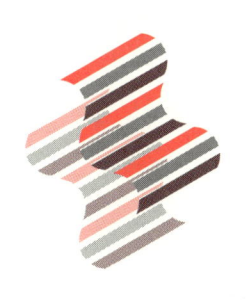

東京化学同人

薬剤師として求められる基本的な資質・能力

薬剤師は，豊かな人間性と医療人としての高い倫理観を備え，薬の専門家として医療安全を認識し，責任をもって患者，生活者の命と健康な生活を守り，医療と薬学の発展に寄与して社会に貢献できるよう，以下の資質・能力について，生涯にわたって研鑽していくことが求められる．

【① プロフェッショナリズム】
豊かな人間性と生命の尊厳に関する深い認識をもち，薬剤師としての人の健康の維持・増進に貢献する使命感と責任感，患者・生活者の権利を尊重して利益を守る倫理観を持ち，医薬品等による健康被害（薬害，医療事故，重篤な副作用等）を発生させることがないよう最善の努力を重ね，利他的な態度で生活と命を最優先する医療・福祉・公衆衛生を実現する．

【② 総合的に患者・生活者をみる姿勢】
患者・生活者の身体的，心理的，社会的背景などを把握し，全人的，総合的に捉えて，質の高い医療・福祉・公衆衛生を実現する．

【③ 生涯にわたって共に学ぶ姿勢】
医療・福祉・公衆衛生を担う薬剤師として，自己及び他者と共に研鑽し教えあいながら，自ら到達すべき目標を定め，生涯にわたって学び続ける．

【④ 科学的探究】
薬学的視点から，医療・福祉・公衆衛生における課題を的確に見出し，その解決に向けた科学的思考を身に付けながら，学術・研究活動を適切に計画・実践し薬学の発展に貢献する．

【⑤ 専門知識に基づいた問題解決能力】
医薬品や他の化学物質の生命や環境への関わりを専門的な観点で把握し，適切な科学的判断ができるよう，薬学的知識と技能を修得し，これらを多様かつ高度な医療・福祉・公衆衛生に向けて活用する．

【⑥ 情報・科学技術を活かす能力】
社会における高度先端技術に関心を持ち，薬剤師としての専門性を活かし，情報・科学技術に関する倫理・法律・制度・規範を遵守して疫学，人工知能やビッグデータ等に係る技術を積極的に利活用する．

【⑦ 薬物治療の実践的能力】
薬物治療を主体的に計画・実施・評価し，的確な医薬品の供給，状況に応じた調剤，服薬指導，患者中心の処方提案等の薬学的管理を実践する．

【⑧ コミュニケーション能力】
患者・生活者，医療者と共感的で良好なコミュニケーションをとり，的確で円滑な情報の共有，交換を通してその意思決定を支援する．

【⑨ 多職種連携能力】
多職種連携を構成する全ての人々の役割を理解し，お互いに対等な関係性を築きながら，患者・生活者中心の質の高い医療・福祉・公衆衛生を実践する．

【⑩ 社会における医療の役割の理解】
地域社会から国際社会にわたる広い視野に立ち，未病・予防，治療，予後管理・看取りまで質の高い医療・福祉・公衆衛生を担う．

シリーズ刊行の趣旨

　2002 年薬学教育モデル・コアカリキュラム（以下コアカリ）が最初に日本薬学会のもとで策定され，2013 年改訂を経て，今般 2022 年度版（令和 4 年度改訂版）が，文部科学省『薬学系人材養成の在り方に関する検討会』のもとでまとめられ，薬学教育モデル・コア・カリキュラム（以下改訂コアカリ）として 2024 年度から各薬系大学のカリキュラムにおいて運用されることになりました．今回の改訂では，「薬剤師の臨床に係る実践的な能力」，「薬剤師の社会的活動」，「課題発見能力と問題解決能力の醸成とその実践」等の学修目標が従前より明瞭かつ重視され，各大学のカリキュラムや授業，および薬剤師を目指す学生の学修に変革と希望がもたらされています．そこで，改訂コアカリ策定に携わった方々を中心とする編集委員会を分野ごとに立ち上げ，改訂コアカリの趣旨を普及することを目的に，"新スタンダード薬学シリーズ"の編集を計画しました．

　また今回，医・歯・薬の各学部教育モデル・コア・カリキュラムの内容の一部が「多様な場や人をつなぎ活躍できる医療人育成」のキャッチフレーズのもとで共通化されました．薬学の改訂コアカリにおいては，新たな「薬剤師として求められる基本的な資質・能力」（左ページ）が生涯にわたってものもとして提示され，従来の GIO/SBO を廃止して学修成果基盤型の学修枠組みを目指した形となり，また将来の薬剤師に必要な，総合的に患者を見る姿勢や個別最適化医療の提供，地域包括医療での多職種連携，情報科学技術を活かす能力，課題の発見と解決を科学的に探求する姿勢などの醸成が一層に求められるようになりました．本シリーズはこのような新たな取組みに対応し，医療人としての薬剤師養成教育に資する新たな教科書です．

　本シリーズの企画にあたっては，縦軸を「社会に貢献する薬剤師の多彩な職業分野（予防，医療，介護，福祉）の理解」，横軸を「薬剤師につながる基礎薬学，臨床薬学等の諸科目の理解」として，相互に密接な関係があることがわかることを目標としました．特に第 1 巻 "モデル・コア・カリキュラムで学ぶ薬学" では，改訂コアカリで学ぶ趣旨と学びを活かす方法について，また社会に貢献する薬剤師の業務・実践能力と大学で学ぶ薬学の学問領域や主体的学修の繋がりなどについて，多くの事例をもとに説明し，シリーズの柱としてまた振り返りにも役立つよう編集しました．第 2 巻以降の専門科目は，専門知識を臨床に繋げて統合的に利用できる能力を育てることを目標に，学修成果基盤型学修内容のエッセンスを提供しています．各巻は改訂コアカリの各項目を参考に組立て，部や章の冒頭に "他領域・項目とのつながり" マップおよび "ねらい"，"学修目標" を示しました．さらに基礎知識と臨床の繋がりを意識しながら学ぶことで臨床に関わる実践的能力を身につけられるよう，随所に各科目間のつながりを示しました．医薬品の安全性・有効性・適性使用や個別最適化の薬物治療をはじめ，薬剤師に必要とされる広範な知識を，ストーリー性のあるわかりやすい記述で伝えることを心がけています．

　"新スタンダード薬学シリーズ" が将来薬剤師を目指す学生の道標となり，薬剤師としての能力を生涯にわたって高め続ける知識，技能，態度を身につける一助となることを編集委員一同願っています．

　2024 年 3 月

市川　厚・井上圭三・本間　浩

新スタンダード薬学シリーズ 編集委員会

まえがき

　薬学教育モデル・コア・カリキュラム令和4年度改訂版（改訂コアカリ）が教育現場に導入されてから半年が過ぎた．学修成果基盤型教育の普及に伴い，改訂コアカリでは学修目標が示されるに留まり，カリキュラムの自由度が増したため，教育現場の実情に合わせて実施されていると思われる．しかし，改訂コアカリでの分析化学の学修目標が旧コアカリ（平成25年度版）と比較して大幅に変更されたわけではない．これは，薬剤師を養成するうえで分析化学が従来と変わらない重要性をもつことを示している．

　薬学における分析化学教育の目的は，薬剤師が定性的・定量的概念をもって医薬品を取扱うことができるようになることにある．改訂コアカリの枠組みが重視され過ぎると本来の目的が見失われ，単に薬剤師実務との関連だけで科目の軽重が判断されたり，学修内容を理解すれば事足りるとされたりするのは本末転倒である．一粒の錠剤をわれわれが安心して服用できるのは添付文書のもつ科学的信頼性が保証されているからにほかならない．その客観的な情報がどのように得られているかを理解して初めて，薬剤師は医薬品を安全に提供することができるのである．

　一方で，"医薬品"は不純物を含み，"薬物"とはこの点で異なる．薬学の分析化学で日本薬局方医薬品各条に記載されている確認試験，純度試験，定量法などを学修するのは，期待する作用を発現する薬物が医薬品中に確実に存在すること，さらに，その含有量に関する情報をどのような方法で得ているかを知るためである．分析法は人の叡智の産物であるが，長所や短所があることも事実である．日本薬局方試験法には幾多の分析法の中からより信頼性の高い方法が採用されているが，学修者がその試験法を唯一の方法と錯覚し，単に暗記するだけでは学修目標への到達は果たせない．分析法の原理や特徴の系統的な理解が重要であり，方法論の科学である分析化学を一つの学問とする所以である．この認識こそ新しい医薬品の分析法の創出や理解につながると信じている．

　本書は，改訂コアカリに配慮しつつも先人達が培った薬学の分析化学の体系に沿った構成になっている．内容を理解するには経験に基づいた順序を踏まえて学修を進めることが最も効果的であると思うからである．そのうえで改訂コアカリの意図である"他領域・項目とのつながり"や"医療・臨床との関連"を意識できるよう各項目の記述内容や順序にもできるだけ配慮した．本書は『基礎薬学II. 分析化学』と題して，I. 分析法の基礎，II. 溶液の化学平衡と容量分析法，III. 日本薬局方試験法と定性分析の三部構成とし，第III部では重量分析法と熱分析法も含めることとした．なお，機器分析法をはじめとする物理的分析法はおもに別冊の『基礎薬学III. 機器分析』にまとめたので，必要に応じて参照してほしい．また，各部は，"学生へのアドバイス"，"本文"，"キーワード"，"チェックリスト"からなり，内容の理解を促進するための"例題"や"コラム"を本文の適切な場所に配置するとともに"章末問題"（解答・解説は東京化学同人ウェブサイトから入手できる）も設けた．分析化学の学修では計算を伴うことが多く，とかく計算方法に注意が向きがちになるが，本来，分析化学の計算は分析法により得られる測定値の正しい理解と評価に用いられるものである．計算による結果の予測は，薬剤師の医療における使命の達成につなが

り，医薬品の過剰投与という過去の事例を繰返さないためにも必須であると思われる．

　本書は薬学の分析化学教育に携わっておられる先生方によって執筆された．この場をお借りして深く感謝を申し上げる．最後に，出版に際し大変なご尽力をいただいた東京化学同人の住田六連氏，木村直子氏，植村信江氏をはじめ編集部の皆様に厚く御礼を申し上げる．

　　2024 年 9 月

四　宮　一　総　　高　波　利　克
眞　野　成　康　　入　江　徹　美

第3巻 基礎薬学
II. 分析化学

編 集 委 員

入 江 徹 美** 　熊本大学大学院生命科学研究部 特任教授，熊本大学名誉教授，薬学博士
四 宮 一 総* 　前日本大学薬学部 教授，薬学博士
高 波 利 克 　明治薬科大学薬学部 特任教授，明治薬科大学名誉教授，薬学博士
眞 野 成 康 　東北大学病院 教授，薬剤部長，博士(薬学)

(* 編集責任，** アドバイザー)

執 筆 者

宇 野 文 二 　岐阜医療科学大学薬学部 教授，薬学博士 [7章]
加 藤 く み 子 　北里大学薬学部 教授，博士(薬学) [§5・1]
小 谷 明 　東京薬科大学薬学部 准教授，博士(薬学) [4章]
坂 本 達 弥 　東邦大学薬学部 助教，博士(薬学) [§2・1，§2・2・1]
定 金 豊 　鈴鹿医療科学大学薬学部 教授，博士(理学) [§5・3]
三 田 智 文 　順天堂大学薬学部 特任教授，薬学博士 [§2・2・2]
四 宮 一 総 　前日本大学薬学部 教授，薬学博士 [§2・3，§2・4，§2・6，§2・7，§3・3，§3・4]
田 原 佳 代 子 　九州医療科学大学薬学部 准教授，博士(薬学) [§5・2]
西 博 行 　安田女子大学薬学部 教授，薬学博士 [1章]
袴 田 秀 樹 　東京薬科大学薬学部 教授，博士(医学) [§2・5，§3・5]
深 水 啓 朗 　明治薬科大学薬学部 教授，博士(薬) [8章]
福 島 健 　東邦大学薬学部 教授，博士(薬学) [§2・1，§2・2・1]
古 地 壯 光 　城西大学薬学部 教授，博士(薬学) [§3・1，§3・2]
和 田 光 弘 　山口東京理科大学薬学部 教授，博士(薬学) [6章]

(五十音順，[ ] 執筆担当箇所)

協　力　者

"スタンダード薬学シリーズ II 第 2 巻 物理系薬学"より，下記の方々から許可を得て，図表，問題および記述の一部を転載使用しました．

"II. 化学物質の分析（第 2 版)"より
　宇野文二（図 18・1～3）
　新 津 勝（図 6・1, 2, 図 14・1～6, 9, 10, 表 14・1）
　中込和哉（表 19・2～5）

"III. 機器分析・構造決定"より
　米持悦生（演習 12・2, 応用・発展 12・1）

目　　　次

第 3 巻 基 礎 薬 学
II. 分 析 化 学

第 I 部　分析法の基礎

第 II 部　溶液の化学平衡と容量分析法

章末問題の解説・解答（東京化学同人ウェブサイトの本書のページに掲載）

本 書 の 構 成

本書は，薬学教育モデル・コア・カリキュラム（令和4年度改訂版，文部科学省のホームページに掲載，以下コアカリ）に準拠した教科書であり，下記 (1)～(3) のように構成されている．

(1) 本書の構成とコアカリの対照

本書の構成	対応するコアカリ項目
第 I 部 分析法の基礎 第1章	C 基礎薬学 C-2 医薬品および化学物質の分析法 　　　と医療現場における分析法 C-2-1 分析方法の基礎
第 II 部 溶液の化学平衡と容量分析法 第2章～第4章	C-2-2 溶液の化学平衡と容量分析法
第 III 部 日本薬局方試験法と定性分析 第5章～第8章	C-2-3 定性分析，日本薬局方試験法

(2) 部・章冒頭の中扉
対応するコアカリ項目の "ねらい" および "学修目標" の全文を記載した．

(3) "他領域・項目とのつながり" の表示
本文中のキーワードや記述に対し，関連する "他領域・項目とのつながり" を つながり アイコンを用いて表示した．たとえば右の例では，"化学平衡" はコアカリの C-1-3 に，"治療薬物モニタリング" はコアカリの D-1 と D-4-2 に関連があることを示している．

コアカリ 以下は対応するコアカリ項目を示す．

　　　 内は，本シリーズ中，上記コアカリ項目が収載されている巻・分冊・書籍名を示す．

【例】

化学平衡 chemical equilibrium つながり コアカリ C-1-3 エネルギーと熱力学 → 3 巻 I. 物理化学，13章

治療薬物モニタリング therapeutic drug monitoring, TDM つながり コアカリ D-1 薬の作用と生体の変化 → 4巻 I. 薬理・病態，D-4-2 薬物動態の解析 → 4巻 III. 薬物動態学

(4) 日本薬局方の用語
日本薬局方の用語に ▲ アイコンを付し，右の例のように掲載箇所を示した． JP 18 は第十八改正日本薬局方を表し，〈　〉で表した数字は一般試験法の番号である．

【例】

◀ JP 18 通則
◀ JP 18 〈9.41〉

一般試験法の分類と固有の番号 (第十八改正日本薬局方，JP 18)

一般試験法は，共通な試験法，医薬品の品質評価に有用な試験法およびこれに関連する事項をまとめたものである．それぞれの試験法などに付した番号は，内容により一般試験法を分類し付与した固有のものである．医薬品各条などにおいて，〈 〉を付すものは該当する一般試験法の番号を示す*1.

1) 化学的試験法

1.01 アルコール数測定法
1.02 アンモニウム試験法
1.03 塩化物試験法
1.04 炎色反応試験法
1.05 鉱油試験法
1.06 酸素フラスコ燃焼法
1.07 重金属試験法
1.08 窒素定量法（セミミクロケルダール法）
1.09 定性反応
1.10 鉄試験法
1.11 ヒ素試験法
1.12 メタノール試験法
1.13 油脂試験法
1.14 硫酸塩試験法
1.15 硫酸呈色物試験法

2) 物理的試験法

・クロマトグラフィー
2.00 クロマトグラフィー総論 (追1)
2.01 液体クロマトグラフィー (改1)
2.02 ガスクロマトグラフィー (改1)
2.03 薄層クロマトグラフィー (改2)
2.04 タンパク質のアミノ酸分析法
2.05 サイズ排除クロマトグラフィー (追)
・分光学的測定法
2.21 核磁気共鳴スペクトル測定法
2.22 蛍光光度法 (改1)
2.23 原子吸光光度法
2.24 紫外可視吸光度測定法
2.25 赤外吸収スペクトル測定法
2.26 ラマンスペクトル測定法
2.27 近赤外吸収スペクトル測定法 (追1)
2.28 円偏光二色性測定法 (追1)
・その他の物理的試験法
2.41 乾燥減量試験法
2.42 凝固点測定法
2.43 強熱減量試験法
2.44 強熱残分試験法
2.45 屈折率測定法
2.46 残留溶媒 (改, 改2)
2.47 浸透圧測定法（オスモル濃度測定法）
2.48 水分測定法（カールフィッシャー法）(改)
2.49 旋光度測定法
2.50 滴定終点検出法
2.51 導電率測定法 (改)
2.52 熱分析法 (改)
2.53 粘度測定法
2.54 pH測定法
2.55 ビタミンA定量法
2.56 比重及び密度測定法
2.57 沸点測定法及び蒸留試験法
2.58 粉末X線回折測定法 (改1)
2.59 有機体炭素試験法
2.60 融点測定法
2.61 濁度試験法
2.62 質量分析
2.63 誘導結合プラズマ発光分光分析法及び誘導結合プラズマ質量分析法
2.64 糖鎖試験法
2.65 色の比較試験法
2.66 元素不純物 (改, 改2)

3) 粉体物性測定法

3.01 かさ密度測定法 (改2)
3.02 比表面積測定法
3.03 粉体の粒子密度測定法
3.04 粒度測定法 (改1)
3.05 収着-脱着等温線測定法及び水分活性測定法
3.06 レーザー回折・散乱法による粒子径測定法
3.07 動的光散乱法による液体中の粒子径測定法 (追2)

4) 生物学的試験法/生化学的試験法/微生物学的試験法

4.01 エンドトキシン試験法
4.02 抗生物質の微生物学的力価試験法 (改2)
4.03 消化力試験法
4.04 発熱性物質試験法
4.05 微生物限度試験法
4.06 無菌試験法 (改)

5) 生薬試験法

5.01 生薬試験法 (改, 改2)
5.02 生薬及び生薬を主たる原料とする製剤の微生物限度試験法

6) 製剤試験法

6.01 眼軟膏剤の金属性異物試験法
6.02 製剤均一性試験法
6.03 製剤の粒度の試験法
6.04 制酸力試験法
6.05 注射剤の採取容量試験法
6.06 注射剤の不溶性異物検査法
6.07 注射剤の不溶性微粒子試験法
6.08 点眼剤の不溶性微粒子試験法
6.09 崩壊試験法
6.10 溶出試験法
6.11 点眼剤の不溶性異物検査法
6.12 粘着力試験法
6.13 皮膚に適用する製剤の放出試験法
6.14 吸入剤の送達量均一性試験法
6.15 吸入剤の空気力学的粒度測定法
6.16 半固形製剤の流動学的測定法
6.17 タンパク質医薬品注射剤の不溶性微粒子試験法

7) 容器・包装材料試験法

7.01 注射剤用ガラス容器試験法
7.02 プラスチック製医薬品容器試験法
7.03 輸液用ゴム栓試験法

8) その他 (現時点では本項に分類される試験法はない)

9) 標準品, 標準液, 試薬・試液, 計量器, 用器等

・標準品
9.01 標準品 (改, 改1, 改2) *2
・標準液
9.21 容量分析用標準液
9.22 標準液
9.23 色の比較液
・試薬・試液等
9.41 試薬・試液 (改, 改1, 改2)
9.42 クロマトグラフィー用担体/充塡剤 (改1, 改2)
9.43 ろ紙, ろ過フィルター, 試験紙, るつぼ等
9.44 標準粒子等
・計量器・用器, 温度計等
9.61 波長及び透過率校正用光学フィルター
9.62 計量器・用器 (改, 改2)
9.63 温度計

凡例　追, 追1, 追2: JP 18, 同第一および第二追補で新たに追加された一般試験法.
　　　改, 改1, 改2: JP 18, 同第一および第二追補で改正された一般試験法.
*1　本書では本文中の該当する試験法に記号 ▲ を付し，番号は欄外に〈 〉で示した．そのほか表中に〈 〉を付けて示した．
*2　新たな追加はJP 18で14個，第一追補で3個，第二追補で13個，名称変更はJP 18で1個，削除は第一追補で1個，第二追補で3個，9.01(2)から9.01(1)への移動はJP 18で11個，第一追補で5個,第二追補で6個あった．

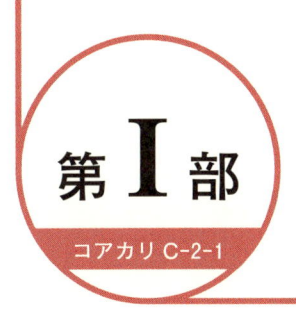

第 Ⅰ 部

コアカリ C-2-1

分 析 法 の 基 礎

　医薬品や化学物質の分析は，薬物治療の有効性や安全性を確保するために行われる薬物モニタリング（TDM）など，薬剤師としての重要な職務のひとつである．本小項目では分析方法の基礎を学ぶとともに，医療や品質管理の現場などでの分析結果の信頼性について学ぶ．

他領域・項目とのつながり

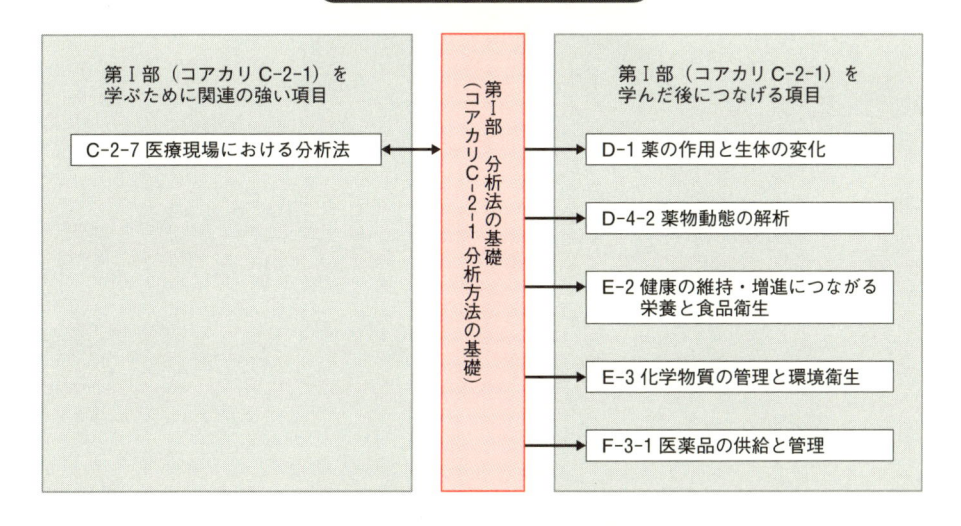

第Ⅰ部（コアカリ C-2-1）を学ぶために関連の強い項目

C-2-7 医療現場における分析法

第Ⅰ部（コアカリ C-2-1）分析方法の基礎

第Ⅰ部（コアカリ C-2-1）を学んだ後につなげる項目

D-1 薬の作用と生体の変化

D-4-2 薬物動態の解析

E-2 健康の維持・増進につながる栄養と食品衛生

E-3 化学物質の管理と環境衛生

F-3-1 医薬品の供給と管理

コアカリの "学修目標"

1. 医薬品の品質管理や医療現場での検査において，分析結果の信頼性を保証するために，用いる器具，測定値の取扱い方法，方法の評価を説明する．

第 1 章　分析法の基礎

学生への
アドバイス
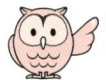

医薬品の有効性と安全性を担保するには，その品質が保証されていること，また，適正に使用されていることが重要である．医薬品分析は，品質管理を目的とした分析と，生体試料の分析の二つに大きく分類される．これらの分析の実施には一連の流れ（プロセス）があり，正しい測定値を得るためには，目的に応じた分析法とそれに適した分析用器具の選択が必要である．

一般に，分析で得られた測定値には誤差が含まれているため，分析を行う場合は測定を繰返して行い，個々の測定値を統計学的に処理し，その偏りやばらつきの程度などを評価し，妥当性を検証する（分析法バリデーションという；§1・3参照）ことが必要である．

本章では，まず，分析とその流れ，分析用器具について，次に，測定値の基本的な扱い方や統計処理について説明する．最後に，分析法バリデーションの意義と実施方法について説明する．分析化学修得の目標の一つは，薬剤師として取扱う医薬品の品質が判断できること，すなわち，その医薬品に対して設定された試験項目の設定理由や背景がわかっていること，規格値が妥当であるか，試験法の原理などが説明できるかである．

1・1　分析のプロセスと分析用器具

1・1・1　分析のプロセス

自然界に存在するあらゆる物質の組成や状態およびその量を明らかにすることを**分析**という．分析は，物質の組成や存在状態を明らかにする**定性分析**と存在量を明らかにする**定量分析**とに大別される．また，用いられる方法論により，化学的分析法，物理的分析法，生物学的分析法に分けることもできる．化学的分析法は化学反応を用いる分析法であり，物理的分析法は物理的性質を利用するもので，機器による分析法が多い．生物学的分析法は，動物や微生物といった生物や酵素など生物由来の物質を用いる分析法で，**バイオアッセイ**ともよばれる．

医薬品の有効性や安全性が担保されているのは，その品質が保証されているからである．それを行うのが医薬品の試験法で，代表的なものとして，**日本薬局方（日局）**医薬品の試験法（コラム1・1参照）がある*．こうした試験に用いられる分析は，はじめに 1) 試料の採取（サンプリング），次に 2) 試料の調製（溶解，抽出，沪過などの前処理を含む），そして，3) 測定，最後に，4) 得られた測定値についてのデータ解析，5) 報告書の作成の順で行われる（図1・1）.

試料採取 → 試料の調製（前処理を含む） → 測　定 → データ解析 → 報告書作成

図 1・1　分析のプロセス

分析法 analytical method

分析 analysis

定性分析
qualitative analysis

定量分析
quantitative analysis

バイオアッセイ　bioassay
［つながり］ ［コアカリ］ C-2-7 医療現場における分析法 → ③ 巻 Ⅲ. 機器分析

日本薬局方（日局） The Japanese Pharmacopoeia, JP: 代表的な，また，臨床上有用な医薬品の品質規格とその試験法が収載されている．通則，生薬総則，製剤総則，一般試験法，医薬品各条などから構成され，2021 年施行の第十八改正では，約 2000 の医薬品が収載されている．2 年ごとに追補が出され，また，5 年ごとに改正される．重要な試験項目として，確認試験，定量法，純度試験などが設定されている（コラム 1・1 参照）.

* 国際的な試験法のガイドラインには ICH (p.15 の欄外参照) の "ICH-Q6 規格及び試験方法" がある．

確認試験 identification test：`JP 18` 通則 32. 通則について詳細は §5・1・3a 参照.

純度試験 purity test：`JP 18` 通則 33. 純度試験の一部にも定量分析が含まれる.

定量法 assay：`JP 18` 通則 38

* コラム 1・1 の ▓ 部分は第十八改正日本薬局方 (JP 18) 抜粋部分である. JP 18 では一般試験法を分類して固有の番号を付与し, 医薬品各条中などで該当する試験法を示すのに 〈1.06〉 のように表してある. 本書では抜粋部分およびそれ以外も含めて `JP 18` 〈1.06〉 のように欄外に記述した. 本書前付け p.xii も参照.

`JP 18` 〈1.06〉▶
`JP 18` 〈1.09〉▶
`JP 18` 〈1.09〉▶

`JP 18` 〈2.50〉▶

秤量 weighing

化学天秤（化学はかり） chemical balance, analytical balance：化学はかりは 0.1 mg まで読み取れるものを用いる. そのほか, セミミクロ, ミクロ, ウルトラミクロ化学はかりがある.

`JP 18` 〈9.62〉計量器・用器▶

電子天秤 electronic force balance, electronical balance

水準器 spirit level

薬包紙 weighing paper

薬匙（スパーテル） spatula, spatel（独）

 コラム 1・1

日本薬局方医薬品の試験の記載例

医薬品には, さまざまな試験項目が設定されているが, 原薬と製剤に共通して設定される重要なものとして, 定性分析である**確認試験**, 不純物を規制する**純度試験**, 定量分析である**定量法**がある. 例として, カルシウム拮抗薬（血圧降下薬）であるジルチアゼム塩酸塩（原薬）をその規格, 性状とともに見てみよう（抜粋）*.

ジルチアゼム塩酸塩

$C_{22}H_{26}N_2O_4S \cdot HCl$：450.98

　　本品を乾燥したものは定量するとき, ジルチアゼム塩酸塩（$C_{22}H_{26}N_2O_4S \cdot HCl$）98.5%以上を含む.

性状　本品は白色の結晶または結晶性の粉末で, においはない.

　　本品はギ酸に極めて溶けやすく, 水, メタノール又はクロロホルムに溶けやすく, アセトニトリルにやや溶けにくく, 無水酢酸又はエタノール(99.5)に溶けにくく, ジエチルエーテルにほとんど溶けない.

確認試験

(2) 本品 0.03 g をとり, 水 20 mL を吸収液とし, 酸素フラスコ燃焼法▲により操作して得た検液は硫酸塩の定性反応 (1)▲を呈する.

(5) 本品の水溶液(1→50)は塩化物の定性反応 (2)▲を呈する.

純度試験

(1) 溶状　本品 1.0 g を水 20 mL に溶かすとき, 液は無色澄明である.

(3) 類縁物質　本品 50 mg を薄めたエタノール(4→5) 50 mL に溶かし, …（以下略）

定量法　本品を乾燥し, その約 0.7 g を精密に量り, ギ酸 2.0 mL に溶かし, 無水酢酸 60 mL を加え, 0.1 mol/L 過塩素酸で滴定▲する（電位差滴定法）. 同様の方法で空試験を行い, 補正する.

$$0.1 \text{ mol/L 過塩素酸 1 mL} = 45.10 \text{ mg } C_{22}H_{26}N_2O_4S \cdot HCl$$

1・1・2　天　秤

　分析では, はじめに試料の採取を行い, その正確な質量を量る. この操作を**秤量**といい, **化学天秤（化学はかり▲）**を用いて行う. 現在ではデジタル表示される**電子天秤**がよく用いられる. 天秤は精密機器で, 風, 静電気, 湿度などのさまざまな要因によって影響されるため, 設置場所は一般的な化学実験室とは別室とし, 免振台の上に設置する. 使用時は, 天秤の**水準器**の気泡により, 水平であることを確認する. また, 電子天秤には風袋消去（オートゼロ）のボタンがあるので, **薬包紙**あるいは採取容器（秤量瓶など）を天秤に載せ, 表示を 0 としてから**薬匙（スパーテル）**などを用いて目的とする質量を量る. 薬包紙は, 四隅をつまんで舟形にすると使いやすい. 少量の場合は, はさみで 4 等分して小さくするなど適切な大きさにするとよい. なお, 天秤の使用にあたっては, 定期的に分銅を用いて校正することが必要である.

　JP 18 の医薬品の試験法をみると, 試料採取にあたって確認試験では "0.03 g

をとり", また定量法では "約 0.7 g を精密に量り" といった表現がある（コラム1・1参照）. 前者の "0.03 g をとり" とは "0.03 g を正確に量り" と同じで，指示された数値の質量をその桁数まで量ること，具体的には指示された数値の次の桁を四捨五入して 0.03 g になる量（0.025〜0.034 g）を量ることを意味する. また，後者の "約" とは ±10% の範囲のことで，"精密に量る" とは量るべき最小位を考慮し，0.1 mg，10 μg，1 μg または 0.1 μg まで量ることを意味する[*1]. 量るべき最小量とは規格値を考慮して決めることになるが，98.5% 以上といった規格値が設定されている定量法であれば**有効数字**を考慮し，小数点以下 4〜5 桁の秤量を行う[*2].

1・1・3　化学用体積計

　分析に用いられる体積測定用の器具を化学用体積計▲という. おもな体積計として，ビュレット，全量ピペット（ホールピペット），メスピペット，全量フラスコ（メスフラスコ），メスシリンダーがある（図 1・2）. これらは一般に硬質ガラス製で[*3]，体積は温度変化によって膨張あるいは収縮する. 日本産業規格（JIS）では，標準温度 20 °C での体積が表示してある[*4]. なお，体積計の精度は，JIS によって細かく規定されており，体積誤差が許容範囲に適合したものを用いる[*5]. これらの体積計には，全量フラスコのように内部に溶液を入れたときの体積が表示体積である受用（うけよう）（TC または E と表示）と，ビュレットや全量ピペットのように体積計から溶液を出したときの体積が表示体積である出用（だしよう）（TD または A と表示）とがある[*6].

　a.　ビュレット　　滴定で用いられる出用の体積計で，25 mL あるいは 50 mL のものが一般的である. ビュレットには 0.1 mL までの目盛が刻んであり，液量は 0.1 mL 目盛の間を目測でさらに 10 等分して，0.01 mL まで読む. また，読む際は，ビュレット内の液面が表面張力で曲面（**メニスカス**）になるため，常に湾曲線の最低部を真横から水平に見て読む（図 1・3）.

　b.　全量ピペット（ホールピペット）　　一定量の正確な液量をとって容器に移すために用いられる. 1, 2 mL から 20 mL 程度までさまざまな種類があり，排

*1　JP 18　通則 24, 39.
JP 18　第二追補参考情報〈G1-6-182〉日本薬局方における秤量の考え方も参照すること.

有効数字　significant figures：§1・2参照.

*2　JP 18　通則 40. 上限が設定されてない定量法では上限は 101.0% となる.

◀ JP 18　〈9.62〉計量器・用器

*3　分析用器具の材質には硬質ガラスのほか，石英ガラス，磁器，白金，プラスチックなどが用いられる.

*4　JP 18 では，標準温度（20 °C）のほか，常温（15〜25 °C），室温（1〜30 °C），冷所（1〜15 °C）などの規定がある（JP 18　通則 16）.

*5　高精度用のクラス A（A と表示）を用いる. クラス B は並精度用（B と表示）である.

*6　TC: to contain, TD: to deliver（英語）; E: einguss, A: ausguss（ドイツ語）.

ビュレット　buret, burette

メニスカス　meniscus

全量ピペット（ホールピペット）　whole pipet(te), transfer pipet(te)

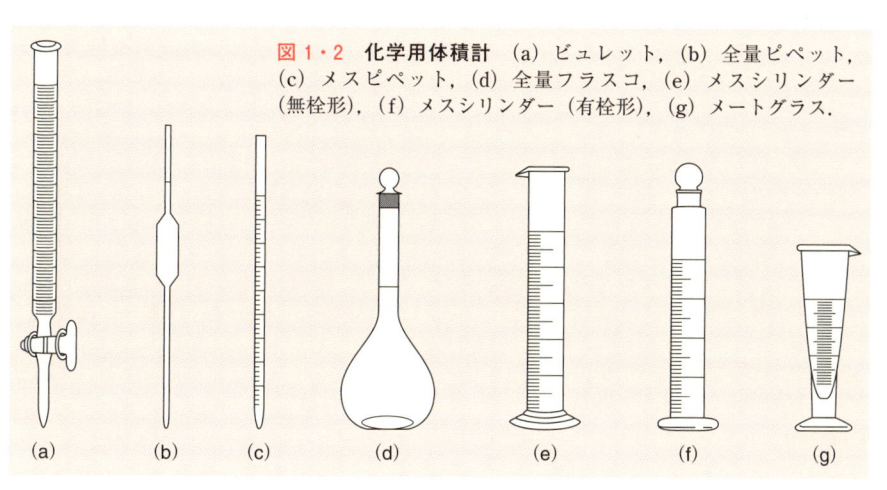

図 1・2　**化学用体積計**　(a) ビュレット，(b) 全量ピペット，(c) メスピペット，(d) 全量フラスコ，(e) メスシリンダー（無栓形），(f) メスシリンダー（有栓形），(g) メートグラス.

(a)　　(b)　　(c)　　(d)　　(e)　　(f)　　(g)

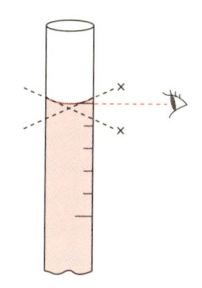

図 1・3　**メニスカスの見方**

安全ピペッター
safety pipet(te) filler

メスピペット
measuring pipet(te)

*1 医薬品の試験法で，"正確に 10 mL を加え"とある場合は，10 mL の全量ピペットを用いる．"正確に"の記載がなく，単に"10 mL を加え"とある場合は，メスピペットを用いてよい．液量が多い場合は，メスシリンダーを用いる．

全量フラスコ（メスフラスコ） volumetric flask

*2 考案した日本人医師が勤務していた病院名に由来．目盛はあくまで目安．

メスアップ fill up

*3 医薬品の試験法で，"○○を加えて，正確に 100 mL とする"とある場合は，100 mL の全量フラスコ（メスフラスコ）を用いる．

メスシリンダー
measuring cylinder,
graduated cylinder

メートグラス graduated glass：オランダ語の meet-glas より（諸説あり）．

共洗い prewashing

ビーカー beaker

試験管 test tube

出したときに表示体積が得られる出用の体積計である．操作は全量ピペットに**安全ピペッター**を取りつけた後，液を全量ピペットの標線以上に吸い上げ，全量ピペットの先端を液瓶内の液面より上に上げた後，液のメニスカスの下端が標線上にのるまでゆっくりと液を排出し，一定量を量りとる．液の移動は全量ピペットの先端を移す容器内側の器壁に付けて流しだす．同様の用途で，任意の体積を採取できる体積計として**メスピペット**があるが，精度は全量ピペットに比べてやや劣る．液量はビュレットと同様にメニスカスに留意して目盛に合わせる．中間目盛タイプと先端目盛タイプがあるので，用いるときは注意が必要である．また，メスピペットにもさまざまな種類があるが，精度よく採取するためにはその容量に近いものを選ぶ*1．

c. 全量フラスコ（メスフラスコ）　物質を溶媒に溶解させ，正確に全量を一定の液量とする場合に用いられる受用の体積計である．定量法などで，試料溶液や希釈溶液を調製するときに用いる．溶媒を加える最後の操作は，駒込ピペット*2 などを用いて，慎重に溶媒を追加して溶液のメニスカスの下端を標線に合わせる（**メスアップ**）．この後，密栓して親指で押さえ，全量フラスコを倒立させてよく混和させ，均一で正確な濃度の一定量の溶液とする*3．

d. メスシリンダー　溶液の体積を量るときに使用する受用の体積計であるが，精度はやや劣る．また，出用のものもある．上の口が広く下方で細くなったものは，**メートグラス**とよばれ，手で持ちやすく水剤の調剤などで用いられる．

e. 洗浄方法　ガラス製の体積計は，使用後は実験室用洗剤などに浸け置いた後，水道水でよく洗剤を洗い流す．最後に洗瓶を使って純水ですすぎ，室温で乾燥させ保管する（風乾）．場合によっては，柔らかいスポンジや専用ブラシで洗い，以後，同様に処理する．なお，数少ない器具を効率的に使用する場合は，出用の器具であれば，まず充塡する溶液を全量の 1/3 から 1/2 程度入れて，まんべんなく内側を濡らし，捨てる．これを 2, 3 回繰返して使用する．この操作を**共洗い**といい，充塡する溶液への不純物の混入や濃度変化を防ぐことができる．全量フラスコの場合は，使用する前に希釈などに用いる溶媒で 2, 3 回すすぐようにして洗って使用する．

f. その他の分析用器具　液体の混合などには**ビーカー**が，薬品を混合させたり，加熱して反応を観察したりするときには**試験管**が，滴定の受器として

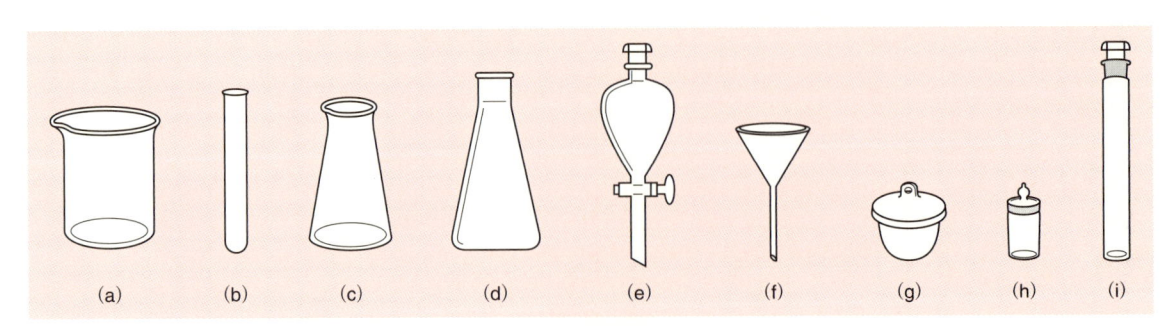

図1・4　その他の分析用器具　(a) ビーカー，(b) 試験管，(c) コニカルビーカー，(d) 三角フラスコ，(e) 分液漏斗，(f) 漏斗，(g) るつぼ，(h) はかり瓶，(i) ネスラー管．

は，やや口が狭くなった**コニカルビーカー**や**三角フラスコ**が用いられる．これらの容器の壁に付けられている目盛はあくまで目安で正確ではない．また，抽出操作に不可欠なものとして**分液漏斗**，沈殿物の沪過やビュレットへの滴定液の注入時などには**漏斗**が用いられる．日本薬局方の**一般試験法**である**強熱残分試験法**では，石英製あるいは磁製の**るつぼ**が，**乾燥減量試験法**では，試料を精密に量り乾燥させる容器として**はかり瓶（秤量瓶）**が用いられる．純度試験では，**ネスラー管**も用いられる（図1・4）．

　生体試料を扱う臨床分析では，μL（マイクロリットル）の液量を扱うことが多く，その場合は**マイクロピペット（ピストン式ピペット）**が用いられる．一般に可変容量型のものが使用され，さまざまな容量範囲に対応したもの（たとえば，10〜100 μL，20〜200 μL から 100〜1000 μL まで）が利用される．マイクロピペットでは，ポリプロピレン製チップが用いられるため，ガラス体積計に比べて容量に影響を及ぼす要因が多くあり，精度を保つには取扱い説明書の基本的な操作方法に準じて使用することと，年に 1 度以上**校正**することが重要となる．また，精度よく採取するためには，その容量に近いものを選ぶ．

> **例題 1・1　化学用体積計**　次の (a)〜(d) に当てはまる化学用体積計を ①〜⑤ からすべて選び，記号で答えよ．
>
> （a）出用の体積計．
> （b）医薬品の試験法に，"○○ を加えて，正確に 100 mL とする"と記載されている場合に用いられる 100 mL の体積計．
> （c）滴定で用いる体積計．
> （d）医薬品の試験法に，"正確に 10 mL を加え"と記載されている場合に用いる 10 mL の体積計．
>
> | | |
> |---|---|
> | ① メスピペット | ② 全量フラスコ（メスフラスコ） |
> | ③ 全量ピペット（ホールピペット） | ④ メスシリンダー |
> | ⑤ ビュレット | |
>
> **解 答**　(a) ①，③，④，⑤（メスシリンダーには出用のものも，受用のものもある），(b) ②，(c) ⑤，(d) ③

コニカルビーカー conical beaker

三角フラスコ Erlenmeyer flask

分液漏斗 separatory funnel, separating funnel

漏斗 funnel

一般試験法 general tests, processes and apparatus：JP 18 一般試験法には，医薬品の品質評価を行う試験法に用いられる分析法や試薬・試液，溶液の調製法などが記載されている．

強熱残分試験法 residue on ignition test：`JP 18` 〈2.44〉

るつぼ crucible

乾燥減量試験法 loss on drying test：`JP 18` 〈2.41〉

はかり瓶（秤量瓶） weighing bottle

ネスラー管 Nessler tube

マイクロピペット micropipet(te)：JIS での呼称は，ピストン式ピペットという（JIS K 0970：2013）．

校正 calibration

> **🔑 キーワード**
>
> □ 分 析　　□ 定性分析　　□ 定量分析　　□ 日本薬局方
> □ 天 秤　　□ 化学用体積計　　□ メニスカス

> **✔ チェックリスト**
>
> 1. 天秤は，水準器の気泡により，水平であることを確認して使用する．
> 2. 化学用体積計には，受用と出用がある．
> 3. ビュレットやメスピペットでは，メニスカスの最低部を真横から水平に見て読む．

アラビア語表記の欄外注：

国際単位系（**SI**）：International system of units のフランス語表記 <u>Système international d'unites</u> より.

SI 基本単位 SI base unit

アボガドロ定数 Avogadoro constant

SI 組立単位 SI derived unit

SI 接頭語 SI prefix

JP 18 通則 9 ▶

*1 2019 年，四つ（kg, A, K, mol）の定義が，基礎物理定数（定義定数）によるものに変更となり，七つすべての SI 基本単位が基礎物理定数による定義となった. mol は，従来の定義 "0.012 kg の炭素 ^{12}C に存在する原子の数に等しい要素粒子を含む系の物質量" からアボガドロ定数による定義に，kg は長らく用いられた国際キログラム原器の質量を基準とする定義から，プランク定数〔量子力学における基本定数の一つで，6.626 070 15×10^{-34} J s（定義された量）〕を基準とする定義に改定された.

*2 表 1・2 の SI 組立単位を SI 基本単位で表現すると，$Hz = s^{-1}$, $N = m\,kg\,s^{-2}$, $Pa = m^{-1}\,kg\,s^{-2} = N\,m^{-2}$, $J = m^2\,kg\,s^{-2} = N\,m$, $W = J\,s^{-1} = m^2\,kg\,s^{-3}$, $C = s\,A$, $V = J\,C^{-1} = m^2\,kg\,s^{-3}\,A^{-1}$ である.

1・2　測定値の取扱い

1・2・1　国際単位系（SI）

　分析で得られた測定値は，一般に単位をもつ. **国際単位系（SI）** は，七つの基本量（物理量）に対してそれぞれ単位系を規定しており，これを **SI 基本単位** という（表 1・1）. このうち，物質量の SI 基本単位はモル（記号 mol）で，1 mol には，正確に 6.022 140 76×10^{23}（**アボガドロ定数**）の要素粒子が含まれる*1. また，SI 基本単位を組合わせた SI 組立単位も用いられる. 固有の名称と記号をもつ **SI 組立単位** の例を表 1・2 に示す*2. これらの SI 単位は，表 1・3 のような桁を表す **SI 接頭語** を付けて表されることも多い. JP 18 では，SI 以外の単位として，体積にリットル（記号 L，1 L=10^{-3} m³）や，温度にセルシウス度（記号 ℃，$\theta\,[℃] = T\,[K] - 273.15$）が用いられている▲.

表 1・1　SI 基本単位

物理量	名　称	記号
長　さ	メートル metre	m
質　量	キログラム kilogram	kg
時　間	秒 second	s
電　流	アンペア ampere	A
熱力学温度	ケルビン kelvin	K
物質量	モ　ル mole	mol
光　度	カンデラ candela	cd

表 1・2　SI 組立単位の例

物理量	名　称	記号
周波数	ヘルツ hertz	Hz
力	ニュートン newton	N
圧　力	パスカル pascal	Pa
エネルギー	ジュール joule	J
仕事率	ワット watt	W
電気量	クーロン coulomb	C
電位差	ボルト volt	V

表 1・3　SI 単位の 10 進の倍量および分量を表す SI 接頭語†

倍　数	名　称	記号	倍　数	名　称	記号
10	デカ deca	da	10^{-1}	デシ deci	d
10^2	ヘクト hecto	h	10^{-2}	センチ centi	c
10^3	キロ kilo	k	10^{-3}	ミリ milli	m
10^6	メガ mega	M	10^{-6}	マイクロ micro	μ
10^9	ギガ giga	G	10^{-9}	ナノ nano	n
10^{12}	テラ tera	T	10^{-12}	ピコ pico	p
10^{15}	ペタ peta	P	10^{-15}	フェムト femto	f
10^{18}	エクサ exa	E	10^{-18}	アト atto	a
10^{21}	ゼタ zetta	Z	10^{-21}	ゼプト zepto	z
10^{24}	ヨタ yotta	Y	10^{-24}	ヨクト yocto	y
10^{27}	ロナ ronna	R	10^{-27}	ロント ronto	r
10^{30}	クエタ quetta	Q	10^{-30}	クエクト quecto	q

†　情報科学の発展によるデータ量の爆発的な増加に伴い，2022 年に新たに四つの接頭語（ロント，クエクト，ロナ，クエタ）が追加された.

┌ **例題 1・2　SI 基本単位**　次の ①〜⑤ の単位のうち，SI 基本単位でないのはどれか. 一つ選べ.

①m　　　②kg　　　③J　　　④K　　　⑤s

【100 回国試改題】

解　答　③　J は SI 組立単位である.

例題1・3　SI接頭語　光が1アト秒で進む距離を求めよ．ただし，光速を30万km s^{-1}とする．

解答
$$距離 = 光速 \times 時間$$
$$= (3.0 \times 10^8 \text{ m s}^{-1}) \times (1 \times 10^{-18} \text{ s})$$
$$= 3.0 \times 10^{-10} \text{ m} = 0.3 \times 10^{-9} \text{ m}$$

　光は1アト秒[*1]で0.3ナノメートル〔nm〕（3 Å）を進み，これは水分子の大きさ（長さ）に相当する．Å（オングストローム，1 Å＝10^{-10} m）は，結晶学などで用いられ，SI以外の（SIと併用できる）単位．

例題1・4　モル　試料溶液から0.1 fmol/L濃度の薬物が検出された．この試料溶液1 mL中に含まれる薬物分子の数を求めよ．ただし，アボガドロ定数を6.02×10^{23}とする．

解答
$$\frac{0.1 \times 10^{-15} \text{ mol}}{1000 \text{ mL}} \times 1 \text{ mL} \times (6.02 \times 10^{23} \text{ mol}^{-1}) = 6 \times 10^4 \text{（約6万個）}$$

*2 溶媒の体積でなく，質量を基準とするため，温度や圧力に関係なく一定の値をとり，沸点上昇や凝固点降下などの計算に用いられる．3巻 I. 物理化学，§11・4参照．

1・2・2　濃度の単位

JP 18で用いられている代表的な濃度の単位について説明する．

◀ JP 18 通則9

a. モル濃度〔mol/L〕，質量モル濃度〔mol/kg〕　モル濃度は溶液1 L中に含まれる溶質の物質量が何molかを表し，"mol/L"の記号を用いる．一方，質量モル濃度は"mol/kg"で表し，溶媒1 kgに溶けている溶質の物質量〔mol〕を意味する[*2]．

*3 質量パーセント濃度ともいう．

b. 質量百分率（%），体積百分率（vol%），質量対容量百分率（w/v%）　質量百分率[*3]は溶液100 g中に含まれる溶質の質量〔g〕を表し，"%"の記号を用いる．また，体積百分率は溶液100 mL中に含まれる溶質の容量〔mL〕を表し，"vol%"の記号を用いる．質量対容量百分率は，溶液100 mL中に含まれる溶質の質量〔g〕を表し，"w/v%"の記号を用いる[*4]．

*4 w/v%は，製剤の処方や成分の濃度に限って用いられる（JP 18 通則9）．

c. 質量百万分率（ppm），質量十億分率（ppb），質量一兆分率（ppt）　質量百万分率はppmで表され，100万分の1＝$1/10^6$＝μg/gを意味する．質量十億分率は，ppmのさらに1000分の1である10億分の1＝$1/10^9$＝ng/gを意味し，ppbで表される．また，質量一兆分率はppbのさらに1000分の1である1兆分の1＝$1/10^{12}$＝pg/gを意味し，pptで表される[*5]．

ppm: part(s) per million
ppb: part(s) per billion
ppt: part(s) per trillion

*5 中心静脈栄養剤として用いられる大容量輸液中のアルミニウムは25 ppb（μg/L）以下，農作物・食品などにおける残留農薬は10 ppb以下に規制されている．なお，ppm, ppb, pptは，質量/質量の無次元数であるが，環境分析での希薄溶液（溶液の密度を1.00で計算できる）の場合，ppm＝mg/Lやppb＝μg/Lの意味で用いられている．

d. その他　JP 18の試験法では，しばしば独特の表示法として，（1→10）や（1→20000）が用いられている．これは，固体では1 gを，液体では1 mLを溶媒に溶かし，全量を10 mLあるいは20000 mLとする，またその割合とすることを示している[*6]．そのほか，クロマトグラフィー[*7]の展開溶媒や移動相の組成として，たとえば（10：1）などで示すことがある．これは，二つの液体を10容量と1容量の割合で混合することを表している．

*6 JP 18 通則23．たとえば，少量の物質を（1→20000）の濃度で溶液とする場合，5 mgをとり，溶媒に溶かして全量を100 mLとしてよい．

例題1・5　ppm・ppb　次の（a）〜（c）の括弧内に適当な数字を入れよ．

（a）1 ppm＝（　　）ppb　　（b）0.1%＝（　　）ppm　　（c）1 mg/L＝（　　）ppm

解答　（a）1000，（b）1000，（c）1.

*7 3巻 III. 機器分析，9章参照．

例題1・6　モル濃度　塩酸 90 mL に水を加えて 1000 mL とした溶液の濃度〔mol/L〕を求めよ．ただし，塩酸の式量を 36.46，比重を 1.18，塩酸の濃度を 35.0% とする．

解　答

$$\frac{\overbrace{90 \text{ mL} \times 1.18 \text{ g/mL} \times 0.350}^{\text{1000 mL 中の塩酸の質量}}}{\underbrace{36.46 \text{ g/mol}}_{\text{1 mol の塩酸の質量}}} = 1.019 \text{ mol} = 1.02 \text{ mol}$$

JP 18 〈9.41〉▸

したがって，1.02 mol/L となる（JP 18 の 1 mol/L 塩酸試液の調製方法▲）

1・2・3　測定値の有効数字と計算

　分析で得られた測定値には誤差が含まれている．そこで，測定を繰返して行い，個々の測定値を統計学的に処理し，その偏りやばらつきの程度などを評価する．

　a. 有効数字　　ビュレットの目盛は，最小目盛 0.1 mL の桁を読み取ると共に，さらにその 10 分の 1 である 0.01 mL の桁を目測して測定値とする．たとえば 20.13 mL と読み取った測定値の場合，20.1 までは確実に読めるので保証されている数字であるが，0.03 は目分量で読んだ不確実な数字であり，誤差を含んでいる．このように確実な桁の数字に加え不確実な桁の数字を加えたものが，測定値とするのに意味のある数字で，**有効数字**という．この場合，有効数字の桁数（有効桁数）は 4 桁となる．一方，試料を採取する際は電子天秤を使用して秤量することが多いが，デジタル表示の場合は，その表示の桁数が有効数字となる．デジタル表示でたとえば 0.3245 g の秤量値を得た場合，最後の桁には誤差が含まれるが意味のある数字であり，有効数字は 4 桁となる．

　表記する場合は，有効数字がはっきりとわかるようにする．たとえば，34 500 と書いてあると，下 2 桁の 0 は有効数字なのか明瞭でない．この場合，3.45×10^4，3.450×10^4，あるいは 3.4500×10^4 のように表示して 0 の有効性（有効数字の桁数）を明らかにする．したがって，有効数字の桁数はそれぞれ 3，4 および 5 桁となる．また，0.004 23 の場合は，位取りを示すだけの 0（0.00）を除いて，有効数字が 3 桁であることがはっきりとわかるように，4.23×10^{-3} と表示するほうがよい．

　b. 数値の丸め方　　得られた測定値を用いて計算を行った結果，多くの桁数の数値が得られたときは，有効数字を考慮して数値を整理する．これを "数値を丸める" という．JP 18 では，"n 桁の数値を得るには，通例，$(n+1)$ 桁まで数値を求めた後，$(n+1)$ 桁目の数値を四捨五入する" と規定されている▲．この数値を丸める操作は，原則として，一連の計算操作の最後に 1 回行う．計算機を用いて計算する場合であれば，十分な桁数（少なくとも有効数字より 1 桁以上）を取って計算し，最後に四捨五入する．

JP 18 通則 25▸

　c. 加減乗除での数値の取扱い　　測定値の加減計算では，有効数字はそれぞれの数値のうちの小数点の桁数が最も少ない数値に支配される．一方，乗除計算では，それぞれの数値の中で有効桁数が最も少ない数値に支配される．

コラム 1・2

有効数字の加減と乗除の計算例

実験値を用いた以下の計算で，有効数字について考察してみよう．

a）8.641＋56.04＋0.9332（＝65.6142）

b）108.731×0.9332÷30.2（＝3.3598…）

いずれの数値も最後の位に 1 の誤差があると考えると，a）の誤差は 0.001＋0.01＋0.0001＝0.0111 であり，計算値の有効数字は小数点以下第 2 位までとなる．したがって計算値 65.6142 の小数点以下第 3 位の数値を四捨五入して 65.61 とする．

b）では，計算値の誤差は，$[(0.001÷108.731)＋(0.0001÷0.9332)＋(0.1÷30.2)]×3.3598…＝0.0115…$ となることから，有効数字は，計算値の小数点以下第 2 位までとなる．したがって小数点以下第 3 位を四捨五入して 3.36 とする．

例題 1・7　有効桁数　0.0120 の有効数字の桁数は何桁か．　　【99 回国試改題】

解 答　3 桁　（$1.20×10^{-2}$ と表す方がよい）

例題 1・8　数値の丸め方　有効数字を考慮した，二つの測定値 1.231 と 0.32132 の和を次の ①〜⑤ のうちから一つ選べ．

① 1.6　　② 1.55　　③ 1.552　　④ 1.5523　　⑤ 1.552 32

【103 回国試改題】

解 答　③　（和の場合，小数点以下の有効数字が少ないほうが支配するので，計算値は小数点以下 3 桁とする）

1・2・4　誤　　差

測定値と真の値との差を**誤差**という．真の値は，実際には求められない観念的な値であることが多いが，通例，**標準物質**あるいは**認証標準物質**の**特性値**あるいは**認証値**を用いる*．誤差が生じる要因はさまざまであるが，要因によって**系統誤差**と**偶然誤差**とに分類される．

a. 系統誤差　　系統誤差とは，繰返し測定するときに一定の方向（正あるいは負）に生じる誤差のことであり，原因が究明できる誤差でバイアスともいう．これに分類されるものとしては，測定機器の不正確さに由来する誤差（器差），分析法自体に原因がある誤差（方法誤差），分析操作の未熟さに由来する誤差（操作誤差），測定者の癖により起こる誤差（個人誤差）などがある．系統誤差は対処することで軽減できる．

b. 偶然誤差　　偶然誤差とは，明らかな原因が存在せず，同じ試料を繰返して分析しても，一定の傾向を示さない誤差のことをいう．測定値には必ずこの誤差が含まれ，**ばらつき**ともよばれる．この誤差は，測定を繰返して行い，測定値の平均を用いることでその影響を小さくすることができる．

c. 絶対誤差と相対誤差　　誤差の表示法として，**絶対誤差**と**相対誤差**がある．前者は，測定値と真の値との差を，後者は，絶対誤差の真の値に対する割合（%）をいう．

誤差 error

標準物質 reference material，医薬品などの定量的または定性的計測，測定装置の校正や正確さの確認，分析システムの適合性試験などにおいて基準として用いる物質．

認証標準物質 certified reference material，CRM：JIS Q0030 に基づく認証書が付けられ，国際単位系へのトレーサビリティが保証された標準物質．

* 特性値とは，標準物質の濃度，純度，活性などのこと．認証値とは標準物質の特性値とその不確かさを確定し，文章により証明した値のこと．

系統誤差 systematic error

偶然誤差 accidental error, random error

ばらつき dispersion, variability

絶対誤差 absolute error

相対誤差 relative error

*1, *2 つながり コアカリ B-5-2 デジタル技術・データサイエンス → 6巻 I. データサイエンス基礎，2章

母集団 population

正規分布
normal distribution

ガウス分布
Gaussian distribution

標準偏差
standard deviation, SD

母標準偏差 standard deviation of population

平均値 mean value, average

母平均 population mean

分散 variance

母分散 population variance

標本 sample

不偏分散 unbiased variance

相対標準偏差 relative standard deviation, RSD

変動係数 coefficient of variation, CV

推定 estimate

信頼水準 confidence level: 同じ母集団から標本を繰返し抽出する場合に，その区間に母数が含まれる割合（%）で，通常 95% の信頼水準が適切.

信頼区間
confidence interval

自由度 degree of freedom

標準誤差 standard error, SE

1・2・5　平均と標準偏差[*1]

　同一の試料につき，ある分析法に従って測定を無限回行って得られる測定値の集まりを**母集団**という．この測定値を横軸に，その頻度を縦軸にプロットすると，その分布は**正規分布（ガウス分布**ともいう）となることが知られている（**図1・5**）．この母集団の分布の広がり（ばらつき）を示す値を（**母）標準偏差**（σ）という．ここで分布の中心 μ は母集団の**平均値（母平均）**であり，σ^2 を**分散（母分散）**という．正規分布曲線では，$\mu \pm \sigma$ の範囲に測定値の 68.3% が，$\mu \pm 2\sigma$ の範囲に測定値の 95.4% が，$\mu \pm 3\sigma$ の範囲に測定値の 99.7% が存在する．

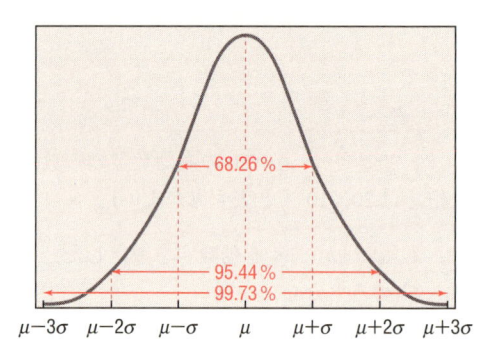

図1・5　正規分布曲線
μ: 平均値, σ: 標準偏差

$\mu-3\sigma$　$\mu-2\sigma$　$\mu-\sigma$　μ　$\mu+\sigma$　$\mu+2\sigma$　$\mu+3\sigma$

　実際の実験では，測定値は有限個（回）となるため，統計量を求めるには，まず母集団から無作為に n 個の**標本**を取出したと考え，その平均値（標本平均）$\bar{x}$ を母平均の代わりに用いる．そして，母集団の標準偏差の推定値（標本標準偏差）s を求め，この s を標準偏差として用いる．なお，s^2 は**不偏分散**という．

$$\bar{x} = \frac{\sum_i x_i}{n} \qquad s = \sqrt{\frac{\sum_i (x_i - \bar{x})^2}{n-1}} \qquad (1 \cdot 1)$$

n: 標本の個数, x_i: 個々の測定値

　また，s の平均値 $\bar{x}$ に対する割合（%）は，**相対標準偏差（RSD）**または**変動係数（CV）**といい，測定値のばらつきの程度の相対的な大きさを示す指標となる．

$$相対標準偏差（\%） = \frac{s}{\bar{x}} \times 100 \qquad (1 \cdot 2)$$

1・2・6　信頼区間の推定[*2]

　実際の測定で得られた測定値（標本）の平均値 $\bar{x}$ は，母集団の平均値 μ と一致するとは限らない．そこで，標本 n 個の平均値 $\bar{x}$ および標準偏差 s から，以下に示す式1・3を用いて，ある確率（通常 95% あるいは 99% **信頼水準**）で母平均が存在する範囲（**信頼区間**）を推定することが行われる．t は，t 分布表（**表1・4**）から求める．6 回の繰返し測定を行い，95% 信頼水準で母平均を推定する場合，以下の式で $n=6$，t を 2.571（**自由度** $n-1=5$）として信頼区間を求める．なお，この式の $s/\sqrt{n}$ は，**標準誤差（SE）**といい，推定量の標準偏差のことで，標本から得られる推定量のばらつき（精度）を意味する．

$$\bar{x} - \frac{t \times s}{\sqrt{n}} < \mu < \bar{x} + \frac{t \times s}{\sqrt{n}} \qquad (1 \cdot 3)$$

自由度 $(n-1)$[†]	t 値
2	4.303
3	3.182
4	2.776
5	2.571
6	2.447
7	2.365
8	2.306
9	2.262

[†]　n: 測定回数.

試験によって測定値を得た場合は，繰返し測定回数 n，その平均値 $\bar{x}$（または $\bar{x} \pm s/\sqrt{n}$），標準偏差 s，相対標準偏差（RSD）あるいは変動係数（CV），また，これらから求められる母平均の 95% 信頼区間などを計算して，分析結果として報告書にまとめる．

なお，後述する分析法バリデーションにより妥当性を検証済みである試験法（日本薬局方など）を用いる場合，医薬品の出荷時における試験では，1 回の測定を行うのが通例である．また，試験法を変更する場合は，同じ試料に対して新旧の試験法で試験を行い，2 組のデータを取得して，これらに差がないことを判定する．この場合，最初に 2 組のデータ群のばらつき（分散）が統計的に異なるかの統計学的検定を行う（**F 検定**）．ばらつきに差がない場合は，データ群同士に偏り（差）がないかの検定を行い（**t 検定**），変更の可否を判断する．

F 検定 F-test

t 検定 t-test

例題 1・9　アスピリン錠の定量　日本薬局方アスピリン* 錠の定量には，滴定▲法が採用されている．繰返し 6 回測定したところ次の結果〔含量（%）〕を得た．この測定値の平均，標準偏差（不偏分散），相対標準偏差，母平均の 95% 信頼区間を求めよ．

◀ JP 18 〈2.50〉

* アスピリン（アセチルサリチル酸）：解熱鎮痛消炎剤

$C_9H_8O_4$: 180.16

アスピリン錠は定量するとき，表示量の 95.0〜105.0% に対応するアスピリンを含むと医薬品各条に規定されている．

$$100.3\%, \ 100.9\%, \ 98.9\%, \ 102.1\%, \ 101.5\%, \ 99.0\% \quad (n=6)$$

解答　平均 $(\bar{x}) = (100.3+100.9+98.9+102.1+101.5+99.0)/6 = 100.45 \fallingdotseq 100.5\%$

標準偏差 $(s) = \sqrt{s^2} = 1.308\cdots \fallingdotseq 1.31\%$

不偏分散 $(s^2) = [(100.3-100.5)^2+(100.9-100.5)^2+(98.9-100.5)^2+$
$\qquad (102.1-100.5)^2+(101.5-100.5)^2+(99.0-100.5)^2]/(6-1) = 1.711$

相対標準偏差 $(RSD) = (s/\bar{x}) \times 100 = (1.31/100.5) \times 100 = 1.303\cdots \fallingdotseq 1.30\%$

母平均 μ の 95% 信頼区間：$\bar{x}-t \times s/\sqrt{n} < \mu < \bar{x}+t \times s/\sqrt{n}$ より，
$$100.5 - 2.571 \times 1.31/\sqrt{6} < \mu < 100.5 + 2.571 \times 1.31/\sqrt{6}$$
$$99.1\% < \mu < 101.9\%$$

例題 1・10　定量法の精度の比較　上記で用いた日本薬局方アスピリン錠につき，新たな定量法で測定を行い，次の結果を得た．例題 1・9 の精度と比較せよ．

$$97.6\%, \ 101.9\%, \ 98.9\%, \ 102.4\%, \ 101.5\%, \ 98.5\% \quad (n=6)$$

解答　例題 1・9 と同様に計算すると，平均 $(\bar{x})=100.1\%$，不偏分散 $(s^2)=4.147$，標準偏差 $(s)=2.04\%$ が得られ，滴定法よりわずかに精度は劣った．ただし，両データについて，F 検定を行うと両分析法に精度（ばらつき）の差はなく，t 検定の結果からも両分析法の結果に差がないと検定されたことから，新定量法は，現行の滴定法に代えて採用できると判断される．

1・2・7　かけ離れた測定値（異常値）の棄却検定

繰返し測定を行って得られたデータの中に，他の値と著しくかけ離れた値（異常値）がある場合，採用あるいは棄却するかの検定（棄却検定）を行う．棄却検

Q検定 Q-test, Dixon test

* 有意水準 α とは，すべての測定値が同じ母集団からのものである，すなわち，異常値として棄却できないとき，これを誤って棄却してしまう確率が α であることを意味する．また，（1−α）は信頼水準といい，棄却しないことがこの確率で正しいことを意味する．6巻 I. データサイエンス基礎，2章 参照.

表1・5　Q検定の臨界値
（α＝0.05）

測定数	Qの臨界値
3	0.970
4	0.829
5	0.710
6	0.625
7	0.568
8	0.526
9	0.493
10	0.466

医薬品及び医薬部外品の製造管理及び品質管理の基準 Good Manufacturing Practice, GMP: GMP のほかにも毒性試験（動物実験）を実施するうえでの GLP（Good Laboratory Practice），臨床試験（治験）を実施するうえでの GCP（Good Clinical Practice），医薬品などの品質管理に関する GQP（Good Quality Practice），医薬品などの製造販売後の安全管理に関する GVP（Good Vigilance Practice）などさまざまな基準がある．`つながり`　`コアカリ` B-4-1 医薬品開発を取り巻く環境 → `2巻 社会と薬学`，9章，F-3-1 医薬品の供給と管理 → `7巻 臨床薬学`

バリデーション validation: 医薬品の製造に対して定められている，一連の検証・記録プロセスのこと．GMP省令に定義されており，分析法バリデーションのほか，プロセスバリデーション，洗浄バリデーションなどがある.

定にはいくつかの方法があるが，ここでは **Q検定** について紹介する．測定値（異常値）を棄却する場合は，原因について十分な調査や考察を行い，文書化する．一般に，医薬品分析における測定値は安易に棄却できない.

Q検定 では，

$$Q_0 = \frac{|異常値 - 最近接値|}{最大値 - 最小値}$$

で Q_0 値を求め，測定数（n）と **有意水準***（α＝0.1, 0.05, 0.01）で決まる Q 検定の臨界値の値と比較する．Q_0 が対応する表の臨界値と等しいか大きい場合，異常値を棄却する．**表1・5** に有意水準 0.05 における Q の臨界値を示す.

🔑 キーワード

- ☐ 国際単位系（SI）
- ☐ SI 基本単位
- ☐ SI 組立単位
- ☐ ppm
- ☐ ppb
- ☐ 有効数字
- ☐ 誤 差
- ☐ 正規分布
- ☐ 相対標準偏差（RSD）
- ☐ 信頼区間

✔ チェックリスト

1. 国際単位系（SI）には，七つの基本単位とこれらを組合わせた組立単位がある.
2. JP 18 で用いる単位は SI 単位が基本であるが，それ以外に体積の単位として L が，温度の単位として ℃ が用いられる.
3. JP 18 では，濃度の単位として，mol/L, mol/kg, %, vol%, w/v%, ppm, ppb, ppt などが用いられる．濃度の表示法として（1→10）や（1→20000）が用いられる.
4. 分析で得られる測定値には誤差が含まれるので，有効数字がわかるように記載する．また，計算する場合は有効数字を考慮して数値を整理する.
5. 試験により測定値を得た場合は，平均値，標準偏差，相対標準偏差，また，これらから求められる母平均の 95% 信頼区間などを計算して試験結果とする.

1・3　分析法バリデーション

1・3・1　医薬品の製造・品質における基準とバリデーション

　医薬品の製造では，製造物（すなわち医薬品）の品質が，直接ヒトの健康に影響を及ぼすため，万一の過誤や汚染を防止する目的で基準（法令）が定められている．これが **医薬品及び医薬部外品の製造管理及び品質管理の基準（GMP）** である．医薬品メーカーは GMP を遵守し，その要件を満たさなければ医薬品を製造することはできない（法令要件）.

　バリデーションは，GMP に関する厚生労働省令では，"製造所の構造設備並びに手順，工程その他の製造管理及び品質管理の方法が期待される結果を与えることを検証し，これを文書とすること"と規定されている．すなわち，所期の目的をまずプロトコール文書としてまとめ，次にそれに従って製造・実験などを実際に行って検証し，結果を報告書として文書化するというもので，この一連のプロセスがバリデーションである．バリデーションにはさまざまなものがあるが，

分析法を対象としたものが**分析法バリデーション**である.

1・3・2 分析法バリデーション

実験室にある測定機器を用いて単に試料を分析し結果が出たとしても,それだけでは単なる測定値である.なぜなら,用いた分析法が試料中の分析対象物を十分定量的に測定しているといった検証データがないからである.この検証作業が**分析法バリデーション**である.新薬開発で新たに試験法を設定する場合,医薬品や試験法を日本薬局方に収載する場合,試験法を変更する場合などに分析法バリデーションが実施される.現在では,当初の品質管理を目的とした医薬品分析だけでなく,生体成分の分析(**バイオアナリシス**)にも適用されている.

1・3・3 分析能パラメーター

分析法バリデーションでは,分析法の妥当性を検証するために必要なパラメーターが決められている.これを**分析能パラメーター**という.これには,真度,精度,特異性,検出限界,定量限界,直線性,範囲の七つがある.このほかに頑健性があるが,分析能パラメーターには含まれない.しかし,実際の試験法の開発では重要なパラメーターとして検討の対象とされる.

a.真度　**真度**とは,分析法で得られる測定値の偏りの程度のことで,真の値と測定値の総平均との差で表される.この差(偏り)が小さいほど,正確さの高い分析法といえる(図1・6c, d).標準品の認証値や合意された値は真の値である.また容量分析法のように理論値が存在する分析法では,これが真の値となる.一方,製剤の分析法では,標準溶液の測定値を合意された真の値とし,**添加回収率**で真度を評価する.

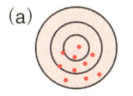
(a) 真度×,精度×

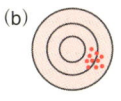
(b) 真度×,精度○

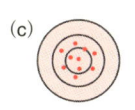
(c) 真度○,精度×

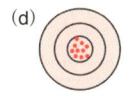
(d) 真度○,精度○

図1・6　真度と精度の関係　真の値は中心にあり,○で真度,精度のよいことを示す.

b.精度　**精度**とは,複数の試料を繰返し分析して得られる一連の測定値が,互いに一致する程度(ばらつきの程度)のことで,測定値の分散,標準偏差(SD)あるいは相対標準偏差(RSD)として表される.これらの値が小さい(ばらつきの程度が小さい)ほど,精度がよい分析法といえる(図1・6b, d).精度には,次の3種類があり,分析法の性質により検討すべき精度が決まる.

併行精度: 繰返して分析を行い,その測定結果のばらつきを評価する.具体的には,試験室,分析機器,試薬,試験日,試験者などの条件を固定して,試験を短時間内に繰返して(たとえば6回)行ったときの精度である.

室内再現精度: 分析法は長期にわたって使用されるが,その場合,分析機器や試薬のロット,試験者は変わることが多い.これらが変動したときのばらつ

分析法バリデーション
analytical method validation, validation of analytical procedures: JP 18 参考情報〈G1-1-30〉では,"分析法バリデーションとは,医薬品の試験法に用いる分析法が,分析法を使用する意図に合致していること,すなわち,分析法の誤差が原因で生じる試験の判定の誤りの確率が許容できる程度であることを科学的に立証することである"と定義されている.**医薬品規制調和国際会議** International Council for Harmonisation of Technical Requirements for Pharmaceuticals for Human Use, ICH)のガイドライン ICH-Q2 参照.

バイオアナリシス bioanalytical method: **生体試料中薬物濃度分析** つながり コアカリ C-2-7 医療現場における分析法 → 3巻 Ⅲ.機器分析, D-4-2 薬物動態の解析 → 4巻 薬物動態学.コラム1・3参照.

分析能パラメーター
validation characteristics: 分析能パラメーターを検討するにあたっては,前提として均質な試料を十分な量用意し,試料の不均質に基づく誤差を排除しておく.

真度 accuracy, trueness: 正確さともいう.

添加回収率 recovery rate: ブランク試料に,既知量の分析対象物の標準品を添加して測定したときの,添加量に対する比率のこと.100%に近いことが望ましい.

精度 precision: 精密さともいう.

併行精度 repeatability

室内再現精度 intermediate precision

きを評価する. 同じ試験室で, 分析機器や試験者を変え, また, 異なる実施日などでデータを繰返し取得する.

室間再現精度：試験室を変えて複数の試料を繰返し分析し, ばらつきを評価する. 多くの試験室で分析が実施されることが想定される場合, 特に日本薬局方などの**公定書**に試験法を収載する場合などは, この精度のデータが要求される.

c. 特異性　　特異性とは, 試料中に共存すると考えられる物質の存在下で, 分析対象物を正確に測定する能力のことで, 分析法の識別能力を表す. **選択性**ともいう. 医薬品（有効成分）中に混在する不純物, 分解物, また, 製剤であれば配合成分が有効成分の検出を妨害しないことを意味する. 個々の試験法が特異性に欠ける場合は別の試験法により補うこともできる.

d. 検出限界　　**検出限界**（**DL**）とは, 試料に含まれる分析対象物の検出可能な最低の量または濃度のことで, 後述する定量限界より低濃度である. **感度**ともいい, ブランク試料または検出限界付近の分析対象物を含む試料の測定値の標準偏差（σ）と検出限界付近の**検量線**の傾き（slope）から算出される（算出式：$DL = 3.3\sigma/slope$）. クロマトグラフィーのようにベースラインノイズを伴う分析法では, シグナル（S）とノイズ（N）の比, **SN比** 3 を DL とすることが一般的である[*1]. 測定値が DL 未満の場合は, 当該物質は"検出せず"とし, DL 濃度以上, 定量限界濃度以下の場合は, "検出された（定量的ではない）"とする.

e. 定量限界　　**定量限界**（**QL**）とは, 試料に含まれる分析対象物の定量が可能な最低の量または濃度のことである. 定量が可能とは, 一定の精度（ばらつき）で測定ができることを意味し, 一般に相対標準偏差 10% 以内が許容範囲とされている. ブランク試料または定量限界付近の分析対象物を含む試料の測定値の標準偏差（σ）および定量限界付近の検量線の傾き（slope）から算出される（算出式：$QL = 10\sigma/slope$）. クロマトグラフィーでは, SN比 10 が QL として一般的である. 分析法の定量限界が, 試験の規格値よりも小さいことを確認する.

f. 直線性　　**直線性**とは, 分析対象物の量または濃度に対して直線関係にある測定値を与える分析法の能力のことである. 一般に濃度が異なる5種類の試料を用いて測定値を求め, **回帰式**と**相関係数**から評価する[*2]. 必要ならば, 測定値の回帰式からの残差[*3]を分析対象物の量または濃度に対してプロットし, 特定の傾向が観察されないことを確認する.

g. 範囲　　**範囲**とは, 適切な精度および真度を与える, 分析対象物の下限および上限の量または濃度に挟まれた領域のことである. 試験法に規格が設定されている場合は, その規格値の ±20% の程度を対象とすればよいとされるが, 一般には上記の直線性で例示したような範囲が採用されている.

h. 頑健性　　**頑健性**は, 分析能パラメーターに含まれないが, 実際の試験法の開発では検討される重要な項目である. 具体的には, 設定した分析法の条件の一部を故意に変動させて測定を行い, 測定値を比較する[*4]. 分析法の信頼性の指標となる.

コラム 1・3

バイオアナリシスと分析法バリデーション

　バイオアナリシスとは、生体試料（血液，血漿，血清，その他の体液および組織など）中の薬物および代謝物の濃度を分析することで、医薬品の開発において、その**用量設定**や有効性・安全性評価を行ううえで大切である。バイオアナリシスには、医薬品の品質を保証するための分析法バリデーションと同様に、データの信頼性確保のためのガイドラインが制定されている[*1]。対象の分析法は**クロマトグラフィー**と**リガンド結合法**で、GLP および GCP に従って実施された試験の生体試料中の濃度測定（定量法）に適用される。バイオアナリシスの**選択性**（特異性とは別に規定されている）の評価では、健常人の血漿に加え、高脂質性および溶血性血漿の影響についての評価や開発している薬物の関連患者集団、または特殊患者集団（たとえば、肝障害や腎障害）の血漿試料の影響評価も要求される。さらに**特異性**の評価では、併用薬が想定される場合はその併用薬の分析結果への影響など、生体試料を対象としたデータの信頼性確保のためのさまざまなパラメーターがガイドラインの対象となっている。

　また、既存薬物のバイオアナリシスの一例として**治療薬物モニタリング（TDM）**があげられる。薬剤にはそれぞれ決められた用法・用量があるが、中には患者それぞれの体質により効果が違ってくる薬剤もある。これらのうち、血中濃度が薬効や副作用の発現と相関がみられるものに対して血中濃度モニタリングを行い、その結果や臨床所見からより適切な血中濃度となるように用法・用量を調節する。実際の測定にあたっては薬剤師が中心的な役割を担い、投与設計や検査のオーダー、検査値の報告を行う。対象となるのは、有効血中濃度域が狭い薬剤や半減期が短い薬剤であり、具体的には、ジゴキシン（強心配糖体）やテオフィリン（気管支拡張薬）、バルプロ酸ナトリウム（抗てんかん薬）、炭酸リチウム（躁病・躁状態治療薬）、バンコマイシン塩酸塩（抗生物質）などがある[*2]。

用量設定 dose finding trial

[*1] ICH ガイドラインの ICH-M10（生体試料中薬物濃度分析法バリデーション及び実試料分析）参照。2022 年に国際調和された。

クロマトグラフィー chromatography

リガンド結合法 ligand binding assay：分析対象物に特異的に結合する試薬を利用して分析する方法。その多くは抗原抗体反応を利用したもので、多くの場合、検出に酵素標識、放射性同位元素標識、蛍光標識または発光標識などを施した試薬を使用する。**つながり** **コアカリ** C-2-7 医療現場における分析法 → ③巻 Ⅲ.機器分析、C-6-3 微生物の分類、構造、生活環 → ③巻 Ⅷ.微生物学・免疫学

治療薬物モニタリング therapeutic drug monitoring, TDM：治療効果や副作用に関するさまざまな因子（薬物血中濃度や種々の臨床初見）をモニタリングしながら、それぞれの患者に適した治療管理を行うことをいう。**つながり** **コアカリ** D-1 薬の作用と生体の変化 → ④巻 Ⅰ.薬理・病態、D-4-2 薬物動態の解析 → ④巻 Ⅲ.薬物動態学

[*2] 対象となる薬剤に対しては、それぞれに TDM ガイドラインがあり、それに従って実施する。

1・3・4　試験法の種類と適応パラメーター

　医薬品分析に適用される試験法は，その目的によって大きく三つのタイプ（タイプⅠ～タイプⅢ）に分類される．タイプⅠは，いわゆる確認試験法で，試料中に分析対象物が含まれているか否かを確認する試験法が属する．確認試験は，たとえば臨床試験で有効性を判定するダブルブラインドテスト（二重盲検試験）に用いられる実薬とプラセボ製剤（偽薬）の識別などに有用である．なお，これらの治験薬は，被験者にも評価者（医師）にも外観が識別できないように製造されている．

　タイプⅡは，純度試験法で，医薬品に混在する不純物を規制するための試験法が属する．たとえば，日本薬局方医薬品各条の純度試験は，規制対象物質が許容限度を超えていないことを試験するので**限度試験**といわれている．混在量を測定する必要はないので，沈殿反応や呈色反応を利用した試験法が多い．純度試験には，不純物（合成前駆体，合成原料，反応副生成物など）や分解物の量を測定して規制する**類縁物質**の試験法（定量試験）があり，多くの医薬品に，選択性に優れる HPLC が採用されている．

　最後のタイプⅢは，定量法である．製剤では**製剤均一性試験法**や**溶出試験法**も含まれる．

限度試験 limit test

類縁物質
related substance

製剤均一性試験法
uniformity of dosage units：
`JP 18` 〈6.02〉

溶出試験法 dissolution
test： `JP 18` 〈6.10〉

表 1・6　試験法と必要な分析能パラメーター[†1]

分析能パラメーター	確認試験法（タイプⅠ）	純度試験法（タイプⅡ）		定量法（タイプⅢ）
		定量試験	限度試験	
(1) 真　度	−	○	−	○
(2) 精　度　　併行精度	−	○	−	○
室内再現精度	−	△[†2]	−	△[†2]
室間再現精度	−	△[†2]	−	△[†2]
(3) 特異性[†3]	○	○	○	○
(4) 検出限界	−	−	○	−
(5) 定量限界	−	○	−	○
(6) 直線性	−	○	−	○
(7) 範　囲	−	○	−	○

†1　○：実施する，△：必要に応じてどちらかを実施する，−：実施の必要なし．
†2　日本薬局方（あるいは公定法）に採用される分析法のバリデーションであれば室間再現精度を，新薬に適用される分析法であれば室内再現精度を評価するなど，分析法や試験法が実施される状況に応じて一方の評価を行う．
†3　特異性の低い分析法の場合には，関連する他の分析法により補うこともできる．

　これらの試験法と検討が必要な分析能パラメーターの関係を表 1・6 に示す．特異性はすべての試験法の前提であり，タイプⅠの確認試験法では，分析能パラメーターとして特異性のみの検証でよい．タイプⅡの純度試験法・限度試験では，特異性に加えて検出限界のデータがあれば試験法を設定できる．タイプⅡの純度試験法・定量試験では，タイプⅢの定量法の分析能パラメーターに加え定量限界を検証する．

＊ 実際の医薬品の出荷判定のための試験は，原則，当該医薬品の規格試験を実施して判定するが，製造工程での品質管理記録やデータなどに基づいて，試験項目の一部省略や代替法での判定も行える． `JP 18` 通則 13 参照．

1・3・5　試験法の開発と実施＊

　分析法には，ばらつきが小さく（精度がよい），真の値からの偏りがない（真

度がよい）方法であることが要求される（p.15，図1・6d）．また，JIS の化学計測領域での信頼性に関する用語を図1・7にまとめたが，真度と精度を含めた総合的な良さを表す"精確さ"の優れた分析法の開発が目標となる．なお，試験では，試験法の分析法バリデーションのデータが取得されていることが前提となる．日本薬局方のような公定書の試験法は，分析法バリデーションが既に実施されているとみなしてよい．また，分析法バリデーションとは別に，分析機器が正常な状態にあるかを確認する目的として，**システム適合性試験**が設定されている．これは，試験法に記載されており，試験法を実施するごとに行う．HPLC では，システム適合性試験にカラムの理論段数や分離度* などが規定されている．

システム適合性試験 system suitability test：**JP 18** 参考情報〈G1-2-152〉.

＊ 理論段数 （number of theoretical plates），**分離度**（resolution）については，3 巻 Ⅲ. 機器分析，9 章を参照.

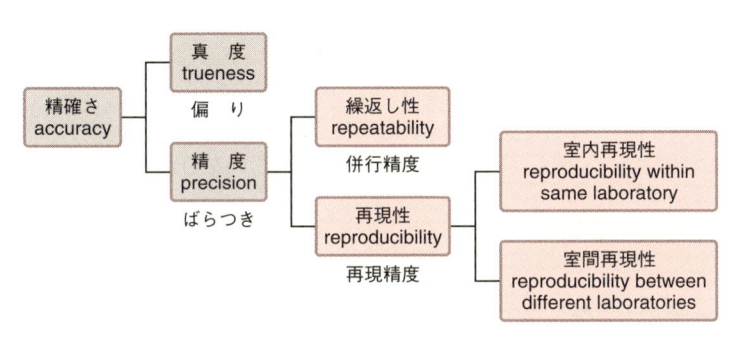

図1・7　化学計測領域での信頼性に関する用語〔JIS K0211：2013 "分析化学用語（基礎部門）"〕. JP 18 や ICH の用語と異なるところもある.

例題1・11　分析法バリデーション　次の ①～⑤ のうち，分析法バリデーションの対象ではないパラメーターはどれか.

① 真度　　② 精度　　③ 頑健性　　④ 直線性　　⑤ 検出限界

解 答　③　（ただし実際の試験法の開発では重要な検討対象である）

例題1・12　分析能パラメーター　次の試験 (a)，(b) を設定する際の，分析法バリデーションで要求される分析能パラメーターをすべて記せ.
(a) 純度試験法（限度試験）　　 (b) 確認試験法

解 答　表1・6を参照せよ. (a) 特異性と検出限界，(b) 特異性

○━ キーワード

□ GMP　　　　　　　　□ バリデーション　　□ 分析法　　□ 試験法
□ 分析能パラメーター　□ 真 度　　　　　　□ 精 度　　□ 特異性

✔ チェックリスト

1. 医薬品の製造管理や品質管理において行う，一連の検証・記録プロセスのことをバリデーションといい，分析法を対象としたものを分析法バリデーションという.
2. 分析法バリデーションでは，真度，精度，特異性，検出限界，定量限界，直線性，範囲の七つの分析能パラメーターを評価する.
3. 真度とは，分析法で得られる測定値の偏りの程度のことである.

4. 精度とは，複数の試料を繰返し分析して得られる一連の測定値が，互いに一致する程度（ばらつきの程度）のことである．

5. 精度には，併行精度，室内再現精度，室間再現精度がある．

■ 章末問題

アザチオプリン
azathioprine：免疫抑制薬

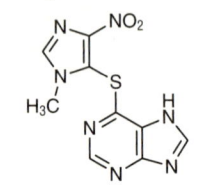

1・1 次の記述は日本薬局方アザチオプリン錠の定量法における試料溶液の調製法の概要である．下線部 A〜G について問い (a)〜(c) に答えよ．

A 本品 20 個以上をとり，その質量を精密に量り，粉末とする．アザチオプリン B 約 0.1 g に対応する量を精密に量り，ジメチルスルホキシド C 20 mL を加え，よく振り混ぜた後，0.1 mol/L 塩酸試液を加えて D 正確に 500 mL とし，沪過する．初めの E 沪液 20 mL を除き，次の F 沪液 3 mL を正確に量り，0.1 mol/L 塩酸試液を加えて G 正確に 100 mL とし，試料溶液とする．

(a) A の操作の目的は何か．二つ述べよ．

(b) B の操作は，具体的にはどのように行うのか．

(c) C〜G の操作に用いる分析用器具として適切なものを ①〜⑥ から選べ．

① ビーカー	② 全量フラスコ（メスフラスコ）	③ ビュレット
④ メスピペット	⑤ 全量ピペット（ホールピペット）	⑥ メスシリンダー

1・2 日本薬局方塩酸には，"本品は定量するとき，塩化水素（HCl: 36.46）35.0〜38.0％を含む．比重約 1.18" との記載がある．塩化水素含量を 36.0％として，この塩酸の濃度〔mol/L〕を求めよ．

1・3 次の SI 組立単位 (a)〜(e) を，SI 基本単位で表せ．

(a) N　　(b) Pa　　(c) J　　(d) Hz　　(e) W

1・4 次の関係式 ①〜⑤ のうち，正しいのはどれか．一つ選べ．

① $1 \text{ kHz} = 1 \times 10^6 \text{ Hz}$	② $1 \text{ nm} = 1 \times 10^{-9} \text{ m}$	③ $1 \text{ ppm} = 1 \times 10^{-3} \%$
④ $1 \text{ μg} = 1 \times 10^{-3} \text{ g}$	⑤ $1 \text{ w/v\%} = 1 \times 10^2 \text{ g/L}$	

【102 回国試改題】

1・5 分析法バリデーションに関する次の記述のうち，誤っているのはどれか．二つ選べ．

① 分析法バリデーションとは，医薬品の試験に用いる分析法の妥当性を科学的に示すことである．

② 特異性とは，試料中に共存すると考えられる物質の存在下で，分析対象物を正確に測定できる能力のことである．

③ 真度とは，均質な検体から採取した複数の試料を繰返し分析して得られる一連の測定値が，互いに一致する程度のことである．

④ 精度とは，分析法に対する誤差の影響を評価するパラメーターで，得られる測定値の偏りの程度のことである．

⑤ 確認試験を設定する際に，分析法バリデーションで要求される分析能パラメーターは，特異性のみである．

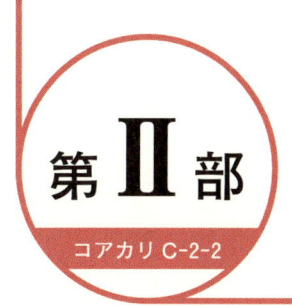

第II部 溶液の化学平衡と容量分析法

コアカリ C-2-2

コアカリの "ねらい"

"C-1 化学物質の物理化学的性質" や "C-4 薬学の中の医薬品化学" の学修内容をもとに，溶液内の水素イオン濃度の重要性を学ぶ．また，反応が起こっているにも関わらず，反応物の量の変化が現れなくなる化学平衡について学び，医薬品や化学物質の量を測定する容量分析法について学修する．

他領域・項目とのつながり

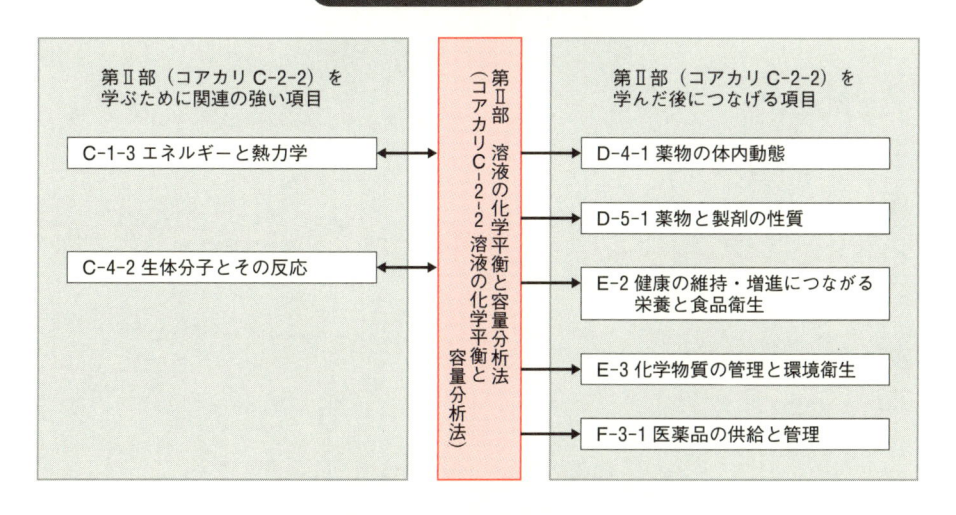

コアカリの "学修目標"

1. 化学反応や酵素反応などに影響を与える溶液内の水素イオン濃度の測定の意義と方法を説明する．
2. 体液を含めた水溶液内で水素イオン濃度が一定に保たれる仕組みを説明する．
3. さまざまな反応において，反応が起こっているにも関わらず反応に関わる物質の量の変化が現れなくなる現象を説明する．
4. 物質の量を測定するためのさまざまな方法の原理を理解し，操作法と応用例について説明する．

第 2 章 　 化 学 平 衡

化学平衡 chemical equilibrium 〈つながり〉 〈コアカリ〉 C-1-3 エネルギーと熱力学 → 3 巻 I. 物理化学, 13 章

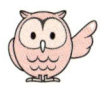 **学生への アドバイス**　**化学平衡**は，反応物から生成物への反応（正反応）と生成物から反応物への反応（逆反応）の反応速度が同じで，見かけ上化学反応が静止して見える状態を表している．化学平衡は反応の種類によって分類され，酸・塩基平衡，錯体・キレート生成平衡，沈殿平衡および酸化還元平衡は容量分析法，分配平衡とイオン交換平衡は分離分析法の原理になっている．容量分析は，化学平衡において，反応物同士が一定の物質量比で過不足なく反応して生成物を生じる量的関係を利用しているが，このように物質の数量に着目した考え方を**化学量論**という．たとえば，濃度が既知の酸を用いると酸塩基反応が化学量論に従うことを利用して，反応した塩基の濃度を求めることができる．一方，分離分析法の一つであるクロマトグラフィーでは，二液相間での物質の分配やイオン交換が分離の原理に利用されている．

化学量論 stoichiometry

　生体内の化学反応の多くでは化学平衡が成り立っており，この状態の変化は疾病と大きく関連している．たとえば，血液の pH はおよそ 7.4 に維持されているが，酸性側に傾くとアシドーシス，塩基性側に傾くとアルカローシスという病的な状態となる．また，胃は強酸性，小腸は弱塩基性といった消化管の pH の違いは薬物の平衡状態を変化させ，生体内への吸収に影響を与える．

　このように化学平衡は分析法の基本原理となっているほか生体内の化学反応，疾病，薬物の体内動態などとつながっているため，その理解はきわめて重要である．なお，化学平衡の計算は反応を予測したり，物質の含量を求めたりするうえで必要であるため，演習を積んで活用できるようにしてほしい．

2・1 　化学平衡と可逆反応

　可逆反応とは，反応物から生成物への反応（⟶ の反応，正反応）と生成物から反応物への反応（⟵ の反応，逆反応）が同時に起こっている反応のことをいう．これに対して，一方向のみの反応しか起きない反応を**不可逆反応**とよぶ．

可逆反応 reversible reaction

不可逆反応 irreversible reaction

　可逆反応において，正反応の反応速度と逆反応の反応速度が釣り合い，見かけ上，正反応の物質量と逆反応の物質量の変化が起こっていないように見える状態を**平衡状態**という．

平衡状態 equilibrium state: 化学平衡の状態 (chemical equilibration) ともいう．

　反応物 A と B から生成物 C と D が生成する可逆反応（式 2・1）が平衡状態に達した場合について考えてみよう．

$$aA + bB \rightleftharpoons cC + dD \qquad (2 \cdot 1)$$

　本シリーズ I. 物理化学で学んだように*，物質 A の化学ポテンシャル μ_A は，

* 3 巻 I. 物理化学, § 13・3, § 13・4 参照.

$$\mu_A = \mu_A{}^{\ominus} + RT \ln a_A$$

$\mu_A{}^{\ominus}$：物質 A の標準化学ポテンシャル，R：気体定数，
T：絶対温度，　　　　　　　　　　　　a_A：物質 A の活量

で表される．温度一定での反応ギブズエネルギー $\Delta_r G$ は，

$$\begin{aligned}
\Delta_r G &= (c\mu_C + d\mu_D) - (a\mu_A + b\mu_B) \\
&= [c(\mu_C{}^{\ominus} + RT \ln a_C) + d(\mu_D{}^{\ominus} + RT \ln a_D)] \\
&\quad - [a(\mu_A{}^{\ominus} + RT \ln a_A) + b(\mu_B{}^{\ominus} + RT \ln a_B)] \\
&= [(c\mu_C{}^{\ominus} + d\mu_D{}^{\ominus}) - (a\mu_A{}^{\ominus} + b\mu_B{}^{\ominus})] + RT \ln \frac{a_C{}^c \, a_D{}^d}{a_A{}^a \, a_B{}^b}
\end{aligned}$$

となる．ここで，標準反応ギブズエネルギー $\Delta_r G^{\ominus}$ と反応比 Q を

$$\Delta_r G^{\ominus} = (c\mu_C{}^{\ominus} + d\mu_D{}^{\ominus}) - (a\mu_A{}^{\ominus} + b\mu_B{}^{\ominus})$$

$$Q = \frac{a_C{}^c \, a_D{}^d}{a_A{}^a \, a_B{}^b}$$

と定義すると，$\Delta_r G$ は，

$$\Delta_r G = \Delta_r G^{\ominus} + RT \ln Q$$

平衡定数
equilibrium constant

と表される．平衡状態では $\Delta_r G = 0$ であり，このとき，反応比 Q は**平衡定数 K**
に等しくなるので，

$$\Delta_r G^{\ominus} = -RT \ln K \tag{2・2}$$

となる．$a_{A,eq}, a_{B,eq}, a_{C,eq}, a_{D,eq}$ を平衡状態におけるそれぞれの物質の活量とす
ると，平衡定数 K は，次式で表せる．これを**化学平衡の法則**という．

化学平衡の法則 low of
chemical equilibrium

$$K = \frac{a_{C,eq}{}^c \, a_{D,eq}{}^d}{a_{A,eq}{}^a \, a_{B,eq}{}^b} \tag{2・3}$$

$\Delta_r G^{\ominus}$ が一定値であるため，温度 T が一定のとき，K は一定値になる．理想希薄
溶液では，活量は基準（標準モル濃度 $c^{\ominus} = 1 \text{ mol L}^{-1}$）に対するモル濃度比で代
用できるので，K は，

$$\begin{aligned}
K &= \frac{([C]_{eq}/c^{\ominus})^c \, ([D]_{eq}/c^{\ominus})^d}{([A]_{eq}/c^{\ominus})^a \, ([B]_{eq}/c^{\ominus})^b} = \frac{[C]_{eq}{}^c \, [D]_{eq}{}^d}{[A]_{eq}{}^a \, [B]_{eq}{}^b} \cdot \frac{(c^{\ominus})^a \, (c^{\ominus})^b}{(c^{\ominus})^c \, (c^{\ominus})^d} \\
&= \frac{[C]_{eq}{}^c \, [D]_{eq}{}^d}{[A]_{eq}{}^a \, [B]_{eq}{}^b} \tag{2・4}
\end{aligned}$$

* K は，活量を用いたそ
の定義から本来は無次元
であるが，モル濃度を使っ
て測定した場合，実用上，
$(\text{mol/L})^{(c+d)-(a+b)}$ の単位
が，おもに使われる．

で表される*．代表的な平衡定数として，酸解離平衡の平衡定数（**酸解離定数
K_a**）がある．これによって各化合物の酸性度を定量的に比較することができる．
K_a のほかに，金属イオンと配位子からの金属錯体の生成しやすさを表す**安定度
定数**や，物質の疎水性の指標として利用される**分配係数 K_D**，難溶性塩の溶解性
を表す**溶解度積 K_{sp}** などがこれから本書に登場する．

解離 dissociation

電離
electrolytic dissociation

*1 解離を酸・塩基平衡では電離とよんでいるが，本書では解離とする．

電解質 electrolyte

酸 acid

塩基 base

ブレンステッド酸
Brønsted acid

ブレンステッド塩基
Brønsted base

1. 可逆反応の正反応と逆反応の速度が釣り合い，見かけ上変化がなくなった状態を平衡状態とよぶ.
2. 平衡状態における平衡定数 K は，温度が一定であれば各成分の濃度によらず一定値をとる.

2・2　酸・塩基平衡

　溶液中において，分子が陽イオンと陰イオンに分かれることを**解離**（**電離**）[*1]といい，解離する物質を**電解質**とよぶ．また，解離しやすさの程度から，強電解質，弱電解質，非電解質と分類することがある．

　一般に，解離しやすい物質ほど高い親水性をもち，解離しにくい物質ほど高い疎水性を示す．経口医薬品の吸収率は，消化管内の水への溶解性，および脂質成分で構成される細胞膜への溶解性の両者の影響を大きく受ける．そのため，医薬品の多くは，親水性と疎水性の両方の性質をもつ必要があり，イオン形と分子形（いずれも後述）の両方をとることができる弱電解質（弱酸または弱塩基）であることが多い．

　a. 酸・塩基の定義　　**酸**と**塩基**の反応は，古くから知られている重要な化学反応の一つである．ブレンステッド・ローリーの酸・塩基の定義（1923 年）によると，**ブレンステッド酸**は水に溶解すると水素イオン（H^+，プロトン）を与える物質（プロトン供与体），**ブレンステッド塩基**はプロトンを受け取る物質（プロトン受容体）とされている．ブレンステッド・ローリーの定義以外にも，アレニウスの定義[*2]，ルイスの定義[*3]が知られている．

　b. 酸・塩基の解離平衡　　弱酸 HA および弱塩基 B は，水 H_2O に溶解すると式 2・5，式 2・6 のように，一部の HA または B が水と反応し，平衡状態となる．ここで，HA や B を分子形（非解離形），A^- や BH^+ をイオン形（解離形）とよぶ．

$$HA + H_2O \rightleftharpoons H_3O^+ + A^- \qquad (2・5)^{*4}$$
$$B + H_2O \rightleftharpoons BH^+ + OH^- \qquad (2・6)$$

　式 2・5 において，HA はプロトンを与える酸として働き，水 H_2O はプロトンを受け取る塩基として働く．一方，式 2・6 では，B が塩基，H_2O は酸として働く．このように H_2O は酸としても塩基としても働くことができる[*5]．

　ここで，酸，塩基の強さは水溶液中での解離の程度によって決まる．塩酸や水酸化ナトリウムなどに代表される強酸，強塩基は，水溶液中でほぼ完全に解離し平衡は右に偏るが，酢酸やアンモニアのような弱酸，弱塩基は水溶液中ではわずかしか解離しない．これらの物質の酸性の強さまたは塩基性の強さは，以降に記述する電離度や酸・塩基解離定数を用いて定量的に表すことができる．

*2 水に溶解すると H^+ を放出する物質を酸，OH^- を放出する物質を塩基とした（1887 年）．アレニウスの定義では，アンモニアのような OH^- をもたない物質が塩基になることを説明できなかったため，J.N. Brønsted と T.M.Lowry が，酸・塩基の定義を拡張した（同じ年に同じ定義を別々に提案した）つながり コアカリ C-3-1 物質の基本的性質 → 3巻 IV. 有機化学，3章

*3 非共有電子対を受け取る物質を酸，非共有電子対を与える物質を塩基とした（1923 年）．

*4 酸から水中に放出されたプロトンは水溶液中では水分子に取囲まれた（水和）状態で存在し，式 2・5 のように H_3O^+ と表記される．実際には，プロトンは，いくつかの水分子で水和された $[H(H_2O)_n]^+$ として存在し，単一の形態をとらないため，プロトンは単に H^+ と表記されることも多い．H_3O^+ と H^+ は，同義と考えて差し支えない．

*5 A^- はプロトンを受け取る塩基として働くことができるため，HA の**共役塩基**（conjugate base）とよばれる．同様に，BH^+ はプロトンを与える酸として働くことができるため，B の**共役酸**（conjugate acid）とよばれる．

① 電 離 度

電離度 degree of electrolytic dissociation: α は 0 から 1 までの値をとる.

　酸あるいは塩基の解離の程度を**電離度**といい，一般的に α で表記される．電離度 α は，溶けている酸または塩基の量〔mol〕に対する解離した酸または塩基の量〔mol〕の比である．a mol の酸または塩基を水に溶解したとき，そのうち b mol が解離した場合，電離度 α は，式 2・7 のように示される．

$$\alpha = \frac{b}{a} \tag{2・7}$$

強い酸あるいは強い塩基ほど α は大きな値となる．

　弱酸である酢酸（CH_3COOH，25 °C における $K_a = 1.0 \times 10^{-4.76}$ mol/L）の電離度 α と濃度 c〔mol/L〕の関係について考える．酢酸の解離平衡時の各濃度は次のように表される．

$$CH_3COOH \rightleftharpoons CH_3COO^- + H^+$$

解離前:	c	0	0 〔mol/L〕
変化量:	$-c\alpha$	$+c\alpha$	$+c\alpha$ 〔mol/L〕
平衡時:	$c-c\alpha$	$+c\alpha$	$+c\alpha$ 〔mol/L〕

求められた各成分の濃度を K_a の式へ代入すると，

$$K_a = \frac{[CH_3COO^-][H^+]}{[CH_3COOH]} = \frac{c\alpha \cdot c\alpha}{c-c\alpha} = \frac{c\alpha^2}{1-\alpha} \tag{2・8}$$

酢酸の α はきわめて小さく，$1-\alpha \approx 1$ として差し支えないので，$K_a = c\alpha^2$ を α について整理すると，

$$\alpha = \sqrt{\frac{K_a}{c}} \tag{2・9}$$

となる．式 2・9 から，酢酸の濃度 c と電離度 α の関係をグラフにすると図 2・1 のようになる．電離度 α は，酢酸の濃度が上昇するにつれて小さくなる．酢酸に限らず，他の弱酸や弱塩基についても同様に，濃度上昇に伴う電離度 α の減少が見られる．そのため，酸あるいは塩基の強さの評価には，後述の酸解離定数 K_a または塩基解離定数 K_b（またはそれらの逆数の常用対数である pK_a, pK_b）が使われることが多い．

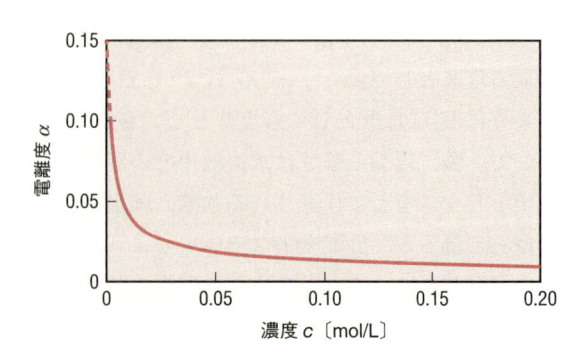

図 2・1 酢酸の濃度 c と電離度 α の関係

② 酸解離定数・塩基解離定数

式2・5の弱酸 HA の化学平衡について，平衡定数 K_a を考えると，式2・10 のようになる*.

$$K_a = \frac{[H^+][A^-]}{[HA]} \tag{2・10}$$

K_a を**酸解離定数**といい，その逆数の常用対数である pK_a（式2・11）も，物質の酸性度を表す指標として用いられる.

$$pK_a = \log_{10} \frac{1}{K_a} = -\log_{10} K_a \tag{2・11}$$

また，式2・6 の弱塩基 B の化学平衡について平衡定数 K_b を考えると，

$$K_b = \frac{[BH^+][OH^-]}{[B]} \tag{2・12}$$

となる. K_b を**塩基解離定数**といい，同様に pK_b も式2・13 のように定義される.

$$pK_b = \log_{10} \frac{1}{K_b} = -\log_{10} K_b \tag{2・13}$$

K_a および K_b は，化学平衡の法則から，弱酸 HA または弱塩基 B の濃度によらず，温度が一定では一定値となるため，酸，塩基の強さの指標として電離度 α より利用しやすい. 強い酸あるいは強い塩基ほど，より多くの H_3O^+ または OH^- を生じることから K_a および K_b は大きな値となる. また，それらの逆数の常用対数である pK_a および pK_b は強い酸，塩基ほど小さい値となる（表2・1，表2・2）.

* 式2・4 で見たように，希薄溶液の溶質の活量はモル濃度で代用できる. 一方，溶媒や固体の活量は 1 になる（式2・10, 式2・12 に $[H_2O]$ は書かない）.

酸解離定数
acid dissociation constant：より一般的には**電離定数**（electrolytic dissociation constant）という. pK_a などに用いられる p は，"逆数の常用対数をとれ（$pX = -\log_{10} X$）"を意味する演算子である.

塩基解離定数
base dissociation constant

表2・1　**代表的な弱酸の解離定数**（25 ℃）[a]

弱　酸		K_a〔mol/L〕	pK_a
ギ酸 HCOOH		1.77×10^{-4}	3.75
酢酸 CH_3COOH		1.75×10^{-5}	4.76
フェノール C_6H_5OH		1.3×10^{-10}	9.89
リン酸 H_3PO_4	K_1:	7.5×10^{-3}	2.12
$H_2PO_4^-$	K_2:	6.2×10^{-8}	7.21
HPO_4^{2-}	K_3:	4.8×10^{-13}	12.32

a) 出典：主として "化学便覧 基礎編 II（改訂 5 版）"，日本化学会編，丸善(2004).

表2・2　**代表的な弱塩基の解離定数**（25 ℃）[a]

弱塩基	K_b〔mol/L〕	pK_b	共役酸の pK_a[†]
アンモニア NH_3	1.78×10^{-5}	4.75	9.25
トリエチルアミン $N(C_2H_5)_3$	5.65×10^{-4}	3.25	10.75
アニリン $C_6H_5NH_2$	4.2×10^{-10}	9.38	4.63

a) 出典：主として "化学便覧 基礎編 II（改訂 5 版）"，日本化学会編，丸善(2004).
† 塩基性の強さは pK_b ではなく，その共役酸の pK_a で表すことも多い. この場合は，式2・19 に示す関係から，大きな pK_a をもつ塩基が強い塩基とされる.

自己解離 autodissociation

自己プロトリシス
autoprotolysis

*1 ここでも溶媒である H_2O の活量は1と近似できるので，K_w の式では $[H_2O]$ は表記しない.

自己解離定数
self-dissociation constant

水のイオン積 ionic product of water: 逆数の常用対数をとった pK_w もよく用いられる〔$pK_w = pH + pOH = 14$ (25 ℃)〕.

*2 液性が中性・酸性・塩基性のいずれでも，温度が一定なら一定になる.

共役酸塩基対
conjugate acid-base pair

c. 水 の 自 己 解 離　　純粋な水 H_2O は，わずかであるが，次のように解離している．これを**自己解離**または**自己プロトリシス**という．

$$H_2O + H_2O \rightleftharpoons H_3O^+ + OH^- \qquad (2 \cdot 14)$$

この H_2O の解離平衡についても化学平衡の法則が成り立ち[*1]，その平衡定数 K_w は水の**自己解離定数**または**水のイオン積**とよばれる．

$$K_w = [H_3O^+][OH^-] \qquad (2 \cdot 15)$$

K_w は温度が一定であれば一定であり，25 ℃ のとき $K_w = 1.0 \times 10^{-14}$ 〔mol^2/L^2〕である[*2].

d. 共役酸塩基対と解離定数との関係　　式 2・5 において HA と A^- は**共役酸塩基対**の関係にある．A^- が塩基として働くときの平衡反応および塩基解離定数 K_b は次式のように表される．

$$A^- + H_2O \rightleftharpoons HA + OH^- \qquad (2 \cdot 16)$$

$$K_b = \frac{[HA][OH^-]}{[A^-]} \qquad (2 \cdot 17)$$

共役酸 HA の K_a （式 2・10）と共役塩基 A^- の K_b （式 2・17）を掛け合わせると，

$$K_a K_b = \frac{[H^+][A^-]}{[HA]} \frac{[HA][OH^-]}{[A^-]} = [H^+][OH^-] = K_w \qquad (2 \cdot 18)$$

両辺の対数をとり整理すると次のようになる．

$$pK_a + pK_b = pK_w = 14 \quad (25 \text{ ℃}) \qquad (2 \cdot 19)$$

　共役酸塩基対では，共役酸 HA の pK_a と共役塩基 A^- の pK_b を足すと pK_w となる．この性質は弱塩基 B の場合も同様であり，その共役酸 BH^+ の pK_a と弱塩基 B の pK_b の和は pK_w である．

e. 分子形とイオン形の存在比　　弱酸や弱塩基は，水溶液の水素イオン濃度 $[H^+]$ （あるいは $-\log_{10}[H^+]$ として定義される pH）の変化によって解離状態（イオン形と分子形の割合）が大きく変動する．

　多くの医薬品は弱酸や弱塩基であることから，周囲の水素イオン濃度環境によってイオン形または分子形の割合が変動し，医薬品の溶解性や消化管からの吸収率，吸収速度あるいは分布しやすい組織などに多大な影響を与える．

　酢酸を例に，水溶液の $[H^+]$ （あるいは pH）の変化とそれに伴う解離状態の変化をみてみよう．

*3 イオン形のモル分率を x_{A^-}，分子形を x_{HA} とすると

$$K_a = \frac{[A^-][H^+]}{[HA]}$$
$$= [H^+]\frac{x_{A^-}}{x_{HA}}$$

が得られる．この式と $x_{A^-} + x_{HA} = 1$ を連立させ，x_{HA}，x_{A^-} を求めると，次のように x_{HA}，x_{A^-} と $[H^+]$ との関係を得ることができる．

$$x_{HA} = \frac{[H^+]}{[H^+] + K_a}$$
$$x_{A^-} = \frac{K_a}{[H^+] + K_a}$$

① 弱　酸

　酢酸の酸解離定数 K_a は次のように表される．

$$K_a = \frac{[CH_3COO^-][H^+]}{[CH_3COOH]} \qquad (2 \cdot 20)$$

この式を変形して[*3]，酢酸のイオン形の割合〔$[CH_3COO^-]/([CH_3COOH] + [CH_3COO^-])$，イオン形のモル分率という〕と水溶液の $[H^+]$ （あるいは pH）

の関係を図示すると，図2・2のようになる．

　酸解離定数 K_a を与える式2・10の両辺の常用対数をとり，整理すると，弱酸 HA の水溶液における分子形 HA とイオン形 A^- の濃度比と pH との関係を表す次式2・21が得られる．

$$pH = pK_a + \log_{10} \frac{[A^-]}{[HA]} \tag{2・21}$$

この式を用いると，水溶液の pH が pK_a よりも酸性の領域（たとえば pH = pK_a-1）では，おもに分子形 HA として存在し（$[A^-]/[HA] = 1/10$），pK_a よりも塩基性の領域（たとえば pH = pK_a+1）では，おもにイオン形 A^- として存在する（$[A^-]/[HA] = 10/1$）といったように，分子形 HA とイオン形 A^- の割合を求めることができる．特に，pH = pK_a のとき（$[H^+] = 10^{-pK_a}$ となるとき），$[A^-] = [HA]$ となる（表2・3）．

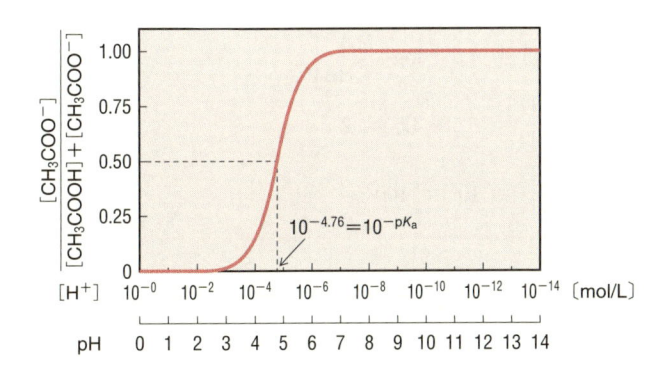

図2・2　水溶液の $[H^+]$ 変化に伴う酢酸のイオン形モル分率の変化　酢酸は，水溶液の液性が pK_a より酸性の領域ではおもに分子形（CH_3COOH）として存在し，pK_a より塩基性の領域ではおもにイオン形（CH_3COO^-）として存在する．

表2・3　弱酸 HA のイオン形の濃度 $[A^-]$ と分子形の濃度 $[HA]$ の比と pH との関係

水溶液の pH	pK_a-3	pK_a-2	pK_a-1	pK_a	pK_a+1	pK_a+2	pK_a+3
$\dfrac{[A^-]}{[HA]}$	$\dfrac{1}{1000}$	$\dfrac{1}{100}$	$\dfrac{1}{10}$	$\dfrac{1}{1}$	$\dfrac{10}{1}$	$\dfrac{100}{1}$	$\dfrac{1000}{1}$

② 多 塩 基 酸

　解離する H^+ の数が複数であるリン酸などの**多塩基酸**では，式2・22～2・24に示したように段階的*に解離する．

$$H_3PO_4 \rightleftharpoons H_2PO_4^- + H^+ \qquad 第一解離 \tag{2・22}$$

$$H_2PO_4^- \rightleftharpoons HPO_4^{2-} + H^+ \qquad 第二解離 \tag{2・23}$$

$$HPO_4^{2-} \rightleftharpoons PO_4^{3-} + H^+ \qquad 第三解離 \tag{2・24}$$

これらの酸解離定数は，

$$K_{a1} = \frac{[H_2PO_4^-][H^+]}{[H_3PO_4]} = 7.5 \times 10^{-3} \ mol/L \tag{2・25}$$

$$K_{a2} = \frac{[HPO_4^{2-}][H^+]}{[H_2PO_4^-]} = 6.2 \times 10^{-8} \ mol/L \tag{2・26}$$

$$K_{a3} = \frac{[PO_4^{3-}][H^+]}{[HPO_4^{2-}]} = 4.8 \times 10^{-13} \ mol/L \tag{2・27}$$

多塩基酸 polybasic acid：HCl のような一価の酸（一塩基酸）に対して，複数の H^+ を放出可能な酸の総称．H_2SO_4 のような二価の酸を二塩基酸，H_3PO_4 のような三価の酸を三塩基酸ともよぶ．一般に，n 個の H^+ を供与する酸を n 価の酸（n 塩基酸）という．塩基の場合も同様で，NaOH のように1個の H^+ を受け取る塩基を一価の塩基（一酸塩基），$Ca(OH)_2$ のように2個の H^+ を受け取る塩基を二価の塩基（二酸塩基）という．一般に，n 個の H^+ を受け取る塩基を n 価の塩基（n 酸塩基）という．また，2個以上の H^+ を受け取る塩基を**多酸塩基**（polyacidic base）という．

* 一般的に n 価の多塩基酸の解離定数は，$K_{a1} \gg K_{a2} \gg K_{a3} \gg \cdots K_{an}$ となる．つまり，1段階目の解離が最も起こりやすく，2段階目以降の解離は，徐々に起こりにくくなる．

のようになり，pK_a はそれぞれ $pK_{a1}=2.12$，$pK_{a2}=7.21$，$pK_{a3}=12.32$ である.

リン酸の分子形（H_3PO_4）とイオン形（$H_2PO_4^-$，HPO_4^{2-}，PO_4^{3-}）のモル分率を弱酸と同様に図示すると図2・3のようになる.

リン酸は，pH 1〜4 付近では分子形 H_3PO_4 とイオン形 $H_2PO_4^-$ が存在し，pH 4〜9 付近では二つのイオン形 $H_2PO_4^-$ と HPO_4^{2-} が存在するといったように，どの pH においても主として 2 種の化学種として存在する. また，pK_{a1}，pK_{a2}，pK_{a3} に対応する各 pH では存在する 2 種の化学種のモル分率は 0.50 となる*1.

*1 式2・25〜2・27の両辺の常用対数をとり，整理すると，

$$\log_{10}\frac{[H_2PO_4^-]}{[H_3PO_4]}=pH-pK_{a1}$$
$$\log_{10}\frac{[HPO_4^{2-}]}{[H_2PO_4^-]}=pH-pK_{a2}$$
$$\log_{10}\frac{[PO_4^{3-}]}{[HPO_4^{2-}]}=pH-pK_{a3}$$

が得られる（式2・21参照）.

┃ 例題2・1　弱酸のイオン形と分子形　pK_a が 4.5 である弱酸 HA の，pH 6.5 の水溶液中におけるイオン形と分子形の濃度比（$[A^-]/[HA]$）を求めよ.

解　答　pH と pK_a の関係式2・21より，

$$pH = pK_a + \log_{10}\frac{[A^-]}{[HA]}$$
$$6.5 = 4.5 + \log_{10}\frac{[A^-]}{[HA]}$$
$$\log_{10}\frac{[A^-]}{[HA]} = 6.5 - 4.5 = 2$$
$$\frac{[A^-]}{[HA]} = 10^2 = 100$$

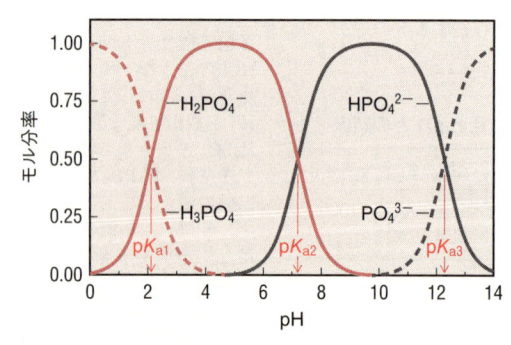

図2・3　リン酸の分子形およびイオン形化学種のモル分率と pH の関係

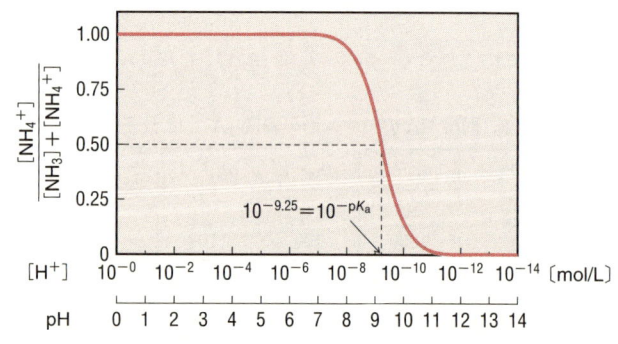

図2・4　水溶液の [H^+] 変化に伴うアンモニアのイオン形モル分率の変化

③　弱　塩　基

弱酸の場合と同様に，弱塩基であるアンモニアの [H^+] 変化に伴ったイオン形のモル分率を図示すると，図2・4のようになる*2.

弱塩基であるアンモニアは，水溶液の pH が pK_a よりも酸性の領域ではおもに

*2 分子形の割合（モル分率）x_B，イオン形の割合（モル分率）x_{BH^+} は次のようになる.

$$x_B = \frac{K_a}{[H^+]+K_a}$$
$$x_{BH^+} = \frac{[H^+]}{[H^+]+K_a}$$

表2・4　弱塩基 B のイオン形の濃度 [BH^+] と分子形の濃度 [B] の比と pH との関係

水溶液のpH	pK_a-3	pK_a-2	pK_a-1	pK_a	pK_a+1	pK_a+2	pK_a+3
$\dfrac{[BH^+]}{[B]}$	$\dfrac{1000}{1}$	$\dfrac{100}{1}$	$\dfrac{10}{1}$	$\dfrac{1}{1}$	$\dfrac{1}{10}$	$\dfrac{1}{100}$	$\dfrac{1}{1000}$

イオン形（NH_4^+），pK_a よりも塩基性の領域ではおもに分子形（NH_3）と，酢酸のような弱酸とは異なる挙動を示す（表2・4）*1．ただし，酢酸の場合と同じく，$[H^+]=10^{-pK_a}$ となるとき，$[BH^+]=[B]$ となる（ただし pK_a は NH_3 の共役酸である NH_4^+ の値）．

④ 両性化合物

ここまで，弱酸や弱塩基の解離について考えてきたが，ここでは1分子内に酸と塩基の両方の性質をもつ物質，いわゆる**両性化合物（両性電解質）**を考えてみよう．

たとえば，分子内にカルボキシ基（-COOH）とアミノ基（-NH₂）が共存するアミノ酸の解離平衡は以下の式2・28のようになる．

$$\underset{NH_3^+}{R-\overset{H}{\underset{|}{\overset{|}{C}}}-COOH} \underset{}{\overset{pK_{a1}}{\rightleftarrows}} \underset{NH_3^+}{R-\overset{H}{\underset{|}{\overset{|}{C}}}-COO^-} \underset{}{\overset{pK_{a2}}{\rightleftarrows}} \underset{NH_2}{R-\overset{H}{\underset{|}{\overset{|}{C}}}-COO^-} \tag{2・28}$$

このように，アミノ酸は，陽イオンと陰イオン，あるいはその両方をもつ**両性イオン（双性イオン）**の状態をとりうる．

側鎖 R がメチル基であるアラニンでは，$pK_{a1}=2.3$，$pK_{a2}=9.7$ であり，陽イオン，陰イオン，両性イオンのモル分率と pH の関係は図2・5のようになる．アラニンは，pK_{a1} より酸性領域ではおもに陽イオンが，pK_{a2} より塩基性領域ではおもに陰イオンが存在し，また，pK_{a1} と pK_{a2} の中間領域では主として両性イオンが存在する．pK_{a1} と pK_{a2} の中点を**等電点（pI）**とよび，水溶液の pH が pI のとき，アラニンは見かけ上，電気的に中性になるため，水溶性が低下したり，電気泳動で泳動されなくなったりする*2．

*1 弱塩基 B の分子形 [B] とイオン形 [BH⁺] についても，式2・12, 2・13, 2・18により，次式で表される．

$$pH = pK_a + \log_{10}\frac{[B]}{[BH^+]}$$

両性化合物
amphoteric compound

両性電解質 ampholyte

両性イオン zwitterion：双性イオンともいう．

等電点
isoelectric point：pI

*2 3巻 Ⅲ. 機器分析, 10章, 等電点電気泳動の項を参照．

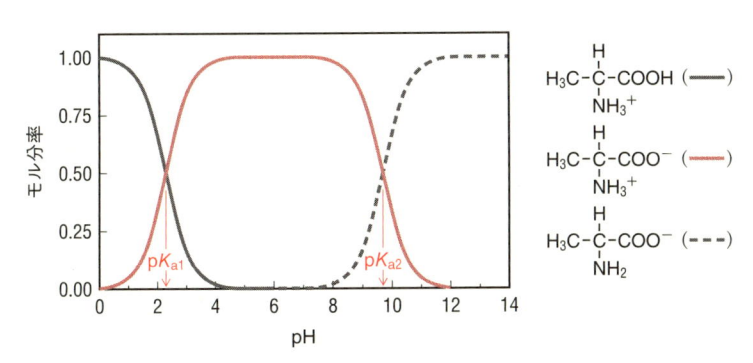

図2・5　アラニンの陽イオン，陰イオンおよび両性イオンのモル分率と pH

○━ キーワード

- ☐ ブレンステッド・ローリーの酸・塩基の定義
- ☐ 解離
- ☐ 酸解離定数 K_a
- ☐ 塩基解離定数 K_b
- ☐ pK_a
- ☐ pK_b
- ☐ 水のイオン積

✔ チェックリスト

1. ブレンステッド・ローリーの酸・塩基の定義では，酸はプロトン供与体，塩基はプロトン受容体である.
2. 酸解離定数 K_a が大きい酸ほど強い酸である. すなわち，pK_a が小さい酸ほど強い酸である.
3. 塩基解離定数 K_b が大きい塩基ほど強い塩基である. すなわち，pK_b が小さい塩基ほど強い塩基である.
4. 25 °C における水のイオン積 ($K_w=[H^+][OH^-]$) の値は，1.0×10^{-14} 〔mol²/L²〕である.
5. 弱酸および弱塩基は，水溶液の pH によって分子形，イオン形の割合が変化する.
6. 水溶液の pH が pK_a と等しいとき，分子形とイオン形の割合は1:1 (モル分率は 0.50) となる.

2・2・1　水素イオン濃度または pH とその測定

a. pH　**pH** は水溶液の酸性・中性・塩基性の尺度として用いられる数値で，水素イオン濃度 $[H^+]$ の逆数の常用対数として表される (式2・29)[*1]. 酸性の水溶液ほど pH は小さく，塩基性の水溶液ほど pH は大きい. また，中性では7付近の値をとる.

$$pH = \log_{10}\frac{1}{[H^+]} = -\log_{10}[H^+] \qquad (2\cdot29)$$

b. 溶液の pH 計算　水溶液の pH は，溶質である電解質の濃度，酸解離定数 K_a または塩基解離定数 K_b がわかると，精度よく算出することができる.

　pH の算出の際に考慮すべき原理・原則として "物質を構成する原子や電子は，溶液の調製に伴って生成されたり消滅したりせず，溶液中に保存される" ことがあげられる. これにより，溶液中に存在する化学種の濃度間には，**質量収支**や**電荷収支**が成立する. 一般に pH は，質量収支の式，電荷収支の式，水のイオン積，および溶質の酸または塩基解離定数を表す式による連立方程式を，$[H^+]$ について解くことで求まる. ただし，$[H^+]$ および pH は非常に煩雑な高次式となってしまう. いくつかの典型的な溶液においては，近似により次数を下げた方程式を解くことで，pH をより簡単な式で表現できる場合がある. そこで，以降，さまざまな酸，塩基の水溶液の pH の算出方法について述べる.

① 強　酸

　濃度 c 〔mol/L〕の n 価の強酸 H_nA の水溶液の場合，H_nA は強電解質であるため水中で式2・30のように完全に解離していると考えられる.

$$H_nA \longrightarrow nH^+ + A^{n-} \qquad (2\cdot30)$$

　したがって，水溶液の水素イオン濃度 $[H^+]$ は，$[H^+]=cn$ 〔mol/L〕である. よって

$$pH = -\log_{10}(cn)$$

となる. ただし，c が0に近くなっても pH が7より大きくなることはない[*2].

---

pH: 水素イオン指数
(hydrogen ion exponent) ともいう.

[*1] 正確には，pH は $[H^+]$ ではなく，水素イオンの活量 a_{H^+} を用いて $pH=-\log_{10}a_{H^+}$ と定義されている. pH 電極などで測定される pH の値も a_{H^+} を用いた pH である. a_{H^+} は，非常に濃度の高い酸溶液など特別な試料を扱う場合でない限り，$[H^+]$ とほぼ一致するため式2・29の定義で実用上問題ない.

質量収支 mass balance: 物質収支，質量均衡ともいう. ある酸 HA (または塩基 B) を溶解した場合，溶解前と異なる化学種 (イオン形 A^- や BH^+) として存在する場合が多いが，はじめに加えた物質量 (HA溶解前 または B溶解前) と，溶解後の化学種の総和 (HA溶解後+A^- または B溶解後+BH^+) は等しい.

電荷収支 charge balance: 電荷均衡ともいう. すべての溶液は電気的に中性であり，溶液中の正電荷の総和と負電荷の総和は常に等しい.

[*2] コラム2・1参照.

コラム2・1

水の解離が無視できない希薄溶液の pH

　水溶液中では，溶質である酸，塩基の解離と同時に水分子自身の自己解離もわずかに起きている．強酸 H_nA の水溶液の場合，濃度が十分高いとき，水の自己解離で生じた H^+ の濃度 $[H^+]_w$ は H_nA の解離で生じた H^+ の濃度 $[H^+]_a$ に比べてはるかに小さいため，無視して差し支えない．

　しかし，H_nA の濃度 (c) が水の自己解離を無視できないほど小さい場合（$[H^+] \leq 10^{-6}$ mol/L），$[H^+]=[H^+]_a$（あるいは $[H^+]_w=0$）の近似が成立せず，pH$=-\log_{10}(cn)$ とすることはできない．この場合，電荷収支を用いて pH を算出する必要がある．

	解離前	陽イオン	陰イオン
強酸の解離：	$H_nA \longrightarrow$	nH^+ +	A^{n-}
解離後濃度：		$[H^+]_a$	$[A^{n-}]$ 〔mol/L〕
水の自己解離：	$H_2O \longrightarrow$	H^+ +	OH^-
解離後濃度：		$[H^+]_w$	$[OH^-]$ 〔mol/L〕

電荷収支より，溶液中の陽イオンの電荷量＝陰イオンの電荷量，すなわち，

$$[H^+] = [H^+]_a + [H^+]_w = [OH^-] + n[A^{n-}] \qquad (2・31)$$

が成り立つ．H_nA は完全に解離するため $[A^{n-}]=c$ であり，$[OH^-]$ は水のイオン積 K_w を用いて $[OH^-]=K_w/[H^+]$ と表せるから，式2・31 へ代入して，

$$[H^+] = \frac{K_w}{[H^+]} + nc \qquad (2・32)$$

整理して，

$$[H^+]^2 - nc[H^+] - K_w = 0$$

$[H^+]$ についての二次方程式を解くと，

$$[H^+] = \sqrt{K_w + \frac{n^2c^2}{4}} + \frac{nc}{2} \qquad (2・33)$$

　$c = 1.0\times10^{-7}$ mol/L，$n=1$ の強酸の場合，$[H^+]=1.62\times10^{-7}$ mol/L，pH$=6.79$ となる．式2・33 の c が 0 に近くなっても，$[H^+]$ は $\sqrt{K_w}$（$=1.0\times10^{-7}$）へ収束するため，pH は 7 より大きくなることはない．

② 強 塩 基

　濃度 c 〔mol/L〕の n 価の強塩基 $B(OH)_n$ の水溶液の場合，水中で式2・34 のように完全に解離していると考えられる．

$$B(OH)_n \longrightarrow nOH^- + B^{n+} \qquad (2・34)$$

　したがって，水溶液の水酸化物イオン濃度 $[OH^-]$ は cn 〔mol/L〕である．水のイオン積 K_w を用いて $[H^+]$ を表すと，$[H^+]=K_w/(cn)$，よって

$$pH = pK_w + \log_{10}(cn)$$

となる．ただし，c が 0 に近くなっても，pH が 7 より小さくなることはない*.　　*コラム 2・1 参照.

③ 弱　酸

酸解離定数が K_a，電離度が α である一価の弱酸 HA の水溶液（濃度 c〔mol/L〕）の pH を考えてみよう．HA の解離平衡時の各成分の濃度は次のように表される．

$$HA \rightleftharpoons A^- + H^+$$

解離前：	c	0	0	〔mol/L〕
変化量：	$-c\alpha$	$+c\alpha$	$+c\alpha$	〔mol/L〕
平衡時：	$c-c\alpha$	$+c\alpha$	$+c\alpha$	〔mol/L〕

K_a は c，α を用いて式 2・35 のように表される．

$$K_a = \frac{[A^-][H^+]}{[HA]} = \frac{c\alpha \cdot c\alpha}{c - c\alpha} = \frac{c\alpha^2}{1-\alpha} \tag{2・35}*$$

* 別解：HA の解離により生じる H^+ と A^- は，等量ずつ生じる（$[H^+]=[A^-]$）．また，$[HA]$ は HA の総濃度 c から解離した分を差し引けばよい（$[HA]=c-[H^+]$）．したがって，

$$K_a = \frac{[A^-][H^+]}{[HA]}$$
$$= \frac{[H^+][H^+]}{c-[H^+]}$$

となる．HA の電離はわずかであると仮定すると $c-[H^+] \approx c$ とおけるから，

$$K_a = \frac{[H^+]^2}{c} \Rightarrow$$
$$[H^+] = \sqrt{cK_a}$$

HA が十分弱い酸であると $1-\alpha \approx 1$ と近似できるので，$K_a = c\alpha^2$ となり，電離度 α は，

$$\alpha = \sqrt{\frac{K_a}{c}}$$

となる（式 2・9 参照）．したがって，

$$[H^+] = c\alpha = c\sqrt{\frac{K_a}{c}} = \sqrt{cK_a} \tag{2・36}$$

$$pH = -\log_{10}\sqrt{cK_a} = \frac{1}{2}(pK_a - \log_{10}c) \tag{2・37}$$

である．また，多塩基酸水溶液の pH を求める場合，多塩基酸の酸解離定数は，一般に $K_{a1} \gg K_{a2} \gg \cdots$ であるため，第二解離以降は無視できるほど小さい．たとえば，リン酸 H_3PO_4 の場合，H_3PO_4 から $H_2PO_4^-$ への解離（$K_{a1}=7.5\times10^{-3}$ mol/L）は，$H_2PO_4^-$ から HPO_4^{2-} への解離（$K_{a2}=6.2\times10^{-8}$ mol/L）の約 10^5 倍起こりやすい．そのため，リン酸などの多塩基酸においても，pH は一価の酸と同様に（ただし K_a として K_{a1} を用いる）算出できる．

> **例題 2・2　弱酸の pH**　濃度 1.0×10^{-3} mol/L の炭酸水の pH を求めよ．ただし，炭酸 H_2CO_3 の pK_{a1}，pK_{a2} はそれぞれ 6.35，10.33 とする．
>
> **解 答**　多塩基酸である弱酸は，第二解離以降は無視できるので，一塩基酸として pH を算出する．式 2・37 より，
>
> $$pH = -\log_{10}\sqrt{cK_{a1}} = \frac{1}{2}(pK_{a1} - \log_{10}c)$$
>
> $$= \frac{1}{2}\{6.35 - \log_{10}(1.0\times10^{-3})\} = 4.68$$

④ 弱 塩 基

塩基解離定数が K_b，電離度が α である一価の弱塩基 B の水溶液（濃度 c

〔mol/L〕）の pH を考えてみよう．B の解離平衡時の各成分の濃度は次のように
表される．

$$B + H_2O \rightleftharpoons BH^+ + OH^-$$

解離前：	c	0	0	〔mol/L〕
変化量：	$-c\alpha$	$+c\alpha$	$+c\alpha$	〔mol/L〕
平衡時：	$c-c\alpha$	$+c\alpha$	$+c\alpha$	〔mol/L〕

K_b は c, α を用いて式 2・38 のように表される．

$$K_b = \frac{[BH^+][OH^-]}{[B]} = \frac{c\alpha \cdot c\alpha}{c - c\alpha} = \frac{c\alpha^2}{1 - \alpha} \qquad (2 \cdot 38)^*$$

B が十分弱い塩基であるため $1-\alpha \approx 1$ と近似できるので，

$$K_b = c\alpha^2$$

となり，電離度 α は，

$$\alpha = \sqrt{\frac{K_b}{c}}$$

となる．したがって，

$$[OH^-] = c\alpha = c\sqrt{\frac{K_b}{c}} = \sqrt{cK_b}$$

$$pOH = -\log_{10}\sqrt{cK_b} = \frac{1}{2}(pK_b - \log_{10}c)$$

* 溶媒である水の濃度 $[H_2O]$ は，B の溶解による OH^- への解離のため消費されて，わずかに小さくなる．しかし，溶質成分と比べて圧倒的に大量に存在するため，$[H_2O]$ の変化はほぼ無視でき，実質的に化学平衡の法則への関与も無視できる．

である．水のイオン積（$pK_w = pH + pOH$）および共役酸 BH^+ の pK_a（$pK_a + pK_b = pK_w$）を用いて pH を求める式に変形すると，

$$pH = \frac{1}{2}(pK_w + pK_a + \log_{10}c) \qquad (2 \cdot 39)$$

となる．また，多酸塩基水溶液の pH を求める場合も多塩基酸と同様に，第二解離以降は無視できるほど小さい．したがって，pH は一価の塩基と同様に算出できる（ただし K_a として CO_3^{2-} の場合は H_2CO_3 の K_{a2} を，PO_4^{3-} の場合は H_3PO_4 の K_{a3} を用いる）．

例題 2・3 弱塩基の pH　濃度 1.0×10^{-3} mol/L のアンモニア水の pH を求めよ．ただし，アンモニアの $K_b = 1.0 \times 10^{-4.75}$ mol/L, $K_w = [H^+][OH^-] = 1.0 \times 10^{-14}$ 〔mol²/L²〕とする．

解答

$$[OH^-] = \sqrt{cK_b} = \sqrt{(1.0 \times 10^{-3}) \times (1.0 \times 10^{-4.75})}$$
$$= 1.0 \times 10^{-(3+4.75)/2} = 10^{-3.88} \text{ mol/L}$$

$$[H^+] = \frac{K_w}{[OH^-]} = \frac{1.0 \times 10^{-14}}{10^{-3.88}} = 1.0 \times 10^{-10.1} \quad \text{ゆえに} \quad pH = 10$$

---

⑤ 強酸と強塩基の塩

強酸 HA と強塩基 MOH の塩 MA について考えてみよう．MA は水中で解離して M^+ と A^- を生じるが，これらのイオンはイオン形として安定である．そのため，強酸と強塩基の塩は水溶液の pH に影響せず中性である．

⑥ 強酸と弱塩基の塩

強酸と弱塩基の塩の例として，塩化アンモニウム NH_4Cl について考えてみよう．NH_4Cl は次のように完全に解離する．

$$NH_4Cl \longrightarrow NH_4^+ + Cl^-$$

生じた NH_4^+ は H_2O と反応して NH_3 と H_3O^+ を生じる．

$$NH_4^+ + H_2O \rightleftharpoons NH_3 + H_3O^+$$

水溶液が弱酸性となるのは，H^+ (H_3O^+) が生じるからである．この加水分解反応の平衡定数 K_h は，

$$K_h = \frac{[NH_3][H^+]}{[NH_4^+]}$$

* K_h は加水分解定数ともいわれる．h は加水分解 (hydrolysis) の意味である．

となり*，$[NH_3]=[H^+]$ より，

$$K_h = \frac{[H^+]^2}{[NH_4^+]}$$

となる．NH_4^+ の加水分解反応は，アンモニアの共役酸の解離平衡であり，$K_h=K_a$，また $K_a=K_w/K_b$ であるので，アンモニアの K_b を用いて，

$$[H^+] = \sqrt{\frac{K_w}{K_b}[NH_4^+]}$$

より $[H^+]$ を求めることができる．

⑦ 弱酸と強塩基の塩

弱酸と強塩基の塩の例として，酢酸ナトリウム CH_3COONa について考えてみよう．CH_3COONa は次のように完全に解離する．

$$CH_3COONa \longrightarrow CH_3COO^- + Na^+$$

生じた CH_3COO^- は H_2O と反応して CH_3COOH と OH^- を生じる．

$$CH_3COO^- + H_2O \rightleftharpoons CH_3COOH + OH^-$$

水溶液が弱塩基性となるのは，OH^- が生じるからである．この加水分解反応の平衡定数 K_h は，

$$K_h = \frac{[CH_3COOH][OH^-]}{[CH_3COO^-]}$$

となり，$[CH_3COOH]=[OH^-]$ より，

$$K_h = \frac{[OH^-]^2}{[CH_3COO^-]}$$

となる. CH_3COO^- の加水分解反応は, 酢酸の共役塩基の解離平衡であり, $K_h = K_b$, また $K_b = K_w/K_a$ であるので, 酢酸の K_a を用いて,

$$[OH^-] = \sqrt{\frac{K_w}{K_a}[CO_3COO^-]}$$

より $[OH^-]$ を求めることができる.

例題 2・4　塩の pH　濃度 1.00×10^{-3} mol/L のリン酸三ナトリウム水溶液の pH を求めよ. ただし, リン酸の pK_{a1}, pK_{a2}, pK_{a3} は, それぞれ 2.12, 7.21, 12.32 とする.

解答　Na_3PO_4 は次のように水溶液中で完全に解離する.

$$Na_3PO_4 \longrightarrow 3\,Na^+ + PO_4{}^{3-}$$

生じた $PO_4{}^{3-}$ は H_2O と反応して $HPO_4{}^{2-}$ と OH^- を生じる.

$$PO_4{}^{3-} + H_2O \rightleftharpoons HPO_4{}^{2-} + OH^-$$

この加水分解反応の平衡定数 K_h は,

$$K_h = \frac{[HPO_4{}^{2-}][OH^-]}{[PO_4{}^{3-}]}$$

となり, $[HPO_4{}^-] = [OH^-]$ であるから, $K_h = K_b$ より,

$$K_h = \frac{[OH^-]^2}{[PO_4{}^{3-}]}$$

$$[OH^-] = \sqrt{K_b[PO_4{}^{3-}]} = \sqrt{\frac{K_w}{K_a}[PO_4{}^{3-}]}$$

$PO_4{}^{3-}$ が生じるときの K_a は K_{a3} であるから,

$$[OH^-] = \sqrt{\frac{K_w}{K_{a3}}[PO_4{}^{3-}]}$$

両辺の対数をとると,

$$\log_{10}[OH^-] = \frac{1}{2}(\log_{10}K_w - \log_{10}K_{a3} + \log_{10}[PO_4{}^{3-}])$$

$$pOH = \frac{1}{2}pK_w - \frac{1}{2}pK_{a3} - \frac{1}{2}\log_{10}[PO_4{}^{3-}]$$

となるので, $pK_w = 14$, $pK_{a3} = 12.32$, $[PO_4{}^{3-}] \approx 1.00 \times 10^{-3}$ 〔mol/L〕を代入して,

$$pOH = \frac{1}{2} \times 14 - \frac{1}{2} \times 12.32 - \frac{1}{2}\log_{10}(1.00 \times 10^{-3})$$

$$= 7 - 6.16 + \frac{3}{2} = 2.34$$

$$pH = pK_w - pOH = 14 - 2.34 = 11.66 \approx 11.7$$

⑧ 両 性 電 解 質

*1 §2・2e④ (p.31) 参照.

炭酸水素ナトリウム $NaHCO_3$ やリン酸二水素ナトリウム NaH_2PO_4 のような H^+ を含む塩は，水に対して酸としても塩基としても働くことができる．このような塩も，アミノ酸[*1]と同様に酸・塩基の両方の性質をもつ両性電解質に分類される．

ここでは両性電解質として $NaHCO_3$ について考えてみよう．水溶液中での解離は，

$$NaHCO_3 \longrightarrow Na^+ + HCO_3^-$$
$$HCO_3^- + H_2O \rightleftharpoons H_3O^+ + CO_3^{2-} \quad （酸解離） \qquad (2・40)$$
$$HCO_3^- + H_2O \rightleftharpoons OH^- + H_2CO_3 \quad （塩基解離） \qquad (2・41)$$

となり，HCO_3^- では，プロトンを放出し炭酸イオン CO_3^{2-} を生じる酸解離（式2・40）と共に，プロトンを受け取り H_2CO_3 を生じる塩基解離（式2・41）が同時に起きることになる．

炭酸の解離定数を考えると[*2]，

*2 $H_2CO_3 \overset{K_{a1}}{\rightleftharpoons} HCO_3^-$
$\overset{K_{a2}}{\rightleftharpoons} CO_3^{2-}$

酸解離: $\qquad K_a = \dfrac{[H_3O^+][CO_3^{2-}]}{[HCO_3^-]} = K_{a2}$

塩基解離: $\qquad K_b = \dfrac{[OH^-][H_2CO_3]}{[HCO_3^-]} = \dfrac{K_w[H_2CO_3]}{[H_3O^+][HCO_3^-]} = \dfrac{K_w}{K_{a1}}$

K_a を K_b で除して整理すると，

$$\frac{K_a}{K_b} = \frac{\dfrac{[H_3O^+][CO_3^{2-}]}{[HCO_3^-]}}{\dfrac{K_w[H_2CO_3]}{[H_3O^+][HCO_3^-]}} = \frac{[H_3O^+]^2[CO_3^{2-}]}{K_w[H_2CO_3]} = \frac{K_{a1}K_{a2}}{K_w}$$

$$\frac{[H_3O^+]^2[CO_3^{2-}]}{[H_2CO_3]} = K_{a1}K_{a2} \qquad (2・42)$$

ここで，式2・40で生じた H_3O^+ と式2・41で生じた OH^- はごくわずかであり，式2・40と式2・41を足し合わせると，

$$2HCO_3^- + 2H_2O \rightleftharpoons \underbrace{H_3O^+ + OH^-}_{} + CO_3^{2-} + H_2CO_3 \qquad (2・40)+(2・41)$$
$$2HCO_3^- + 2H_2O \rightleftharpoons \qquad 2H_2O \qquad + CO_3^{2-} + H_2CO_3$$

すなわち，式を整理すると平衡状態においては，2分子の HCO_3^- から，1分子ずつの CO_3^{2-} と H_2CO_3 が生成するとみなせる．

$$2HCO_3^- \rightleftharpoons CO_3^{2-} + H_2CO_3$$

したがって，$[CO_3^{2-}]=[H_2CO_3]$ となるので，式2・42は，

$$[H_3O^+]^2 = K_{a1}K_{a2}$$

となる．$[H_3O^+]$ および pH を表す式に変形すると，

$$[H_3O^+] = \sqrt{K_{a1}K_{a2}} \qquad ゆえに \qquad pH = \frac{pK_{a1} + pK_{a2}}{2} \qquad (2・43)$$

得られた結果は，$NaHCO_3$ 水溶液の pH が，濃度に関係なく pK_{a1} と pK_{a2} の平均値であることを示している．

⑨ 弱酸と弱塩基の塩

弱酸と弱塩基の塩として酢酸アンモニウム（CH_3COONH_4）を例に水溶液の pH を考えてみよう．CH_3COONH_4 は水溶液中で，

$$CH_3COONH_4 \longrightarrow CH_3COO^- + NH_4^+$$

のように解離し，さらに CH_3COO^- および NH_4^+ は，それぞれ塩基および酸として働き，次のような加水分解反応が起こる．

$$CH_3COO^- + H_2O \rightleftharpoons CH_3COOH + OH^- \qquad (2・44)$$
$$NH_4^+ + H_2O \rightleftharpoons NH_3 + H_3O^+ \qquad (2・45)$$

ここで，CH_3COOH および NH_4^+ の酸解離定数をそれぞれ K_a，K_a' とすると，

$$K_a = \frac{[H_3O^+][CH_3COO^-]}{[CH_3COOH]} \qquad K_a' = \frac{[H_3O^+][NH_3]}{[NH_4^+]}$$

であるから，これらの積は，

$$K_aK_a' = [H_3O^+]^2 \frac{[NH_3]}{[CH_3COOH]} \cdot \frac{[CH_3COO^-]}{[NH_4^+]} \qquad (2・46)$$

となる．ここで，酢酸アンモニウム 1 分子から生じた CH_3COO^- と NH_4^+ は 1 分子ずつであり，また，式 2・44 と式 2・45 の解離は，ごくわずかなので，酢酸アンモニウムを溶かした水溶液では，$[CH_3COO^-] \approx [NH_4^+]$，$[CH_3COOH] \approx [NH_3]$ とみなすことができる．したがって，式 2・46 は

$$K_aK_a' \approx [H_3O^+]^2$$

となるので，

$$[H^+] = \sqrt{K_aK_a'} \qquad ゆえに \qquad pH = \frac{pK_a + pK_a'}{2} \qquad (2・47)$$

例題 2・5 両性電解質の pH　濃度 1.0×10^{-3} mol/L のアラニン水溶液の pH を求めよ．ただし，アラニンの酸解離平衡は次式で表されるとする．

解答　アラニンは分子内にカルボキシ基（-COOH）とアミノ基（-NH_2）をもつ両性化合物である．したがって pH はアラニンの濃度に関係なく，式 2・43 よりカルボ

キシ基とアミノ基の pK_a の平均，pH＝(2.3＋9.7)/2＝6.0 である．

c. ガラス電極を用いた電位差測定法による pH の測定　　水溶液の pH の測定には **pH 計**が利用されている．pH 計は，**ガラス電極（指示電極）**と**参照電極**の 2 本の電極の間の**電位差測定**を行うことで，測定液の pH 値を求める[*1]．

pH 計の原理は，ガラス電極のガラス薄膜を隔てて 2 種の溶液が接触したとき，両液の pH の差に比例した電位差が生じることによる．ガラス薄膜に生じる電位差は，ガラスのシラノール基（$\equiv$SiOH）と試料溶液中の水素イオン H^+ の間で起きる解離平衡（$\equiv$SiO$^-$＋H^+ $\rightleftharpoons$ $\equiv$SiOH）のためといわれていることから，H^+ 濃度勾配に特異的で，Na^+ など他のイオン種の影響をほとんど受けない．電位差は**ネルンスト式**に従い，試料溶液の pH は式 2・48 で表される．

$$pH = pH_s + \frac{E - E_s}{2.3026\,RT/F} \qquad (2 \cdot 48)^{[*2]}$$

pH_s: pH 標準液の pH
E: 試料溶液中でガラス電極と参照電極を組合わせた電池の起電力〔V〕．電池の構成は，ガラス電極｜試料溶液｜参照電極
E_s: pH 標準液中でガラス電極と参照電極を組合わせた電池の起電力〔V〕．電池の構成は，ガラス電極｜pH 標準液｜参照電極
R: 気体定数　　T: 熱力学的温度　　F: ファラデー定数

この式からわかるように，pH は温度によって影響される．25 ℃ では，

$$pH = pH_s + \frac{E - E_s}{0.059\,16} \qquad (2 \cdot 49)$$

と表される[*3]．

JP 18 〈2.54〉pH 測定法▶

pH 計 pH meter

ガラス電極 glass electrode

指示電極
indicator electrode

参照電極
reference electrode

電位差測定 potentiometry

*1 §4・2・4 参照．

ネルンスト式
Nernst equation：3 巻 I. 物理化学，§15・5 参照．

*2 **JP 18** 〈2.54〉pH 測定法参照．

*3 **JP 18** 〈2.54〉pH 測定法の表では，25 ℃，0.059 16 の値があげられている．

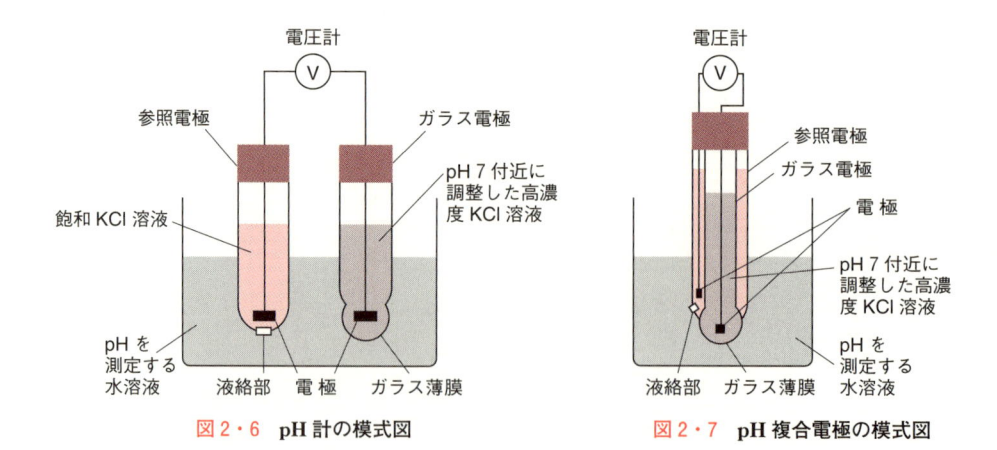

図2・6　**pH 計の模式図**　　　　　図2・7　**pH 複合電極の模式図**

pH 計は図2・6のように，指示電極と参照電極の間の電位差を電圧計で検出する構成になっている．通常，参照電極には銀–塩化銀電極が，その内部液には飽和（または 3.3 mol/L）塩化カリウム KCl 溶液が用いられる．この電極は，周囲の環境変化の影響を受けにくく，一定の電位が得られる．

一方, 指示電極としてはガラス電極が用いられる. ガラス電極の電位は試料溶液と内部液 (pH 7 付近に調整した高濃度の KCl 溶液) の pH 差によって決定し, 試料溶液の pH の増加に比例してガラス電極の電位は小さくなる*.

pH 計では, こうして電圧計で測定した E および E_s を pH に換算する. 実際には, 電極の品質のばらつきや経年劣化などの理由から, 実測の pH 値は式 2・48 からわずかに外れる. そのため, 試料溶液の測定の前に, 既知の pH の溶液 (**pH 標準液**) を測定して, 規定の pH (pH$_s$) に対する電位 (E_s) を確認し, 式 2・48 からのずれを補正する必要がある. この補正操作を**校正**という.

なお, 近年では, ガラス電極と参照電極が一体となった pH 複合電極 (図 2・7) が広く用いられている.

* 25 ℃ (298 K) における比例係数は, 理想的な電極では, −59 mV 〔＝(2.3026・R・298)/F〕/pH である.

pH 標準液 pH standard solution: リン酸塩 pH 標準液 (25 ℃ で pH 6.86), フタル酸塩 pH 標準液 (同 pH 4.01), ホウ酸塩 pH 標準液 (同 pH 9.18) などが pH 標準液として利用されている (JP 18 〈2.54〉).

校正 calibration

○━ キーワード

- □ pH
- □ 強酸・強塩基水溶液の pH
- □ 弱酸・弱塩基水溶液の pH
- □ 塩の水溶液の pH
- □ pH 計
- □ ガラス電極
- □ 電位差測定

✔ チェックリスト

1. 一酸塩基の希薄溶液中の [H$^+$] を求める式は, [H$^+$] $= \sqrt{cK_a}$ である.
2. 一塩基酸の希薄溶液中の [OH$^-$] を求める式は, [OH$^-$] $= \sqrt{cK_b}$ である.
3. 両性電解質溶液の pH は濃度に関係なく, pH 変動に関与する二つの化学種の pK_a の平均値となる.
4. pH 計の指示電極にはガラス電極, 参照電極には銀–塩化銀電極を用いる.
5. pH 計は, 試料の測定に先立ち pH 標準液を用いて校正を行う必要がある.

2・2・2 緩衝作用と緩衝液 (pH の調節)

a. 緩衝作用と緩衝液　　溶液に少量の酸や塩基を加えたり, あるいは溶液を希釈したりしても, その溶液の pH を一定に保つ作用を**緩衝作用**という. また, 緩衝作用をもつ溶液は**緩衝液**とよばれる.

体内の pH も緩衝作用により一定に保たれている. また, 注射剤では薬物の安定性や溶解度を高めるために, 溶液に緩衝液が用いられることが多い. この項では, 緩衝液の性質や調製方法について学修する.

b. 緩衝液の pH (弱酸とその共役塩基の混合溶液)　　緩衝液の性質は, 酸塩基の解離平衡を考えると理解できる. 一価の弱酸 HA の解離平衡および酸解離定数 K_a は次のように表される.

$$\text{HA} \rightleftharpoons \text{H}^+ + \text{A}^- \tag{2・50}$$

$$K_a = \frac{[\text{H}^+][\text{A}^-]}{[\text{HA}]} \tag{2・51}$$

この式を変形すると次のようになる.

$$[\text{H}^+] = K_a \frac{[\text{HA}]}{[\text{A}^-]}$$

緩衝作用 buffer action

緩衝液 buffer, buffer solution

両辺の負の対数をとると以下のようになる.

$$-\log_{10}[\mathrm{H^+}] = -\log_{10}K_a - \log_{10}\frac{[\mathrm{HA}]}{[\mathrm{A^-}]}$$

$$\mathrm{pH} = \mathrm{p}K_a + \log_{10}\frac{[\mathrm{A^-}]}{[\mathrm{HA}]} \tag{2・52}$$

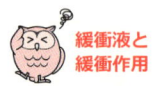
緩衝液と緩衝作用

緩衝液中には$\mathrm{CH_3COO^-}$だけでなく,解離を抑制された$\mathrm{CH_3COOH}$も多量に存在する.ここに少量の$\mathrm{H^+}$が加わっても,多量に存在する$\mathrm{CH_3COO^-}$と反応して$\mathrm{CH_3COOH}$になる.一方,少量の$\mathrm{OH^-}$が加わっても$\mathrm{CH_3COOH}$と反応して$\mathrm{CH_3COO^-}$と$\mathrm{H_2O}$が生成する.いずれも pH はほとんど変化しない.

ここで,酢酸 $\mathrm{CH_3COOH}$ と酢酸ナトリウム $\mathrm{CH_3COONa}$ の混合溶液を例として,緩衝液の pH について考えてみよう.$\mathrm{CH_3COOH}$ の濃度を c_a mol/L,$\mathrm{CH_3COONa}$ の濃度を c_s mol/L とする.$\mathrm{CH_3COOH}$ は式 2・53 の解離平衡にあり,$\mathrm{CH_3COONa}$ は式 2・54 のようにほぼ完全に解離している.

$$\mathrm{CH_3COOH} \rightleftharpoons \mathrm{H^+} + \mathrm{CH_3COO^-} \tag{2・53}$$
$$\mathrm{CH_3COONa} \longrightarrow \mathrm{CH_3COO^-} + \mathrm{Na^+} \tag{2・54}$$

また,質量収支と電荷収支から次式が成り立つ.

$$c_s = [\mathrm{Na^+}] \tag{2・55}$$
$$c_a + c_s = [\mathrm{CH_3COOH}] + [\mathrm{CH_3COO^-}] \tag{2・56}$$
$$[\mathrm{H^+}] + [\mathrm{Na^+}] = [\mathrm{OH^-}] + [\mathrm{CH_3COO^-}] \tag{2・57}$$

式 2・55〜式 2・57 から次式が得られる.

$$c_a = [\mathrm{CH_3COOH}] + [\mathrm{H^+}] - [\mathrm{OH^-}] \tag{2・58}$$
$$c_s = [\mathrm{CH_3COO^-}] - [\mathrm{H^+}] + [\mathrm{OH^-}] \tag{2・59}$$

ここで,$c_a \gg [\mathrm{H^+}]$,$[\mathrm{OH^-}]$,ならびに $c_s \gg [\mathrm{H^+}]$,$[\mathrm{OH^-}]$ が成り立つ場合には,式 2・58,式 2・59 は次のように近似できる[*1].

*1 酢酸のみの解離と異なり,多量に存在する$\mathrm{CH_3COO^-}$により,式 2・53 の平衡は左に偏る.($c_a \approx [\mathrm{CH_3COOH}]$).$\mathrm{CH_3COO^-}$は式 2・54 の解離のみを考えて $c_s \approx [\mathrm{CH_3COO^-}]$ となる.

$$c_a \approx [\mathrm{CH_3COOH}]$$
$$c_s \approx [\mathrm{CH_3COO^-}]$$

$\mathrm{CH_3COOH}$ と $\mathrm{CH_3COONa}$ の混合溶液の場合,式 2・52 の $[\mathrm{HA}]$ が $[\mathrm{CH_3COOH}]$,$[\mathrm{A^-}]$ が $[\mathrm{CH_3COO^-}]$ に相当するから,溶液の pH を表す式は次のようになる.

$$\mathrm{pH} = \mathrm{p}K_a + \log_{10}\frac{c_s}{c_a} \tag{2・60}$$

ヘンダーソン・ハッセルバルヒの式 Henderson-Hasselbalch equation

この式を**ヘンダーソン・ハッセルバルヒの式**とよび,弱酸とその共役塩基を含む緩衝液の pH を計算するのに用いられる[*2].

*2 式 2・60 を導く際の近似が成立しないときは $[\mathrm{CH_3COO^-}]$ と $[\mathrm{CH_3COOH}]$ を求める必要がある.§2・2・1b⑦ (p.36) も参照.

例題 2・6　弱酸とその共役塩基による緩衝液の pH　0.10 mol/L 酢酸と 0.10 mol/L 酢酸ナトリウム溶液を次の (a),(b) の体積比で混合して緩衝液を調製した.それぞれの緩衝液の pH を求めよ.ただし,酢酸の $\mathrm{p}K_a=4.8$,$\log_{10}2=0.3$ とする.

(a) 酢酸：酢酸ナトリウム溶液＝1：1

(b) 同じく,1：2

解　答　(a) 1：1で混合した場合,混合溶液の酢酸および酢酸ナトリウムの濃度はどちらも $0.10\times(1/2)=0.05$ mol/L である.pH は次のように計算できる.

$$pH = pK_a + \log_{10}\frac{[CH_3COO^-]}{[CH_3COOH]} = 4.8 + \log_{10}\frac{0.05}{0.05} = 4.8$$

(b) 1:2 で混合した場合，混合溶液の酢酸および酢酸ナトリウムの濃度は，それぞれ，$0.10\times(1/3)$ mol/L，$0.10\times(2/3)$ mol/L である．pH は次のように計算できる．

$$pH = pK_a + \log_{10}\frac{[CH_3COO^-]}{[CH_3COOH]} = 4.8 + \log_{10}\frac{2/3}{1/3} = 5.1$$

c. 緩衝液の pH（弱塩基とその共役酸の混合溶液）　　アンモニア NH_3 と塩化アンモニウム NH_4Cl のような弱塩基とその共役酸の塩の混合溶液についても同様に計算できる．いま，塩基 B とその共役酸 BH^+ が式 2・61 のような平衡にあるとき，BH^+ の酸解離定数 K_a は式 2・62 のようになる．

$$BH^+ \rightleftharpoons B + H^+ \tag{2・61}$$

$$K_a = \frac{[B][H^+]}{[BH^+]} \tag{2・62}$$

式 2・62 の両辺の負の対数をとり整理すると，式 2・63 が得られる．

$$pH = pK_a + \log_{10}\frac{[B]}{[BH^+]} \tag{2・63}$$

ここで B の濃度を c_b mol/L，BH^+ の濃度を c_s mol/L とすると，$c_b \gg [H^+]$，$[OH^-]$，$c_s \gg [H^+]$，$[OH^-]$ が成り立つ場合は，式 2・63 は次のようになる*.

$$pH = pK_a + \log_{10}\frac{c_b}{c_s} \tag{2・64}$$

式 2・64 は弱塩基とその共役酸を含む緩衝液の pH を計算するのに用いられるヘンダーソン・ハッセルバルヒの式である．なお，弱塩基の塩基解離定数 K_b を用いると，$pK_a + pK_b = 14$（25 ℃）であるので，式 2・64 は式 2・65 のようになる．

$$pH = (14 - pK_b) + \log_{10}\frac{c_b}{c_s} \tag{2・65}$$

* 共役酸の塩の解離を
$$BH^+X^- \longrightarrow BH^+ + X^-$$
とすると，
$c_s = [X^-]$
$c_b + c_s = [B] + [BH^+]$
$[H^+] + [BH^+] =$
$\qquad [OH^-] + [X^-]$
$c_b = [B] - [H^+] + [OH^-]$
$c_s = [BH^+] + [H^+] - [OH^-]$

例題 2・7　弱塩基とその共役酸による緩衝液の pH　　アンモニアは水中で $NH_3 + H_2O \rightleftharpoons NH_4^+ + OH^-$ のような平衡状態にあり，アンモニアの $pK_b = 4.75$ である．調製したアンモニア緩衝液中の $[NH_3] = 0.1$ mol/L，$[NH_4^+] = 0.1$ mol/L であるとき，この緩衝液の pH を求めよ．

解　答　緩衝液の pH は式 2・65 のように計算できる．

$$pH = (14 - pK_b) + \log_{10}\frac{[NH_3]}{[NH_4^+]} = 9.25 + \log_{10}\frac{0.1}{0.1} = 9.25$$

d. 緩衝液の性質　緩衝液には次のような特徴がある.

1) 緩衝液の pH は pK_a と c_s/c_a または c_b/c_s から計算できる.
2) 緩衝液を n 倍に希釈しても溶液の pH は変化しない.

溶液を n 倍に希釈すれば c_a と c_s の濃度はそれぞれ c_a/n と c_s/n になるが, 両者の濃度比は変わらない. ただし, 大きく希釈して $c_a \gg [H^+], [OH^-]$, $c_s \gg [H^+]$, $[OH^-]$ が成立しなくなると, pH は変化する.

3) 緩衝液に少量の酸や塩基を加えても pH は変化しない.

たとえば, 酢酸緩衝液に少量の強酸を濃度が Δc mol/L になるように加えると, 緩衝液中の Δc mol/L の CH_3COO^- が CH_3COOH になる. その結果, 式 2・60 で, $[CH_3COOH] = c_a + \Delta c$, $[CH_3COO^-] = c_s - \Delta c$ となるので,

$$pH = pK_a + \log_{10} \frac{c_s - \Delta c}{c_a + \Delta c} \qquad (2 \cdot 66)$$

となる. 式 2・66 が成り立つのは $c_a, c_s \gg \Delta c$ の場合である. このことは, c_a, c_s が大きいほど緩衝作用が強い (**緩衝能が大きい**) ことを示している.

緩衝能 buffer capacity

また, $c_a = c_s$ の場合に $pH = pK_a$ となり, 溶液の緩衝作用は最も強くなる. 通常, 良好な緩衝作用が得られる pH の範囲は, 溶液に用いる酸の $pK_a \pm 1$ である. すなわち, c_s/c_a の値が 1/10〜10 の範囲のときである.

e. 代表的な緩衝液　弱酸 HA とその共役塩基 A^- から調製する溶液の緩衝能が保たれるのは, HA の酸解離定数を pK_a とすると, 溶液の pH が, $pK_a - 1 \leq pH \leq pK_a + 1$ の範囲である. したがって, 目的とする pH に近い pK_a をもつ弱酸または弱塩基を選択して緩衝液を調製する. おもな緩衝液を以下に示す.

① 酢 酸 緩 衝 液
酢酸 CH_3COOH は $pK_a = 4.76$ であるので, 弱酸性の緩衝液として用いられる. 酢酸と酢酸ナトリウムを用いて調製する場合は, 酢酸・酢酸ナトリウム緩衝液▲とよばれる.

JP 18 〈9.41〉▶

② リ ン 酸 緩 衝 液
リン酸 H_3PO_4 は三塩基酸であり 3 段階で解離するので, それぞれの pK_a に近い pH 領域の緩衝液を調製できる.

$$H_3PO_4 \rightleftharpoons H_2PO_4^- + H^+ \qquad pK_{a1} = 2.12$$
$$H_2PO_4^- \rightleftharpoons HPO_4^{2-} + H^+ \qquad pK_{a2} = 7.21$$
$$HPO_4^{2-} \rightleftharpoons PO_4^{3-} + H^+ \qquad pK_{a3} = 12.32$$

JP 18 〈9.41〉▶

リン酸塩を用いて調製する緩衝液はリン酸塩緩衝液▲とよばれる.

③ ア ン モ ニ ア 緩 衝 液
アンモニアの共役酸であるアンモニウムイオン NH_4^+ は $pK_a = 9.25$ (アンモニアの $pK_b = 4.75$) であるので, 弱塩基性の緩衝液として適している. NH_4^+ の塩

として塩化アンモニウム NH_4Cl を用いる場合は，アンモニア・塩化アンモニウム緩衝液[▲]とよばれる．

◀ JP 18 〈9.41〉

④ フタル酸緩衝液

フタル酸 $C_6H_4(COOH)_2$ はカルボキシ基が二つあり，2 段階で解離するので，それぞれの pK_a に近い pH 領域の緩衝液を調製できる．

$$C_6H_4(COOH)_2 \rightleftharpoons C_6H_4(COOH)(COO^-) + H^+ \qquad pK_{a1} = 2.94$$
$$C_6H_4(COOH)(COO^-) \rightleftharpoons C_6H_4(COO^-)_2 + H^+ \qquad pK_{a2} = 5.41$$

フタル酸水素カリウム
potassium hydrogen phthalate

pH=3 付近の緩衝液は，フタル酸水素カリウムに塩酸を加えて調製する．pH=5 付近の緩衝液はフタル酸水素カリウムに NaOH を加えて調製する．フタル酸水素カリウムを用いる緩衝液はフタル酸水素カリウム緩衝液[▲]とよばれる．

◀ JP 18 〈9.41〉

⑤ トリス緩衝液

2-アミノ-2-ヒドロキシメチルプロパン-1,3-ジオール $H_2NC(CH_2OH)_3$ に塩酸 HCl を加えて緩衝液を調製する．中性～弱塩基性の緩衝液を調製できる〔$H_3N^+C(CH_2OH)_3$ の $pK_a = 8.06$〕．$H_2NC(CH_2OH)_3$ の別名，トリス(ヒドロキシメチル)アミノメタンより，この緩衝液はトリス緩衝液[▲]とよばれる．

◀ JP 18 〈9.41〉

2-アミノ-2-ヒドロキシメチルプロパン-1,3-ジオール
2-amino-2-hydroxymethyl-propane-1,3-diol

トリス(ヒドロキシメチル)アミノメタン
tris(hydroxymethyl)amino-methane

f. 緩衝液の調製法　　緩衝液は，1) 弱酸とその共役塩基の塩を混合する方法，または，2) 弱酸に強塩基を添加する方法（弱塩基に強酸を添加する方法）によって調製する．

なお，実際に溶液を調製して pH を測定すると，試薬の秤量などに誤差が生じるため計算上の pH とわずかに異なることがある．その場合には，溶液を調製した後に pH 計で溶液の pH を測定しながら適量の酸または塩基を添加して目的とする pH に調整する．

例題 2・8　緩衝液の調製：弱酸＋共役塩基の塩　　0.10 mol の NaH_2PO_4 と 0.20 mol の Na_2HPO_4 を水に溶かして全量を 1.0 L とした．この緩衝液の pH を求めよ．ただし，$H_2PO_4^-$ の $pK_a = 7.21$，$\log_{10} 2 = 0.30$ とする．

解答　弱酸 $H_2PO_4^-$ とその共役塩基 HPO_4^{2-} からなる緩衝液である．$H_2PO_4^-$，HPO_4^{2-} の濃度はそれぞれ 0.10 mol/L，0.20 mol/L であるので，pH は次のようになる．

$$pH = pK_a + \log_{10}\frac{[HPO_4^{2-}]}{[H_2PO_4^-]} = 7.21 + \log_{10}\frac{0.20}{0.10} = 7.51$$

例題 2・9　緩衝液の調製：弱酸＋強塩基　　0.20 mol のリン酸二水素ナトリウム NaH_2PO_4 と，0.10 mol の NaOH を水に溶かして全量を 1.0 L とした．この緩衝液の pH を求めよ．ただし，$H_2PO_4^-$ の $pK_a = 7.21$ とする．

解答　弱酸 $H_2PO_4^-$ に強塩基を添加すると共役塩基 HPO_4^{2-} が生成するので，溶液中に弱酸と共役塩基が存在する緩衝液を調製できる．ここでは次のような反応が起こる．

$$H_2PO_4^- + OH^- \longrightarrow HPO_4^{2-} + H_2O$$

	$H_2PO_4^-$	OH^-	HPO_4^{2-}
反応前〔mol〕	0.20	0.10	0
反応後〔mol〕	0.10	0	0.10

したがって，この溶液には弱酸 $H_2PO_4^-$ が 0.10 mol/L，その共役塩基 HPO_4^{2-} が 0.10 mol/L 含まれるので，pH は次のようになる．

$$pH = pK_a + \log_{10}\frac{[HPO_4^{2-}]}{[H_2PO_4^-]} = 7.21 + \log_{10}\frac{0.10}{0.10} = 7.21$$

例題 2・10　トリス緩衝液の調製　0.20 mol のトリス(ヒドロキシメチル)アミノメタン $H_2NC(CH_2OH)_3$ と，0.04 mol の塩酸 HCl を水に溶かして全量を 1.0 L とした．この緩衝液の pH を求めよ．ただし，$H_3N^+C(CH_2OH)_3$ の pK_a＝8.1，$\log_{10}2$＝0.3 とする．

解 答　弱塩基 $H_2NC(CH_2OH)_3$ に強酸を添加すると共役酸 $H_3N^+C(CH_2OH)_3$ が生成するので，溶液中に弱塩基と共役酸が存在する緩衝液を調製できる．ここでは次のような反応が起こる．

$$H_2NC(CH_2OH)_3 + H^+ \longrightarrow H_3N^+C(CH_2OH)_3$$

	$H_2NC(CH_2OH)_3$	H^+	$H_3N^+C(CH_2OH)_3$
反応前〔mol〕	0.20	0.04	0
反応後〔mol〕	0.16	0	0.04

したがって，この溶液には弱塩基 $H_2NC(CH_2OH)_3$ が 0.16 mol/L，その共役酸 $H_3N^+C(CH_2OH)_3$ が 0.04 mol/L 含まれるので，pH は次のようになる．

$$pH = pK_a + \log_{10}\frac{[H_2NC(CH_2OH)_3]}{[H_3N^+C(CH_2OH)_3]} = 8.1 + \log_{10}\frac{0.16}{0.04}$$
$$= 8.1 + 2\log_{10}2 = 8.7$$

g. 生体内での緩衝作用　ヒトの血液の pH は 7.35〜7.45 に保たれている．これは，血液にも緩衝系が存在するからである．血液の pH は，おもに CO_2 (H_2CO_3) と HCO_3^- による緩衝系により一定に保たれている．
　この緩衝系の反応式および pH は次のようになる．

$$H_2CO_3 \rightleftharpoons HCO_3^- + H^+ \tag{2・67}$$

$$pH = pK_a + \log_{10}\frac{[HCO_3^-]}{[H_2CO_3]} \tag{2・68}$$

実際には，血液中の H_2CO_3 濃度は CO_2 分圧を用いて表せる．CO_2 の水に対する溶解度を 0.03 mmol/(L mmHg)，動脈血中の CO_2 分圧を p_{CO_2} とすると $[H_2CO_3]$＝$0.03\,p_{CO_2}$ となる．また，H_2CO_3 の 37 ℃ における pK_a＝6.1 なので，式 2・68 は，次のようになる．

$$pH = 6.1 + \log_{10}\frac{[HCO_3^-]}{0.03\,p_{CO_2}}$$

たとえば，p_{CO_2}＝40 mmHg（40 Torr），$[HCO_3^-]$＝24 mmol/L のときは，

$$pH = 6.1 + \log_{10}\frac{24}{1.2} = 6.1 + \log_{10}20 = 7.4$$

となる.

　血液の pH が 7.35 以下の場合は**アシドーシス**，7.45 以上の場合は**アルカローシス**とよばれる. なお，血中 p_{CO_2} はおもに肺で調節され，HCO_3^- 濃度はおもに腎臓で調節されている. そのため，p_{CO_2} が上昇している場合は**呼吸性アシドーシス**，低下している場合は**呼吸性アルカローシス**，また，$[HCO_3^-]$ が低下している場合は**代謝性アシドーシス**，上昇している場合は**代謝性アルカローシス**とよばれる.

　呼吸不全となり呼吸の回数が減ると CO_2 を適切に排泄できなくなり，呼吸性アシドーシスを起こすことがある. また，過呼吸や非常に激しいスポーツにより必要以上に呼吸回数が増えると呼吸性アルカローシスを起こすことがある.

アシドーシス acidosis

アルカローシス alkalosis

呼吸性アシドーシス
respiratory acidosis

呼吸性アルカローシス
respiratory alkalosis

代謝性アシドーシス
metabolic acidosis

代謝性アルカローシス
metabolic alkalosis

🔑 キーワード

- □ 緩衝作用
- □ ヘンダーソン・ハッセルバルヒの式
- □ 緩衝液
- □ 緩衝能

✔ チェックリスト

1. 溶液に少量の酸や塩基を加えたり，あるいは溶液を希釈したりしても，その溶液の pH を一定に保つ作用を緩衝作用という.
2. 緩衝作用をもつ溶液を緩衝液という.
3. 緩衝液の pH は，ヘンダーソン・ハッセルバルヒの式を用いて計算できる.
4. 緩衝液を調製するには，目的とする pH に近い pK_a をもつ酸（または目的とする pH に近い pK_a をもつ酸を共役酸とする塩基）を用いる.
5. 十分な緩衝作用が得られる pH の範囲は，緩衝液に用いる酸の $pK_a \pm 1$ である.

* つながり コアカリ C-3-5 無機化合物・錯体 → 3 巻 IV. 有機化学，D-2-16 悪性腫瘍（がん）と治療薬 → 4 巻 I. 薬理・病態

配位結合 coordinate bond: つながり コアカリ C-1-1 化学結合と化学物質・生体高分子間相互作用 → 3 巻 I. 物理化学，2, 3 章

錯体 complex: 中心原子は金属であることが多く，それを強調して**金属錯体**（metal complex）ともいう.

配位化合物
coordination compound

錯イオン complex ion

錯塩 complex salt

配位子 ligand

配位原子 donor atom

単座配位子 monodentate ligand, unidentate ligand

二座配位子
bidentate ligand

2・3 錯体・キレート生成平衡

2・3・1 錯体とキレート

　シスプラチン*〔*cis*-ジアンミンジクロリド白金(II)〕は，**図 2・8** に示すように白金に塩素とアンモニアが二つずつ結合した化合物で，抗悪性腫瘍薬として用いられる. シスプラチンでは，Cl^- と NH_3 が非共有電子対（孤立電子対）を Pt^{2+} に供与（**配位結合**）しており，このような配位結合をもつ化合物を，一般に，**錯体**や**配位化合物**という. たとえば，シスプラチンのように中心金属が Pt である錯体は白金錯体とよばれる. また，錯体が電荷をもつ陽イオンや陰イオンとなっているとき，**錯イオン**といい，その電荷を打ち消す反対電荷のイオンとイオン結合した化合物を**錯塩**という. $[Co(NH_3)_6]^{3+}$ は，Co^{3+} に 6 個の NH_3 分子が配位結合した錯イオンで，**図 2・9**a に示すように八面体構造をとる.

　Cl^- や NH_3 のように中心金属に非共有電子対を供与するイオンや分子を**配位子**といい，NH_3 分子中の N 原子のように，非共有電子対を中心金属に与える配位子内の原子を**配位原子**という. 1 分子（または 1 イオン）内に配位原子を 1 個もつ配位子を**単座配位子**，2 個もつ配位子を**二座配位子**といい，一般に，二座配

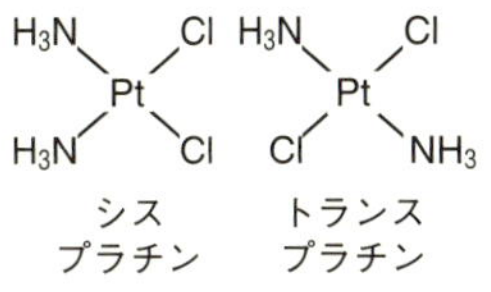

図 2・8　シスプラチンとトランスプラチンの化学構造　異性体であるトランスプラチンには抗腫瘍活性はない.

シス
プラチン

トランス
プラチン

多座配位子 multidentate ligand, polydentate ligand

エチレンジアミン ethylenediamine

キレート環 chelate ring

キレート chelate: キレート化合物（chelate compound）やキレート錯体（chelate complex）ともいう.

位子以上を**多座配位子**とよんでいる. たとえば, **エチレンジアミン**（略号 en）は1分子内に N 原子を2個もつ二座配位子で, 図2・9b に示すように, Co^{3+} に3分子の en が配位結合すると, 八面体構造の $[Co(en)_3]^{3+}$ が形成される. $[Co(en)_3]^{3+}$ では, en が Co^{3+} を挟んで環構造をつくる. この環構造を**キレート環**といい, 中心金属が多座配位子と配位結合して生成した錯体を**キレート**という. 表2・5 に代表的な配位子を示す.

図2・9 コバルト錯体の構造

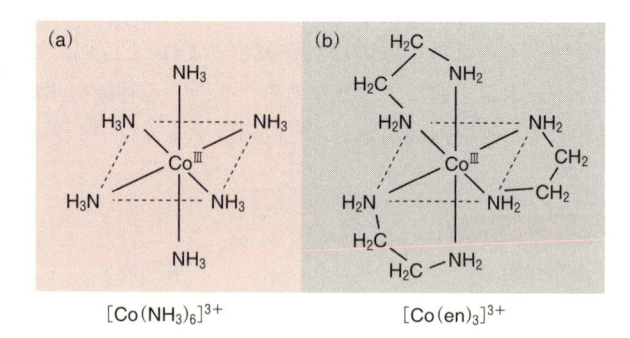

表2・5 代表的な配位子†

参考: 配位子の IUPAC 体系名

acac: 2,4-ジオキソペンタン-3-イド

dien: N-(2-アミノエチル)エタン-1,2-ジアミン

ida: 2,2′-アザンジイルジアセタト

tetren: N,N′-(アザンジイルジエタン-2,1-ジイル)ジ(エタン-1,2-ジアミン)

edta: 2,2′,2″,2‴-(エタン-1,2-ジイルジニトリロ)テトラアセタト

単座配位子
H_2O アクア　　NH_3 アンミン　　Cl^- クロリド　　Br^- ブロミド　　ピリジン (py)
OH^- ヒドロキシド　　CN^- シアニド-κN　　SCN^- チオシアナト-κS

二座配位子
$H_2NCH_2CH_2NH_2$ エチレンジアミン (en), エタン-1,2-ジアミン
$H_2NCH_2COO^-$ グリシナト (gly), アミノアセタト
$^-OOCCOO^-$ オキサラト (ox), エタンジオアト
2,2′-ビピリジン (bpy)
1,10-フェナントロリン (phen)
アセチルアセトナト (acac)

三座配位子
$H_2NCH_2CH_2NHCH_2CH_2NH_2$ ジエチレントリアミン (dien)
イミノジアセタト (ida)

四座配位子
2,2′,2″-ニトリロトリアセタト (nta)

五座配位子
$H_2NCH_2CH_2NHCH_2CH_2NHCH_2CH_2NHCH_2CH_2NH_2$ テトラエチレンペンタミン (tetren)

六座配位子
エチレンジアミンテトラアセタト (edta)
2,2′,2″,2‴-(シクロヘキサン-1,2-ジイルジニトリロ)テトラアセタト (cdta)

†　配位原子を赤色で示した.（ ）内は略号を示す.

* つながり コアカリ C-6-4 生命活動を担うタンパク質, C-6-5 生体エネルギーと代謝 → 3巻 Ⅶ. 生命科学

例題2・11 錯体と中心金属　次の生体関連錯体* と中心金属の組合わせのうち, 正しいのはどれか. また, 誤りの場合は正しい金属の元素記号を記せ.

錯体	① シアノコバラミン	② クロロフィル	③ ヘム	④ ヘモシアニン
中心金属	Fe	Mg	Mn	Co

解　答　②

　① 誤: Co, ② 正, ③ 誤: Fe, ④ 誤: Cu. 構造式を**図2・10**に示す.

　シアノコバラミンはビタミン B_{12} の化合物名, クロロフィルはポルフィリン系色素で葉緑素ともいい, ヘムは同様の構造をもつポルフィリンの鉄錯体, ヘモシアニンは軟体動物や節足動物の酸素運搬性複合タンパク質である.

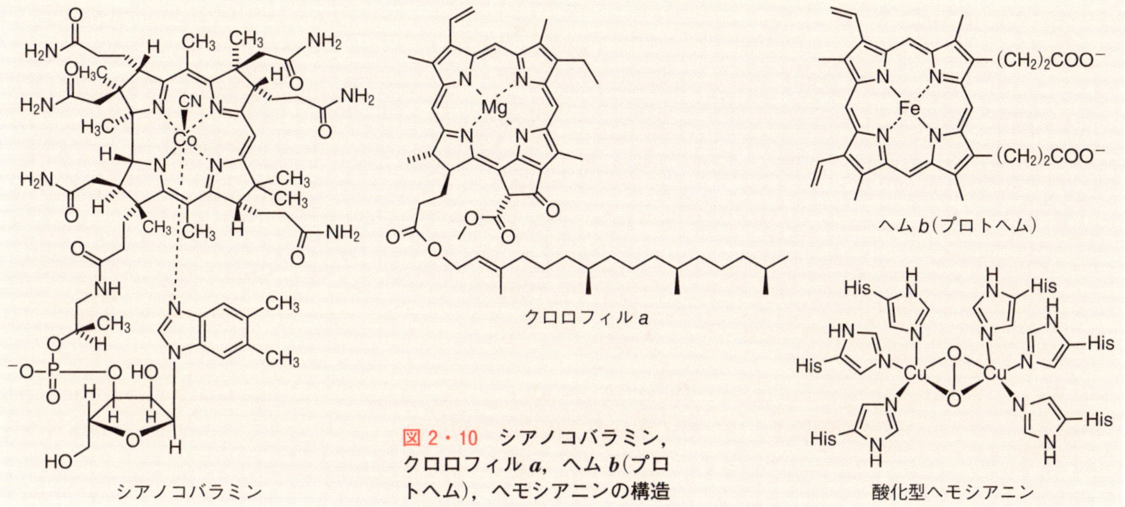

図2・10　シアノコバラミン, クロロフィル *a*, ヘム *b*(プロトヘム), ヘモシアニンの構造

シアノコバラミン

クロロフィル *a*

ヘム *b*(プロトヘム)

酸化型ヘモシアニン

2・3・2　錯体の立体構造と配位数

　錯体の立体構造は, 中心金属の原子またはイオンの種類, 配位子の数, 配置によって決まる. 中心金属に配位結合している配位原子の数を**配位数**という. 図2・9b の $[Co(en)_3]^{3+}$ は, 配位子の数は3であるが, Co^{3+} と配位結合している N 原子の数は6であるから, 配位数は6となる. これを**六配位**ともいう. $[Co(en)_3]^{3+}$ には, 配位子である en の配置の違いにより, **鏡像異性体*** が存在する (**図2・11**).

配位数
coordination number

* エナンチオマーともいう.　**つながり** **コアカリ** C-3-2
有機化合物の立体化学 →
3巻 Ⅳ. 有機化学

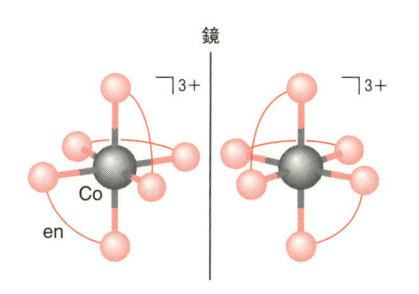

図2・11　$[Co(en)_3]^{3+}$ の鏡像異性体

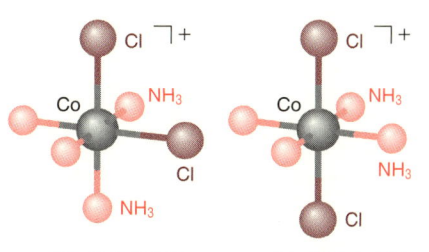

cis-$[CoCl_2(NH_3)_4]^+$　　*trans*-$[CoCl_2(NH_3)_4]^+$

図2・12　$[CoCl_2(NH_3)_4]^+$ のジアステレオマー

　また，塩化コバルト(Ⅲ) $CoCl_3$ と NH_3 からなる錯塩は，一般式 $CoCl_3 \cdot n\,NH_3$ ($n=3,4,5,6$) で示され，その錯イオンは正八面体構造をとる．特に，$n=4$ の錯塩は $[CoCl_2(NH_3)_4]Cl$ で示され，その錯イオン $[CoCl_2(NH_3)_4]^+$ はシス形とトランス形の 2 種のジアステレオマーが存在する（図 2・12）．図 2・8 のシスプラチンとトランスプラチンも互いにジアステレオマーの関係にある．

　表 2・6 にはおもな金属の配位数と錯体の立体構造を示す．

表 2・6　金属イオンの配位数と錯体の立体構造

配位数	形　状	構　造[†]	例
2	直線 (linear)	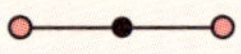	$[Ag(NH_3)_2]^+$, $[Ag(CN)_2]^-$
4	平面四角形 (square plane)	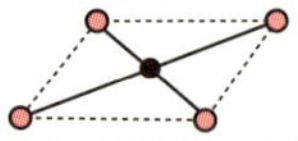	$[Cu(NH_3)_4]^{2+}$, $[Ni(CN)_4]^{2-}$, $[Cu(en)_2]^{2+}$
4	四面体 (tetrahedron)	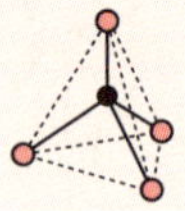	$[Zn(NH_3)_4]^{2+}$, $[CoCl_4]^{2-}$, $[Cd(CN)_4]^{2-}$
6	八面体 (octahedron)	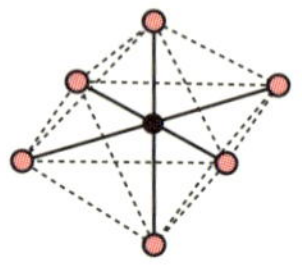	$[Co(NH_3)_6]^{3+}$, $[Ni(NH_3)_6]^{2+}$, $[Fe(CN)_6]^{4-}$, $[Fe(CN)_6]^{3-}$, $[Zn(en)_3]^{2+}$

†　●は金属イオン，○は配位原子を示す．

例題 2・12　錯イオンの立体構造と配位数　次の錯イオン (a)〜(d) の立体構造は ①〜④ のどれか．また，各錯イオンの中心金属の配位数はいくらか．

(a) $[Co(CN)_6]^{3-}$ 　　　　 (b) $[Cu(NH_3)_4]^{2+}$
(c) $[Zn(CN)_4]^{2-}$ 　　　　 (d) $[Ag(CN)_2]^-$

① 直線　　② 正方形　　③ 正四面体　　④ 正八面体

解 答　(a) ④，配位数 6，　　(b) ②，配位数 4，　　(c) ③，配位数 4，
(d) ①，配位数 2

2・3・3　錯 体 生 成 反 応

　Cu^{2+} を含む水溶液は青色を示すが，これは Cu^{2+} に 4 個の水 H_2O 分子が配位結合した $[Cu(H_2O)_4]^{2+}$ の色とされている．このように，金属イオンに H_2O 分子が結合した錯イオンを**アクア錯イオン**（水和イオン）という．

アクア錯イオン
aqua complex ion

$$Cu^{2+} + 4\,H_2O \rightleftharpoons [Cu(H_2O)_4]^{2+} \qquad\qquad (2\cdot69)$$

テトラアクア銅(Ⅱ) イオン

　式 2・69 の反応では，Cu^{2+} は配位子 H_2O 中の配位原子である O 原子から非共有電子対（孤立電子対）を供与されて配位結合する．すなわち，Cu^{2+} は電子対受容体であるため**ルイス酸**，H_2O は電子対供与体であるため**ルイス塩基**である．したがって，錯体生成反応は，ルイス酸・塩基の定義に従うと，酸塩基反応であるといえる*．

* §2・2a 酸・塩基の定義 (p.25) 参照．

一般に，金属イオン M と配位子 L との反応は次のように表される.

$$M + L \rightleftharpoons ML \qquad K_1 = \frac{[ML]}{[M][L]} \qquad (2 \cdot 70)$$

$$ML + L \rightleftharpoons ML_2 \qquad K_2 = \frac{[ML_2]}{[ML][L]} \qquad (2 \cdot 71)$$

$$\vdots \qquad\qquad \vdots$$

$$ML_{n-1} + L \rightleftharpoons ML_n \qquad K_n = \frac{[ML_n]}{[ML_{n-1}][L]} \qquad (2 \cdot 72)$$

各反応段階の平衡定数 $K_1, K_2, \cdots$ を**逐次安定度定数**または**逐次生成定数**という. また，第 n 段階までの全反応は次式で表され，この反応の平衡定数 β_n を**全安定度定数**または**全生成定数**という[*1].

$$M + nL \rightleftharpoons ML_n \qquad \beta_n = \frac{[ML_n]}{[M][L]^n} \qquad (2 \cdot 73)$$

逐次安定度定数と全安定度定数との関係は，反応が第 1 段階のみ，すなわち，$n=1$ ならば，$K_1 = \beta_1$ である. また，第 2 段階まで，すなわち，$n=2$ ならば，全反応とその平衡定数は

$$M + 2L \rightleftharpoons ML_2 \qquad \beta_2 = \frac{[ML_2]}{[M][L]^2} = K_1 K_2$$

となる. 同様に，第 n 段階までならば，

$$\beta_n = K_1 K_2 \cdots K_n \qquad (2 \cdot 74)$$

または

$$\log_{10} \beta_n = \log_{10} K_1 + \log_{10} K_2 + \cdots + \log_{10} K_n \qquad (2 \cdot 75)$$

となる. M の総濃度を c_M とすると，

$$
\begin{aligned}
c_M &= [M] + [ML] + [ML_2] + \cdots + [ML_n] \\
&= [M] + \beta_1[M][L] + \beta_2[M][L]^2 + \cdots + \beta_n[M][L]^n \\
&= [M](1 + \beta_1[L] + \beta_2[L]^2 + \cdots + \beta_n[L]^n) \qquad (2 \cdot 76)
\end{aligned}
$$

であるから，ML_n のモル分率 x_{ML_n} は，式 2・73，2・76 より[*2]，

$$
\begin{aligned}
x_{ML_n} &= \frac{[ML_n]}{c_M} = \frac{\beta_n[M][L]^n}{[M](1 + \beta_1[L] + \beta_2[L]^2 + \cdots + \beta_n[L]^n)} \\
&= \frac{\beta_n[L]^n}{1 + \beta_1[L] + \beta_2[L]^2 + \cdots + \beta_n[L]^n} \qquad (2 \cdot 77)
\end{aligned}
$$

となり，全安定度定数 β_n および金属イオンと結合していない配位子の濃度 $[L]$ から求められる.

　ここで例として，Ag^+ を含む水溶液にアンモニアを加え，銀(I)-アンミン錯体が順次生成する過程を考えよう. この溶液中のイオン Ag^+，$[Ag(NH_3)]^+$，$[Ag(NH_3)_2]^+$ のモル分率 x_0, x_1, x_2 は次のようにして求めることができる[*3]. ここで，銀(I)-ヒドロキシド錯体は生成しないものとすると，銀(I)-アンミン錯体の生成は次のように 2 段階の反応で示される.

逐次安定度定数
stepwise stability constant

逐次生成定数
stepwise formation constant

全安定度定数
overall stability constant

全生成定数
overall formation constant

[*1] β_n は K_f とも表記する.

[*2] 式 2・73 を変形して
$[ML_n] = \beta_n[M][L]^n$

[*3] 以下の化学式では，錯体を表す [ ] を省略する. [ ] はその化学種のモル濃度を表すこととする. つながり　コアカリ C-3-1 物質の基本的性質 → 3巻 Ⅳ. 有機化学，§3・3・6

$$Ag^+ + NH_3 \underset{}{\overset{K_1}{\rightleftharpoons}} [Ag(NH_3)]^+ \qquad K_1 = \frac{[Ag(NH_3)^+]}{[Ag^+][NH_3]}$$

$$= 10^{3.31} \text{ L/mol} \qquad (2\cdot78)$$

$$[Ag(NH_3)]^+ + NH_3 \underset{}{\overset{K_2}{\rightleftharpoons}} [Ag(NH_3)_2]^+ \qquad K_2 = \frac{[Ag(NH_3)_2{}^+]}{[Ag(NH_3)^+][NH_3]}$$

$$= 10^{3.91} \text{ L/mol} \qquad (2\cdot79)$$

となる．ここで，式 2・74 の関係を使うと，

$$\beta_1 = K_1 = 10^{3.31} \text{ L/mol} \qquad \beta_2 = K_1 K_2 = 10^{7.22} \text{ L}^2/\text{mol}^2 \qquad (2\cdot80)$$

であり，銀イオンの総濃度を c_{Ag} とすると，式 2・76 より，

$$c_{Ag} = [Ag^+](1 + \beta_1[NH_3] + \beta_2[NH_3]^2) \qquad (2\cdot81)$$

したがって，式 2・77 から，それぞれのモル分率は次のように示される．

$$x_{Ag^+} = \frac{[Ag^+]}{c_{Ag}} = \frac{[Ag^+]}{[Ag^+](1 + \beta_1[NH_3] + \beta_2[NH_3]^2)}$$

$$= \frac{1}{1 + \beta_1[NH_3] + \beta_2[NH_3]^2}$$

$$x_{[Ag(NH_3)]^+} = \frac{[Ag(NH_3)^+]}{c_{Ag}} = \frac{\beta_1[Ag^+][NH_3]}{[Ag^+](1 + \beta_1[NH_3] + \beta_2[NH_3]^2)}$$

$$= \frac{\beta_1[NH_3]}{1 + \beta_1[NH_3] + \beta_2[NH_3]^2}$$

$$x_{[Ag(NH_3)_2]^+} = \frac{[Ag(NH_3)_2{}^+]}{c_{Ag}} = \frac{\beta_2[Ag^+][NH_3]^2}{[Ag^+](1 + \beta_1[NH_3] + \beta_2[NH_3]^2)}$$

$$= \frac{\beta_2[NH_3]^2}{1 + \beta_1[NH_3] + \beta_2[NH_3]^2}$$

これらの式に $\beta_1 = 10^{3.31}$ L/mol，$\beta_2 = 10^{7.22}$ L^2/mol^2（式 2・80 より）を代入し，$[NH_3] = 10^{-5} \sim 10^{-1}$ mol/L の範囲でモル分率をプロットすると，図 2・13 が得られる．

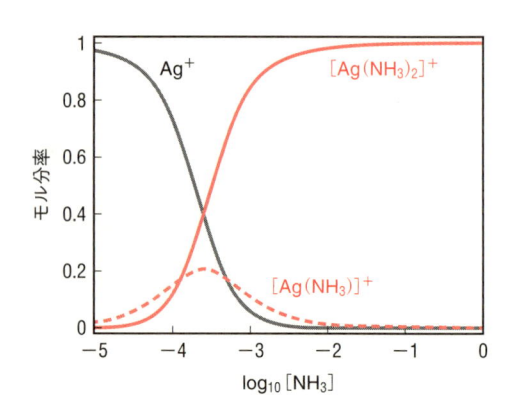

図 2・13　銀(I)-アンミン錯体のモル分率とアンモニア濃度との関係

2・3・4　錯 体 の 安 定 性

安定度定数は錯体の安定性を示す指標である．表 2・7 は，周期表第 4 周期の

2価遷移金属イオンの錯体の安定性を全安定度定数の序列により示したもので，$Mn^{2+} < Fe^{2+} < Co^{2+} < Ni^{2+} < Cu^{2+} > Zn^{2+}$ の順序は**アーヴィング・ウイリアムス系列**といわれる．この系列では，Cu^{2+} を除き，イオン半径の小さい金属イオンほど全安定度定数は大きくなる．また，同じ金属イオンでは，電荷数が大きいほどイオン半径が小さくなり，全安定度定数は大きくなる．Fe^{3+} も Fe^{2+} に比べて一般に全安定度定数は大きい．

アーヴィング・ウイリアムス系列 Irving-Williams series

表2・7　アーヴィング・ウイリアムス系列[a]

錯体の安定性の順序	Mn^{2+}	<	Fe^{2+}	<	Co^{2+}	<	Ni^{2+}	<	Cu^{2+}	>	Zn^{2+}
イオン半径〔pm[†1]〕	80		74		72		69		72		74
全安定度定数[†2]	14.04		14.33		16.31		18.62		18.80		16.50

a) 出典: イオン半径は "CRC Handbook of Chemistry and Physics," 72nd Ed., 12-8, CRC Press (1991).
†1　1 pm $= 10^{-12}$ m.
†2　金属イオンのエチレンジアミンテトラアセタト (edta) キレート生成の全安定度定数．表3・2 も参照．

また，**表2・8** に示すように，NH_3 のような単座配位子より en のような多座配位子の方が安定な錯体を生成する．これを**キレート効果**という．安定性の違いは錯体生成反応のエントロピーの差に基づく*ので，**エントロピー効果**ともいう．

キレート効果 chelate effect

* たとえば，アクア錯イオンに en 1分子が結合する方が NH_3 1分子が結合するより多くの水分子が遊離するのでエントロピーが増大する．

エントロピー効果 entropy effect

表2・8　金属錯体の全安定度定数 ($\log_{10}\beta_n$) とキレート効果

	Zn^{2+}		Ni^{2+}		Cu^{2+}	
配位子 NH_3	$\log_{10}\beta_4$	8.9	$\log_{10}\beta_6$	8.3	$\log_{10}\beta_4$	13.3
配位子 en[†]	$\log_{10}\beta_2$	10.6	$\log_{10}\beta_3$	17.6	$\log_{10}\beta_2$	20.0

†　en: エチレンジアミン $H_2NCH_2CH_2NH_2$（二座配位子）．

2・3・5　錯体生成に影響を及ぼす因子

a. pH　錯体生成反応はルイス酸である金属イオン M とルイス塩基である配位子 L との酸塩基反応である．そのため，錯体生成量が多くなる**最適 pH 域**が存在し，それ以外の範囲では**副反応**が生じて錯体生成量が低下する．そこで，pH による錯体生成量の変化を表す数値が用いられ，これを**条件安定度定数**あるいは**条件生成定数**といい，K_f' で表す．主反応は，

最適 pH 域 optimum pH range

副反応 side reaction

条件安定度定数 conditional stability constant

条件生成定数 conditional formation constant

$$M + L \rightleftharpoons ML \qquad K_f = \frac{[ML]}{[M][L]} \quad (K_f は全安定度定数)$$

であるが，ML を形成していない M の全濃度を $[M]_0$，ML を形成していない L の全濃度を $[L]_0$ として，K_f' は次のように表される．

$$K_f' = \frac{[ML]}{[M]_0[L]_0} \tag{2・82}$$

副反応には，pH が低い酸性領域で生じる L と H^+ の反応と，pH が高い塩基性領域で生じる M と OH^- の反応がある．

L と H^+ が反応して酸 LH^+ が生成する反応は，LH^+ の酸解離定数を K_a とす

ると，

$$L + H^+ \rightleftharpoons LH^+ \qquad K_a = \frac{[L][H^+]}{[LH^+]}$$

変形して，

$$[LH^+] = \frac{[H^+]}{K_a}[L]$$

コラム2・2

HSAB 則

§2・3・3で述べたように，錯体生成反応では，金属の原子またはイオンは配位子中の配位原子から非共有電子対（または孤立電子対）を供与されるので電子対受容体，一方の配位子は金属に電子対を供与するので電子対供与体である．したがって，金属はルイス酸，配位子はルイス塩基であり，錯体生成反応は酸塩基反応であるといえる．ところで，錯体生成反応の生じやすさは何に起因しているのであろうか．これは生成する錯体の安定性に基づいており，錯体の安定性が高いほど錯体生成反応が生じやすいことは十分に予想できる．

1963年，米国の R. G. Pearson は，ルイス酸とルイス塩基の互いの親和性，結合の安定性を説明する経験則をまとめ，hard and soft acids and bases を略してHSAB 則* と名づけた．HSAB 則では，ルイス酸とルイス塩基をそれぞれ"硬い"，"中間的"，"軟らかい"に分類している（表2・9）．

表2・9 HSAB 則によるおもなルイス酸，ルイス塩基の分類†

	ルイス酸	ルイス塩基
硬い	H^+, Li^+, Na^+, K^+, Be^{2+}, Mg^{2+}, Ca^{2+}, Al^{3+}, Ga^{3+}, La^{3+}, Cr^{3+}, Fe^{3+}, Ti^{4+}, Zr^{4+}, Sn^{4+}, UO_2^{2+}, BF_3, RPO_2^+, RSO_2^+, I^{5+}, I^{7+}	H_2O, OH^-, F^-, $CH_3CO_2^-$, PO_4^{3-}, SO_4^{2-}, Cl^-, CO_3^{2-}, ClO_4^-, NO_3^-, ROH, RO^-, NH_3, RNH_2, N_2H_4
中間的	Fe^{2+}, Co^{2+}, Ni^{2+}, Cu^{2+}, Zn^{2+}, Pb^{2+}, Sn^{2+}, Bi^{3+}, Rh^{3+}, SO_2, NO^+, R_3C^+	$C_6H_5NH_2$, C_5H_5N, N_3^-, Br^-, NO_2^-, SO_3^{2-}
軟らかい	Cu^+, Ag^+, Au^+, Tl^+, Hg^+, Pd^{2+}, Cd^{2+}, Pt^{2+}, Hg^{2+}, CH_3Hg^+, Pt^{4+}, Tl^{3+}, RS^+, RSe^+, I^+, Br^+	R_2S, RSH, RS^-, I^-, SCN^-, $S_2O_3^{2-}$, R_3P, R_3As, $(RO)_3P$, CN^-, CO, H^-, R^-

† R: アルキル基またはアリール基.

HSAB 則には次の 1)〜4) の特徴があるとされる．

1) イオン半径が小さく，正電荷が大きく，分極しにくいのが"硬い酸"，イオン半径が大きく，正電荷が小さく，分極しやすいのが"軟らかい酸"である．
2) 電気陰性度が大きく，分極しにくく，酸化されにくいのが"硬い塩基"，電気陰性度が小さく，分極しやすく，酸化されやすいのが"軟らかい塩基"である．
3) "硬い酸"と"硬い塩基"は結合しやすく，イオン結合性の化合物を生成する．
4) "軟らかい酸"と"軟らかい塩基"は結合しやすく，共有結合性の化合物を生成する．

錯体生成反応の起こりやすさは，反応するルイス酸とルイス塩基同士がそれぞれ"硬い"，"軟らかい"，"中間的"のいずれに属するかによって予測することが可能である．

ルイス酸・ルイス塩基
つながり コアカリ C-3-1 物質の基本的性質 → 3巻 IV. 有機化学，§3・3・6

* つながり コアカリ C-3-5 無機化合物・錯体 → 3巻 IV. 有機化学，22章

であるから，次式が得られる．

$$[\mathrm{L}]_0 = [\mathrm{L}] + [\mathrm{LH}^+] = [\mathrm{L}] + \frac{[\mathrm{H}^+]}{K_\mathrm{a}}[\mathrm{L}] = \left(1 + \frac{[\mathrm{H}^+]}{K_\mathrm{a}}\right)[\mathrm{L}] = \alpha_\mathrm{H}[\mathrm{L}] \qquad (2・83)$$

ここで，

$$\alpha_\mathrm{H} = 1 + \frac{[\mathrm{H}^+]}{K_\mathrm{a}} \qquad (2・84)$$

である．一方，M と OH^- が反応してヒドロキシド錯体 $\mathrm{M(OH)}_n$ が生成する副反応は，

$$\mathrm{M} + n\,\mathrm{OH}^- \rightleftharpoons \mathrm{M(OH)}_n \qquad \beta_{(\mathrm{OH})_n} = \frac{[\mathrm{M(OH)}_n]}{[\mathrm{M}][\mathrm{OH}^-]^n}$$

$$[\mathrm{M(OH)}_n] = \beta_{(\mathrm{OH})_n}[\mathrm{M}][\mathrm{OH}^-]^n$$

であるから，次の関係が成り立つ．

$$\begin{aligned}
[\mathrm{M}]_0 &= [\mathrm{M}] + [\mathrm{M(OH)}] + [\mathrm{M(OH)}_2] + \cdots + [\mathrm{M(OH)}_n] \\
&= (1 + \beta_{(\mathrm{OH})_1}[\mathrm{OH}^-] + \beta_{(\mathrm{OH})_2}[\mathrm{OH}^-]^2 + \cdots + \beta_{(\mathrm{OH})_n}[\mathrm{OH}^-]^n)[\mathrm{M}] \\
&= \alpha_{\mathrm{OH}}[\mathrm{M}] \qquad (2・85)
\end{aligned}$$

ただし，

$$\alpha_{\mathrm{OH}} = 1 + \beta_{(\mathrm{OH})_1}[\mathrm{OH}^-] + \beta_{(\mathrm{OH})_2}[\mathrm{OH}^-]^2 + \cdots + \beta_{(\mathrm{OH})_n}[\mathrm{OH}^-]^n \qquad (2・86)$$

である．式 2・84 に示す α_H，式 2・86 に示す α_{OH} をいずれも**副反応係数**という．
式 2・83，式 2・85 を式 2・82 に代入すると，

副反応係数
side reaction coefficient

$$K_\mathrm{f}' = \frac{[\mathrm{ML}]}{[\mathrm{M}]_0[\mathrm{L}]_0} = \frac{[\mathrm{ML}]}{\alpha_{\mathrm{OH}}[\mathrm{M}]\alpha_\mathrm{H}[\mathrm{L}]} = \frac{1}{\alpha_{\mathrm{OH}}\alpha_\mathrm{H}}K_\mathrm{f} \qquad (2・87)$$

となる．また，$\alpha_\mathrm{H} \geq 1$，$\alpha_{\mathrm{OH}} \geq 1$ なので，ML の生成量を多くするためには α_H，α_{OH} の値が 1 に近く，できるだけ $K_\mathrm{f}' \approx K_\mathrm{f}$ となるような pH を用いる必要がある．図 2・14 に金属と edta とのキレートの K_f' と pH との関係を示す．

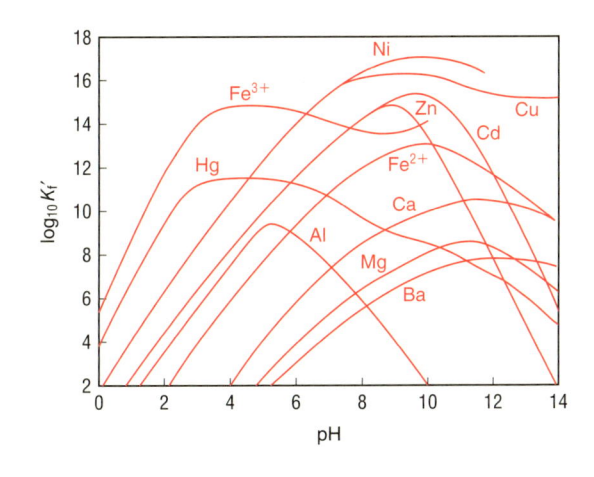

図 2・14　**金属-edta キレートの条件安定度定数** $\log_{10} K_\mathrm{f}'$ **と pH との関係**

b. 共存する他の金属イオンと配位子　　金属イオン M と配位子 L との主反応以外に他の金属イオン M_A が共存すると，L との間で M_AL が生成する副反応が起こる．同様に，他の配位子 L_B が共存すると，M との間で ML_B が生成する副反応が起こる．いずれも ML の錯体生成の妨害となる．この場合には，pH の調節やマスキング剤の添加を行って妨害金属イオンのキレート生成を防ぐ（§3・3・4 参照）．

2・3・6　臨床における錯体生成反応

白金錯体のシスプラチンは抗悪性腫瘍薬として用いられている（図 2・8 参照）．また，オーラノフィン[*1] は抗リウマチ薬，ビタミン B_{12}（シアノコバラミン，図 2・10 参照）は悪性貧血治療薬として用いられ，それぞれ分子内に金，コバルトを含む錯体である．これらは金属含有医薬品として臨床に利用されている．

ここでは，シスチン尿症治療薬であるチオプロニン[*2] を取上げる．チオプロニンは，キレート療法剤（金属キレート剤）として水銀中毒時に水銀排泄促進の目的でも使用されるが，この作用は，チオプロニンが水銀(II)イオン Hg^{2+} と金属錯体を生成することに基づいている．

pH 6.0 において，1.0×10^{-3} mol/L の Hg^{2+} 溶液 100 mL と 6.0×10^{-3} mol/L のチオプロニン溶液 100 mL を混合した場合の，水溶液 200 mL 中に存在する遊離の Hg^{2+} の濃度〔mol/L〕について考えてみよう[*3]．ただし，副反応は考慮しないものとし，$K_f' = K_f$ $(= \beta_2)$ とする．チオプロニンを H_2L〔$pK_{a1} = 3.59$ $(K_{a1} = 2.6 \times 10^{-4}$ mol/L)，$pK_{a2} = 8.87$〕で表すとすると，

*1

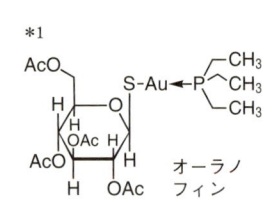

オーラノフィン

*2

HS

チオプロニン
体系名 *N*-(2-スルファニルプロピオニル)グリシン

*3 出典： Y. Funae, et al.,
Chem. Pharm. Bull., **19**(8),
1618～1626(1971).

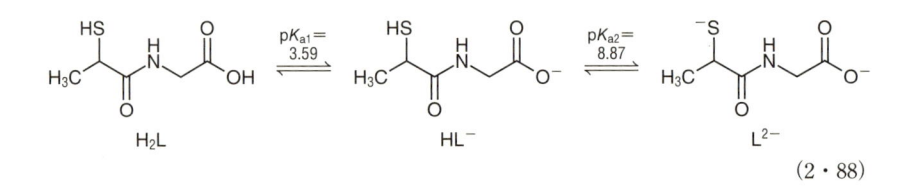

$$\tag{2・88}$$

と解離するので，pH 6.0 では，HL^- の状態で存在している割合が多い．

したがって，逐次安定度定数 K_1，K_2 は，

$$Hg^{2+} + HL^- \rightleftharpoons Hg(HL)^+ \qquad \beta_1 = K_1 = \frac{[Hg(HL)^+]}{[Hg^{2+}][HL^-]}$$
$$= 10^{32.9} \text{ L/mol} \tag{2・89}$$

$$Hg(HL)^+ + HL^- \rightleftharpoons Hg(HL)_2 \qquad K_2 = \frac{[Hg(HL)_2]}{[Hg(HL)^+][HL^-]}$$
$$= 10^{6.9} \text{ L/mol} \tag{2・90}$$

であり，全安定度定数は，$\beta_2 = K_1 K_2 = 10^{32.9} \cdot 10^{6.9} = 10^{39.8} = 6.3 \times 10^{39}$ L^2/mol^2 より，

$$Hg^{2+} + 2\,HL^- \rightleftharpoons Hg(HL)_2 \qquad \beta_2 = \frac{[Hg(HL)_2]}{[Hg^{2+}][HL^-]^2}$$
$$= 6.3 \times 10^{39} \text{ } L^2/mol^2 \tag{2・91}$$

である．したがって，(溶液中の Hg^{2+} の全濃度)＝$(Hg(HL)_2$ の濃度)＋(遊離の Hg^+ の濃度) なので，遊離の Hg^{2+} の濃度を x mol/L とすると，$Hg(HL)_2$ の濃度は

$$[Hg(HL)_2] = (1.0 \times 10^{-3}) \times \frac{100}{1000} \times \frac{1000}{100+100} - x = 5.0 \times 10^{-4} - x \text{ mol/L}$$

$$(2 \cdot 92)$$

となる．一方，(錯体を形成していない HL^- の濃度)＝$(HL^-$ の全濃度)－(錯体を形成している HL^- の濃度) である．ここで $(HL^-$ の全濃度)$\approx$$(H_2L$ の全濃度) としてよい．また，$Hg(HL)_2$ 1 mol を生成するのに，HL^- 2 mol が必要なので，式 2・92 を用いると次式が得られる．

$$[HL^-] = (6.0 \times 10^{-3}) \times \frac{100}{1000} \times \frac{1000}{100+100} - 2(5.0 \times 10^{-4} - x)$$
$$= 2.0 \times 10^{-3} + 2x \text{ mol/L} \qquad (2 \cdot 93)$$

式 2・91 より β_2 の値はきわめて大きいので，$[Hg(HL)_2] \approx 5.0 \times 10^{-4}$ mol/L (式 2・92)，$[HL^-] \approx 2.0 \times 10^{-3}$ mol/L (式 2・93) とすると，

$$\beta_2 = \frac{[Hg(HL)_2]}{[Hg^{2+}][HL^-]^2} = \frac{5.0 \times 10^{-4}}{x(2.0 \times 10^{-3})^2} = 6.3 \times 10^{39} \text{ L}^2/\text{mol}^2$$
$$x = 1.98 \times 10^{-38} \text{ mol/L}$$

となり，pH 6.0 において，遊離の Hg^{2+} はきわめてわずかしか存在しないことがわかる．

🔑 キーワード

□ 錯 体　　　　　□ 配位子　　　　　□ キレート　　　　□ 逐次安定度定数
□ 逐次生成定数　　□ 全安定度定数　　□ 全生成定数　　　□ 最適 pH 域
□ 副反応　　　　　□ 条件安定度定数　□ 条件生成定数　　□ 副反応係数

✔ チェックリスト

1. 配位子が金属原子またはイオンに非共有電子対（孤立電子対）を供与して配位結合して生成した化合物を錯体，イオンの場合を錯イオンという．
2. 二座以上の配位子（多座配位子）が金属イオンを挟み込む形で環構造を形成した錯体をキレートという．
3. 全安定度定数 β_n は，逐次安定度定数 K_n を用いて，$\beta_n = K_1 K_2 \cdots K_n$ で表される．
4. 錯体生成反応には最適 pH 域が存在し，それ以外の低 pH 領域では配位子と H^+，高 pH 領域では金属イオンと OH^- との間で，副反応が生じる．

2・4　沈 殿 平 衡

2・4・1　難 溶 性 塩

水酸化バリウム $Ba(OH)_2$ に硫酸 H_2SO_4 を加えていくと硫酸バリウム $BaSO_4$

の白い沈殿が生成する.

$$\text{Ba(OH)}_2 + \text{H}_2\text{SO}_4 \longrightarrow \text{BaSO}_4\!\downarrow + 2\,\text{H}_2\text{O} \qquad (2\cdot94)$$

難溶性塩
slightly soluble salt,
poorly soluble salt

この BaSO$_4$ は水にわずかにしか溶けない〔0.22 mg/100 mL(18 ℃)〕.このように水にほとんど溶けない塩を**難溶性塩**という.BaSO$_4$ は,この性質を利用して,上部消化管検査で行われる X 線撮影における陽性造影剤として用いられる.BaSO$_4$ は X 線を吸収するので,その分布状態を撮像して診断に使われる.この項ではおもに BaSO$_4$ を例に用いて沈殿平衡について学修してみよう.

2・4・2 溶 解 度

溶解度 solubility: 溶解度は,溶質をある温度と圧力下で,ある溶媒に溶かしたときの飽和溶液の濃度である.普通は大気圧下の値なので,溶質が気体の場合以外は,圧力は明示しない.溶解度は温度や圧力,pH などにより変化する.

ある温度で,水のような溶媒に溶質を溶解するとき,それ以上溶解できない限度量を**溶解度**という.水に可溶性の塩の場合は,溶媒(水)100 g に溶解する溶質の質量〔g〕で表すことが多い.しかし,BaSO$_4$ のような難溶性塩の場合はモル濃度*(溶液 1 L 中に溶解する溶質の物質量〔mol〕)で表し,**モル溶解度**ともよぶ.

* SI 単位では mol m^{-3} を用いる.

モル溶解度 molar solubility: 3 巻 I. 物理化学,§ 13・8 参照.

> **例題 2・13 溶解度の計算** BaSO$_4$ は,18 ℃ において,水溶液 100 mL 中に 0.22 mg 溶解することが知られている.これをモル溶解度〔mol/L〕で表せ.ただし,BaSO$_4$ の式量を 233 とする.
>
> **解 答** 0.22 mg/100 mL = 0.22×10^{-3} g/100 mL = 0.22×10^{-2} g/1000 mL = 2.2×10^{-3} g/1 L.BaSO$_4$ 1 mol は 233 g であるから,
>
> $$\frac{2.2\times10^{-3}\ \text{g/L}}{233\ \text{g/mol}} = 9.4\times10^{-6}\ \text{mol/L}$$

2・4・3 沈 殿 平 衡

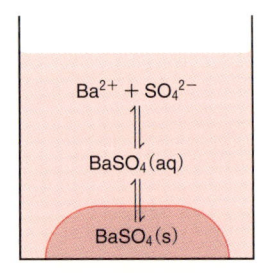

図 2・15 難溶性塩 BaSO$_4$ の溶解. BaSO$_4$(aq) は実際には存在しない.

BaSO$_4$ は水にわずかに溶解すると,式 2・95 に示したように,溶解した BaSO$_4$ が完全に解離してバリウムイオン Ba^{2+} と硫酸イオン SO$_4^{2-}$ を生成する.しかし,実際には,溶解した BaSO$_4$〔BaSO$_4$(aq)〕は実在せず,固体の BaSO$_4$〔BaSO$_4$(s)〕が直ちに Ba^{2+} と SO$_4^{2-}$ となって溶解する(図 2・15).

$$\text{BaSO}_4(\text{s}) \overset{K_1}{\rightleftharpoons} \text{BaSO}_4(\text{aq}) \overset{K_2}{\rightleftharpoons} \text{Ba}^{2+} + \text{SO}_4^{2-} \qquad (2\cdot95)$$

化学平衡の法則により,溶解と解離の各反応の平衡定数をそれぞれ K_1,K_2 とすると,

$$K_1 = \frac{[\text{BaSO}_4(\text{aq})]}{[\text{BaSO}_4(\text{s})]} \qquad K_2 = \frac{[\text{Ba}^{2+}][\text{SO}_4^{2-}]}{[\text{BaSO}_4(\text{aq})]} \qquad (2\cdot96)$$

で表される.したがって,式 2・95 の反応全体の平衡定数 K は,$K=K_1 K_2$ で表されるので,

$$K = \frac{[\text{BaSO}_4(\text{aq})]}{[\text{BaSO}_4(\text{s})]} \cdot \frac{[\text{Ba}^{2+}][\text{SO}_4^{2-}]}{[\text{BaSO}_4(\text{aq})]} = \frac{[\text{Ba}^{2+}][\text{SO}_4^{2-}]}{[\text{BaSO}_4(\text{s})]} \qquad (2\cdot97)$$

となる. この平衡定数 K は, 結局,

$$BaSO_4(s) \rightleftharpoons Ba^{2+} + SO_4{}^{2-} \qquad (2 \cdot 98)$$

の反応の平衡定数にほかならない. この化学平衡を**沈殿平衡**または**溶解平衡**という. 式 2・98 の左辺は固体, 右辺は液体中のイオンで, 物質の状態が異なる. このように, 状態が異なる物質間で成り立つ平衡を**不均一平衡**という. 式 2・97 より,

$$[Ba^{2+}][SO_4{}^{2-}] = K[BaSO_4(s)]$$

となる. 温度が一定のとき, K は一定であり, $[BaSO_4(s)]$ も一定とみなせるため, $[Ba^{2+}][SO_4{}^{2-}]$ は温度が一定のときに一定の値をとる. この値を**溶解度積**といい, 欧文の頭文字を添えて K_{sp} で表すことが多い. K_{sp} の値は物質に固有の定数となる. 表 2・10 に代表的な難溶性塩の溶解度積を示す.

沈殿平衡
precipitation equilibrium

溶解平衡
solution equilibrium

不均一平衡
heterogeneous equilibrium

溶解度積
solubility product

表 2・10　**おもな難溶性塩の溶解度積 K_{sp}** $(25\,°C)^{a)}$

塩	K_{sp}	塩	K_{sp}	塩	K_{sp}
$CaSO_4$	7.1×10^{-5} 〔mol^2/L^2〕	$Mg(OH)_2$	5.6×10^{-12} 〔mol^3/L^3〕	$Zn(OH)_2$	6.9×10^{-17} 〔mol^3/L^3〕
$Ca(OH)_2$	4.7×10^{-6} 〔mol^3/L^3〕	Ag_2CrO_4	3.6×10^{-12} 〔mol^3/L^3〕	ZnS	2.2×10^{-18} 〔mol^2/L^2〕
$AgCl$	1.8×10^{-10} 〔mol^2/L^2〕	$AgBr$	5.2×10^{-13} 〔mol^2/L^2〕	CuS	6.5×10^{-30} 〔mol^2/L^2〕
$BaSO_4$	9.2×10^{-11} 〔mol^2/L^2〕	AgI	2.1×10^{-14} 〔mol^2/L^2〕	$Fe(OH)_3$	2.6×10^{-39} 〔mol^4/L^4〕

a) 出典: 主として "CRC Handbook of Chemistry and Physics," 72nd. Ed., 8-43, CRC Press (1991).

K_{sp} は, 溶液中でイオンがこれ以上は溶解できないモル濃度の積で表した値である. **飽和溶液**では陽イオンと陰イオンの濃度の積は K_{sp} と等しくなる. したがって, 両イオンの濃度の積が K_{sp} より小さい場合は沈殿が生じず, 反対に, 両イオンの積が K_{sp} より大きい場合は沈殿が生じることになる. 両イオンの濃度の積と K_{sp} の値を比較することで沈殿生成の有無を判断することができ, $BaSO_4$ を例にして, この関係をまとめると, 次のようになる.

飽和溶液 saturated solution
溶解度まで溶質が溶けた溶液.

イオンの濃度の積　溶解度積
$[Ba^{2+}][SO_4{}^{2-}] < K_{sp}$ ……沈殿が生じない
$[Ba^{2+}][SO_4{}^{2-}] = K_{sp}$ ……沈殿が生じない (飽和溶液)
$[Ba^{2+}][SO_4{}^{2-}] > K_{sp}$ ……沈殿が生じる (沈殿が生じない場合を**過飽和**という)

過飽和 supersaturation:
溶解度以上に溶質が溶けた状態のこと. 熱力学的に準安定であるから, 何らかの衝撃を与えると, 結晶が析出したり蒸気が凝縮するなど, 急激に平衡状態に移行して安定化する.

2・4・4　溶解度と溶解度積の関係

$BaSO_4$ の溶解度 (モル溶解度) を $s\ mol/L$ とすると, 式 2・98 からわかるように, $BaSO_4$ 1 mol から Ba^{2+} 1 mol と $SO_4{}^{2-}$ 1 mol が生成するので, $BaSO_4$ s mol/L から Ba^{2+} s mol/L と $SO_4{}^{2-}$ s mol/L が生成する. したがって, K_{sp} は,

$$K_{sp} = [Ba^{2+}][SO_4{}^{2-}] = s \cdot s = s^2 \ mol^2/L^2$$

で表される. 一方, $s\ mol/L$ は, K_{sp} により,

$$s = \sqrt{K_{sp}} \ mol/L$$

と表すことができる.

　難溶性塩の陽イオンと陰イオンの価数が同じである場合は,モル溶解度は $BaSO_4$ と同様に計算することができるが,生成する陽イオンと陰イオンの価数が異なる場合はそれぞれの溶解度が異なるので,$BaSO_4$ とは異なる計算になる.たとえば,赤褐色の沈殿を生じるクロム酸銀(I) Ag_2CrO_4 は,

$$Ag_2CrO_4(s) \rightleftharpoons 2\,Ag^+ + CrO_4{}^{2-}$$

のような溶解平衡にある.Ag_2CrO_4 の溶解度を s mol/L とすると,$[Ag^+]=2s$ mol/L,$[CrO_4{}^{2-}]=s$ mol/L であるから,

$$K_{sp} = [Ag^+]^2[CrO_4{}^{2-}] = (2s)^2 \cdot s = 4s^3 \text{ mol}^3/\text{L}^3$$
$$s = \sqrt[3]{\frac{K_{sp}}{4}} \text{ mol/L}$$

となる.

例題 2・14　溶解度積と溶解度　次の難溶性塩の溶解度積 K_{sp} を溶解度 s mol/L で表せ.

(a) 臭化銀 AgBr
(b) 硫酸カルシウム $CaSO_4$
(c) 水酸化鉄(III) $Fe(OH)_3$
(d) 硫化ビスマス(III) Bi_2S_3
(e) リン酸三カルシウム $Ca_3(PO_4)_2$

解　答　それぞれ難溶性塩の溶解平衡を考慮する.

(a) $AgBr(s) \rightleftharpoons Ag^+ + Br^-$, $K_{sp}=[Ag^+][Br^-]=s \cdot s=s^2 \text{ mol}^2/\text{L}^2$

(b) $CaSO_4(s) \rightleftharpoons Ca^{2+} + SO_4{}^{2-}$, $K_{sp}=[Ca^{2+}][SO_4{}^{2-}]=s \cdot s=s^2 \text{ mol}^2/\text{L}^2$

(c) $Fe(OH)_3(s) \rightleftharpoons Fe^{3+} + 3\,OH^-$, $K_{sp}=[Fe^{3+}][OH^-]^3=s(3s)^3=27s^4 \text{ mol}^4/\text{L}^4$

(d) $Bi_2S_3(s) \rightleftharpoons 2\,Bi^{3+} + 3\,S^{2-}$, $K_{sp}=[Bi^{3+}]^2[S^{2-}]^3=(2s)^2(3s)^3=108s^5 \text{ mol}^5/\text{L}^5$

(e) $Ca_3(PO_4)_2(s) \rightleftharpoons 3\,Ca^{2+} + 2\,PO_4{}^{3-}$,

$$K_{sp}=[Ca^{2+}]^3[PO_4{}^{3-}]^2=(3s)^3(2s)^2=108s^5 \text{ mol}^5/\text{L}^5$$

例題 2・15　溶解度と溶解度積　ある難溶性塩 M_2X(分子量 250)は,水中で次式の溶解平衡が成り立つ.

$$M_2X(s) \rightleftharpoons 2\,M^+ + X^{2-}$$

M_2X は水 1 L に 1.0 mg 溶けた.その場合の溶解度〔mol/L〕と溶解度積 K_{sp} をそれぞれ求めよ.　　　　　　　　　　　　　　　　　　　　　【85 回国試改題】

解　答　溶解度をモル濃度で求める.

$$1.0 \text{ mg/L} = 1.0 \times 10^{-3} \text{ g/L} = \frac{1.0 \times 10^{-3}}{250} \text{ mol/L} = 4.0 \times 10^{-6} \text{ mol/L}$$

溶解度を s mol/L とすると,

$$K_{sp} = [M^+]^2[X^{2-}] = (2s)^2 s = 4s^3 \text{ mol}^3/\text{L}^3$$

$s=4.0 \times 10^{-6}$ mol/L を代入して $K_{sp}=4 \times (4.0 \times 10^{-6})^3=2.56 \times 10^{-16} \text{ mol}^3/\text{L}^3$.

2・4・5 沈殿の生成: 共存イオンの影響

a. 共通イオン効果　難溶性塩の溶解度は，水溶液中に共存するイオンがあると，その影響を受けて変化する．$BaSO_4$ を例にとると，塩を構成しているイオン（Ba^{2+}，SO_4^{2-}）と共通するイオンを水溶液中に溶解させると，$BaSO_4$ の溶解度は純水中よりも著しく低下する．この現象を**共通イオン効果**という．$BaSO_4$ の，純水と 0.01 mol/L 硫酸ナトリウム Na_2SO_4 水溶液への溶解度を比較してみよう．この場合，$BaSO_4$ と Na_2SO_4 の共通イオンは SO_4^{2-} である．表 2・10 より $BaSO_4$ の 25 °C における $K_{sp}=9.2\times10^{-11}$ mol^2/L^2 であり，純水中の $BaSO_4$ の溶解度を s mol/L とすると，

$$BaSO_4(s) \rightleftharpoons Ba^{2+} + SO_4^{2-} \qquad (2\cdot98, 再掲)$$
$$K_{sp} = [Ba^{2+}][SO_4^{2-}] = s \cdot s = s^2 = 9.2\times10^{-11}\ \text{mol}^2/\text{L}^2$$

であるから，

$$s = \sqrt{K_{sp}} = \sqrt{9.2\times10^{-11}} = 9.6\times10^{-6}\ \text{mol/L}$$

となる．一方，0.01 mol/L Na_2SO_4 水溶液中では，Na_2SO_4 は，

$$Na_2SO_4 \longrightarrow 2\,Na^+ + SO_4^{2-}$$

と完全に解離するので，Na_2SO_4 由来の $[SO_4^{2-}]=0.01$ mol/L である．$BaSO_4$ 由来の $[SO_4^{2-}] = 9.6\times10^{-6}$ mol/L が水溶液中に溶解すると考えると，水溶液中の SO_4^{2-} の総濃度は，

$$[SO_4^{2-}]_{総濃度} = [SO_4^{2-}]_{Na_2SO_4} + [SO_4^{2-}]_{BaSO_4} = 0.01 + (9.6\times10^{-6}) \approx 0.01\ \text{mol/L}$$

となるので，水溶液中に溶解できる $[Ba^{2+}]$ は，

$$[Ba^{2+}] = \frac{K_{sp}}{[SO_4^{2-}]} = \frac{9.2\times10^{-11}}{0.01} = 9.2\times10^{-9}\ \text{mol/L}$$

となる．Ba^{2+} が 9.2×10^{-9} mol/L しか溶解できないと $BaSO_4$ も 9.2×10^{-9} mol/L しか溶解できない*．したがって，純水中と比較すると 0.01 mol/L Na_2SO_4 水溶液中では $BaSO_4$ の溶解度は約 1/1000 に低下する．

> **共通イオン効果**　common-ion effect: ある電解質水溶液に別の電解質を加えたとき，共通するイオンが含まれていると，共通するイオンが減少する向きに平衡が移動し，もとの電解質の電離度や溶解度が減少する現象．

> * ある分子量の $BaSO_4$ が溶解すると同じ分子量の Ba^{2+} と同じ分子量の SO_4^{2-} が生成する．
>
> $$1\ \text{mol}\ BaSO_4 \overset{溶解}{\Longrightarrow} \begin{cases} 1\ \text{mol}\ Ba^{2+} \\ + \\ 1\ \text{mol}\ SO_4^{2+} \end{cases}$$

例題 2・16　共通イオン効果　0.10 mol/L Na_2SO_4 水溶液中における $BaSO_4$ の溶解度〔mol/L〕を求めよ．ただし，温度は 25 °C とし，同温度における $BaSO_4$ の $K_{sp}=9.2\times10^{-11}$ mol^2/L^2，$\sqrt{92}=9.6$ とする．また，$BaSO_4$ の溶解による溶液の体積変化は無視できるものとする．　　　【107 回国試改題】

解 答　Na_2SO_4 および $BaSO_4$ の両飽和溶液の溶解平衡の式は次のようになる．

$$Na_2SO_4 \longrightarrow 2\,Na^+ + SO_4^{2-}$$
$$BaSO_4(s) \rightleftharpoons Ba^{2+} + SO_4^{2-}$$

純水中での $BaSO_4$ の溶解度を s mol/L とすると，

$$K_{sp} = [Ba^{2+}][SO_4^{2-}] = s \cdot s = s^2 \ mol^2/L^2$$
$$s = \sqrt{K_{sp}} = \sqrt{9.2 \times 10^{-11}} = \sqrt{92} \times \sqrt{10^{-12}} = 9.6 \times 10^{-6} \ mol/L$$

0.10 mol/L Na_2SO_4 水溶液中では，$BaSO_4$ との共通イオンは SO_4^{2-} であるから，

$$[SO_4^{2-}]_{総濃度} = [SO_4^{2-}]_{Na_2SO_4} + [SO_4^{2-}]_{BaSO_4}$$
$$= 0.10 + (9.6 \times 10^{-6}) \approx 0.10 \ mol/L$$
$$[Ba^{2+}] = \frac{K_{sp}}{[SO_4^{2-}]} = \frac{9.2 \times 10^{-11}}{0.10} = 9.2 \times 10^{-10} \ mol/L$$

0.1 mol/L Na_2SO_4 水溶液では $BaSO_4$ の溶解度が約 $1/10^4$ となり，0.01 mol/L Na_2SO_4 水溶液と比較すると，さらに 10 倍溶解度が低下する．

---

b. 異種イオン効果　　$BaSO_4$ を構成している Ba^{2+} や SO_4^{2-} と共通しない塩の水溶液中では，$BaSO_4$ の溶解度は純水中より増加する．この現象を**異種イオン効果**または**塩効果**という．$BaSO_4$ の，純水と 0.1 mol/L 硝酸カリウム KNO_3 水溶液への溶解度を比較してみよう．

溶解度積は厳密には**活量**の積で表される．Ba^{2+} および SO_4^{2-} の活量を $a_{Ba^{2+}}$，$a_{SO_4^{2-}}$ とすると，$BaSO_4$ の溶解度積は，

$$K_{sp} = a_{Ba^{2+}} \cdot a_{SO_4^{2-}} \tag{2·99}$$

となる．活量 a_i は，活量係数 γ_i と濃度 c_i の積で表され，

$$a_i = \gamma_i c_i$$

となるので，

$$a_{Ba^{2+}} = \gamma_{Ba^{2+}}[Ba^{2+}], \qquad a_{SO_4^{2-}} = \gamma_{SO_4^{2-}}[SO_4^{2-}]$$

となり，式 2·99 は，

$$K_{sp} = a_{Ba^{2+}} \cdot a_{SO_4^{2-}} = \gamma_{Ba^{2+}}[Ba^{2+}] \cdot \gamma_{SO_4^{2-}}[SO_4^{2-}]$$
$$= \gamma_{Ba^{2+}} \gamma_{SO_4^{2-}}[Ba^{2+}][SO_4^{2-}] = \gamma_{Ba^{2+}} \gamma_{SO_4^{2-}} s^2 \tag{2·100}$$

と表される．活量係数 γ_i はデバイ・ヒュッケルの極限則より，

$$\log_{10}\gamma_i = -0.509 z_i^2 \sqrt{I} \qquad z_i: \ イオンの電荷，I: \ イオン強度 \tag{2·101}$$

で表され，I は，

$$I = \frac{1}{2}\sum_i c_i z_i^2$$

で表されるので，0.1 mol/L KNO_3 水溶液の I は，K^+ の電荷が 1，NO_3^- の電荷が -1 より，

$$I = \frac{1}{2}[0.1 \times (1)^2 + 0.1 \times (-1)^2] = 0.1$$

となる．この値を式 2·101 に代入して，

異種イオン効果 diverse ion effect: 溶解度は溶液のイオン強度 (I) によっても影響を受ける．溶液中に沈殿とは無関係なイオンが多量に存在するとイオン強度が大きくなり，沈殿成分のイオンの活量係数が 1 より小さくなる．その結果，沈殿の溶解度が増大する．3 巻 I. 物理化学，§14·3 参照．

塩効果 salt effect

活量 activity

$$\log_{10}\gamma_{Ba^{2+}} = -0.509\times(2)^2\times\sqrt{0.1} = -0.64$$
$$\log_{10}\gamma_{SO_4^{2-}} = -0.509\times(-2)^2\times\sqrt{0.1} = -0.64$$

となり，$\gamma_{Ba^{2+}}=\gamma_{SO_4^{2-}}=10^{-0.64}\approx0.23$ である．また，表 2・10 より $BaSO_4$ の K_{sp} は $9.2\times10^{-11}\ mol^2/L^2$ である．式 2・100 より，

$$s^2 = \frac{K_{sp}}{\gamma_{Ba^{2+}}\gamma_{SO_4^{2-}}}$$

$$s = \frac{\sqrt{K_{sp}}}{10^{-0.64}} = \frac{9.6\times10^{-6}}{0.23} = 4.2\times10^{-5}\ mol/L$$

となり，純水と比較して 0.1 mol/L KNO_3 水溶液のほうが，1/0.23，すなわち，およそ 4 倍溶解度が増加することがわかる．

2・4・6　沈殿の生成: pH の影響

a. 水 酸 化 物　　アルカリ金属，アルカリ土類金属以外の金属のイオンを含む水溶液に，水酸化ナトリウム NaOH 水溶液またはアンモニア水などの塩基の水溶液を加えると，水酸化物の沈殿を生じる．水酸化物の K_{sp} は金属イオンの種類によって異なるので，沈殿を生じる pH は水酸化物により異なる[*1]．ここでは水酸化鉄(Ⅲ) $Fe(OH)_3$ を例にして，$Fe(OH)_3$ が沈殿し始める pH を求めてみよう．

$$Fe^{3+} + 3\,OH^- \rightleftharpoons Fe(OH)_3 \quad （赤褐色沈殿）$$

$Fe(OH)_3$ の K_{sp} は表 2・10 より，　$K_{sp}=[Fe^{3+}][OH^-]^3=2.6\times10^{-39}\ mol^4/L^4$ であるから，たとえば 25 ℃ の 0.01 mol/L Fe^{3+} 水溶液では，両辺の対数をとって，

$$\log_{10}K_{sp} = \log_{10}[Fe^{3+}] + 3\log_{10}[OH^-]$$
$$pOH = -\log_{10}[OH^-] = \frac{1}{3}\left(-\log_{10}K_{sp} + \log_{10}[Fe^{3+}]\right)$$
$$= \frac{1}{3}\left[-\log_{10}(2.6\times10^{-39}) + \log_{10}0.01\right] = \frac{1}{3}(39 - \log_{10}2.6 - 2) = 12.2$$
$$pH = pK_w - pOH = 14.0 - 12.2 = 1.8$$

と求めることができる．

b. 硫 化 物　　金属イオンを含む水溶液に硫化水素 H_2S ガスを通じると，多くの金属イオンは硫化物を生成する．ここでは，硫化鉛(Ⅱ) PbS の pH=2.0 における沈殿の生成について考えてみよう[*2]．硫化水素 H_2S は弱酸で，水溶液中で次のように 2 段階に解離する．

$$H_2S \rightleftharpoons H^+ + HS^- \qquad K_{a1} = 9.1\times10^{-8}\ mol/L \qquad (2\cdot102)$$
$$HS^- \rightleftharpoons H^+ + S^{2-} \qquad K_{a2} = 1.2\times10^{-15}\ mol/L \qquad (2\cdot103)$$

式 2・102，式 2・103 を加えると，

$$H_2S \rightleftharpoons 2\,H^+ + S^{2-}$$

となり，その平衡定数 K は，$K=K_{a1}K_{a2}$ より，

$$K = \frac{[\text{H}^+]^2[\text{S}^{2-}]}{[\text{H}_2\text{S}]} = (9.1 \times 10^{-8}) \times (1.2 \times 10^{-15}) \approx 1.1 \times 10^{-22} \text{ mol}^2/\text{L}^2$$

となる．H_2S の飽和水溶液中の濃度は，室温，1 atm で 0.1 mol/L であることがわかっているので，

コラム 2・3

条件付き溶解度積

硫化物の溶解度が水溶液中の $[\text{H}^+]$ により変化することは，前述した．その項で取上げた PbS は，

$$\text{PbS(s)} \rightleftharpoons \text{Pb}^{2+} + \text{S}^{2-} \tag{2・104}$$

の沈殿平衡が成立するが，$[\text{H}^+]$ の大きい酸性溶液では，

$$\text{S}^{2-} + \text{H}^+ \rightleftharpoons \text{HS}^-$$
$$\text{HS}^- + \text{H}^+ \rightleftharpoons \text{H}_2\text{S}$$

の副反応が起こり，HS^-，H_2S の生成により S^{2-} が消費され，式 2・104 の反応は右方向に進んで，PbS の溶解度は増加する．すなわち，PbS の溶解度は S^{2-} の濃度に依存する．水溶液中で Pb^{2+} と結合していない硫化物の総濃度を c_S とすると，

$$c_\text{S} = [\text{S}^{2-}] + [\text{HS}^-] + [\text{H}_2\text{S}] \tag{2・105}$$

と表せるので，

$$K_{\text{a1}} = \frac{[\text{H}^+][\text{HS}^-]}{[\text{H}_2\text{S}]} \qquad K_{\text{a2}} = \frac{[\text{H}^+][\text{S}^{2-}]}{[\text{HS}^-]}$$

より，

$$[\text{HS}^-] = \frac{[\text{H}^+][\text{S}^{2-}]}{K_{\text{a2}}} \qquad [\text{H}_2\text{S}] = \frac{[\text{H}^+][\text{HS}^-]}{K_{\text{a1}}} = \frac{[\text{H}^+]^2[\text{S}^{2-}]}{K_{\text{a1}}K_{\text{a2}}}$$

であるから，式 2・105 は，

$$c_\text{S} = [\text{S}^{2-}] + \frac{[\text{H}^+][\text{S}^{2-}]}{K_{\text{a2}}} + \frac{[\text{H}^+]^2[\text{S}^{2-}]}{K_{\text{a1}}K_{\text{a2}}}$$
$$= [\text{S}^{2-}]\left(1 + \frac{[\text{H}^+]}{K_{\text{a2}}} + \frac{[\text{H}^+]^2}{K_{\text{a1}}K_{\text{a2}}}\right) = [\text{S}^{2-}]\alpha_\text{S}$$

となる．ここで，α_S は副反応係数であり，

$$\alpha_\text{S} = 1 + \frac{[\text{H}^+]}{K_{\text{a2}}} + \frac{[\text{H}^+]^2}{K_{\text{a1}}K_{\text{a2}}}$$

* §2・3・5参照.

である*．純水中での PbS の溶解度積を K_{sp} とすると，溶解度 s〔mol/L〕との関係は，

$$K_{\text{sp}} = [\text{Pb}^{2+}][\text{S}^{2-}] = s \cdot s = s^2 \qquad s = \sqrt{K_{\text{sp}}}$$

であるから，副反応を考慮した場合の溶解度積を $K_{\text{sp}}{}'$ とすると，

$$K_{\text{sp}}{}' = [\text{Pb}^{2+}]c_\text{S} = [\text{Pb}^{2+}][\text{S}^{2-}]\alpha_\text{S} = K_{\text{sp}}\alpha_\text{S}$$

となる．このときの溶解度 s'〔mol/L〕は，

$$s' = \sqrt{K_{\text{sp}}{}'} = \sqrt{K_{\text{sp}}\alpha_\text{S}} = \sqrt{K_{\text{sp}}}\sqrt{\alpha_\text{S}} = s\sqrt{\alpha_\text{S}}$$

条件付き溶解度積 conditional solubility product

となり，純水中での溶解度より $\sqrt{\alpha_\text{S}}$ 倍増加することがわかる．このように，$[\text{H}^+]$ を考慮した場合の $K_{\text{sp}}{}'$ を**条件付き溶解度積**という．

$$[S^{2-}] = \frac{K[H_2S]}{[H^+]^2} = \frac{(1.1 \times 10^{-22}) \times 0.1}{[H^+]^2} = \frac{1.1 \times 10^{-23}}{[H^+]^2} \quad (2 \cdot 106)$$

となり，pH=2.0 では，$[H^+]=10^{-2}$ mol/L であるから，

$$[S^{2-}] = \frac{1.1 \times 10^{-23}}{(10^{-2})^2} = 1.1 \times 10^{-19} \text{ mol/L}$$

である．たとえば，Pb^{2+} 水溶液が 0.01 mol/L の場合，

$$[Pb^{2+}][S^{2-}] = 0.01 \times (1.1 \times 10^{-19}) = 1.1 \times 10^{-21} \text{ mol}^2/L^2$$

となる．この値は PbS の $K_{sp}=9.0 \times 10^{-29}$ mol^2/L^2 より大きいので，沈殿が生じる．

2・4・7 分 別 沈 殿

　水溶液中に複数の金属イオンが溶解しているとき，各金属イオンが生成する難溶性塩の溶解度の差の違いを利用して，沈殿により各金属イオンを分離する方法を**分別沈殿**という．同じ電荷型の陽イオンと陰イオン（たとえば，Ba^{2+} と SO_4^{2-} のように正負を除く電荷の数が同じもの同士）から構成される難溶性塩では，K_{sp} の小さい塩ほど溶解度が低く，沈殿しやすい．一般に，K_{sp} に $10^4 \sim 10^6$ ほどの違いがあると，K_{sp} の小さい方が沈殿し終わった後に K_{sp} の大きい方が沈殿するとされており，分別沈殿が可能となる．ここでは，$BaSO_4$ と硫酸カルシウム $CaSO_4$ の分別沈殿について考えてみよう．

分別沈殿
fractional precipitation

　いま，Ba^{2+} と Ca^{2+} の混合水溶液があったとする．これに，Na_2SO_4 水溶液を添加していくと，$BaSO_4$ と $CaSO_4$ が沈殿する．

$$Ba^{2+} + SO_4^{2-} \rightleftharpoons BaSO_4\downarrow \qquad K_{sp} = 9.2 \times 10^{-11} \text{ mol}^2/L^2$$
$$Ca^{2+} + SO_4^{2-} \rightleftharpoons CaSO_4\downarrow \qquad K_{sp} = 7.1 \times 10^{-5} \text{ mol}^2/L^2$$

同時に沈殿が起こるときの $[SO_4^{2-}]$ は，

$$[SO_4^{2-}] = \frac{9.2 \times 10^{-11}}{[Ba^{2+}]} = \frac{7.1 \times 10^{-5}}{[Ca^{2+}]}$$

となり，濃度比が，

$$\frac{[Ca^{2+}]}{[Ba^{2+}]} = \frac{7.1 \times 10^{-5}}{9.2 \times 10^{-11}} = 7.7 \times 10^5$$

となったとき，$CaSO_4$ が沈殿し始める．K_{sp} の違いも 10^5 以上なので，K_{sp} の小さい $BaSO_4$ がほぼ沈殿し終わってから K_{sp} の大きい $CaSO_4$ が沈殿することがわかる．

　一方，電荷型の異なる難溶性塩同士の分別沈殿は，K_{sp} の大小だけで判断できない．この場合は，溶解度で判断することが必要になる．ここでは，Cl^- と CrO_4^- の混合水溶液に $AgNO_3$ 水溶液を添加して $AgCl$ と Ag_2CrO_4 が沈殿する例を考えてみよう．

$$Ag^+ + Cl^- \rightleftharpoons AgCl\downarrow \qquad K_{sp} = 1.8\times10^{-10}\ mol^2/L^2$$
$$2Ag^+ + CrO_4{}^{2-} \rightleftharpoons Ag_2CrO_4\downarrow \qquad K_{sp} = 3.6\times10^{-12}\ mol^3/L^3$$

K_{sp} を比較すると，$Ag_2CrO_4 < AgCl$ なので，Ag_2CrO_4 の方が先に沈殿すると思われがちであるが，実際には AgCl のほとんどが沈殿し終わってから Ag_2CrO_4 が沈殿する．溶解度を s〔mol/L〕とすると，AgCl では，

$$K_{sp} = [Ag^+][Cl^-] = s\cdot s = s^2 = 1.8\times10^{-10}\ mol^2/L^2$$
$$s = \sqrt{1.8\times10^{-10}} = 1.3\times10^{-5}\ mol/L$$

となり，Ag_2CrO_4 では，

$$K_{sp} = [Ag^+]^2[CrO_4{}^{2-}] = (2s)^2 s = 4s^3 = 3.6\times10^{-12}\ mol^3/L^3$$
$$s = \sqrt[3]{\frac{3.6\times10^{-12}}{4}} = 9.7\times10^{-5}\ mol/L$$

となるので，Ag_2CrO_4 の方が大きい．同時に沈殿が起こるときの $[Ag^+]$ は，

$$[Ag^+] = \frac{1.8\times10^{-10}}{[Cl^-]} = \sqrt{\frac{3.6\times10^{-12}}{[CrO_4{}^{2-}]}}$$

となり，濃度比が，

$$\frac{\sqrt{[CrO_4{}^{2-}]}}{[Cl^-]} = \frac{\sqrt{3.6\times10^{-12}}}{1.8\times10^{-10}} = 1.1\times10^4$$

となったとき，Ag_2CrO_4 が沈殿し始める．

2・4・8 臨床における沈殿

結石は，気管支，腎臓，唾液腺，胆管，胆嚢，尿に存在することが知られている．尿路結石では，結石の約85％がカルシウム（おもにシュウ酸カルシウム），10％が尿酸，3％がリン酸マグネシウムアンモニウム，2％がシスチンとされる．尿の pH が 5.5 未満になると，分子形の尿酸（H_2U）が結晶化する．また，**痛風**では，おもに尿酸一ナトリウム（NaHU）を含む結晶が関節内外に沈着することが知られている．

NaHU の生体内での沈殿平衡はさまざまな説があり，不明な点もあるが，ここでは J. P. Peters と D. D. Van Slyke の報告[*]をもとに，単純化して NaHU の K_{sp} を求めてみる．ただし，血清と組織液中での化学的，生理的状態は同じものとして考える．

NaHU の結晶は，組織液中で，

$$NaHU(s) \rightleftharpoons Na^+ + HU^-$$

の沈殿平衡が成り立つものとする．一方，血清中（37 ℃，pH 7.4）では，H_2U は，

$$H_2U \longrightarrow H^+ + HU^-$$

尿酸（ケト形）

尿酸（エノール形）

シスチン

$MgNH_4PO_4\cdot6H_2O$
リン酸マグネシウム
アンモニウム

痛風 gout つながり コアカリ
D-2-6 代謝系・内分泌系及び骨の疾患と治療薬 → 4 巻 I. 薬理・病態

[*] 出典：J. P. Peters, D. D. Van Slyke, "Quantitative Clinical Chemistry," Vol. 1, p. 414, Baltimore (USA), Williams and Wilkins Co. Ltd. (1931). 清水徹，松繁洋，徳田一，西川美年子，尿酸，**7**(2)，123(1983).

となって完全に解離している．血清中における H_2U の溶解度は 6.4 mg/dL であることが知られているので，モル溶解度は，H_2U の分子量が 168 であることから，

$$6.4 \text{ mg/dL} = 6.4 \text{ mg/100 mL} = 64 \text{ mg/1000 mL}$$

$$\frac{64 \times 10^{-3} \text{ g/L}}{168 \text{ g/mol}} = 0.38 \times 10^{-3} \text{ mol/L} = 3.8 \times 10^{-4} \text{ mol/L}$$

である．H_2U 1 mol から HU^- 1 mol が生成するので，$[HU^-] = 3.8 \times 10^{-4}$ mol/L となる．また，血清中の Na^+ の濃度は 0.13 mol/L であるといわれているので，組織液中の Na^+ の総濃度は，

$$[Na^+]_{総濃度} = [Na^+]_{血清} + [Na^+]_{NaHU}$$
$$= 0.13 + (3.8 \times 10^{-4}) \approx 0.13 \text{ mol/L}$$

となる．したがって，NaHU の K_{sp} は，

$$K_{sp} = [Na^+][HU^-] = 0.13 \times (3.8 \times 10^{-4}) = 4.9 \times 10^{-5} \text{ mol}^2/\text{L}^2$$

と求められる．

⚷ キーワード

☐ 溶解度　　　☐ 溶解度積　　　☐ 共通イオン効果
☐ 異種イオン効果　☐ 分別沈殿

✔チェックリスト

1. 溶解度は，難溶性塩が溶液に溶解しうる最大の濃度であり，温度や pH などにより変化する．
2. 溶解度積は物質に固有の値であり，陽イオンと陰イオンの濃度の積と大きさを比較することで沈殿形成の有無を判断することができる．
3. 難溶性塩を構成するイオンと共通のイオンが水溶液中に溶解していると難溶性塩の溶解度が著しく減少することを共通イオン効果といい，異なるイオンが溶解していると溶解度が増加することを異種イオン効果という．
4. 水溶液中に共存するイオン同士を，形成する塩の溶解度の違いにより分離する操作を分別沈殿という．

2・5 酸化還元平衡

　酸化還元平衡は溶液内化学平衡だけでなく，電極反応や腐食などの異なる二相間の界面の現象にも関わり，厳密な物理化学的説明は複雑である．本節では，分析化学的な観点から概要を述べる．標準電極電位の概念を理解し，これを酸化還元反応の進行方向や平衡状態の予測へと利用し，さらに§3・5で学ぶ酸化還元滴定へと応用するための基礎を修得して欲しい．

2・5・1 酸 化 と 還 元

マグネシウム Mg の単体を空気中で燃やすと，酸素 O_2 と結合して酸化マグネシウム MgO*1 が生成する．

*1 MgO は水に少し溶け，次式のように解離する．

$$MgO + H_2O \rightarrow Mg^{2+} + 2OH^-$$

この性質を利用し，臨床では胃酸を中和する制酸剤などとして汎用されている．

$$2Mg + O_2 \longrightarrow 2MgO \tag{2・107}$$

このとき，Mg は電子を失って Mg^{2+} となり，一方 O はその電子を受け取って O^{2-} になり，Mg^{2+} と O^{2-} が結合して MgO ができたと考える．すなわち，

$$2Mg \longrightarrow 2Mg^{2+} + \boxed{4e^-} \tag{2・108}$$

$$O_2 + \boxed{4e^-} \longrightarrow 2O^{2-} \tag{2・109}$$

反応の前後で，Mg 原子の**酸化数**は 0→+2 に増加し，O 原子の酸化数は 0→−2 に減少している．このように，物質が電子を失う（他の物質に電子を与える）反応を**酸化**（酸化数は増加），物質が電子を受け取る反応を**還元**（酸化数は減少）という．酸化数は次のように決められる*2．

酸化数 oxidation number：酸化数は，算用数字またはローマ数字で表し，0 以外の酸化数には ＋，− を付ける．化合物名に酸化数を付す場合は，酸化銅(I) のように，元素名のすぐ後に（ ）にローマ数字で表す．

酸化 oxidation

還元 reduction

*2 1)～4) を基本とし，5)～8) は番号の小さい方を優先する．

1) 単体中の原子の酸化数は 0．
2) 電荷をもたない化合物では，化合物を構成する原子の酸化数の合計は 0．
3) 単原子イオンの酸化数は，そのイオンの電荷（価数）と等しい．
4) 多原子イオンでは，構成する原子の酸化数の合計はそのイオンの電荷と等しい．
5) 化合物中のアルカリ金属の酸化数は +1，アルカリ土類金属の酸化数は +2．
6) 非金属元素と結合した水素原子 H の酸化数は +1〔LiH などは 5) を優先し −1〕．
7) 酸素原子 O の酸化数は −2〔ただし O_2^- では 4) によって $-\frac{1}{2}$，H_2O_2 は 6) を優先し −1〕．
8) ハロゲン原子の酸化数は −1〔ただしオキソ酸などでは異なり，$HClO_4$ の Cl は 6) と 7) を優先し +7〕．

酸化還元反応 oxidation-reduction reaction：**レドックス反応**ともいう（redox reaction）．

酸化と還元は同時に起こるので，この反応全体を**酸化還元反応**という．式 2・108 は反応全体のうちの酸化反応を，式 2・109 は還元反応を，それぞれ電子を使って示し，これらは半反応とよばれる．また，電子を失って生成する化学種を酸化体（式 2・108 では Mg^{2+}），電子を得て生成する化学種（電子を与える化学種）を還元体（式 2・108 では Mg），その組合わせを**酸化還元対**といい，酸化体/還元体（ここの例では Mg^{2+}/Mg）のように書く．

酸化還元対 redox couple

例題2・17 酸化数 次の物質中の原子の酸化数を求めよ．

(a) 斜方硫黄 S_8 の S
(b) 硫化水素 H_2S の H と S
(c) 六フッ化硫黄 SF_6 の S
(d) 水素化ナトリウム NaH の Na と H
(e) 二フッ化酸素 OF_2 の O
(f) 二酸化硫黄 SO_2 の S

(g) 過マンガン酸カリウム $KMnO_4$ の Mn

解 答 (a) 単体なので 0.

(b) 非金属元素に結合しているので H は +1, H_2S の構成原子の酸化数の合計は 0 なので, S は −2.

(c) F の酸化数は −1, SF_6 の構成原子の酸化数の合計は 0 なので, S は +6.

(d) アルカリ金属の原子に結合しているので H は −1, Na は +1.

(e) (c) 参照. F の酸化数は −1, O は +2.

(f) O は −2, SO_2 の構成原子の酸化数の合計は 0 なので, S は +4.

(g) K は +1, O は −2, $KMnO_4$ の構成原子の酸化数の合計は 0 なので, $(+1) \times 1 + (-2) \times 4 + (Mn の酸化数) \times 1 = 0$ より, Mn は +7.

2・5・2 電 池

Mg の単体を熱水に浸すと, 水 H_2O と反応して水素 H_2 を発生しながら溶ける.

$$Mg + 2H_2O \longrightarrow Mg(OH)_2 + H_2 \qquad (2 \cdot 110)$$

このとき, Mg は H_2O に電子を与えて Mg^{2+} に酸化され, H_2O は H_2 へと還元される.

$$Mg \longrightarrow Mg^{2+} + 2e^- \qquad (2 \cdot 111)$$

$$2H_2O + 2e^- \longrightarrow H_2 + 2OH^- \qquad (2 \cdot 112)$$

このように, 金属の単体が水または水溶液中で電子を放出して陽イオンとなる性質を金属の**イオン化傾向**という. 代表的な金属をイオン化傾向の大きいものから順に並べたのが金属の**イオン化列**(**電気化学系列**)である.

$$Li > K > Ca > Na > Mg > Al > Zn > Fe > Ni >$$
$$Sn > Pb > (H_2)^{*1} > Cu > Hg > Ag > Pt > Au$$

イオン化傾向の異なる 2 種類の金属と電解質溶液を用いて, **電池(化学電池)** をつくることができる[*2]. 亜鉛 Zn 板を浸した硫酸亜鉛 $ZnSO_4$ 水溶液と, 銅 Cu 板を浸した硫酸銅 $CuSO_4$ 水溶液を, 素焼板などの隔膜で仕切ったのが**ダニエル電池**である(図 2・16). このように, 化学エネルギーを電気的仕事に変換することを目的とする装置を電池という. ダニエル電池を放電させると, イオン化傾向の大きい Zn 板で酸化が起こり, 小さい Cu 板で還元が起こる. 酸化の起こる電極(Zn 板)を**アノード(負極)**, 還元の起こる電極(Cu 板)を**カソード(正極)** とよぶ[*3].

ダニエル電池を電池図で示すと, 式 2・113 のようになる.

$$(-)Zn \mid ZnSO_4(aq) \vdots CuSO_4(aq) \mid Cu(+) \qquad (2 \cdot 113)$$

電池図は, 慣例により, アノード(酸化の起こる電極)を左, カソード(還元の

イオン化傾向
ionization tendency

イオン化列
ionization series

電気化学系列
electrochemical series

[*1] 水素は金属ではないが, 陽イオンになる性質があるため, 比較として入れてある.

電池 cell

化学電池
electrochemical cell

[*2] 3 巻 I. 物理化学, §15・1 参照.

ダニエル電池 Daniell cell

アノード anode

負極 negative electrode

カソード cathode

正極 positive electrode

[*3] 電気分解では, 酸化の起こる電極(アノード)を陽極, 還元の起こる電極(カソード)を陰極という.

起こる電極）を右に書く．縦の実線（|）は異相間の境界，縦の破線（⋮）は液絡[1]，二重破線（⋮⋮）は塩橋[2]などの液間電位差が無視できる液絡を表す．

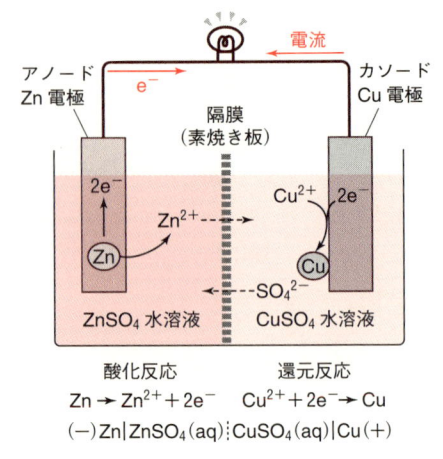

図 2・16　ダニエル電池の模式図

電池のもつ重要な特性の一つとして**起電力** E があり，カソードとアノードとの間の電位差で示される[3]．

$$E = E_{カソード} - E_{アノード} \tag{2・114}$$

E は，電気化学的平衡（たとえば，外部から逆向きの電圧を掛けるなどの方法で，電池内部に電流が流れない状態をつくる）が成立しているときに，電池が示す電位差である．なお，電池の起電力は，放電中（電流が流れる状態）に電池が示す電圧（電池電圧）とは区別される．

起電力は，電流を流そうとする駆動力であり，E〔V〕と反応前後のギブズエネルギー変化 $\Delta_r G$ との間には，式 2・115 に示す関係がある[4]．

$$\Delta_r G = -nFE \tag{2・115}$$

ここで，n は反応に関与する電子数（図 2・16 のダニエル電池は $n=2$），F はファラデー定数（96 485 C/mol），$\Delta_r G$ の単位は J/mol で，この関係から，V＝J/C である．このとき，式 2・115 の右辺は等温等圧条件で電池（系）のなしうる最大の仕事であり，系が外部に仕事をするとき負の値をとるので，$\Delta_r G < 0$（$E > 0$）で反応は自発的に進行する．すなわち，起電力に基づき $\Delta_r G$ の正負を求めることによって，反応が自発的に進行するかどうかを予測することができる[5]．

2・5・3　標準電極電位

金属 M が金属イオン M^{n+} になる傾向は，水素 H_2 が水素イオン H^+ になる傾向を基準（0 V）として数値で表せる．これを**標準電極電位**といい，標準状態[6]の起電力〔V〕として示したものであり，イオン化列を定量的に比較できる．

M^{n+} と M からなる酸化還元対（M^{n+}/M 系）において，酸化体が還元される半反応式[7]は，

$$M^{n+}(酸化体) + n\,e^- \rightleftharpoons M(還元体) \tag{2・116}$$

であり，M^{n+}/M 系の標準電極電位 $E^{\ominus}$ は，任意の温度において，標準状態の M^{n+} と M からなる電極と**標準水素電極**（SHE）によって電池を構成したとき（図 2・17），式 2・116 の反応が進行する電極が，SHE に対して示す電位である*.

標準水素電極 standard hydrogen electrode, normal hydrogen electrode, SHE, NHE

* SHE のように基準となる電極を**参照電極**（reference electrode）とよぶ.

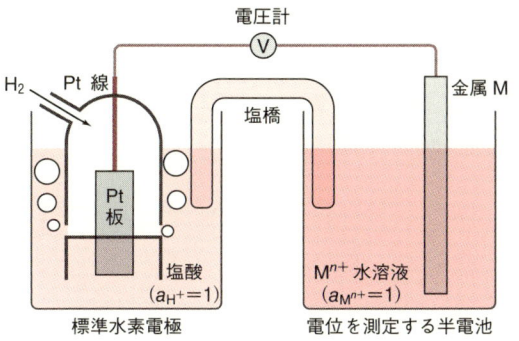

図 2・17 **標準水素電極による M^{n+}/M 系の標準電極電位の測定**

Pt|H₂(1 atm)|H⁺(a_{H^+}=1)┊┊M^{n+}($a_{M^{n+}}$=1)|M

水素飽和の酸（例: 塩酸に H_2 を通気する）に，白金黒付白金などの金属を浸すと，金属によらず，水素の圧力や酸の活量に依存してある一定の電位を示す．これは，金属の表面で，次式の平衡が成立しているためである．このような電極を水素電極という．

$$2H^+(a_{H^+}=1) + 2e^- \rightleftharpoons H_2(1\,atm) \qquad (2\cdot117)$$

任意の温度において標準状態にある水素電極が標準水素電極（SHE）であり，式 2・117 の括弧内（a_{H^+}=1，1 atm）は標準状態であることを示している．H^+ の

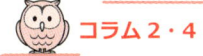 **コラム 2・4**

異相界面で発生する電位の例

相は，物質系において物理的および化学的な性質が均一で，他の部分と境界で区別された領域のことである．相内では温度，圧力，濃度のような物質の量に依存しない示強性の変数が一様である．異なる相の間には，一般にポテンシャルの差が存在し，荷電粒子が関与する場合には，化学ポテンシャルのほかに，電位（電気的なポテンシャル）が発生する．ここでは，電極電位，液間電位，接触電位について説明する．

- 電極電位: 電極と電解質溶液間（例: M^{n+}/M 系）に発生する電位をいうが，単極電位は決定できないので，基準とする電極（SHE など）との電位差として求める．
- 液間電位: 組成や濃度の異なる 2 種類の電解質溶液を接触させると，界面で拡散が起こる．陰イオンと陽イオンの移動速度が異なると，両イオン間でバランスを欠き，電位が生じる．これを液間電位という．また，電解質溶液の接触が膜を介している場合，膜にイオン選択性があるとイオン透過速度がイオン間で異なり，電位を発生する．これを膜電位という．
- 接触電位: 仕事関数（固体金属から電子を取出すのに必要なエネルギー）の異なる金属を接触させると，熱的に励起されて外に飛び出す電子数の差によって，電位が生じる．これを接触電位といい，熱電対などに利用されている．

活量は 1 であるから，pH＝0（$-\log_{10} a_{H^+} = -\log_{10} 1 = 0$）である．

$E^{\ominus}$ は式 2・116 の半反応が右に進行する傾向の尺度ということができ，$E^{\ominus}$ の値が正であるほど還元体になりやすく（酸化力が強く），逆に負であるほど酸化体になりやすい（還元力が強い）．したがって，イオン化傾向の小さな金属ほど，$E^{\ominus}$ は正側にあり（Au^{3+}/Au 系の $E^{\ominus}=1.52$ V），逆に大きい金属ほど負側にある（K^+/K 系の $E^{\ominus}=-2.925$ V）．

図 2・17 の金属 M を銀 Ag，M^{n+} 水溶液を硝酸銀 $AgNO_3$ 水溶液（$a_{Ag^+}=1$）とすると，電池図は次のように書くことができる．

$$Pt\,|\,H_2(1\ atm)\,|\,H^+(a_{H^+}=1)\,\vdots\,Ag^+(a_{Ag^+}=1)\,|\,Ag \qquad (2・118)$$

標準状態の起電力を求めると，25 ℃ で 0.7991 V である．この値は，式 2・119 の半反応の $E^{\ominus}$ である．

$$Ag^+(a_{Ag^+}=1) + e^- \rightleftharpoons Ag \qquad (2・119)$$

2・5・4 酸化還元反応の進行方向

$E^{\ominus}$ は，金属イオン M^{n+} と金属 M からなる酸化還元対に限定されず，他の酸化還元対についても適用できる．ここでは，Ce^{4+}/Ce^{3+} 系について考えてみよう．この半反応は，式 2・120 で表される．

$$Ce^{4+} + e^- \rightleftharpoons Ce^{3+} \qquad (2・120)$$

Ce^{4+}/Ce^{3+} 系の $E^{\ominus}$ は，図 2・17 の右側に活量 1 の Ce^{4+} と Ce^{3+} を含む水溶液を入れ，金属 M の代わりに白金黒付白金などで電池を構成した場合に測定された値と考える．電池図を式 2・121 に示す．

$$Pt\,|\,H_2(1\ atm)\,|\,H^+(a_{H^+}=1)\,\vdots\,Ce^{4+}(a_{Ce^{4+}}=1),\ Ce^{3+}(a_{Ce^{3+}}=1)\,|\,Pt \qquad (2・121)$$

式 2・117 と式 2・120 の半反応を組合わせた全反応は，式 2・122 で表される．

$$H_2 + 2\,Ce^{4+} \rightleftharpoons 2\,H^+ + 2\,Ce^{3+} \qquad (2・122)$$

Ce^{4+}/Ce^{3+} 系の $E^{\ominus}$ は，25 ℃ では $E^{\ominus}=1.72$ V である．

このようにして求めた代表的な半反応の $E^{\ominus}$ を，表 2・11 にまとめた．おもに，熱力学的パラメーターから算出した理論値である．

$E^{\ominus}$ は標準状態での酸化還元反応の進行方向を予測するのに利用できる．ここでは，二つの半反応が組合わされた次の反応の進行方向について考えてみよう．

$$2\,Ce^{4+} + Sn^{2+} \rightleftharpoons 2\,Ce^{3+} + Sn^{4+} \qquad (2・123)$$

右向きの反応では，Ce^{4+} が 1 電子を受け取って Ce^{3+} に還元され，Sn^{2+} が 2 電子を失って Sn^{4+} に酸化されており，式 2・120 の右向きの反応と，式 2・124 の左向きの反応が組合わされていると考えることができる．

$$Sn^{4+} + 2\,e^- \rightleftharpoons Sn^{2+} \qquad E^{\ominus} = 0.15\ V \qquad (2・124)$$

表 2・11　標準電極電位 (25 ℃, 水溶液中, V vs. SHE)[a]

酸化還元対	電極反応	$E^{\ominus}$ 〔V〕
Li^+/Li	$Li^+(aq) + e^- \rightleftharpoons Li(s)$	-3.045
K^+/K	$K^+(aq) + e^- \rightleftharpoons K(s)$	-2.925
Ca^{2+}/Ca	$Ca^{2+}(aq) + 2e^- \rightleftharpoons Ca(s)$	-2.868
Na^+/Na	$Na^+(aq) + e^- \rightleftharpoons Na(s)$	-2.714
Mg^{2+}/Mg	$Mg^{2+}(aq) + 2e^- \rightleftharpoons Mg(s)$	-2.356
Al^{3+}/Al	$Al^{3+}(aq) + 3e^- \rightleftharpoons Al(s)$	-1.676
Mn^{2+}/Mn	$Mn^{2+}(aq) + 2e^- \rightleftharpoons Mn(s)$	-1.18
$H_2O/H_2, OH^-$ (pH=14)	$2H_2O(l) + 2e^- \rightleftharpoons H_2(g) + 2OH^-(aq)$	-0.828
Zn^{2+}/Zn	$Zn^{2+}(aq) + 2e^- \rightleftharpoons Zn(s)$	-0.7626
$CO_2, H^+/H_2C_2O_4$	$2CO_2(g) + 2H^+(aq) + 2e^- \rightleftharpoons H_2C_2O_4(aq)$	-0.475
Fe^{2+}/Fe	$Fe^{2+}(aq) + 2e^- \rightleftharpoons Fe(s)$	-0.44
Ni^{2+}/Ni	$Ni^{2+}(aq) + 2e^- \rightleftharpoons Ni(s)$	-0.236
$CO_2, H^+/HCOOH$	$CO_2(g) + 2H^+(aq) + 2e^- \rightleftharpoons HCOOH(aq)$	-0.199
Sn^{2+}/Sn	$Sn^{2+}(aq) + 2e^- \rightleftharpoons Sn(s)$	-0.1375
Pb^{2+}/Pb	$Pb^{2+}(aq) + 2e^- \rightleftharpoons Pb(s)$	-0.1263
$O_2, H_2O/HO_2^-, OH^-$	$O_2(g) + H_2O(l) + 2e^- \rightleftharpoons HO_2^-(aq) + OH^-(aq)$	-0.08
Fe^{3+}/Fe	$Fe^{3+}(aq) + 3e^- \rightleftharpoons Fe(s)$	-0.04
H^+/H_2 (pH=0)	$2H^+(aq) + 2e^- \rightleftharpoons H_2(g)$	0 (定義)
$S_4O_6{}^{2-}/S_2O_3{}^{2-}$	$S_4O_6{}^{2-}(aq) + 2e^- \rightleftharpoons 2S_2O_3{}^{2-}(aq)$	$+0.08$
Sn^{4+}/Sn^{2+}	$Sn^{4+}(aq) + 2e^- \rightleftharpoons Sn^{2+}(aq)$	$+0.15$
$AgCl/Ag, Cl^-$	$AgCl(s) + e^- \rightleftharpoons Ag(s) + Cl^-(aq)$	$+0.2223$
$Hg_2Cl_2/Hg, Cl^-$	$Hg_2Cl_2(s) + 2e^- \rightleftharpoons 2Hg(l) + 2Cl^-(aq)$	$+0.26816$
Cu^{2+}/Cu	$Cu^{2+}(aq) + 2e^- \rightleftharpoons Cu(s)$	$+0.340$
$O_2, H_2O/OH^-$ (pH=14)	$O_2(g) + 2H_2O(l) + 4e^- \rightleftharpoons 4OH^-(aq)$	$+0.40$
I_2/I^-	$I_2(s) + 2e^- \rightleftharpoons 2I^-(aq)$	$+0.5355$
$O_2, H^+/H_2O_2$	$O_2(g) + 2H^+(aq) + 2e^- \rightleftharpoons H_2O_2(aq)$	$+0.695$
Fe^{3+}/Fe^{2+}	$Fe^{3+}(aq) + e^- \rightleftharpoons Fe^{2+}(aq)$	$+0.771$
Ag^+/Ag	$Ag^+(aq) + e^- \rightleftharpoons Ag(s)$	$+0.7991$
Hg^{2+}/Hg	$Hg^{2+}(aq) + 2e^- \rightleftharpoons Hg(l)$	$+0.8535$
$ClO^-, H_2O/Cl^-, OH^-$	$ClO^-(aq) + H_2O(l) + 2e^- \rightleftharpoons Cl^-(aq) + 2OH^-(aq)$	$+0.890$
$HNO_2, H^+/NO, H_2O$	$HNO_2(aq) + H^+(aq) + e^- \rightleftharpoons NO(g) + H_2O(l)$	$+0.984$
Br_2/Br^-	$Br_2(l) + 2e^- \rightleftharpoons 2Br^-(aq)$	$+1.0652$
Pt^{2+}/Pt	$Pt^{2+}(aq) + 2e^- \rightleftharpoons Pt(s)$	$+1.18$
$IO_3{}^-, H^+/I_2, H_2O$	$2IO_3{}^-(aq) + 12H^+(aq) + 10e^- \rightleftharpoons I_2(s) + 6H_2O(l)$	$+1.195$
$O_2, H^+/H_2O$ (pH=0)	$O_2(g) + 4H^+(aq) + 4e^- \rightleftharpoons 2H_2O(l)$	$+1.229$
$Cr_2O_7{}^{2-}, H^+/Cr^{3+}, H_2O$	$Cr_2O_7{}^{2-}(aq) + 14H^+(aq) + 6e^- \rightleftharpoons 2Cr^{3+}(aq) + 7H_2O(l)$	$+1.36$
Cl_2/Cl^-	$Cl_2(g) + 2e^- \rightleftharpoons 2Cl^-(aq)$	$+1.3583$
Au^{3+}/Au	$Au^{3+}(aq) + 3e^- \rightleftharpoons Au(s)$	$+1.50$
$MnO_4{}^-, H^+/Mn^{2+}, H_2O$	$MnO_4{}^-(aq) + 8H^+(aq) + 5e^- \rightleftharpoons Mn^{2+}(aq) + 4H_2O(l)$	$+1.51$
Au^+/Au	$Au^+(aq) + e^- \rightleftharpoons Au(s)$	$+1.69$
Ce^{4+}/Ce^{3+}	$Ce^{4+}(aq) + e^- \rightleftharpoons Ce^{3+}(aq)$	$+1.72$
$H_2O_2, H^+/H_2O$	$H_2O_2(aq) + 2H^+(aq) + 2e^- \rightleftharpoons 2H_2O(l)$	$+1.763$
$OH, H^+/H_2O$	$OH(aq) + H^+(aq) + e^- \rightleftharpoons H_2O(l)$	$+2.56$
F_2/F^-	$F_2(g) + 2e^- \rightleftharpoons 2F^-(aq)$	$+2.87$

左余白縦書き: ↑ 還元体の還元力が強い　　↓ 酸化体の酸化力が強い

a) 出典: 主として "電気化学便覧 (第5版)", 電気化学会編, 丸善出版(2000), 喜多英明, 魚崎浩平著 "電気化学の基礎", 技法堂出版(1983), S. G. Bratsch, *J. Phys. Chem. Ref. Data*, **18**(1), 1～21(1989).

式 2・123 の反応が左右どちら向きに進むかは，組合わされている半反応の $E^{\ominus}$ を比較すればよい．Ce^{4+}/Ce^{3+} 系（$E^{\ominus}=1.72$ V）の $E^{\ominus}$ の方が，Sn^{4+}/Sn^{2+} 系（$E^{\ominus}=0.15$ V）より正側にある．$E^{\ominus}$ の値が正であるほど還元体になりやすいので，二つの酸化還元対によって電池を構成したとすると，Ce^{4+}/Ce^{3+} 系がカソード（還元が進行），Sn^{4+}/Sn^{2+} 系がアノードになる（式 2・124 の左向きの酸化が進行）．この電池の標準状態の起電力と全反応は，次のように求められる．

* アノードとカソードで電子数を一致させるため，式 2・120 は両辺を 2 倍する．一方，$E^{\ominus}$ は電子数や反応する物質の物質量に依存しない（示強性）ので，2 倍しない．

$$
\begin{array}{lll}
& 2\,Ce^{4+} + 2\,e^- \rightleftharpoons 2\,Ce^{3+} & E^{\ominus} = 1.72 \text{ V}^* \\
-\!\Big) & Sn^{4+} + 2\,e^- \rightleftharpoons Sn^{2+} & E^{\ominus} = 0.15 \text{ V} \\
\hline
& 2\,Ce^{4+} + Sn^{2+} \rightleftharpoons 2\,Ce^{3+} + Sn^{4+} & E^{\ominus} = 1.57 \text{ V}
\end{array}
$$

$\Delta_r G = -nFE$ より，標準状態における反応ギブズエネルギー $\Delta_r G^{\ominus} = -nFE^{\ominus}$ であり，式 2・123 の $\Delta_r G^{\ominus} = (-2) \times 96\,485 \,\text{〔C/mol〕} \times 1.57 \,\text{〔V〕} = -3.03 \times 10^5 \,\text{〔CV/mol〕} = -303 \,\text{〔kJ/mol〕} < 0$ となり，式 2・123 の反応は右向きに自発的に進行する．

例題 2・18　酸化還元反応の進行と $E^{\ominus}$, $\Delta_r G^{\ominus}$　次の酸化還元反応の進行方向，進行する方向の反応を全反応とする電池の標準状態の起電力，標準状態における反応前後のギブズエネルギー変化を求めよ．標準電極電位は表 2・11 の値を用いよ．

(a) $Ce^{4+} + Fe^{2+} \rightleftharpoons Ce^{3+} + Fe^{3+}$

(b) $S_4O_6^{2-} + 2\,I^- \rightleftharpoons 2\,S_2O_3^{2-} + I_2(s)$

解答　(a) Ce^{4+}/Ce^{3+} 系と Fe^{3+}/Fe^{2+} 系の組合わせ．Ce^{4+} の還元半反応の方が $E^{\ominus}$ は正側．電池を構成した場合，Ce^{4+}/Ce^{3+} 系がカソードになる．

$$
\begin{array}{lll}
& Ce^{4+} + e^- \rightleftharpoons Ce^{3+} & E^{\ominus} = 1.72 \text{ V} \\
-\!\Big) & Fe^{3+} + e^- \rightleftharpoons Fe^{2+} & E^{\ominus} = 0.771 \text{ V} \\
\hline
& Ce^{4+} + Fe^{2+} \rightleftharpoons Ce^{3+} + Fe^{3+} & E^{\ominus} = 0.95 \text{ V}
\end{array}
$$

進行方向が右向きで，標準起電力は 0.95 V，$\Delta_r G^{\ominus} = (-1) \times 96\,485 \,\text{〔C/mol〕} \times 0.95 \,\text{〔V〕} = -9.2 \times 10^4 \,\text{〔CV/mol〕} = -92 \,\text{〔kJ/mol〕}$

(b) $S_4O_6^{2-}/S_2O_3^{2-}$ 系と I_2/I^- 系の組合わせ．I_2 の還元半反応の方が $E^{\ominus}$ は正側．電池を構成した場合，I_2/I^- 系がカソードになる．

$$
\begin{array}{lll}
& I_2(s) + 2\,e^- \rightleftharpoons 2\,I^- & E^{\ominus} = 0.5355 \text{ V} \\
-\!\Big) & S_4O_6^{2-} + 2\,e^- \rightleftharpoons 2\,S_2O_3^{2-} & E^{\ominus} = 0.08 \text{ V} \\
\hline
& I_2(s) + 2\,S_2O_3^{2-} \rightleftharpoons 2\,I^- + S_4O_6^{2-} & E^{\ominus} = 0.46 \text{ V}
\end{array}
$$

進行方向が左向きで，標準起電力は 0.46 V，$\Delta_r G^{\ominus} = (-1) \times 96\,485 \,\text{〔C/mol〕} \times 0.46 \,\text{〔V〕} = -4.4 \times 10^4 \,\text{〔CV/mol〕} = -44 \,\text{〔kJ/mol〕}$

2・5・5　ネルンスト式

電極電位や起電力に関して，これまで標準状態での現象を取扱ってきた．本項では，活量が 1 でない状態を取扱う．電池の全反応は，カソードとアノードの 2 組の半反応の組合わせである．式 2・116 の M^{n+}/M 系を他の酸化還元対へと一

一般化し，酸化体 Ox と還元体 Red の反応を式 2・125 に示す.

$$\text{Ox (酸化体)} + n\,e^- \; \rightleftharpoons \; \text{Red (還元体)} \qquad (2 \cdot 125)$$

2 組の半反応において，Ox_1/Red_1 系がカソード，Ox_2/Red_2 系がアノードとなる電池を構成したとすると，全反応は式 2・128 で示される.

$$\text{Ox}_1 + n\,e^- \; \rightleftharpoons \; \text{Red}_1 \qquad (2 \cdot 126)$$
$$-\Big)\;\text{Ox}_2 + n\,e^- \; \rightleftharpoons \; \text{Red}_2 \qquad (2 \cdot 127)$$
$$\overline{\text{Ox}_1 + \text{Red}_2 \; \rightleftharpoons \; \text{Red}_1 + \text{Ox}_2} \qquad (2 \cdot 128)$$

また，式 2・128 の反応前後のギブズエネルギー変化 $\Delta_r G$ は，式 2・129 で表される[1].

$$\Delta_r G = \Delta_r G^{\ominus} + RT \ln \frac{a_{\text{Red}_1} a_{\text{Ox}_2}}{a_{\text{Ox}_1} a_{\text{Red}_2}} \qquad (2 \cdot 129)$$

*1 3 巻 I. 物理化学，§13・3 参照.

ここで，$\Delta_r G^{\ominus}$ は標準状態の反応前後のギブズエネルギー変化，R は気体定数，T は熱力学温度，a_{Ox_1}, a_{Red_1}, a_{Ox_2}, a_{Red_2} は Ox_1, Red_1, Ox_2, Red_2 の活量である．$\Delta_r G = -nFE$，$\Delta_r G^{\ominus} = -nFE^{\ominus}$ を代入し，式 2・129 の両辺を $-nF$ で割ると式 2・130 が得られる.

$$E = E^{\ominus} - \frac{RT}{nF} \ln \frac{a_{\text{Red}_1} a_{\text{Ox}_2}}{a_{\text{Ox}_1} a_{\text{Red}_2}} \qquad (2 \cdot 130)$$

式 2・130 は**ネルンスト式**とよばれ，標準状態ではない状態の電極電位を与える．半反応 (式 2・125) のネルンスト式は，式 2・131 である.

$$E = E^{\ominus} - \frac{RT}{nF} \ln \frac{a_{\text{Red}}}{a_{\text{Ox}}} \qquad (2 \cdot 131)\,[2]$$

ネルンスト式
Nernst equation: 3 巻 I. 物理化学，§15・5 参照.

*2 式 2・131 のネルンスト式の自然対数の分子と分母を逆にして (− が + に変わる)

$$E = E^{\ominus} + \frac{RT}{nF} \ln \frac{a_{\text{Ox}}}{a_{\text{Red}}}$$

と記載することも多い.

気体定数 $R = 8.314 \ \text{J K}^{-1}\,\text{mol}^{-1}$, $T = 298.15 \ \text{K}$ ($25\,^\circ\text{C}$), $F = 96\,485 \ \text{C mol}^{-1}$ を代入すると，式 2・131 は次式のようになる[3].

$$E = E^{\ominus} - \frac{0.059\,16}{n} \log_{10} \frac{a_{\text{Red}}}{a_{\text{Ox}}} \qquad (2 \cdot 132)$$

*3 $\ln x = \dfrac{\log_{10} x}{\log_{10} e}$
$= 2.3026 \log_{10} x$

を代入する.

式 2・132 は，酸化還元反応への pH の影響[4]や，酸化還元平衡を理解するうえで有用である.

*4 例題 2・19 で扱う.

例題 2・19　酸化還元反応への pH の影響　次の反応の電極電位 〔V vs. SHE〕へ pH が与える影響について，ネルンスト式を利用して説明せよ．ただし，各化学種の活量は濃度で近似できるものとする (活量係数を 1 とする).

$$\text{MnO}_4{}^- + 8\,\text{H}^+ + 5\,e^- \; \rightleftharpoons \; \text{Mn}^{2+} + 4\,\text{H}_2\text{O} \qquad E^{\ominus} = 1.51 \ \text{V}$$

解答　ネルンスト式より，次の関係が成り立つ.

$$E = E^{\ominus} - \frac{0.059\,16}{5} \log_{10} \frac{[\mathrm{Mn^{2+}}]}{[\mathrm{MnO_4^-}][\mathrm{H^+}]^8}$$

$$= E^{\ominus} - 0.011\,83 \log_{10} \frac{[\mathrm{Mn^{2+}}]}{[\mathrm{MnO_4^-}][\mathrm{H^+}]^8}$$

$$= E^{\ominus} - 0.0947 \log_{10} \frac{1}{[\mathrm{H^+}]} - 0.0118 \log_{10} \frac{[\mathrm{Mn^{2+}}]}{[\mathrm{MnO_4^-}]}$$

$$= E^{\ominus} - 0.0947\,\mathrm{pH} - 0.0118 \log_{10} \frac{[\mathrm{Mn^{2+}}]}{[\mathrm{MnO_4^-}]}$$

第3項が0になる，すなわち $[\mathrm{MnO_4^-}]:[\mathrm{Mn^{2+}}]=1:1$ のとき，E は $E^{\ominus}-0.0946\,\mathrm{pH}$ となって，pH によって決まると考えることができる．

　pH が1高くなると，電極電位 E は負側に 0.0947 V シフトする．逆に，pH が1低くなると，正側に 0.0947 V シフトする．したがって，pH が低いほど反応は右に進行し，酸化体である $\mathrm{MnO_4^-}$ の酸化力（自身は還元される）も大きい．

2・5・6　電 極 電 位 と 平 衡 定 数

　酸化還元平衡には二つの意味がある．一つはここまで述べてきた各電極における電気化学的平衡である．ダニエル電池（図2・16参照）を構成する Zn 板を浸した $\mathrm{ZnSO_4}$ 水溶液，Cu 板を浸した $\mathrm{CuSO_4}$ 水溶液は，導線をつながない開回路では電流が流れず，見かけ上何も起こらない*．しかし，Zn 板上と Cu 板上ではそれぞれで電位を発生させる平衡が成立しており（この電極電位を平衡電極電位という），電極ごとに独立して電気化学的平衡の状態にある．

　もう一つは，酸化還元反応が進行し切った状態の平衡である．式2・128 の $\mathrm{Ox_1 + Red_2 \rightleftharpoons Red_1 + Ox_2}$ の反応が平衡状態（見かけ上，右にも左にも進行しない，平衡定数は K）に達すると，次のように近似できる．

$$\frac{a_{\mathrm{Red_1}} a_{\mathrm{Ox_2}}}{a_{\mathrm{Ox_1}} a_{\mathrm{Red_2}}} \approx \frac{[\mathrm{Red_1}][\mathrm{Ox_2}]}{[\mathrm{Ox_1}][\mathrm{Red_2}]} = K \tag{2・133}$$

　平衡状態では，$\Delta_{\mathrm{r}} G = 0$，$E = 0$ であるので，式2・130 のネルンスト式から，標準状態での起電力 $E^{\ominus}$ と K の関係について，式2・134 が得られる．

$$0 = E^{\ominus} - \frac{RT}{nF} \ln K$$

$$\ln K = \frac{nFE^{\ominus}}{RT} \tag{2・134}$$

　式2・132 を導くときと同様に整理すると，式2・135 が得られる．

$$\log_{10} K = \frac{nE^{\ominus}}{0.059\,16} \tag{2・135}$$

　式2・135 は，標準状態の起電力 $E^{\ominus}$ から平衡定数 K を求め，平衡状態を予測するのに有用である．たとえば，式2・123 の酸化還元反応（$2\,\mathrm{Ce^{4+}} + \mathrm{Sn^{2+}} \rightleftharpoons 2\,\mathrm{Ce^{3+}} + \mathrm{Sn^{4+}}$）では，標準状態の起電力 $E^{\ominus} = 1.57$ V であるから，式2・135 か

ら本反応の K が求まる.

$$\log_{10}K = \frac{2 \cdot 1.57}{0.059\,16} = 53.1$$

$$K = \frac{[Ce^{3+}]^2[Sn^{4+}]}{[Ce^{4+}]^2[Sn^{2+}]} = 10^{53.1} = 1.26 \times 10^{53}$$

K は非常に大きく,平衡では $[Ce^{4+}]$ と $[Sn^{2+}]$ に対して,$[Ce^{3+}]$ と $[Sn^{4+}]$ が圧倒的な大過剰にあることがわかる*.

* 式 2・123 の右向きの反応の反応速度が十分に大きい(平衡に達するまでの時間が短い)場合は,本反応を酸化還元滴定へと応用できる.§3・5・1 のセリウム滴定を参照.

例題 2・20　ダニエル電池　ダニエル電池の電池図,半反応,標準電極電位は下のとおりである.ダニエル電池に関する問い (a)～(c) に答えよ.

$$Zn\,|\,Zn^{2+} \vdots Cu^{2+}\,|\,Cu$$

$$Zn^{2+} + 2e^- \rightleftharpoons Zn \qquad E^{\ominus} = -0.7626\ V$$
$$Cu^{2+} + 2e^- \rightleftharpoons Cu \qquad E^{\ominus} = 0.340\ V$$

(a) 電池の全反応の反応式を示せ.

(b) 標準状態における電池の起電力を求めよ.

(c) この電池が放電し切った状態の平衡定数を求めよ(実際に放電し切ることはほぼないので仮定の状態である).

解 答　Cu^{2+} の還元の方が $E^{\ominus}$ は正側なので,電池を構成した場合,Cu^{2+}/Cu 系がカソードとなる.

$$
\begin{array}{ll}
\ Cu^{2+} + 2e^- \rightleftharpoons Cu & E^{\ominus} = 0.340\ V \\
-)\ Zn^{2+} + 2e^- \rightleftharpoons Zn & E^{\ominus} = -0.7626\ V \\
\hline
\ Zn + Cu^{2+} \rightleftharpoons Zn^{2+} + Cu & E^{\ominus} = 1.103\ V
\end{array}
$$

(a) $Zn + Cu^{2+} \rightleftharpoons Zn^{2+} + Cu$

(b) $E^{\ominus} = 1.103\ V$

(c) 式 2・135 より,

$$\log_{10}K = \frac{nE^{\ominus}}{0.059\,16} = \frac{2 \times 1.103}{0.059\,16} = 37.3$$

$$K = \frac{[Zn^{2+}]}{[Cu^{2+}]} = 10^{37.3} = 2.00 \times 10^{37}$$

平衡状態では,$[Cu^{2+}]$ と比較して $[Zn^{2+}]$ が大過剰である.

◯━ キーワード

□ 酸化数　　□ 酸化と還元　　□ 電池　　□ アノード
□ カソード　□ 起電力　　　　□ 標準電極電位　□ ネルンスト式

✔ チェックリスト

1. 物質が電子を失う(他の物質に電子を与える)反応を酸化(酸化数は増加),物質が電子を受け取る反応を還元(酸化数は減少)という.

2. ダニエル電池のように,化学エネルギーを電気的仕事に変換することを目的とする装置

を電池（化学電池）という．

3. 電池でも，電気分解でも，酸化の起こる電極をアノード，還元の起こる電極をカソードという．電池では，アノードを負極，カソードを正極という．電気分解では，アノードを陽極，カソードを陰極という．

4. 任意の温度において，標準状態の酸化体 Ox と還元体 Red からなる電極と標準水素電極（SHE）によって電池を構成したとき，下記の反応が進行する電極が，SHE に対して

 コラム2・5

生体内の酸化還元反応 ——エネルギー代謝

　ヒトはエネルギーを獲得するために，炭水化物などを二酸化炭素 CO_2 と水 H_2O に酸化的に分解する一連の酸化還元反応を利用している（ただし内呼吸を構成するすべての反応が酸化還元反応というわけではない）．

　グルコース $C_6H_{12}O_6$ からエネルギーを得る場合，細胞質の解糖系で $C_6H_{12}O_6$ を分解して2分子のピルビン酸 $CH_3COCOOH$ を生成し，これをミトコンドリアのマトリックスへ輸送し，酸化的脱炭酸反応によって CO_2 とアセチル CoA（CH_3COCoA）に変換する．CH_3COCoA はクエン酸回路（TCA 回路）で代謝され，2分子の CO_2 が放出される．これらの過程で生成する NADH（還元型ニコチンアミドアデニンジヌクレオチド）および $FADH_2$（還元型フラビンアデニンジヌクレオチド）は，ミトコンドリアの内膜（クリステ）に存在する電子伝達系（呼吸鎖）に電子 e^-（および水素イオン H^+）を渡し，受け渡された e^- は O_2 を還元し，H_2O を生成する．電子伝達系は酸化的リン酸化と共役し，1 mol の NADH から約 2.5 mol，1 mol の $FADH_2$ から約 1.5 mol の ATP（アデノシン三リン酸）を生成する．

　ここでは，ATP 産生に重要な NADH による O_2 の H_2O への還元について，酸化還元平衡の観点から考えてみよう．生化学領域で酸化還元平衡を取扱う場合，生化学的な標準状態（$[H^+]=10^{-7}$ mol/L）を考慮して，活量の代わりにモル濃度を用いてネルンスト式と同じ形式で定義することが多い（$E^{\ominus\prime}$ で表す）[*1]．NAD^+/NADH 系の $E^{\ominus\prime}$ は，25 ℃，pH 7 において，

$$NAD^+ + 2H^+ + 2e^- \rightleftharpoons NADH + H^+ \qquad E^{\ominus\prime} = -0.32 \text{ V}$$

となる．同じ条件における O_2 の還元と $E^{\ominus\prime}$ は次式で示される．

$$\frac{1}{2}O_2 + 2H^+ + 2e^- \rightleftharpoons H_2O \qquad E^{\ominus\prime} = 0.82 \text{ V}$$

二つの半反応を比較すると，O_2 の還元の $E^{\ominus\prime}$ の方が正側にあるので，電池を構成した場合の全反応と起電力は次のようになる．

$$
\begin{array}{ll}
 \frac{1}{2}O_2 + 2H^+ + 2e^- \rightleftharpoons H_2O & E^{\ominus\prime} = 0.82 \text{ V} \\
-)\ NAD^+ + 2H^+ + 2e^- \rightleftharpoons NADH + H^+ & E^{\ominus\prime} = -0.32 \text{ V} \\
\hline
 \frac{1}{2}O_2 + NADH + H^+ \rightleftharpoons H_2O + NAD^+ & E^{\ominus\prime} = 1.14 \text{ V}
\end{array}
$$

　式 2・115 の $\Delta_r G = -nFE$ より，25 ℃，pH 7 における反応ギブズエネルギー $\Delta_r G^{\ominus\prime} = -2 \times 96\,485\,[C/mol] \times 1.14\,[V] = -2.20 \times 10^5\,[CV/mol] = -220\,[kJ/mol] < 0$ となる（この過程は正方向に自発的に起こる）．

　以上のように，水に溶ける有機化合物であれば，$E^{\ominus\prime}$ を利用することによって，本文で述べた無機化合物と同様の酸化還元平衡の取扱いが可能である．なお，解糖系，クエン酸回路，電子伝達系を構成する酸化還元反応の詳細は，生化学で取扱う[*2]．

*1 §3・5・1参照．

*2 3巻 Ⅶ. 生命科学，10章参照．

示す電位を標準電極電位という.

$$Ox \text{（酸化体）} + ne^- \rightleftharpoons Red \text{（還元体）}$$

5. Ox_1/Red_1 系がカソード，Ox_2/Red_2 系がアノードとなる電池の全反応は次のように示される.

$$Ox_1 + Red_2 \rightleftharpoons Red_1 + Ox_2$$

この電池の電極電位 E は，ネルンスト式によって示される.

$$E = E^\ominus - \frac{RT}{nF} \ln \frac{a_{Red_1} a_{Ox_2}}{a_{Ox_1} a_{Red_2}}$$

ネルンスト式は標準状態ではない状態の電極電位を与え，$E^\ominus$ は標準状態の電池の起電力（標準起電力），R は気体定数，T は熱力学温度，n は関与電子数，F はファラデー定数，a_{Ox_1}，a_{Red_1}，a_{Ox_2}，a_{Red_2} は Ox_1，Red_1，Ox_2，Red_2 の活量である.

2・6　分 配 平 衡

2・6・1　分 配 係 数

分液漏斗に水と混ざりあわない有機溶媒と水を入れると互いに飽和しあい，界面を形成して二液相となる．これに解離していない物質 S を加えて溶かし十分に振とうした後静置すると，再び二液相に分相し，S は有機相と水相に一定の割合で分布して平衡状態に達する．このように，物質が二液相に溶解して分布することを**分配**，この平衡を**分配平衡**とよび，有機相中の S の濃度を $[S]_o$，水相中の S の濃度を $[S]_w$ とすると，その割合は，

分配
partition, distribution

分配平衡
partition equilibrium

$$K_D = \frac{[S]_o}{[S]_w} \tag{2・136}$$

で表される．この K_D を**分配係数**といい，一定の温度および圧力のもとで，溶媒系が一定の場合，溶質の絶対量や振とう時間に関係なく一定，すなわち物質に固有の値となる．これを**分配則**または**ネルンストの分配律**という．式 2・136 は両相間において同一化学種として存在する場合に成立する.

分配係数
partition coefficient,
distribution coefficient

分配則 partition law

ネルンストの分配律
Nernst's partition law

> **例題 2・21　分配係数**　ある物質 A のベンゼン/水間における分配について，問い (a)，(b) に答えよ．ただし，物質 A は二相溶媒中で解離や会合をしないものとする.
>
> (a) 物質 A 150 mg が水溶液 200 mL 中に溶解している．これにベンゼン 50 mL を加え，十分に振とうしたところ，分相後のベンゼン相中の物質 A の濃度は 2 mg/mL となった．この物質 A の分配係数 K_D（ベンゼン相中の濃度/水相中の濃度）を求めよ.
>
> (b) このベンゼン相を除去し，新しいベンゼン 50 mL を残った水相に加え，十分に振とうした．新たにベンゼン相に移行した物質 A の量〔mg〕を求めよ.

解 答　(a) ベンゼン相中には 2 mg/mL＝100 mg/50 mL の物質 A が分配しているので，物質 A は，水相中に 150－100 ＝ 50 mg 残っており，その濃度は，50 mg/200 mL＝ 0.25 mg/mL である．したがって，

$$K_D = \frac{2 \,[\mathrm{mg/mL}]}{0.25 \,[\mathrm{mg/mL}]} = 8$$

となる.

(b) 新たにベンゼン相に移行した物質Aの量を x mg とすると,

$$K_D = \frac{x \,[\mathrm{mg}]/50 \,[\mathrm{mL}]}{(50-x) \,[\mathrm{mg}]/200 \,[\mathrm{mL}]} = 8 \quad \text{ゆえに} \quad x = 33.3 \text{ mg}$$

[別解]　水相に残った物質Aの量を x mg とすると,

$$K_D = \frac{(50-x) \,[\mathrm{mg}]/50 \,[\mathrm{mL}]}{x \,[\mathrm{mg}]/200 \,[\mathrm{mL}]} = 8 \quad \text{であるから} \quad x = 16.7 \text{ mg}$$

ベンゼン相中に移行した物質Aの量は, $50-16.7 = 33.3$ mg である.

2・6・2　分配比（見かけの分配係数）

　　酸性物質 HA は, 水溶液を十分に酸性にすると分子形となり, 有機相と水相との間で分配係数 K_D により分配する. しかし, 水溶液の pH を変化させると, 解離したり, 有機相の種類によっては会合したりする. 分子形のほかにイオン形や二量体が存在する場合は, 分配係数 K_D だけで物質の分配状態を表すことはできない.

分配比 distribution ratio

見かけの分配係数
apparent partition coefficient

　　そこで, これらの化学種を含む各相の全物質濃度の比を**分配比**または**見かけの分配係数** D として次のように表す.

$$D = \frac{\text{有機相中に存在する物質の全濃度}}{\text{水相中に存在する物質の全濃度}} = \frac{c_o}{c_w}$$

a. 水相中での分子の解離　　水溶液の pH を上昇させていくと HA の一部が次のように解離する. HA の酸解離定数を K_a とすると,

$$\mathrm{HA} \rightleftharpoons \mathrm{H^+ + A^-} \qquad K_a = \frac{[\mathrm{H^+}][\mathrm{A^-}]}{[\mathrm{HA}]_w} \qquad (2 \cdot 137)$$

となる. このとき, 有機相中に存在するのがすべて分子形 HA であるとすると, 水相中には分子形 HA と共にイオン形 $\mathrm{A^-}$ も存在するので,

$$D = \frac{c_o}{c_w} = \frac{[\mathrm{HA}]_o}{[\mathrm{HA}]_w + [\mathrm{A^-}]} \qquad (2 \cdot 138)$$

[*1] pH$=-\log_{10}[\mathrm{H^+}]$ より

$\log_{10}[\mathrm{H^+}] = -\mathrm{pH}$
$[\mathrm{H^+}] = 10^{-\mathrm{pH}}$

同様に p$K_a = -\log_{10}K_a$ より

$K_a = 10^{-pK_a}$

であるから,

$\dfrac{K_a}{[\mathrm{H^+}]} = \dfrac{10^{-pK_a}}{10^{-\mathrm{pH}}}$
$= 10^{\mathrm{pH}-pK_a}$

となる.

[*2] p.28, 欄外注 *3 を参照のこと.

と表すことができる. 式 2・136 と 2・137 から式 2・138 は,

$$D = \frac{[\mathrm{HA}]_o}{[\mathrm{HA}]_w + K_a \dfrac{[\mathrm{HA}]_w}{[\mathrm{H^+}]}} = \frac{[\mathrm{HA}]_o}{[\mathrm{HA}]_w \left(1 + \dfrac{K_a}{[\mathrm{H^+}]}\right)}$$

$$= \frac{K_D}{1 + \dfrac{K_a}{[\mathrm{H^+}]}} = \frac{K_D}{1 + 10^{\mathrm{pH}-pK_a}}$$

となる[*1]. D は K_D に水相中での HA の分子形分率[*2] $1/(1+10^{\mathrm{pH}-pK_a})$ を掛けた

値であり，pH に依存して変化し，$[H^+]$ が大きくなるにつれて D は K_D に近づき，$[H^+]$ が小さくなるにつれて D は小さくなることがわかる.

b. 有機相中での分子の会合　　カルボン酸 HA は，ベンゼン/水のような極性の低い有機溶媒/水系の二相溶媒に入れると，有機相中で HA 同士が水素結合して二量体 $(HA)_2$ を形成することがある（図2·18）. このとき，二量体生成定数 K_d は，

$$2HA \rightleftharpoons (HA)_2 \qquad K_d = \frac{[(HA)_2]_o}{[HA]_o^2}$$

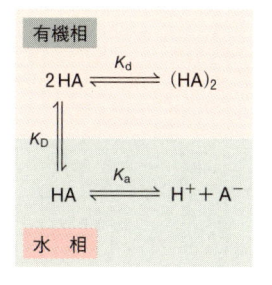

図2·18　カルボン酸 HA の有機相と水相間の分配平衡

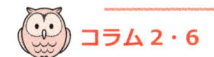 **コラム2·6**

分配係数の熱力学的定義

　すでに，本シリーズ基礎薬学 I.物理化学 §11·2·7 や，本書の §2·1 で学修したように，分配係数も熱力学的に定義づけられるので復習しておこう. 物質 A の化学ポテンシャル μ_A は，

$$\mu_A = \mu_A^\ominus + RT \ln a_A$$

$\mu_A^\ominus$: 物質 A の標準化学ポテンシャル，R: 気体定数，
T: 絶対温度，a_A: 物質 A の活量

で表される. したがって，たとえば有機溶媒/水系において，水相中の物質 A の化学ポテンシャルを μ_{Aw}，標準化学ポテンシャルを $\mu_{Aw}^\ominus$，活量を a_{Aw} とすると，

$$\mu_{Aw} = \mu_{Aw}^\ominus + RT \ln a_{Aw} \qquad ①$$

となり，同様に，有機相中の物質 A の化学ポテンシャルを μ_{Ao}，標準化学ポテンシャルを $\mu_{Ao}^\ominus$，活量を a_{Ao} とすると，

$$\mu_{Ao} = \mu_{Ao}^\ominus + RT \ln a_{Ao} \qquad ②$$

となる. ここで物質 A が水相から有機相に移行した場合，ギブズエネルギー変化 ΔG は，

$$\Delta G = \mu_{Ao} - \mu_{Aw} \qquad ③$$

で表され，分配平衡が成立している場合，$\Delta G = 0$ であるので，式③ は，式①，②より，

$$\mu_{Ao} - \mu_{Aw} = (\mu_{Ao}^\ominus + RT \ln a_{Ao}) - (\mu_{Aw}^\ominus + RT \ln a_{Aw}) = 0$$
$$(\mu_{Ao}^\ominus - \mu_{Aw}^\ominus) + (RT \ln a_{Ao} - RT \ln a_{Aw}) = 0$$
$$RT \ln \frac{a_{Ao}}{a_{Aw}} = \mu_{Aw}^\ominus - \mu_{Ao}^\ominus \qquad ④$$

分配係数 $K_D = a_{Ao}/a_{Aw}$ とすると，希薄溶液では $a_A = [A]$ とおけるので，

$$\log_{10} K_D = \log_{10} \frac{a_{Ao}}{a_{Aw}} = \log_{10} \frac{[A]_o}{[A]_w} = \frac{1}{2.3026} \ln \frac{[A]_o}{[A]_w}$$
$$= \frac{1}{2.3026\,RT} (\mu_{Aw}^\ominus - \mu_{Ao}^\ominus)$$

となる（最終項への変換は ④ を用いた）. R は定数であることから，温度 T が一定ならば，K_D は，有機相，水相中の物質 A の濃度に関係なく，物質 A の標準化学ポテンシャルの差によって決まることがわかる.

と表される．有機相中に存在する二量体の濃度 $[(HA)_2]_o$ を 2 倍すると，二量体の形成に要した HA の濃度に等しくなるから，分配比 D は，

$$D = \frac{c_o}{c_w} = \frac{[HA]_o + 2[(HA)_2]_o}{[HA]_w + [A^-]} = \frac{[HA]_o + 2K_d[HA]_o^2}{[HA]_w\left(1 + \dfrac{K_a}{[H^+]}\right)}$$

$$= \frac{K_D(1 + 2K_d[HA]_o)}{1 + \dfrac{K_a}{[H^+]}} = \frac{K_D(1 + 2K_d[HA]_o)}{1 + 10^{pH-pK_a}}$$

または

$$D = \frac{K_D(1 + 2K_DK_d[HA]_w)}{1 + \dfrac{K_a}{[H^+]}} = \frac{K_D(1 + 2K_DK_d[HA]_w)}{1 + 10^{pH-pK_a}}$$

となる．

2・6・3 溶 媒 抽 出

溶媒抽出 solvent
extraction: 液-液抽出
(liquid-liquid extraction) と
もいう．

　溶媒抽出は，二液相間における物質の分配平衡を利用して，一方の液相に存在する物質を他方の液相に移行させる操作をいう．多くの場合，水相中の目的物質を，その疎水性に着目して有機相中に抽出し，水相中に共存する他の物質と分離する．

　a. 抽 出 率　　ある物質が水溶液中に存在するとき，これに水と混ざりあわない有機溶媒を加えてよく振とう，静置し，平衡状態とした場合，水相から有機抽出率 extractability相に移行した物質の割合を**抽出率** E (%) として次のように表す．有機相の濃度と体積をそれぞれ c_o, V_o，水相の濃度と体積をそれぞれ c_w, V_w とすると，

$$E(\%) = \frac{c_oV_o}{c_oV_o + c_wV_w}\times 100 = \frac{DV_o}{DV_o + V_w}\times 100 = \frac{D}{D + \dfrac{V_w}{V_o}}\times 100 \qquad (2\cdot139)$$

となる．式 2・139 から，抽出率を大きくするには，有機溶媒の体積を大きくしたり，D が大きくなる有機溶媒を選択することが必要であることがわかる．

　b. 多段抽出（繰返し抽出）　　分配比が大きい物質を抽出する場合には，分液漏斗で抽出操作を 1 回行うだけで十分であるが，一般に，与えられた溶媒量で抽出率を高くするには，一度に全量を用いるのではなく，何回かに分けて用いる 多段抽出（繰返し抽出）が効果的である．

　たとえば，ある物質 A 1.0 g を含む水溶液 100 mL からベンゼン 100 mL を用いて物質 A を抽出する場合，ベンゼン/水での物質 A の分配比 $D=c_o/c_w=4.0$ とし，ベンゼン 100 mL を一度に使う場合と 50 mL ずつ 2 回に分けて使う場合の抽出率を比較してみる．

　まず，ベンゼン 100 mL を一度に使う場合，水相に残る物質 A の量を x g とすると，

$$D = \frac{c_\text{o}}{c_\text{w}} = \frac{\dfrac{1.0 - x\,(\text{g})}{100\,(\text{mL})}}{\dfrac{x\,(\text{g})}{100\,(\text{mL})}} = 4.0 \quad \text{ゆえに} \quad x = 0.2\,\text{g}$$

ベンゼン相に抽出された物質 A は $1.0 - 0.2 = 0.8\,\text{g}$ であるので，抽出率は $(0.8\,(\text{g})/1.0\,(\text{g})) \times 100 = 80\%$ である.

　次に，ベンゼンを 50 mL ずつ 2 回に分けて使う場合では，各回の抽出操作で水相に残る物質 A の量を順に x_1, x_2 g とすると，

$$D = \frac{c_\text{o}}{c_\text{w}} = \frac{\dfrac{1.0 - x_1\,(\text{g})}{50\,(\text{mL})}}{\dfrac{x_1\,(\text{g})}{100\,(\text{mL})}} = 4.0, \quad \frac{\dfrac{x_1 - x_2\,(\text{g})}{50\,(\text{mL})}}{\dfrac{x_2\,(\text{g})}{100\,(\text{mL})}} = 4.0 \quad \text{ゆえに} \quad x_2 = 0.11\,\text{g}$$

2 回の抽出操作でベンゼン相に抽出された物質 A の総量は $1.0 - 0.11 = 0.89\,\text{g}$ であるので，抽出率は $(0.89\,(\text{g})/1.0\,(\text{g})) \times 100 = 89\%$ となり，溶媒を一度に使う場合よりも分けて使う方が高い抽出率が得られることがわかる.

　一般に，w_0 g の物質を含む水溶液 V_w mL に，水と混ざりあわない有機溶媒を加えて物質を有機相に抽出する場合，各回の溶媒量を V_o mL として一定にすると，n 回の抽出操作で得られる量は，次のように考えることができる.

1) 1 回目の抽出操作：水相中に残る量を w_1 g とすると，

$$D = \frac{\dfrac{w_0 - w_1}{V_\text{o}}}{\dfrac{w_1}{V_\text{w}}} \quad \text{ゆえに} \quad w_1 = w_0\left(\frac{V_\text{w}}{DV_\text{o} + V_\text{w}}\right)$$

2) 2 回目の抽出操作：水相中に残る量を w_2 g とすると，

$$D = \frac{\dfrac{w_1 - w_2}{V_\text{o}}}{\dfrac{w_2}{V_\text{w}}} \quad \text{ゆえに} \quad w_2 = w_1\left(\frac{V_\text{w}}{DV_\text{o} + V_\text{w}}\right) = w_0\left(\frac{V_\text{w}}{DV_\text{o} + V_\text{w}}\right)^2$$

3) n 回目の抽出操作：水相中に残る量を w_n g とすると，

$$D = \frac{\dfrac{w_{n-1} - w_n}{V_\text{o}}}{\dfrac{w_n}{V_\text{w}}} \quad \text{ゆえに} \quad w_n = w_{n-1}\left(\frac{V_\text{w}}{DV_\text{o} + V_\text{w}}\right) = w_0\left(\frac{V_\text{w}}{DV_\text{o} + V_\text{w}}\right)^n$$

$$\text{(2·140)}$$

　したがって，水相中に残る量は，抽出回数が多くなるほど指数関数的に減少し，有機相に抽出される量 $(w_0 - w_n)$ g は w_0 g に近づくことがわかる. しかし，5 回以上の抽出操作は実際的ではなく，より適切な溶媒を選択する方が重要である.

例題 2 · 22　抽出率　物質 A 5 g を含む水溶液 100 mL をジエチルエーテル 100 mL で 1 回抽出する場合 (a) と，50 mL ずつで 2 回続けて抽出する場合 (b) について抽出率 E（%）を求めよ. ただし，分配比 D（有機相中の濃度/水相中の濃度）=3 とし，ジエ

* 分液漏斗にジエチル
エーテルと水をそれぞれ
50 mL ずつ入れてもエーテ
ル相と水相は 50 mL ずつ
とはならない. これは溶媒
が互いにそれぞれの溶媒で
飽和し合うからである. 分
配比 D を求めるにはエー
テル相と水相の体積が必要
になるので記載した条件を
前提とすることが多い. 3
巻 I. 物理化学, §12・4 参
照.

チルエーテルは水で飽和されており, 抽出操作による水溶液の損失はないものとする*.

解 答 (a) ジエチルエーテル 100 mL で 1 回抽出する場合, 有機相に移行した物質
A の量を x g とすると,

$$D = \frac{c_o}{c_w} = \frac{x \,[\text{g}]/100 \,[\text{mL}]}{(5-x) \,[\text{g}]/100 \,[\text{mL}]} = 3 \qquad \text{ゆえに} \qquad x = 3.75 \text{ g}$$

となるので, 抽出率 E は $(3.75 \,[\text{g}]/5 \,[\text{g}]) \times 100 = 75\%$ となる.

[別解] 式 2・139 に代入すると,

$$E = \frac{D}{D+(V_w/V_o)} \times 100 = \frac{3}{3+(100/100)} \times 100 = 75\%$$

となる.

(b) ジエチルエーテル 50 mL ずつで 2 回抽出する (1 回目: x_1 g, 2 回目: x_2 g) 場
合,

$$\frac{x_1 \,[\text{g}]/50 \,[\text{mL}]}{(5-x_1) \,[\text{g}]/100 \,[\text{mL}]} = 3 \qquad \text{ゆえに} \qquad x_1 = 3 \text{ g}$$

$$\frac{x_2 \,[\text{g}]/50 \,[\text{mL}]}{(2-x_2) \,[\text{g}]/100 \,[\text{mL}]} = 3 \qquad \text{ゆえに} \qquad x_2 = 1.2 \text{ g}$$

となるので, 抽出率 E は $[(3+1.2) \,[\text{g}]/5 \,[\text{g}]] \times 100 = 84\%$ となる.

[別解] 最初の物質量を w_0 g, 2 回目の抽出操作で水相中に残る物質量を w_2 g とす
ると, 式 2・140 より,

$$w_2 = w_0 \left(\frac{V_w}{DV_o + V_w} \right)^2 = 5 \times \left(\frac{100}{3 \cdot 50 + 100} \right)^2 = 0.8 \text{ g}$$

となる. 有機相に抽出された物質 A の量は $5-0.8 = 4.2$ g であり, 抽出率 E は $(4.2 \,[\text{g}]/5 \,[\text{g}]) \times 100 = 84\%$ となる.

---

c. 抽出に及ぼす影響 塩化ナトリウム NaCl, 硫酸アンモニウム $(NH_4)_2SO_4$
などの無機塩類を有機溶媒/水系の二相溶媒に添加すると, 水相中に溶解してい
る極性物質の溶解度が低下する. これを利用して有機相への移行を促進させ, 抽
出率を増加させることができる.

また, 有機溶媒の極性の違いも抽出率に影響を与える. 表2・12 におもな溶媒

表2・12 代表的な溶媒の比誘電率[†1]

溶 媒	比誘電率	溶 媒	比誘電率	溶 媒	比誘電率
ペンタン	1.8	ジエチルエーテル	4.3	アセトン[†2]	20.7
ヘキサン	1.9	クロロホルム	4.8	エタノール[†2]	24.6
シクロヘキサン	2.0	酢酸エチル	6.0	メタノール[†2]	32.7
四塩化炭素	2.2	1-オクタノール	10.3	アセトニトリル[†2]	37.5
ベンゼン	2.3	1-ブタノール	17.5	ジメチルスルホキシド[†2]	46.7
トルエン	2.4	1-プロパノール[†2]	20.3	水	78.4

†1 ペンタンは 25 ℃ の値. それ以外は 20 ℃ の値.
†2 水と混ざり一相となるが, 水の代わりに他の有機溶媒と二相を形成させたり, 他の有機溶媒/水の二相
    溶媒に添加して用いたりする.

の比誘電率を示す．一般に，比誘電率が小さい有機溶媒ほど極性が小さく，水と混ざりにくくなる．したがって，疎水性の高い物質ほど極性が小さい溶媒に抽出されやすい．

溶媒抽出は，液体クロマトグラフィーの分配モードの原理であり，生体試料の前処理法としても用いられている．

2・6・4 医療への応用

1-オクタノール/水間の分配係数* または分配比は薬物の消化管吸収や薬物移行性などの指標として用いられている．分配係数の場合は K_D の代わりに P を用い，対数をとって，$\log_{10}P$ または $\log_{10}P_{o/w}$，分配比の場合は $\log_{10}D$ または $\log_{10}D_{o/w}$ などと表記されることが多い．$\log_{10}P$ または $\log_{10}D$ の値が大きい薬物ほど 1-オクタノール相に分配しやすく，脂溶性が高いことを示しており，消化管の細胞膜を構成している脂質二重層を通過しやすく，吸収されやすいことを表している．そのため，これらの値が高い場合には，組織移行性が高く，蓄積しやすいことが予想できる．

* **オクタノール/水分配係数** octanol/water partition coefficient: $P_{o/w}$, $K_{o/w}$ で表し，一般に常用対数で記述される．

表2・13 には 2 型糖尿病治療薬として用いられるアログリプチン安息香酸塩（図2・19）の pH 変化に伴う $\log_{10}D$ の変化を示す．

表2・13　1-オクタノール/水系におけるアログリプチン安息香酸塩の pH による $\log_{10}D$（25 ℃）の変化[†]

pH	分配比 $\log_{10}D$	pH	分配比 $\log_{10}D$	pH	分配比 $\log_{10}D$
3.0	−4.8	6.5	−1.4	9.0	0.5
4.0	−3.8	7.0	−0.9	10.0	0.6
5.0	−2.8	7.4	−0.5	11.0	0.6
6.0	−1.9	8.0	0.0	12.0	0.6

[†]　分配比 $\log_{10}D = \log_{10}(c_o/c_w)$，$c_o/c_w$ は 1-オクタノール相中のアログリプチン濃度/水相中のアログリプチン濃度．アログリプチン安息香酸塩/ピオグリタゾン塩酸塩配合錠（リオベル®配合錠）のインタビューフォームから表記を変更して引用．

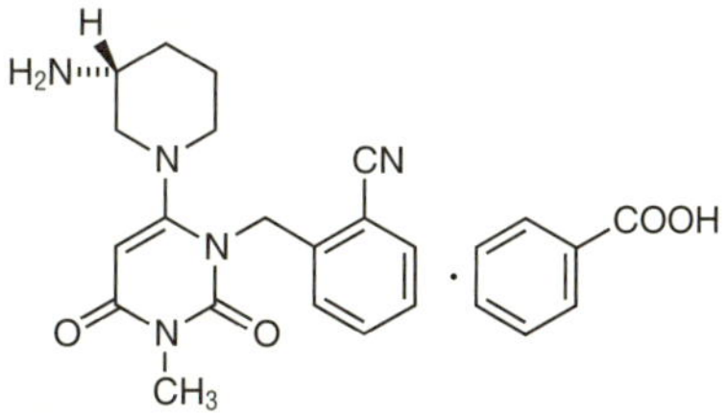

図2・19　アログリプチン安息香酸塩の化学構造

$\log_{10}D$ は pH 3.0〜7.4 までは負の値をとっているが，pH 9.0〜12.0 では正の値になっている．これは，酸性側ではイオン形（解離形）となっているため水相に多く分配するが，塩基性側では分子形となる割合が増えて 1-オクタノール相に分配することを示している．このことから，アログリプチンが塩基であることがわかる．

また，pH 10.0〜12.0 では pH に関係なく $\log_{10}D = 0.6$ となっているため，アログリプチンは分子形として存在していることがわかる．したがって，アログリプチンの分配係数 $K_D = 10^{0.6} = 4$ である．

一方，pH 8.0 において，$\log_{10}D = 0.0$ であるから，$D = 10^0 = 1$ である．この結果から，アログリプチンの pK_a は，

$$D = \frac{K_D}{1 + 10^{pK_a - pH}} = \frac{4}{1 + 10^{pK_a - 8}} = 1 \qquad ゆえに \qquad pK_a = 8.5$$

* D の計算式は §2・6・2a, 章末問題 2・21 参照.

と計算できる*.

🔑 **キーワード**

☐ 分配係数　　　　　☐ 分配比　　　　　☐ 溶媒抽出
☐ 抽出率　　　　　　☐ 多段抽出（繰返し抽出）

✔ **チェックリスト**

1. 分配係数 K_D は，有機相と水相中に存在する物質の分子形の濃度比で，溶媒系が一定の場合，溶質の物質に固有の値で，一定温度，一定圧力のもとで定数となる.
2. 分配比 D は有機相と水相中に存在する物質の分子形とイオン形の総濃度の比で，pH によって変化する.
3. 水相から有機相に移行した物質の割合を抽出率 E（%）といい，有機相および水相の体積により変化する.
4. 有機溶媒の総量が同じ場合，溶媒を一度に使うより複数回に分けて使う多段抽出（繰返し抽出）の方が抽出率は高くなる.
5. 無機塩類を有機溶媒/水系二相溶媒に加えて物質の溶解度を低下させ，水相から有機相への移行を促進させると抽出率を増加させることができる.

2・7　イオン交換平衡

イオン交換 ion exchange

イオン交換樹脂
ion-exchange resin

　イオン交換とは，イオン性物質中のイオン結合している陽イオンまたは陰イオンのいずれかが，それと同符号の他のイオンと可逆的に交換する現象のことである. **イオン交換樹脂**はイオン性の官能基が結合した合成高分子で，水溶液の脱塩やアミノ酸の分離などに利用される.

2・7・1　イオン交換樹脂

イオン交換体
ion exchanger

陽イオン交換樹脂
cation-exchange resin

陰イオン交換樹脂
anion-exchange resin

　イオン交換樹脂は**イオン交換体**の一種で，陽イオンを交換する**陽イオン交換樹脂**と陰イオンを交換する**陰イオン交換樹脂**がある.
　イオン交換樹脂は，支持体（担体）にイオン交換基を共有結合させて合成する. たとえば，スチレンとジビニルベンゼンを反応させると**スチレン-ジビニルベンゼン共重合体**（架橋ポリスチレン）が生成するが，これを支持体として，濃硫酸 H_2SO_4 を反応させるとスルホ化が起こり，ベンゼン環にスルホ基 $-SO_3^-H^+$ が結合して強酸性陽イオン交換樹脂ができる（図 2・20）. 一方，ベンゼン環にトリメチルアンモニウム基の水酸化物 $-CH_2N^+(CH_3)_3OH^-$ が結合すると強塩基

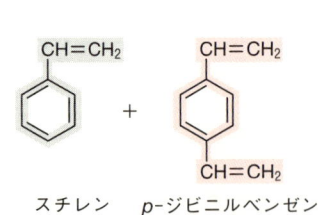

スチレン　　p-ジビニルベンゼン

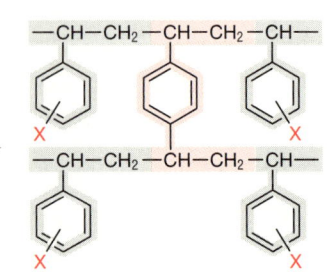

共重合 →

イオン交換基 (X)
X: $-SO_3H$, $-COOH$,
$-CH_2N(CH_3)_3OH$ など

スチレン-ジビニルベンゼン共重合体

図 2・20　イオン交換樹脂の例　スチレン-ジビニルベンゼン共重合体の合成

性陰イオン交換樹脂ができる.

　p-ジビニルベンゼンは架橋剤としての役目をするため, 含有量を調節することにより, ポリスチレン分子間の**架橋**の度合いを変えることができる. すなわち, ジビニルベンゼンの量を増やすと架橋度が高くなる. **表2・14**には, おもなイオン交換樹脂の種類と性質を示す.

架橋 crosslinking

表2・14　おもなイオン交換樹脂の種類と性質

種　類	性　質	支 持 体	交 換 基	有効 pH 範囲
陽イオン交換樹脂	強酸性	ポリスチレン系	$-SO_3H$	0〜14
	弱酸性	メタクリル酸系	$-COOH$	6〜14
陰イオン交換樹脂	強塩基性	ポリスチレン系	$-CH_2N(CH_3)_3OH$	0〜14
	弱塩基性	ポリスチレン系	$-CH_2NH(CH_3)_2OH$	0〜 7
		ポリスチレン系	$-CH_2NH_2(CH_3)OH$	0〜 7

例題 2・23　イオン交換樹脂　次の記述 (a), (b) の空欄 ア〜エ に適切な語句を入れよ.

　(a) イオン交換樹脂には陽イオン交換樹脂や陰イオン交換樹脂などがあり, 陽イオン交換樹脂はスルホ基のような ア 性の基をもち, 水溶液中の イ がこれらの基の水素イオンと交換する.

　(b) 一方, 陰イオン交換樹脂はトリメチルアンモニウム基の水酸化物のような ウ 性の基をもち, 水溶液中の エ がこれらの基の水酸化物イオンと交換する.

解答　ア. 酸, イ. 陽イオン, ウ. 塩基, エ. 陰イオン

たとえば塩化ナトリウム水溶液を樹脂に通すと次式の交換が起こる.

陽イオン交換樹脂

陰イオン交換樹脂

例題 2・24　イオン交換樹脂の溶出液　0.2 mol/L 塩酸 5.0 mL と 0.2 mol/L 塩化カリウム水溶液 6.0 mL の混合溶液を強酸性陽イオン交換樹脂 R-SO₃H に通した後, 溶出液を 0.1 mol/L 水酸化ナトリウム水溶液で滴定したところ, 中和するのに 20.0 mL 消費した. 溶出液中に含まれている塩化カリウムの量〔mg〕を求めよ. ただし, 塩化カリウムの式量を 74.5 とする.

解答　0.2 mol/L HCl 5.0 mL は陽イオン交換樹脂を素通りし, そのまま 0.1 mol/L NaOH 10.0 mL と反応する. そのため, 0.1 mol/L NaOH (20.0−10.0) mL 分が KCl と陽イオン交換樹脂の反応で生じた HCl により消費されたことになる. したがって, 溶出液中の KCl 量〔mg〕は,

$$\left(0.2\times\frac{6.0}{1000} - 0.1\times\frac{10.0}{1000}\right)\times74.5\times1000 = 14.9 \text{ mg}$$

である.

2・7・2 イオン交換容量

イオン交換容量
ion-exchange capacity

イオン交換樹脂 1 g が交換しうるイオンの最大の物質量〔mmol〕を**イオン交換容量**という. たとえば, 乾燥した強酸性陽イオン交換樹脂（$R\text{-}SO_3H$ で表す）1.0 g をガラス管に詰め, これに 1.0 mol/L 塩化ナトリウム NaCl 水溶液を十分に通した後, 水で中性になるまで洗浄し, 溶出液と洗液を合わせ, 0.10 mol/L 水酸化ナトリウム NaOH 水溶液で滴定したとき, その消費量が 40.0 mL であったとすると, $R\text{-}SO_3H$ と NaCl の反応および溶出した塩酸 HCl と NaOH の反応はそれぞれ,

$$R\text{-}SO_3H + NaCl \rightleftharpoons R\text{-}SO_3Na + HCl$$
$$HCl + NaOH \longrightarrow NaCl + H_2O$$

であるから, $R\text{-}SO_3H$ と NaOH の物質量は等しくなる. したがって, イオン交換容量は,

$$0.10 \times \frac{40.0}{1000} = 4.0 \times 10^{-3} = 4.0 \text{ mmol/g}$$

となる.

一方, 強塩基性陰イオン交換樹脂〔$R\text{-}CH_2N(CH_3)_3OH$ で表す〕の場合, たとえば, この樹脂 1.0 g に 0.10 mol/L 硫酸ナトリウム Na_2SO_4 水溶液 50.0 mL を加え, イオン交換が終了した後, その上澄み液に過剰の塩化バリウム $BaCl_2$ 水溶液を加えたところ 2.5×10^{-3} mol の沈殿が生成したとする. $R\text{-}CH_2N(CH_3)_3OH$ と Na_2SO_4 の反応および Na_2SO_4 と $BaCl_2$ の反応はそれぞれ,

$$2\,R\text{-}CH_2N(CH_3)_3OH + Na_2SO_4 \rightleftharpoons \{R\text{-}CH_2N(CH_3)_3\}_2SO_4 + 2\,NaOH$$
$$Na_2SO_4 + BaCl_2 \longrightarrow BaSO_4\downarrow + 2\,NaCl$$

であり, イオン交換されなかった Na_2SO_4 と $BaSO_4$ は物質量が等しいから, この樹脂のイオン交換容量を x mol/g とすると,

$$\frac{NaOH〔= R\text{-}CH_2N(CH_3)_3OH〕の物質量〔mol〕}{樹脂とイオン交換反応した Na_2SO_4 の物質量〔mol〕} = \frac{2}{1}$$
$$= \frac{x}{0.10 \times (50.0/1000) - 2.5 \times 10^{-3}}$$
$$x = 5.0 \times 10^{-3} = 5.0 \text{ mmol/g}$$

である.

例題 2・25 イオン交換容量 強塩基性陰イオン交換樹脂 $R\text{-}CH_2N(CH_3)_3OH$ 1.0 g をガラス管に詰め, これに塩化ナトリウム水溶液を通した後, 溶出液を 0.05 mol/L 硫酸で滴定したところ, 40.0 mL 消費した. 樹脂に通した塩化ナトリウムがすべて反応したとして, この樹脂のイオン交換容量〔mmol/g〕を求めよ.

解答　この操作の反応は，

$$R\text{-}CH_2N(CH_3)_3OH + NaCl \longrightarrow R\text{-}CH_2N(CH_3)_3Cl + NaOH$$
$$2NaOH + H_2SO_4 \longrightarrow Na_2SO_4 + 2H_2O$$

である．NaCl 1 mol から NaOH 1 mol が生じるが，NaOH 2 mol に対し H_2SO_4 1 mol が反応するので，樹脂の物質量を x mol とすると，

$$\frac{NaOH[=R\text{-}CH_2N(CH_3)_3OH]\text{の物質量}[mol]}{H_2SO_4\text{の物質量}[mol]} = \frac{2}{1} = \frac{x}{0.05 \times (40.0/1000)}$$
$$x = 4.0 \times 10^{-3}\ mol$$

となる．したがって，イオン交換容量は 4.0 mmol/g である．

2・7・3　イオン交換平衡

　イオン交換樹脂とイオンとの間には**イオン交換平衡**が成り立つ．たとえば，強酸性陽イオン交換樹脂 $R\text{-}SO_3H$ と陽イオン M^+ との間の化学平衡は，

$$R\text{-}SO_3H + M^+ \rightleftharpoons R\text{-}SO_3M + H^+$$

となり，この**イオン交換平衡定数** $K_H{}^M$ は，化学平衡の法則から，

$$K_H{}^M = \frac{[R\text{-}SO_3M][H^+]}{[R\text{-}SO_3H][M^+]}$$

と表すことができる．$K_H{}^M$ は，イオン交換樹脂に対する H^+ と M^+ の相対的な選択性を表すので，**選択係数**ともいい，値が大きいほど樹脂への M^+ の結合力が強いことを示している．

　イオンがイオン交換樹脂に結合する順序は，樹脂の架橋度，溶媒の種類，溶液の濃度，イオン交換樹脂の種類などにより影響を受ける．一般に，次の順序になることが知られている．

1) イオンの電荷が大きいほど結合力が強い．
   $R\text{-}SO_3H$:　　　　　$Th^{4+} > Al^{3+} > Ca^{2+} > Na^+$
   $R\text{-}CH_2N(CH_3)_3OH$: $PO_4{}^{3-} > SO_4{}^{2-} > Cl^- \gg OH^-$
2) 電荷の等しいイオンでは，水和したイオンの半径（水和イオン半径）が小さいほど結合力が強い*．
   $R\text{-}SO_3H$:　　　　　$Cs^+ > Rb^+ > K^+ > Na^+ > Li^+$
   　　　　　　　　　　　　$Ba^{2+} > Sr^{2+} > Ca^{2+} > Mg^{2+}$
   $R\text{-}CH_2N(CH_3)_3OH$: $I^- > Br^- > Cl^- > F^-$

イオン交換平衡
ion-exchange equilibrium

イオン交換平衡定数
ion-exchange equilibrium constant

選択係数
selectivity coefficient

* イオン半径の小さいイオンほど大きな水和イオン半径をもつ．イオンは水和した状態でイオン交換基と相互作用していると考えられている．

例題 2・26　イオン交換反応の選択係数　イオン交換容量 5.0 mmol/g の強酸性陽イオン交換樹脂 $R\text{-}SO_3H$ 1.5 g に 5.0×10^{-3} mol/L 塩化カルシウム $CaCl_2$ 水溶液 100 mL を加えてよく撹拌した．イオン交換平衡に達したとき，溶液中の Ca^{2+} の濃度は 5.0×10^{-5} mol/L であった．このイオン交換反応の選択係数 $K_H{}^{Ca}$ を求めよ．
解答　このイオン交換反応は，

$$2R\text{-}SO_3H + Ca^{2+} \rightleftharpoons (R\text{-}SO_3)_2Ca + 2H^+$$

で表されるので，選択係数 $K_H{}^{Ca}$ は，

$$K_H{}^{Ca} = \frac{[(R\text{-}SO_3)_2Ca][H^+]^2}{[R\text{-}SO_3H]^2[Ca^{2+}]}$$

$$[Ca^{2+}] = 5.0\times10^{-5}\ mol/L$$

となる．陽イオン交換樹脂に吸着した Ca^{2+} の濃度 $[(R\text{-}SO_3)_2Ca]$ は，

$$\left[(5.0\times10^{-3})\times\frac{100}{1000} - (5.0\times10^{-5})\times\frac{100}{1000}\right]\times\frac{1000}{100} = 4.95\times10^{-3}\ mol/L$$

であり，生じた H^+ の濃度は吸着した Ca^{2+} の濃度 $[(R\text{-}SO_3)_2Ca]$ の2倍であるから，

$$(4.95\times10^{-3})\times2 = 9.9\times10^{-3}\ mol/L$$

である．また，$[R\text{-}SO_3H]$ は交換した $[H^+]$ を差し引くので，

$$\underbrace{5.0\times10^{-3}\ mol/g\times1.5\ g\times\frac{1000\ mL}{100\ mL}}_{\text{イオン交換容量}} - (9.9\times10^{-3}\ mol/L) = 6.51\times10^{-2}\ mol/L$$

となる．これらの値を用いて選択係数 $K_H{}^{Ca}$ を計算すると，

$$K_H{}^{Ca} = \frac{(4.95\times10^{-3})\times(9.9\times10^{-3})^2}{(6.51\times10^{-2})^2\times(5.0\times10^{-5})} = 2.29$$

有効数字を考慮して $K_H{}^{Ca}=2.3$ となる．

2・7・4　イオン交換樹脂の利用法

　無機イオンは，イオン交換樹脂に対する結合力の違いに基づいて分離することができる．また，イオン交換樹脂は，アミノ酸，ペプチド，タンパク質，有機酸，アミン，糖などの分離にも利用されている．

　たとえば，アミノ酸は両性化合物のため，酸性または塩基性溶液中で次のように解離する[*1]．

$$R\text{-}\underset{NH_3{}^+}{\overset{H}{\underset{|}{\overset{|}{C}}}}\text{-}COOH \underset{H^+}{\overset{OH^-}{\rightleftarrows}} R\text{-}\underset{NH_3{}^+}{\overset{H}{\underset{|}{\overset{|}{C}}}}\text{-}COO^- \underset{H^+}{\overset{OH^-}{\rightleftarrows}} R\text{-}\underset{NH_2}{\overset{H}{\underset{|}{\overset{|}{C}}}}\text{-}COO^-$$

　アミノ酸は等電点より酸性側では陽イオンとなり，塩基性側では陰イオンとなる．したがって，強酸性陽イオン交換樹脂を管に詰めた後，アミノ酸混合物の酸性溶液を通し，次いで pH の異なる緩衝液を pH の低いものから順に通すと，等電点の低いアミノ酸から順に溶離され，互いに分離することができる．酸性条件では，アミノ酸は陽イオンとして樹脂の $-SO_3{}^-$ 基と静電的に結合しているが，緩衝液の pH がアミノ酸の等電点より高くなると，陰イオンとなる割合が増加し，樹脂との結合力が低下して溶離される．

　イオン交換は，液体クロマトグラフィーのイオン交換モード（イオン交換クロマトグラフィー）の原理でもある[*2]．

*1 §2・2e④（p.31）参照.

*2 3巻 Ⅲ. 機器分析, 9章 参照.

2・7・5 医療への応用

　ポリスチレンスルホン酸カルシウムやポリスチレンスルホン酸ナトリウム* は陽イオン交換樹脂製剤として急性および慢性腎不全に伴う高カリウム血症の治療に用いられる。慢性腎臓病では，腎臓の機能低下により高カリウム血症がひき起こされやすくなる。これらは経口投与されても消化や吸収されず，腸管内（結腸付近）において製剤中の Ca^{2+} または Na^+ と腸管内の K^+ イオンとを交換し，K^+ を糞便として体外に排出することで血清カリウム値を低下させる。

　一方，陰イオン交換樹脂であるコレスチラミンは，高コレステロール血症の治療薬として用いられ，胆汁酸と結合することで脂質が小腸から吸収されるのを抑制し，糞便中への排泄を促進する。図 2・21 に化学構造を示す。

　いま，1 日当たりのコレスチラミンの投与量を 12 g（1 回 4 g×3 回），胆汁酸 1 分子がコレスチラミンの陰イオン交換基一つと結合すると仮定して，投与されたコレスチラミン量に対して胆汁酸がどの程度結合するかを計算してみる。

　胆汁は 1 日に 600 mL 分泌され，その胆汁酸の濃度が 2 mmol/L であることが知られている。この結果を利用すると，1 日当たり胆汁中に排泄される胆汁酸の物質量は，

$$2 \text{ mmol/L} \times \frac{600}{1000} = 1.2 \text{ mmol}$$

である。胆汁酸 1 分子とコレスチラミンの 1 構成単位が 1:1 で反応するので，コレスチラミン 1 mol である 211.73 n g に対し，胆汁酸 n mol が結合することになる。したがって，胆汁酸 1.2 mmol が結合するコレスチラミン量は，

$$\frac{1.2 \times 10^{-3}}{n} \times 211.73\,n = 0.254 \text{ g}$$

となる。1 日当たりのコレスチラミンの投与量は 12 g であるから，

$$\frac{0.254}{12} \times 100 = 2.1\%$$

である。

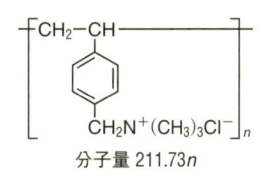

分子量 211.73n

図 2・21　コレスチラミンの構成単位

* ポリスチレンスルホン酸カルシウム，ポリスチレンスルホン酸ナトリウムの構造式は図 2・20 の X 部分が $SO_3Ca_{1/2}$ または SO_3Na となったものである。

○━ キーワード

□ イオン交換　　　　　　　　□ 陽イオン交換樹脂　　　□ 陰イオン交換樹脂
□ スチレン-ジビニルベンゼン共重合体　　□ イオン交換容量　　　□ イオン交換平衡
□ 選択係数

✔ チェックリスト

1. スチレン-ジビニルベンゼン共重合体に陽イオンを交換する陰イオン（たとえば $-SO_3^-$）を共有結合したのが陽イオン交換樹脂，陰イオンを交換する陽イオン〔たとえば $-CH_2N^+(CH_3)_3$〕を共有結合したのが陰イオン交換樹脂である。
2. イオン交換樹脂 1 g が交換しうるイオンの最大の物質量〔mmol〕をイオン交換容量という。
3. イオン交換樹脂とイオンとの間にはイオン交換平衡が成り立つ。
4. イオン交換平衡定数（選択係数）が大きいほどイオンの樹脂への吸着性が強い。

コラム 2・7

イオン交換樹脂の再生とキレート樹脂

イオン交換樹脂には，イオン交換容量が示すとおり，交換できるイオンの物質量に限界がある．たとえば，陽イオン交換樹脂 $R\text{-}SO_3H$ の H^+ がすべて Na^+ と交換すると $R\text{-}SO_3Na$ となり，容量以上の Na^+ を交換することはできない．その場合は，$R\text{-}SO_3Na$ に高濃度の塩酸 HCl を通して $R\text{-}SO_3H$ に戻す．一方，陰イオン交換樹脂 $R\text{-}CH_2N(CH_3)_3OH$ では，たとえば，$R\text{-}CH_2N(CH_3)_3Cl$ となった場合，同様に，高濃度の水酸化ナトリウム $NaOH$ 水溶液を通し，$R\text{-}CH_2N(CH_3)_3OH$ に戻す．こうした操作を "イオン交換樹脂の**再生**" という．$R\text{-}SO_3H$，$R\text{-}CH_2N(CH_3)_3OH$ 共に，それぞれ HCl，$NaOH$ を通した後は，交換しなかった過剰分を取除くため中性になるまで十分に水を通すことが必要である．

イオン交換樹脂には，陽イオン交換樹脂や陰イオン交換樹脂のほかに，**キレート樹脂**がある．キレート樹脂は特定の金属イオンを吸着するのに用いられ，たとえば，イミノ二酢酸基をもつ樹脂 $-CH_2N(CH_2COONa)_2$ は，pH 2〜9 の範囲で，次のように金属イオン M^{n+} と反応してキレートを生成する．

キレート樹脂は，特に環境分野において，重金属イオンの回収などに用いられている．

再生 regeneration

キレート樹脂
chelating resin

章末問題

2・1 注射用アルプロスタジル　アルファデクスは，プロスタグランジン E_1（PGE_1）および α-シクロデキストリン（α-CD）を含む製剤であり，α-CD は PGE_1 を物質量比 1：1 で包接する．注射用アルプロスタジル　アルファデクス 20 μg を 25 ℃ において，注射用水 1 mL に溶解した．このとき，65% の PGE_1 が α-CD から解離していた．PGE_1 の α-CD への包接化の平衡定数〔L/mol^{-1}〕を有効数字 2 桁で求めよ．ただし，この注射用粉末には PGE_1 が 56.4 nmol，α-CD が 685 nmol 含まれるものとする．【100 回国試改題】

2・2 一価の弱酸 HA の水溶液（濃度 $c = 1.0 \times 10^{-3}$ mol/L）を調製し，その水溶液の水素イオン濃度 $[H^+]$ を測定したところ 1.0×10^{-5} mol/L であった．このときの HA の電離度 α，酸解離定数 K_a および pK_a の値を有効数字 2 桁で答えよ．

2・3 0.10 mol/L 塩酸の pH を有効数字 2 桁で求めよ．ただし，塩酸は完全に解離するものとする．【100 回国試改題】

2・4 ある弱塩基 B（$K_b = 5.0 \times 10^{-5}$ mol/L）を水に溶解し 1.0×10^{-3} mol/L の溶液を調製した．この溶液の pH に関する文章の空欄 $\boxed{ア}$ に入る語句および空欄 $\boxed{a}$ に入る数値の正しい組合わせはどれか．ただし弱塩基 B の水溶液中での解離は式 1，水の自己解離は式 2 で表される．

$$B + H_2O \rightleftharpoons BH^+ + OH^- \tag{1}$$

$$H_2O \rightleftharpoons H^+ + OH^- \tag{2}$$

水の自己解離を無視するとこの溶液の pH は約 $\boxed{\text{a}}$ となる．しかし，この溶液のような希薄溶液では，水の自己解離を無視できないため，この溶液の pH は水の自己解離を無視した場合よりも，$\boxed{\text{ア}}$ い値となる．ただし，水のイオン積 $K_\mathrm{w}=1.0\times10^{-14}$〔$\mathrm{mol^2/L^2}$〕，$\log_{10}2=0.30$ とする．

	a	ア		a	ア		a	ア
①	9	高	③	11	高	⑤	10	低
②	10	高	④	9	低	⑥	11	低

【92 回国試改題】

2・5　pH 計を用いた pH 測定に最も関係する物理定数は ①〜⑤ のどれか．一つ選べ．

①　アボガドロ定数　　②　ファラデー定数　　③　プランク定数
④　ボルツマン定数　　⑤　リュードベリ定数

【101 回国試改題】

2・6　ある一価の弱酸 HA は水中で $\mathrm{HA \rightleftharpoons H^+ + A^-}$ のように解離し，$\mathrm{p}K_\mathrm{a}=4.5$ である．この酸の 0.40 mol/L 溶液と 0.20 mol/L 水酸化ナトリウム溶液を 1：1 で混合して調製した緩衝液の pH を求めよ．また，この緩衝液 300 mL に，1.0 mol/L 塩酸 10.0 mL を加えたときの pH を求めよ．ただし，$\log_{10}2=0.3$ とする．

2・7　0.50 mol/L の酢酸・酢酸ナトリウム緩衝液（pH 5.4）を 1.0 L 調製するのに必要な酢酸と酢酸ナトリウムの物質量〔mol〕を求めよ．ただし，酢酸の $\mathrm{p}K_\mathrm{a}=4.8$，$\log_{10}2=0.3$（$10^{0.3}=2$）とする．

2・8　0.10 mol の塩化アンモニウム $\mathrm{NH_4Cl}$ と水酸化ナトリウム NaOH を水に溶かして pH 9.6 の緩衝液を 1.0 L 調製したい．必要な NaOH の物質量〔mol〕を求めよ．ただし，$\mathrm{NH_4^+}$ の $\mathrm{p}K_\mathrm{a}=9.3$，$\log_{10}2=0.3$（$10^{0.3}=2$）とする．

2・9　0.10 mol の 2-アミノ-2-ヒドロキシメチルプロパン-1,3-ジオール〔トリス（ヒドロキシメチル）アミノメタン〕$\mathrm{H_2NC(CH_2OH)_3}$ と塩酸 HCl を水に溶かして，pH 8.54 の緩衝液を 1.0 L 調製したい．必要な HCl の物質量〔mol〕を求めよ．ただし，$\mathrm{H_3N^+C(CH_2OH)_3}$ の $\mathrm{p}K_\mathrm{a}=8.06$，$\log_{10}3=0.48$（$10^{0.48}=3$）とする．

2・10　アミノ酸の一種であるグリシン $\mathrm{H_3N^+CH_2COO^-}$ は，分子内にアミノ基とカルボキシ基をもつ両性電解質である．グリシンの水溶液中における平衡反応および $\mathrm{p}K_\mathrm{a}$ は次のとおりである．

$$\mathrm{H_3N^+CH_2COOH \rightleftharpoons H_3N^+CH_2COO^- + H^+} \qquad \mathrm{p}K_{\mathrm{a}1}=2.35$$
$$\mathrm{H_3N^+CH_2COO^- \rightleftharpoons H_2NCH_2COO^- + H^+} \qquad \mathrm{p}K_{\mathrm{a}2}=9.78$$

0.20 mol/L のグリシン緩衝液（pH＝2.95）を 1.0 L 調製するには，どのようにすればよいか説明せよ．ただし，$\log_{10}2=0.3$ とする．

2・11　次の記述 (a)〜(d) の空欄 $\boxed{\text{ア〜カ}}$ に適当な語句を入れよ．

(a) 錯体は，金属の原子やイオンが $\boxed{\text{ア}}$ をもつイオンや中性分子と結合した化合物であり，このようなイオンや中性分子を $\boxed{\text{イ}}$ という．

(b) $\boxed{\text{イ}}$ には 1 分子中に中心金属と結合できる複数個の $\boxed{\text{ウ}}$ をもつものがあり，これを $\boxed{\text{エ}}$ という．

(c) 中心金属と $\boxed{\text{イ}}$ との間で生成する結合を $\boxed{\text{オ}}$ という．

(d) 二座以上の $\boxed{\text{イ}}$ が中心金属と結合してできる環構造をもつ錯体を $\boxed{\text{カ}}$ という．

2・12 Cu^{2+} を含む水溶液にアンモニアを加えると銅(II)-アンミン錯体が順次つくられる. アンモニア濃度 $[NH_3]=10^{-3}$ mol/L における $[Cu(NH_3)_4]^{2+}$ のモル分率を求めよ. ただし, 全安定度定数は, $\beta_1=10^{4.31}$ L/mol, $\beta_2=10^{7.98}$ L/mol, $\beta_3=10^{11.02}$ L/mol, $\beta_4=10^{13.32}$ L/mol とし, $[Cu(NH_3)_5]^{2+}$ の生成は無視できるものとする.

2・13 ある難溶性塩 MX_2 (分子量 500) は, 水中で解離し, 次式のような平衡状態にある.

$$(MX_2)_{固体} \rightleftharpoons M^{2+} + 2X^-$$

MX_2 は水 1.0 L に最大 1.0 mg 溶解した. その場合の溶解度〔mol/L〕と溶解度積をそれぞれ求めよ. 【90 回国試改題】

2・14 次の記述の空欄 [a, b] に入る数値をそれぞれ求めよ.

　純水中および 4.0×10^{-3} mol/L K_2CrO_4 水溶液中におけるクロム酸銀 Ag_2CrO_4 の溶解度は, それぞれ [a] mol/L および [b] mol/L である. ただし, Ag_2CrO_4 の溶解度積は 4.0×10^{-12} mol^3/L^3, $\sqrt{10}=3.2$ である. 【95 回国試改題】

2・15 難溶性塩 AgCl の溶解度に関する次の各問いに答えよ. ただし, 25 ℃ における AgCl の溶解度積 $K_{sp} = 1.8 \times 10^{-10}$ mol^2/L^2, $\sqrt{1.8}=1.3$ とする.

　(a) 純水中での溶解度〔mol/L〕を求めよ.

　(b) 0.1 mol/L 塩化ナトリウム NaCl 水溶液中での溶解度〔mol/L〕を求めよ.

　(c) 0.1 mol/L KNO_3 水溶液中での溶解度〔mol/L〕を求めよ. ただし, $\sqrt{0.1}=0.32$, $10^{-0.16}=0.69$ とする.

2・16 Pb^{2+} と Zn^{2+} を 0.01 mol/L ずつ含む水溶液に H_2S ガスを通じた後, 水溶液の液性を pH=3.0 とした. このとき, PbS と ZnS の沈殿が生じるか否かを判定せよ. ただし, PbS の K_{sp} を 9.0×10^{-29} mol^2/L^2, ZnS の K_{sp} を 2.2×10^{-18} mol^2/L^2 とし, H_2S は水溶液中で次のように 2 段階で解離し, H_2S 飽和溶液では $[H_2S]=0.1$ mol/L で, 水溶液の体積は変化しないものとする.

$$H_2S \rightleftharpoons H^+ + HS^- \qquad K_{a1} = 9.1 \times 10^{-8} \text{ mol/L}$$
$$HS^- \rightleftharpoons H^+ + S^{2-} \qquad K_{a2} = 1.2 \times 10^{-15} \text{ mol/L}$$

2・17 次の物質中の原子の酸化数を求めよ.

　(a) 硫酸 H_2SO_4 の S

　(b) チオ硫酸ナトリウム $Na_2S_2O_3$ の S

　(c) テトラチオン酸二ナトリウム $Na_2S_4O_6$ の S

　(d) エタン CH_3CH_3 の C

　(e) エタノール CH_3CH_2OH の C

　(f) アセトアルデヒド CH_3CHO の C

　(g) 酢酸 CH_3COOH の C

2・18 電解質として用いる硫酸亜鉛 $ZnSO_4$ の濃度のみが異なる二つの亜鉛 Zn 半電池を塩橋でつないだ化学電池 (濃淡電池) の模式図を以下に示す. 標準圧力下, 298 K において半電池 R の $ZnSO_4$ の初濃度を 0.1 mol/L, 半電池 L の $ZnSO_4$ の初濃度を c_1 mol/L とする.

　亜鉛 Zn 半電池の反応 (半反応) は次式で表される ($E^\ominus$ は標準電極電位を表す).

$$Zn^{2+} + 2e^- \rightleftharpoons Zn \qquad E^\ominus = -0.76 \text{ V}$$

また, $ZnSO_4$ は水中で完全に解離し, その活量は濃度に等しいとする. さらに, この

場合の亜鉛半電池の電極電位 E〔単位 V〕は温度 298 K では次式で表されるものとする.

$$E = E^{\ominus} + \frac{0.059}{2} \log_{10} [\mathrm{Zn}^{2+}]$$

この化学電池に関する問い（a）〜（c）に答えよ.

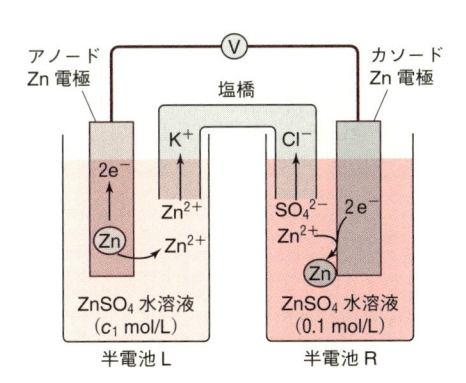

（a）c_1=0.01 のとき，半電池 L と半電池 R で起こる反応の反応式を書き，半電池 L と半電池 R のどちらがアノードとカソードになるか明示せよ. また，このときの起電力を求めよ.

（b）半電池 L と半電池 R の $\mathrm{ZnSO_4}$ 濃度が等しくなった状態の起電力を求めよ.

（c）電池の標準状態の起電力（標準起電力）を求めよ. 　　　　【105 回国試改題】

2・19　次の半反応に関する問い（a），（b）に答えよ.

$$\mathrm{Ag^+ + e^- \rightleftharpoons Ag} \qquad E^{\ominus} = 0.7991\ \mathrm{V}$$

（a）飽和塩化銀 AgCl 水溶液中の銀イオン濃度 $[\mathrm{Ag^+}]$ を求め，水溶液の示す電位 E〔V〕を求めよ.

（b）ここに，塩化物イオン濃度 $[\mathrm{Cl^-}]$ が 0.001 mol/L となるように塩酸 HCl を添加した場合の電位を求めよ. ただし，AgCl の溶解度積 $K_{\mathrm{sp}} = a_{\mathrm{Ag^+}} a_{\mathrm{Cl^-}} = 1.8 \times 10^{-10}$ $\mathrm{mol^2/L^2}$，各化学種の活量は濃度で近似でき（活量係数を 1 とする），上記半反応の電位 E〔V〕は温度 298 K において次式で表されるものとする. また，$\sqrt{1.8}$=1.3，$\log_{10} 13$=1.1，$\log_{10} 18$=1.3 とする.

$$E = E^{\ominus} + 0.059 \log_{10} [\mathrm{Ag^+}]$$

2・20　次の記述（a）〜（e）の正誤を答えよ.

（a）分配係数は，同一化学種の有機相中と水相中の濃度の比（有機相中の濃度/水相中の濃度）である.

（b）有機相または水相中で，会合，解離などの化学反応が起こっている場合は，分配比（または見かけの分配係数）を用いる.

（c）疎水性の高い物質は，誘電率の小さい有機溶媒ほど分配係数が小さくなる.

（d）酸性物質の分配比（見かけの分配係数）は，水相の pH が低いほど小さくなる.

（e）塩基性物質の分配比（見かけの分配係数）は，水相の pH が高いほど大きくなる.

2・21　塩基性物質 B は，水相中で次のように解離する.

$$B + H^+ \rightleftharpoons BH^+$$

酸解離定数を K_a，分配係数を K_D とおくと，分配比 D（有機相中の濃度/水相中の濃度）は下式で表されることを示せ．

$$D = \frac{K_D}{1 + 10^{pK_a - pH}}$$

2・22　水溶液 40 mL 中に溶解している分配比 D（有機相中の濃度/水相中の濃度）＝3 の物質を，有機溶媒 20 mL ずつを用いて 99.0% 抽出するにはおよそ何回抽出すればよいか．また，必要な有機溶媒の総量はおよそ何 mL か．

2・23　水溶液 50 mL 中に溶解している物質を，1 回に 50 mL の有機溶媒を用いて連続 5 回抽出し，その 99.9% を取除くためには，水溶液中に溶解している物質の分配比 D は少なくともいくらか．ただし，抽出に使用する有機溶媒は水で飽和されており，抽出操作による水溶液の損失はないものとする．

2・24　水溶液中の金属イオン M^{n+} を有機溶媒中に加えた錯形成試薬 HL と反応させて錯体 ML_n を生成させ，有機相に抽出したい．いま，この抽出反応を，

$$M^{n+} + n(HL)_o \rightleftharpoons [ML_n]_o + nH^+$$

で表すとし，その平衡定数を K_{ex} とする．低次錯体の生成は無視できるものとして問い (a)，(b) に答えよ．

(a) 次の化学平衡 1)～4) が成立するとき，K_{ex} が

$$K_{ex} = \frac{\beta_n K_{D(ML_n)} K_a^{\,n}}{K_{D(HL)}^{\,n}} \tag{A}$$

で表されることを示せ．

1) 錯形成試薬の分配平衡

$$HL_w \rightleftharpoons HL_o \qquad K_{D(HL)} = \frac{[HL]_o}{[HL]_w} \tag{①}$$

2) 錯形成試薬の水相中での酸解離平衡

$$HL_w \rightleftharpoons H^+ + L^- \qquad K_a = \frac{[H^+][L^-]}{[HL]_w} \tag{②}$$

3) 水相中での M^{n+} と L^- の錯体生成平衡

*1,*2 右辺の分数の [　] は濃度を表す．錯体の [　] は割愛してある．

$$M^{n+} + nL^- \rightleftharpoons [ML_n]_w \qquad \beta_n = \frac{[ML_n]_w}{[M^{n+}][L^-]^n} \tag{③*1}$$

4) 錯体 ML_n の分配平衡

$$[ML_n]_w \rightleftharpoons [ML_n]_o \qquad K_{D(ML_n)} = \frac{[ML_n]_o}{[ML_n]_w} \tag{④*2}$$

(b) 錯体 ML_n がほとんど有機相に分配する場合，金属イオン M^{n+} の分配比 D は，

$$D = \frac{[ML_n]_o}{[M^{n+}]_w} \tag{B}$$

と表すことができる．このとき，分配比 D と平衡定数 K_{ex} との関係を式で示せ．

2・25　濃度未知の塩化カルシウム $CaCl_2$ 水溶液 15.0 mL を強酸性陽イオン交換樹脂 $R\text{-}SO_3H$ に通した後，溶出液を 0.1 mol/L 水酸化ナトリウム NaOH 水溶液で滴定したところ，42.0 mL 消費した．この $CaCl_2$ 水溶液の濃度〔mol/L〕を求めよ．ただし，$CaCl_2$ はすべて $R\text{-}SO_3H$ と反応したものとする．

2・26　強酸性陽イオン交換樹脂 $R\text{-}SO_3H$ と強塩基性陰イオン交換樹脂 $R\text{-}CH_2N\text{-}(CH_3)_3OH$ を混合してガラス管に詰め，これに塩化ナトリウム水溶液を通した．樹脂のイオン交換容量は陽イオン交換樹脂が 0.15 mol，陰イオン交換樹脂が 0.10 mol である．ガラス管から滴下してくる pH の変化は溶出液の量に対してどのようになると予測されるか．

2・27　塩化ナトリウム NaCl を 1.0 L 中に 30.0 g 含む海水 200 mL を強酸性陽イオン交換樹脂 $R\text{-}SO_3H$ に通して Na^+ を完全に除去する場合，必要となる樹脂の量〔g〕を求めよ．ただし，NaCl の式量は 58.5，樹脂の交換容量は 5.0 mmol/g であるとする．

2・28　ある濃度の硫酸カドミウム $CdSO_4$ 水溶液 20.0 mL を強酸性陽イオン交換樹脂 $R\text{-}SO_3H$ 1.0 g に通し，溶出液を 0.1 mol/L 水酸化ナトリウム NaOH 水溶液で滴定したところ，48.0 mL 消費した．この樹脂が $CdSO_4$ と過不足なく反応したとして，$CdSO_4$ 水溶液の濃度〔mol/L〕を求めよ．また，この樹脂 10.0 g が処理できる $CdSO_4$ の量〔g〕を求めよ．ただし，$CdSO_4$ の式量を 208.0 とする．

2・29　スチレンと p-ジビニルベンゼンを物質量比 98：2 で共重合させた高分子 84.0 g に $-CH_2N(CH_3)_3OH$ 基を付けたところ，強塩基性陰イオン交換樹脂 120.0 g が得られた．これについて問い（a），（b）に答えよ．ただし，スチレンと p-ジビニルベンゼンの分子量を順に 104，130 とする．

　（a）この陰イオン交換樹脂に $-CH_2N(CH_3)_3OH$ 基が付いている割合（%）を求めよ．

　（b）この陰イオン交換樹脂に塩化ナトリウム NaCl 水溶液 20.0 mL を通し，樹脂を水で十分に洗浄した後，溶出液と洗液を合わせ，0.05 mol/L 硫酸で滴定したところ，48.0 mL 消費した．樹脂に通した NaCl 水溶液の濃度〔mol/L〕を求めよ．

第 **3** 章　容　量　分　析　法

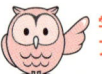 **学生への アドバイス**　容量分析法は，日本薬局方医薬品の定量法において，機器分析法が主流となる現代でも，依然として多くを占めている．容量分析法の利点は，ほとんどの機器分析法で必要となる標準品を必要としない点で，ビュレットという簡単で持ち運びも容易な測容器具で滴定することができる．そのため，薬学生にとっては必須の学修内容といえる．

　容量分析法は，"第2章　化学平衡"を基礎としているので，関連づけながら学修を進めていくとよい．特に，化学反応式，標準液と医薬品の化学反応の物質量比（モル比），対応量の導出，純度計算の順で一段階ずつ理解していくことが望まれる．本章では，まず，総論として容量分析法の全体像を把握し，次に，各論として酸・塩基滴定（中和滴定，非水滴定），キレート滴定，沈殿滴定，酸化還元滴定の順で学修する．いずれの滴定も，化学的な原理と終点の検出法について述べた後，容量分析用標準液の調製と標定，代表的な日本薬局方医薬品の定量法について述べる構成となっている．容量分析法は化学反応を化学量論的に取扱うので，対応量の理解が重要であるが，標準液と医薬品との化学反応のほかに，どのような反応や操作を行って滴定の段階に至るか，その過程にも着目してほしい．

　酸・塩基滴定は，ブレンステッド・ローリーの酸・塩基の定義に基づく水素イオンの授受，キレート滴定は，ルイスの酸・塩基の定義に基づく孤立電子対の授受による配位結合の形成，沈殿滴定は，沈殿平衡に基づく沈殿の生成，そして酸化還元滴定は酸化剤と還元剤との間の電子の授受といった滴定固有の本質的な特徴を把握することが，滴定の原理を理解するうえで重要である．なお，終点の検出には指示薬法と電気滴定法が用いられるが，電気滴定法の詳細は"第4章　電気化学分析法"で学んでほしい．

3・1　容量分析総論

　容量分析法とは，目的物質と化学量論的に反応する物質の濃度既知の溶液〔**標準液（容量分析用標準液）**〕を少量ずつ加え，反応が完結する点（**当量点**）までに要した標準液の体積を測定することによって，目的物質を定量する方法である．**容量分析**では，通常，容器（コニカルビーカーや三角フラスコ，ヨウ素滴定法ではヨウ素瓶）に目的物質の溶液を入れ，ビュレットを用いて標準液を少量ずつ滴加する操作を行う．この操作を**滴定**とよび，滴定の過程で反応が終了したと認識される点を**終点**とよぶ．

　容量分析は，迅速簡便性や微量定量，混合試料に対する定量性などの点においては機器分析に劣るが，当量点までに要した標準液の体積から目的物質の量を直接求められることから，標準物質を用いて検量線を作成する必要がなく，高い精

度と真度をもつ定量法である．そのため，医薬品の品質管理などに広く採用されている．

3・1・1　容量分析の種類

容量分析は，利用される反応や溶媒の種類によって，酸・塩基滴定（中和滴定，非水滴定），キレート滴定，沈殿滴定，酸化還元滴定などに分類される．

a. 中和滴定　　医薬品が酸や塩基の場合，それぞれに塩基や酸を加えると中和される．この反応は定量的に進み，終点において過剰に添加された塩基や酸により急激に pH が変化する．ここに，たとえば pH により変色する適当な指示薬を加えておくことで終点を検出し，目的物質を定量する方法を**中和滴定**という．

中和滴定 neutralization titration：§3・2・1 参照.

b. 非水滴定　　pK_a が 7 以上の弱酸や pK_b が 7 以上の弱塩基，または比較的酸性や塩基性の強い酸や塩基の塩は，水溶液中での中和滴定が困難である．しかし，酢酸中では弱塩基は強塩基となり，強酸である過塩素酸で滴定が可能となる．また，N,N-ジメチルホルムアミド〔DMF，$HCON(CH_3)_2$〕中では弱酸は強酸となり，強塩基であるテトラメチルアンモニウムヒドロキシド〔$(CH_3)_4N^+OH^-$〕で滴定が可能となる．このように水以外の溶媒を用いて中和滴定を行い，目的物質を定量する方法を**非水滴定**という．

非水滴定 nonaqueous titration：§3・2・2 参照.

c. キレート滴定　　主として医薬品中の金属イオンを定量するのに用いられる．直接滴定では，金属イオンと弱い錯化合物を形成する指示薬（金属指示薬）を試料溶液に添加して着色させた後，エチレンジアミン四酢酸（EDTA）などのキレート剤を滴加すると，EDTA と金属イオンがキレートを生成するが，終点では指示薬から金属イオンが奪われ，指示薬が金属イオンを失った時点で変色する．この色調変化を捉えて目的物質を定量する方法を**キレート滴定**という．

キレート滴定 chelatometric titration：§3・3 参照.

d. 沈殿滴定　　主として医薬品中のハロゲン化物イオンやシアン化物イオンを定量するのに用いられる．たとえば，ハロゲン化物イオンを含む試料溶液に硝酸銀溶液を滴加すると，銀イオンと定量的に反応して塩化銀（AgCl）や臭化銀（AgBr）などの難溶性の沈殿物を形成する．終点では，余剰の銀イオンが急激に増加するので，その変化を指示薬（フルオレセインナトリウムなど）の色の変化で検出することで目的物質を定量する．

沈殿滴定 precipitation analysis, sedimetry：§3・4 参照.

e. 酸化還元滴定　　目的物質の定量に酸化還元反応を用いる方法である．用いる標準液の種類により，ヨウ素滴定，臭素滴定，ヨウ素酸塩滴定，過マンガン酸塩滴定，ジアゾ化滴定などがある．ヨウ素 I_2 は，チオ硫酸ナトリウムなどの還元性物質によってヨウ化物イオン I^- になり，逆にヨウ化物イオン I^- は，酸化性物質によってヨウ素 I_2 になる．代表的な酸化還元滴定であるヨウ素滴定では，この反応を利用して目的物質を定量することができる．この際，微量のヨウ素で青色に変色するデンプン試液を指示薬に用いることで，終点を感度よく検出できる．また過マンガン酸塩滴定では，過マンガン酸イオン MnO_4^-（赤紫色）

酸化還元滴定 oxidation-reduction titration, redox titration：§3・5 参照.

がマンガンイオン Mn^{2+}（無色）に還元される際の色調変化を終点の検出に用いている．

3・1・2　容量分析の方法

直接滴定 direct titration

滴定には，試料溶液中の目的物質を標準液で直接滴定する**直接滴定**と，試料溶液中の目的物質を一定過剰量の標準液と反応させた後，過量の標準液を別の標準液で滴定する**逆滴定**の二つの方法がある．目的物質と標準液との反応が遅いときや副反応を伴うとき，適当な終点検出法がないときなどは，逆滴定が用いられる．

逆滴定 back titration：間接滴定の一つ．

容量分析では，終点までに要した標準液の消費量から目的物質の量を算出する．日本薬局方に収載されている滴定終点検出法▲には，指示薬法と電気的終点検出法があり，電気的終点検出法を用いた容量分析法を総称して電気滴定法という．

JP 18 〈2.50〉▶

終点の検出の際には，標準液が目的物質との反応以外で消費されることが原因となって**滴定誤差**を生じることがある．この滴定誤差は，目的物質を含まない溶液に対して同じ操作（**空試験**）を行うことで補正できる．

滴定誤差 titration error

空試験 blank test, blank determination

試料採取量，用いる溶媒，容量分析用標準液，終点検出法，標準液 1 mL 当たりの目的物質の対応量〔**mg**〕などの具体的な条件は，医薬品各条の規定によって定められている．

3・1・3　容量分析で用いる化学用体積計

JP 18 〈9.62〉計量器・用途▶：§ 1・1・3 参照．

容量分析に用いられる化学用体積計▲には，受用（うけよう）として全量フラスコ（メスフラスコ）などが，出用（だしよう）として全量ピペット（ホールピペット），ビュレットなどがある．

全量フラスコ measuring flask, volumetric flask：メスフラスコ．

a. 全量フラスコ（メスフラスコ）　　**全量フラスコ（メスフラスコ）**は，溶液を一定の体積にするための器具である．首が長く口にはすり合わせの栓が付いた特徴的な形状をしている．首には目盛（標線）があり，これを使って容量を正確に一定の体積にすることができる*．全量フラスコは，主として標準液の調製などの精密な濃度の溶液を調製する際に用いられる．

＊ 医薬品の試験法で，たとえば "…に溶かし正確に 1000 mL とし…" とある場合は，1000 mL のメスフラスコを用いる．

使用手順：

1）**試料の準備**　　溶液や固体の試料を秤量し，それを全量フラスコに移す．口が狭いので，移す際には必要に応じて漏斗などを使用する．通常，固体の試料を秤量する際には秤量瓶を使用するため，秤量瓶に残った試料や漏斗に付着した試料は，水などの溶媒で溶かし込みながらすべて全量フラスコに移す．

2）**溶　解**　　全量フラスコに溶媒を五〜七分目ほどまで入れ，振り混ぜて完全に溶かす．

3）**調　製**　　標線の 1 cm くらい下まで溶媒を加えたのち，駒込ピペットなどを用いて溶媒を少しずつ加え，メニスカスの下端を標線に合わせる（メスアップ）．栓をしてメスフラスコを倒立させ混和することを数回繰返し，しっかりと混ぜ合わせ濃度の均一な溶液にする．

b. ピペット　　ピペットには，全量に対しての標線があり，一定の液量を正確に量り取ることができる**全量ピペット（ホールピペット）**（**図 3・1** a, b）と，一定量ごとの目盛があり，任意の液量を正確に量り取ることができる**メスピペット**がある．全量ピペットには，中央に膨らみがあり，その上下は細く，上部に標線がある．メスピペットには，全量ピペットのような膨らみ部分はなく，細長い形状をしており，上端の目盛から下端の目盛までで全量を示す中間目盛と，すべて出し切って全量となる先端目盛の2種類がある．全量ピペットの方が精密であり，液体試料の採取や逆滴定の際の第一標準液の添加など，正確な一定量の液体を量り取る場合に用いられる*．ピペットは化学用体積計として使用されるが，駒込ピペット（図 3・1 c）は化学用体積計には分類されない．

ピペット pipet(te)

全量ピペット transfer pipet(te), whole pipet(te)：ホールピペット．

メスピペット measuring pipet(te), Messpipette：§1・1・3, 図1・2参照.

* 医薬品の定量で，たとえば“…50 mL を正確に加え…”とある場合は，全量ピペットを用いる．“正確に”の記載がなければ，メスピペットないし，液量が多い場合はメスシリンダーを用いる．

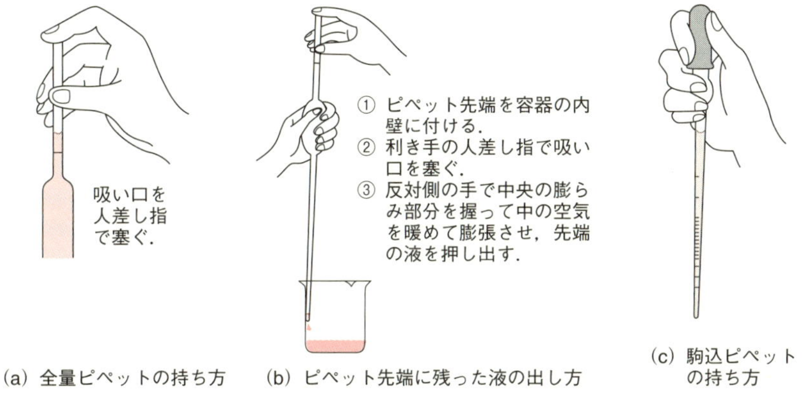

（a）全量ピペットの持ち方　　（b）ピペット先端に残った液の出し方

① ピペット先端を容器の内壁に付ける．
② 利き手の人差し指で吸い口を塞ぐ．
③ 反対側の手で中央の膨らみ部分を握って中の空気を暖めて膨張させ，先端の液を押し出す．

吸い口を人差し指で塞ぐ．

（c）駒込ピペットの持ち方

図 3・1　ピペットおよび駒込ピペットの使い方

使用手順：

1) **共洗い**　　ピペットを洗浄した後，内壁に水が付着している場合は，次の操作で共洗いをする．まず，少量の溶液を吸い上げる．次に，ピペットを斜めにし，静かに回して内壁を満遍なく濡らした後，液体を流し出す．この操作を2〜3回繰返し，ピペット内壁を溶液で洗浄する．

2) **測容操作**　　液を吸い上げる際には，溶液が入った容器を手で持ってピペットの先端が液面から出ないように注意する．液面から出ると口の中に液を吸い込むことがあり危険である．標線を数 cm 超えたあたりまで液を吸い上げ，先端を人差し指で押さえて液を止める（a）．標線が目線の高さになるようにピペットを持ち上げ，親指と中指でピペットを回しながら人差し指の押さえを緩め，少しずつ液を落としてメニスカスの下端を標線に合わせる．測り取った溶液を流し出すときは，溶液を移し取る容器の内壁にピペット先端を向けて自然流下させる．ピペット先端に残った液は，先端を容器の内壁に付けて，ピペット上端を人差し指で押さえ，もう片方の手で球部を手で握ることでピペット内部の空気を体温で暖めて膨張させることにより押し出す（b）．

3) **その他の注意点**　　高濃度の酸や塩基，揮発性のある液体などの危険な溶液をピペットで扱う場合は，安全ピペッターを使用する．最近では，安全への配慮から，常に安全ピペッターを使用する傾向がある．

ビュレット buret(te)

c. ビュレット　　ビュレットは，一定量ごとに目盛がついた細長いガラス管の下端にガラスまたはテフロンの活栓が取付けられている化学用体積計である．滴定液を滴加し，滴定に要した液量を決定するのに使用される．

使用手順:

1) **共洗い**　　漏斗を用いてビュレットに滴定液を少量入れ，ビュレットを横にして静かに回して内壁を満遍なく濡らした後，滴定液を流し出す．この操作を 2〜3 回繰返し，ビュレット内壁を滴定液で洗浄する．

2) **滴定液の充塡**　　ビュレットをビュレットばさみでビュレット台に固定し，活栓を閉じ，滴定液を 0 目盛の数 cm 上まで入れる．ビュレット先端に気泡がないことを確認し（気泡がある場合は活栓を開けて勢いよく液を流し出すことで気泡を押し出す），活栓を調節して液を滴加しながら液量を 0 目盛に合わせる（あるいは適当な位置に合わせて目盛を読む*¹）．液滴がビュレット先端から張り出している場合には，ビュレット先端をビーカーなどの内壁に触れさせて，液滴を取除く．

*1 目盛の読み方は，4) 項で後述する．

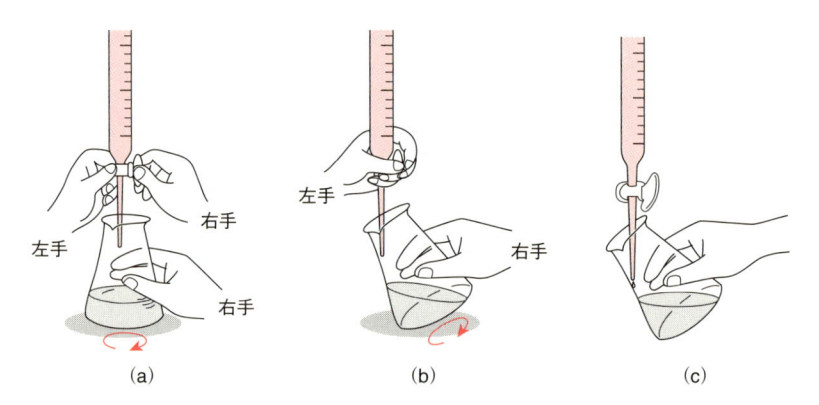

図 3・2　ビュレットの使い方　(a) 両手法による滴定: 両手で活栓を操作し，ときどきコニカルビーカーを振り混ぜる．(b) 片手法による滴定: 活栓を左手で操作しながら，右手でコニカルビーカーを回す．(c) 1 滴以下の量を加える方法: コニカルビーカーを傾け，液面より上の内壁に液滴を付けて取る．

3) **滴定操作（図 3・2）**　　被滴定液をコニカルビーカーなどの容器に入れ，ゆっくり混ぜながら，最初は比較的速く，終点近くでは1滴，あるいはそれ以下ずつビュレットの活栓を開閉して滴定液を滴加する．1滴以下の量を加えるには，先端から液滴を張り出させ，被滴定液の液面より上の容器内壁部分に液滴を付ける．終点の近くでは，目盛を読みながら慎重に滴定する．

4) **目盛の読み方**　　目線の高さをメニスカスの下側と水平な位置にして目盛を読み取る*²．目盛は通常 0.1 mL 刻みになっているので，目分量で 0.01 mL まで読み取る．液を早く流出させると，ビュレット内壁に残った液が徐々に流下して誤差の原因となるので，メニスカスの上昇が止まってから，メニスカスの下端の目盛を読む．

*2 図 1・3 参照．

3・1・4　容量分析の誤差と精度

容量分析を行う際の誤差として，温度による誤差，滴誤差，指示誤差などがあ

げられる.

　温度による誤差は，ビュレットなどのガラス器具の膨張収縮に起因するものである. 標準液の中には温度補正表が提供されているものもあるが，補正が複雑であることが多いため，できるだけ 20 ℃ 付近で滴定すべきである. JP 18 では常温（15〜25 ℃）で医薬品の試験を行うように規定されている[*1].

　滴誤差は，ビュレットの 1 滴量に起因する. 終点付近で 1 滴をさらに分割して加えることには限界があり，判定の際に最後の 1 分割量中のどこに終点があったか明確には判別できない. そのため，1 分割量を上限とする正の誤差が生じる可能性がある.

　指示誤差は，終点と当量点とのずれに起因するもので，指示薬の変色点が実際の当量点とずれている場合や指示薬の色の変化を正しく判断できない場合に生じる. また，指示薬の変色点は，試料溶液や標準液の濃度，指示薬の濃度，滴定速度，不純物や共存物質にも影響され，指示誤差の原因となる.

　容量分析を行う際には，試料，標準液，指示薬の性質などを考慮し，必要かつ十分な精度を確保するための条件を設定する必要がある. 品質管理や検定などでは，通常，0.1〜0.3% 程度の精度が求められることから，全量 50 mL のビュレットを使用する場合には，最小分割量を 0.05 mL とし，滴定に要する標準液の量が 20〜40 mL 程度になる条件が設定されることが多い.

3・1・5　容量分析用標準液の調製と標定

　容量分析用標準液の濃度は，**ファクター**（f）という数値を付して精密かつ正確に表される. たとえば，0.1 mol/L 塩酸（$f=0.993$）と表記されている場合，この塩酸の表示濃度は 0.1 mol/L であり，真の濃度はこの表示濃度にファクター（f）である 0.993 を乗じた値 $0.1 \times 0.993 = 0.0993$ mol/L である. JP 18 では，このファクターの範囲が 0.970〜1.030 になるよう調製した標準液を用いることが定められている[*2].

　標定とは，調製した標準液のファクターを滴定によって求める操作のことである[*3]. 標定には，高純度な物質を標準物質として，その質量を精密に測定して用いる場合（**直接法**）と，すでに標定された標準液を用いる場合（**間接法**）がある. JP 18 では，容量分析の信頼性や再現性を確保するため，各標準液の調製や標定において，安定かつ純度の高い**標準試薬**を標準物質として定めている.

3・1・6　容量分析の計算

　容量分析の計算は，滴定に要した標準液の量に対応する目的物質の質量を算出することにより行われ，その際，化学反応式において反応に関与する物質量の比（化学量論係数）が用いられる.

a.　標準液のファクターの算出

　① 標準物質 Q（分子量 M）を w g 秤量して，標準液 P（表示濃度 c mol/L，ファクター f：未知）を**直接法**により標定する場合：

[*1] **JP 18** 通則 16, 26. 容量分析用標準液の標定および試料の滴定は，測定温度など同一条件の下で行うことが望ましい. 両者の測定温度に著しい差がある場合，標準液の容量変化に対して適切な補正を行う必要がある（**JP 18** 〈2.50〉）.

ファクター factor：規定されたモル濃度（表示濃度）からのずれの度合い.

[*2] **JP 18** 〈9.21〉参照.

標定 standardization

[*3] 純物質または純度が正確にわかっている純度の高い物質が得られる場合は，その物質約 n mol を精密に量り，規定の溶媒に溶かして正確に 1000 mL とし，

$$\frac{\text{秤量した純物質の重量〔g〕}}{\text{純物質 1 mol の質量〔g〕} \cdot n}$$

でファクターを求めることができる. 純物質が得られない場合，標定を行う.

標準試薬 standard reagent：**JP 18** 〈9.41〉.

直接法 direct method

標準液 P と標準物質 Q の反応が

$$pP + qQ \longrightarrow rR + \cdots \tag{3・1}$$

で表され，滴定に要した標準液 P が v mL とすると，反応に関与した標準液 P と標準物質 Q の物質量の比は，

$$\frac{標準液 P の物質量〔mol〕}{標準物質 Q の物質量〔mol〕} = \frac{p}{q} = \frac{c〔mol/L〕f(v/1000)〔L〕}{w〔g〕/M〔g/mol〕}$$

となるので，ファクター f は，

$$f = \frac{1000\,w}{cvM}\frac{p}{q} \tag{3・2}$$

で表される.

② ファクター既知（f_2）の c_2 mol/L 標準液 Q を v_2 mL 用いて，標準液 P（表示濃度 c mol/L，ファクター f：未知）を**間接法**により標定する場合：

間接法 indirect method

反応は式 3・1 で表され，滴定に要した標準液 P が v mL とすると，反応に関与した標準液 P と標準液 Q の物質量の比は，

$$\frac{標準液 P の物質量〔mol〕}{標準液 Q の物質量〔mol〕} = \frac{p}{q} = \frac{c〔mol/L〕f(v/1000)〔L〕}{c_2〔mol/L〕f_2(v_2/1000)〔L〕}$$

となるので，標準液 P の f は次式で与えられる.

$$f = \frac{c_2 v_2}{cv}\frac{p}{q}f_2 \tag{3・3}$$

また，JP 18 では，標準液 P と Q について

$$c : c_2 = p : q$$

となるような濃度の標準液が使用されているので，

$$f = \frac{v_2}{v}f_2 \tag{3・4}$$

となり，簡単に f を求めることができる.

b. 試料中目的物質の含量の計算　　標準液 P（表示濃度 c mol/L，ファクター f）を用いて，目的物質 Q（分子量 M）を滴定し，その含量を求める場合：

反応は式 3・1 で表され，滴定に要した標準液 P が v mL，目的物質 Q の質量が x g とすると，反応に関与した標準液 P と目的物質 Q の物質量の比は，

$$\frac{標準液 P の物質量〔mol〕}{目的物質 Q の物質量〔mol〕} = \frac{p}{q} = \frac{c〔mol/L〕f(v/1000)〔L〕}{x〔g〕/M〔g/mol〕}$$

$$x = cM\frac{q}{p}f\frac{v}{1000} \tag{3・5}$$

　なお，医薬品の定量において，本品の採取量が w g，採取した全量を滴定に用いたとして，滴定に要した値から算出された目的物質の量を x g とすると，本品中に含まれる目的物質の含量（％）は次式で算出される．

$$含量（\%）= \frac{x〔g〕}{w〔g〕}100$$

　医薬品各条では，各化学薬品の成分の含量規格値が規定されている．たとえば，アスピリンでは，"本品を乾燥したものは定量するとき，アスピリン（$C_9H_8O_4$）99.5％以上を含む"と記載されており，上記の値が 99.5％以上でなくてはならない（上限は 101.0％▲）．

◀ JP 18 通則 40

c. 対　応　量　　日本薬局方や日本産業規格などの規格では，標準液（$f=1.000$）1 mL に対応する目的物質の質量〔mg〕が記載されており，これを**対応量**とよんでいる．標準液 P（表示濃度 c mol/L，ファクター f）v mL に対応する目的物質 Q（分子量 M）の量を w mg とし，両者の定量的反応が式3・1で表されるとすると，

対応量 equivalent amount

$$\frac{標準液 P の物質量〔mol〕}{試料物質 Q の物質量〔mol〕}=\frac{p}{q}=\frac{1}{q/p}$$

より，対応量の式は，

$$\underbrace{1\ \text{mol/L P}\ 1000\ \text{mL}}_{1\ \text{mol}}=\underbrace{\frac{q}{p}M\ \text{g Q}}_{1\ \text{mol}}$$

c mol/L，1 mL 当たりでは，

$$c\ \text{mol/L P}\ 1\ \text{mL} = \frac{q}{p}Mc\frac{1}{1000}\ \text{g Q}$$
$$= \frac{q}{p}Mc\frac{1}{1000}1000\ \text{mg Q}$$
$$= \frac{q}{p}Mc\ \text{mg Q}$$

すなわち，対応量を a mg とすると，

$$a = cM\frac{q}{p} \tag{3・6}$$

　直接滴定の場合，滴定に用いる標準液のファクターを f，消費量を v mL とすると，対応量 a に f と v を乗じることで，目的物質の質量（y mg）を得ることができる．

$$y = afv \tag{3・7}$$

　また，逆標定の場合，滴定に用いる標準液のファクターを f，空試験での消費量を V mL，本試験での消費量を v mL とすると，目的物質の質量 z〔mg〕は，

＊ 具体例は §3・2・1d ア
スピリンの定量で学ぶ.

次式で与えられる＊.

$$z = af(V - v) \tag{3・8}$$

0━ キーワード

☐ 容量分析用標準液   ☐ 滴定   ☐ 直接滴定
☐ 逆滴定   ☐ 空試験   ☐ ファクター
☐ 標定   ☐ 標準試薬   ☐ 対応量

✔ チェックリスト

1. 容量分析法は，標準物質を用いた検量線の作成を必要としない.
2. 容量分析法は，高い精度と真度で絶対量の測定ができる.
3. 逆滴定は，目的物質と標準液との反応が遅いときや，副反応を伴うとき，適当な終点検出法がないときに有用な方法である.
4. ファクター（f）を求める操作を標定といい，標準試薬に対する滴定によって行う.

3・2 酸・塩基滴定

酸・塩基滴定
acid-base titration

　酸・塩基滴定は，酸と塩基が化学量論的に過不足なく反応することを利用して酸や塩基の濃度を測定する滴定法である．酸・塩基滴定には，水溶液中で中和反応を行う中和滴定と水以外の溶媒（非水溶媒）中で酸塩基反応を行う非水滴定がある．本節では，まず中和滴定から始め，その後に非水滴定について学習する.

3・2・1 中 和 滴 定

中和滴定
neutralization titration

　中和滴定は，濃度未知の酸または塩基である目的物質を含む試料溶液に，濃度既知の塩基または酸の標準液（容量分析用標準液）を添加していき，中和反応が完了するまでに要した標準液の体積から，目的物質の量を算出する容量分析である.

滴定曲線 titration curve

　a. 滴 定 曲 線　　**滴定曲線**とは，滴定の過程において被滴定液中の目的物質の特性値が変化する様子を，標準液の滴加量や滴定率（%）に対してプロットしたグラフである．中和滴定では，標準液の滴加量に対して被滴定液中の ［H^+］ または pH の値をプロットする．滴定曲線の形状は，被滴定液と標準液の種類や濃度，反応の平衡定数などに依存して変化する．濃度既知の被滴定液と標準液の中和滴定では，以下に示すように被滴定液の pH を計算で求めることができる.

① 強酸を強塩基で滴定する場合

　強酸を強塩基で滴定する場合，共に完全に解離するので，中和反応により水と塩が生成する．生成した塩は，加水分解されない.

　たとえば，0.100 mol/L HCl 20.0 mL を 0.100 mol/L NaOH で滴定する場合について，各段階での pH を算出してみる.

　1）滴定開始前：

$$[H^+] = 0.100 \text{ mol/L} \qquad pH = 1.00$$

2) 中和点前: 0.100 mol/L NaOH を 10.0 mL 滴加したとき, $[H^+]$ は未反応の HCl の濃度に依存するので,

$$[H^+] = \left(0.100\times\frac{20.0}{1000} - 0.100\times\frac{10.0}{1000}\right)\times\frac{1000}{20.0+10.0} = 3.33\times10^{-2}\ mol/L$$
$$pH = 1.48$$

3) 中和点: 0.100 mol/L NaOH を 20.0 mL 滴加したとき, HCl は過不足なく反応して中和され, $[H^+]$ は水の解離した分だけになる. このとき, $[H^+]=[OH^-]$ であるので,

$$K_w = [H^+][OH^-] = 1.00\times10^{-14}\ mol^2/L^2$$
$$[H^+] = [OH^-] = 1.00\times10^{-7}\ mol/L \qquad pH = 7.00$$

4) 中和点後: 0.100 mol/L NaOH を 22.0 mL 滴加したとき, $[H^+]$ は過剰に滴加された NaOH の濃度に依存するので, $[OH^-]$ を求め, $K_w=[H^+][OH^-]=1.00\times10^{-14}\ mol^2/L^2$ より, pOH そして pH を求めることができる.

$$[OH^-] = \left(0.100\times\frac{22.0}{1000} - 0.100\times\frac{20.0}{1000}\right)\times\frac{1000}{20.0+22.0} = 4.76\times10^{-3}\ mol/L$$
$$pOH = -\log_{10}(4.76\times10^{-3}) = 3 - \log_{10}4.76 = 2.32$$
$$pH = 14 - pOH = 11.68$$

1)〜4) 以外の他の滴定各点についても同様に計算し, 結果を図示すると図3・3に示す滴定曲線 (—) が得られる. 同様に, 0.010 mol/L HCl 20.0 mL を 0.010 mol/L NaOH で滴定した滴定曲線 (—) も示す. これらの滴定曲線から, 中和点の近くで pH が大きく変化することがわかる. このような pH の急激な変化のことを **pH 飛躍** という. この pH 飛躍は, 酸と塩基の濃度が高いほど大きくなる. 0.10 mol/L HCl を 0.10 mol/L NaOH で滴定する場合, その pH 飛躍は pH 4〜10 にわたる.

pH 飛躍 pH jump

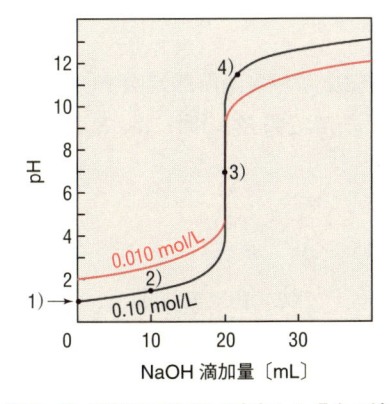

図 3・3　強酸を強塩基で滴定した場合の滴定曲線　0.10 mol/L および 0.010 mol/L の HCl 20 mL を, 同濃度の NaOH で滴定. 1)〜4) は滴定開始前〜中和点後の計算を行った点 (本文参照).

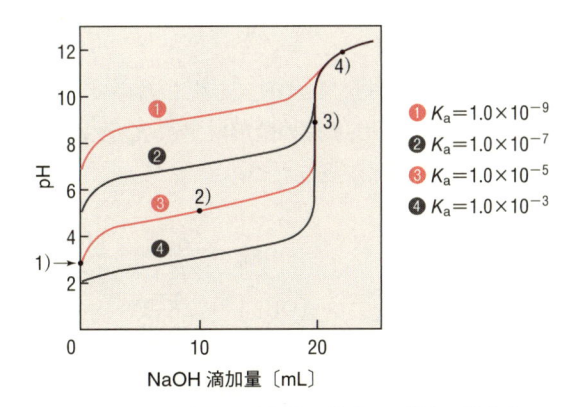

図 3・4　一塩基酸を強塩基で滴定した場合の滴定曲線　さまざまな酸解離定数 (❶〜❹) の 0.10 mol/L 一塩基酸 20 mL を 0.10 mol/L NaOH で滴定. 1)〜4) は滴定開始前〜中和点後の計算を行った点 (本文参照).

❶ $K_a=1.0\times10^{-9}$
❷ $K_a=1.0\times10^{-7}$
❸ $K_a=1.0\times10^{-5}$
❹ $K_a=1.0\times10^{-3}$

② 一塩基酸を強塩基で滴定する場合の滴定曲線

0.100 mol/L HA（$K_a = 1.00 \times 10^{-5}$ mol/L）20.0 mL を 0.100 mol/L NaOH で滴定する場合について，滴定各点での pH の変化を考えてみる．

1）滴定開始前： HA は弱酸であり，解離はわずかであるので，

$$[\mathrm{H^+}] \approx \sqrt{K_a[\mathrm{HA}]} = \sqrt{(1.00 \times 10^{-5}) \times 0.100}$$

と近似でき[*1]，

*1 §2・2・1b, 式 2・36 参照.

$$[\mathrm{H^+}] = 1.00 \times 10^{-3} \text{ mol/L} \qquad \mathrm{pH} = 3.00$$

となる．

2）中和点前： 0.100 mol/L NaOH を 10.0 mL 滴加したとき，50% が中和されたとすると，$[\mathrm{HA}] \approx [\mathrm{A^-}]$ とみなせる．ここで，

$$K_a = \frac{[\mathrm{H^+}][\mathrm{A^-}]}{[\mathrm{HA}]} \qquad \text{より} \qquad \mathrm{pH} = \mathrm{p}K_a + \log_{10}\frac{[\mathrm{A^-}]}{[\mathrm{HA}]}$$

と表せるので[*2]，$[\mathrm{HA}] = [\mathrm{A^-}]$ を代入して，

*2 §2・2b, 式 2・10, 式 2・21 参照.

$$[\mathrm{H^+}] = K_a = 1.00 \times 10^{-5} \text{ mol/L} \qquad \mathrm{pH} = \mathrm{p}K_a = 5.00$$

となる．この付近の pH で，溶液は強い緩衝能をもつようになる[*3]．

*3 §2・2・2e 参照.

3）中和点： 0.100 mol/L NaOH 20.0 mL を滴加したとき，HA は過不足なく中和されるので，0.050 mol/L の NaA 溶液とみなすことができる．ここでは $\mathrm{A^-}$ が塩基として働き，水と加水分解反応する．

$$\mathrm{A^-} + \mathrm{H_2O} \rightleftharpoons \mathrm{HA} + \mathrm{OH^-}$$

加水分解反応の平衡定数を K_h とすると，

$$K_h = \frac{[\mathrm{HA}][\mathrm{OH^-}]}{[\mathrm{A^-}]}$$

となるが[*4]，$\mathrm{OH^-}$ を生じるので，この値は共役塩基の塩基解離定数 K_b に等しい．一塩基酸の酸解離定数 K_a と共役塩基の塩基解離定数 K_b の間には，$K_a K_b = K_w$ の関係が成り立つので，

*4 §2・2・1b ⑦ 参照.

$$K_b = \frac{K_w}{K_a} = \frac{1.00 \times 10^{-14}}{1.00 \times 10^{-5}} = 1.00 \times 10^{-9} \text{ mol/L}$$

$$[\mathrm{OH^-}] \approx \sqrt{K_b[\mathrm{A^-}]} = \sqrt{5.00 \times 10^{-11}} = 7.07 \times 10^{-6} \text{ mol/L}$$

$$\mathrm{pOH} = -\log_{10}(7.07 \times 10^{-6}) = 6 - \log_{10}7.07 = 5.15$$

$$\mathrm{pH} = 14 - \mathrm{pOH} = 8.85$$

となり，中和点の液性は弱塩基性を示すことになる．

4）中和点後： 0.100 mol/L NaOH 22.0 mL を滴加した場合，生じた塩と過剰の NaOH の混液となる．過剰の $\mathrm{OH^-}$ によって $\mathrm{A^-}$ の加水分解反応は抑制されるの

で，$[H^+]$ は過剰に滴加された NaOH の濃度に依存する．

$$[OH^-] = \left(0.100 \times \frac{22.0}{1000} - 0.100 \times \frac{20.0}{1000}\right) \times \frac{1000}{20.0 + 22.0} = 4.76 \times 10^{-3} \text{ mol/L}$$

$$pOH = -\log_{10}(4.76 \times 10^{-3}) = 3 - \log_{10}4.76 = 2.32$$

$$pH = 14 - pOH = 11.68$$

1)〜4) 以外の他の滴定各点についても計算し，結果を図示すると**図3・4**（p. 107）に示す滴定曲線が得られる．酸解離定数 K_a の値が異なる溶液を，同様に 0.10 mol/L NaOH で滴定した滴定曲線も示す．これらの滴定曲線から，弱酸を強塩基で滴定する場合，中和点では溶液中に弱酸の共役塩基のみが残り，この共役塩基は加水分解反応で OH^- を生成するため，溶液は弱塩基性を示すことがわかる．また，K_a の値が小さくなるほど（酸としての強さが弱くなるほど，すなわち図の ❹→❶）pH 飛躍が小さくなり，塩基性側に偏ることがわかる．

③ 一酸塩基を強酸で滴定する場合の滴定曲線

一酸塩基を強酸で滴定したときの滴定曲線は，一塩基酸を強塩基で滴定したとき（図3・4）とは pH＝7 の直線に関して鏡像の曲線となる．これは，一酸塩基の塩基解離定数 K_b と共役酸の酸解離定数 K_a との間に $K_aK_b=K_w$ の関係が成り立つためである．

④ 多塩基酸を強塩基で滴定する場合の滴定曲線

多塩基酸は段階的に解離し，各段階の解離には固有の酸解離定数が対応する．たとえば，リン酸（H_3PO_4）は三塩基酸であり，次のように解離する．

$$H_3PO_4 + H_2O \rightleftharpoons H_3O^+ + H_2PO_4^- \quad (K_{a1} = 7.5 \times 10^{-3} \text{ mol/L, } pK_{a1} = 2.12)$$
$$H_2PO_4^- + H_2O \rightleftharpoons H_3O^+ + HPO_4^{2-} \quad (K_{a2} = 6.2 \times 10^{-8} \text{ mol/L, } pK_{a2} = 7.21)$$
$$HPO_4^{2-} + H_2O \rightleftharpoons H_3O^+ + PO_4^{3-} \quad (K_{a3} = 4.8 \times 10^{-13} \text{ mol/L, } pK_{a3} = 12.32)$$

ここで，$pK_{a2} - pK_{a1} \approx 5$ および $pK_{a3} - pK_{a2} \approx 5$ といずれも差が大きいので[*1]，リン酸の第一および第二中和点では pH 飛躍が観察される（**図3・5**）．

$$H_3PO_4 + NaOH \longrightarrow NaH_2PO_4 + H_2O \quad \text{（第一中和点）}$$
$$NaH_2PO_4 + NaOH \longrightarrow Na_2HPO_4 + H_2O \quad \text{（第二中和点）}$$

また，NaH_2PO_4 および Na_2HPO_4 は両性電解質であることから，各中和点の pH は，

第一中和点：　$pH = \dfrac{1}{2}(pK_{a1} + pK_{a2}) = \dfrac{1}{2}(2.12 + 7.21) = 4.67$

第二中和点：　$pH = \dfrac{1}{2}(pK_{a2} + pK_{a3}) = \dfrac{1}{2}(7.21 + 12.32) = 9.77$

となる[*2]．一方，$K_{a3} = 4.8 \times 10^{-13}$ mol/L と著しく小さいことから，第三中和点では pH 飛躍は観測されない．

⑤ 強酸と弱酸の一塩基酸混液を強塩基で滴定する場合

まず，強酸が中和され，次いで弱酸が中和される．それぞれの酸の K_a の差が

*1　一般的には，多塩基酸の酸解離定数を K_{a1}, K_{a2}, K_{a3}… とすると，たとえば K_{a1}, $K_{a2} > 10^{-7}$ で $K_{a1}/K_{a2} > 10^4$ のとき第一中和点で pH 飛躍がみられる．

*2　§2・2・1b ⑧，式2・43 参照．

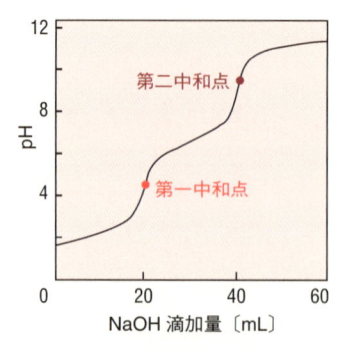

図3・5　**多塩基酸を強塩基で滴定した場合の滴定曲線**　0.1 mol/L リン酸 20 mL を 0.1 mol/L NaOH で滴定

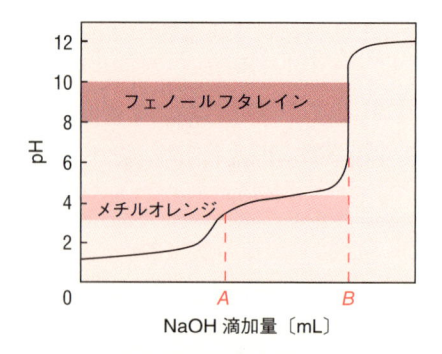

図3・6　**2種類の酸混液を強塩基で滴定した場合の滴定曲線**　塩酸と酢酸の混液を 0.1 mol/L NaOH で滴定

大きいほど pH 飛躍が明瞭となり，10^4 以上では分別して滴定できる．

　図3・6 には，塩酸 HCl と酢酸 CH_3COOH の混液を 0.1 mol/L 水酸化ナトリウム NaOH で滴定した結果を示す．メチルオレンジ* が変色する A mL までで HCl が中和された後，フェノールフタレインが変色する B mL まででさらに CH_3COOH が中和される．したがって，CH_3COOH が消費した NaOH 量は $(B-A)$ mL である．

*メチルオレンジ，フェノールフタレインについては b 項 ①，表3・1，図3・7 で詳しく述べる．

> **例題3・1　多塩基酸の強塩基による滴定**　0.100 mol/L リン酸二水素一ナトリウム NaH_2PO_4 水溶液 10.00 mL を 0.100 mol/L 水酸化ナトリウム NaOH 水溶液で中和滴定したい．この滴定に関して，滴定前，0.100 mol/L NaOH 9.00 mL ならびに 10.00 mL 滴加時のおよその pH を求めよ．ただし，リン酸 H_3PO_4 は三塩基酸で，$pK_{a1}=2.12$，$pK_{a2}=7.21$，$pK_{a3}=12.32$ であり，$\log_{10}2=0.301$，$\log_{10}3=0.477$ とする．【105 回国試改題】

解 答　この滴定の反応は

$$NaH_2PO_4 + NaOH \longrightarrow Na_2HPO_4 + H_2O$$

で表される．

　滴定前：0.100 mol/L NaH_2PO_4 水溶液なので，

$$pH = \frac{1}{2}(pK_{a1} + pK_{a2}) = \frac{1}{2}(2.12 + 7.21) = 4.67$$

0.100 mol/L NaOH 9.00 mL 滴加時：

$$[NaH_2PO_4] = \left(0.100 \times \frac{10.00}{1000} - 0.100 \times \frac{9.00}{1000}\right) \times \frac{1000}{10.00 + 9.00} = \frac{0.100}{19.00} \text{ mol/L}$$

$$[Na_2HPO_4] = \left(0.100 \times \frac{9.00}{1000}\right) \times \frac{1000}{10.00 + 9.00} = \frac{0.900}{19.00} \text{ mol/L}$$

H_3PO_4 の第2段階の解離式より

$$K_{a2} = \frac{[H^+][HPO_4{}^{2-}]}{[H_2PO_4{}^-]}$$

であるから，

$$\text{pH} = \text{p}K_{a2} + \log_{10}\frac{[\text{HPO}_4^{2-}]}{[\text{H}_2\text{PO}_4^-]} = \text{p}K_{a2} + \log_{10}\frac{[\text{Na}_2\text{HPO}_4]}{[\text{NaH}_2\text{PO}_4]}$$

$$= 7.21 + \log_{10}\frac{0.900/19.00}{0.100/19.00} = 7.21 + \log_{10}3^2 = 8.16$$

0.100 mol/L NaOH 10.00 mL 滴加時: 0.05 mol/L Na_2HPO_4 水溶液になっているので,

$$\text{pH} = \frac{1}{2}(\text{p}K_{a2} + \text{p}K_{a3}) = \frac{1}{2}(7.21 + 12.32) = 9.77$$

b. 滴定終点検出法　　滴定操作により反応が完結したと認識される点を終点といい, 中和滴定の終点は, pH によって変色する酸塩基指示薬や電気的な方法で判断される. 一方, 中和反応が理論的に完結する点を当量点(中和滴定では特に中和点という)といい, これは終点とは区別される. 終点と当量点は一致するのが理想であるが, 指示誤差や系統誤差によりずれが生じることが一般的である. JP 18 には, 滴定終点検出法▲として指示薬法と電気的終点検出法が記載されており, 酸・塩基滴定の電気的終点検出法では電位差滴定法が採用されている.

◀ JP 18 〈2.50〉

① 指示薬法

滴定において終点を判定する目的で使用される試薬のことを**指示薬**という. 酸・塩基滴定で用いられる**酸塩基指示薬**は, それ自身が弱酸または弱塩基であり, 水素イオンの結合や解離に伴う構造変化により色調が変化する. この指示薬を用いることで, 中和滴定における中和点付近の pH 飛躍を溶液の色の変化として捉えることが可能となる.

いま, 弱酸の酸塩基指示薬を HIn で表すと, 次式の平衡が成り立つ.

指示薬 indicator

酸塩基指示薬
acid-base indicator

$$\text{HIn} \rightleftharpoons \text{H}^+ + \text{In}^-$$
$$\text{(酸性色)} \qquad \text{(塩基性色)}$$

このとき, 指示薬の酸解離定数 K_{In} は次式で表される.

$$K_{\text{In}} = \frac{[\text{H}^+][\text{In}^-]}{[\text{HIn}]}$$

この式の対数を取り変形すると, 次の関係式が得られる.

$$\text{pH} - \text{p}K_{\text{In}} = \log_{10}\frac{[\text{In}^-]}{[\text{HIn}]} \qquad (3 \cdot 9)$$

K_{In} を指示薬定数, $\text{p}K_{\text{In}}$ を指示薬指数という.

ここで, $[\text{In}^-]/[\text{HIn}]$ の値は pH により変動し, $\text{pH} > \text{p}K_{\text{In}}$ のときは $[\text{In}^-] > [\text{HIn}]$, $\text{pH} = \text{p}K_{\text{In}}$ のときは $[\text{In}^-] = [\text{HIn}]$, $\text{pH} < \text{p}K_{\text{In}}$ のときは $[\text{In}^-] < [\text{HIn}]$ となる.

酸性色または塩基性色を肉眼で識別するには, 通常, $[\text{In}^-]/[\text{HIn}]$ が 10 より大きいか 1/10 より小さい必要があるとされている. すなわち, $[\text{In}^-]/[\text{HIn}] <$

1/10 では酸性色，[In⁻]/[HIn]＞10 では塩基性色として識別することができる．したがって，式3・9より，[In⁻]/[HIn]＝1/10 のとき pH＝pK_{In}−1，[In⁻]/[HIn]＝10 のとき pH＝pK_{In}＋1 となるから，指示薬の変色の識別可能な pH 範囲は，pK_{In}−1＜pH＜pK_{In}＋1 であることがわかる．弱塩基の指示薬（In＋H⁺ ⇌ InH⁺）についても同様に取扱うことができる．多くの酸塩基指示薬は，おおよそ pK_{In}±1 の pH の範囲で変色することが知られており，この pH 範囲を指示薬の**変色範囲**という．変色範囲は指示薬により異なるので，変色範囲が滴定曲線の pH 飛躍の範囲内にある指示薬を選択することで，滴定の終点を判別できる．

　よく使用される指示薬の変色範囲とその色調を**表3・1**に，代表的な指示薬であるフェノールフタレインとメチルオレンジについて，その共役酸塩基対の構造

変色範囲
transition interval

フェノールフタレイン
phenolphthalein, PP

メチルオレンジ
Methyl Orange, MO

表3・1　pH 指示薬の変色範囲と色調の変化

指示薬名	略号	変色範囲 (pH)	酸性色 ⟷ 塩基性色
チモールブルー	TB	1.2〜2.8	赤 ⟶ 黄
ブロモフェノールブルー	BPB	3.0〜4.6	黄 ⟷ 青紫
メチルオレンジ	MO	3.1〜4.4	赤 ⟷ 橙黄
ブロモクレゾールグリーン	BCG	3.8〜5.4	黄 ⟷ 青
メチルレッド	MR	4.2〜6.2	赤 ⟶ 黄
クロロフェノールレッド	CPR	4.8〜6.4	黄 ⟶ 赤
ブロモクレゾールパープル	BCP	5.2〜6.8	黄 ⟷ 紫
ブロモチモールブルー	BTB	6.0〜7.6	黄 ⟷ 青
ニュートラルレッド	NR	6.8〜8.0	赤 ⟶ 黄
フェノールレッド	PR	6.8〜8.4	黄 ⟷ 赤
チモールブルー	TB	8.0〜9.6	黄 ⟷ 青
フェノールフタレイン	PP	8.3〜10.0	無 ⟷ 紅
チモールフタレイン	TP	9.3〜10.5	無 ⟷ 青
アリザリンイエロー GG	AZY	10.0〜12.0	黄 ⟶ 赤紫

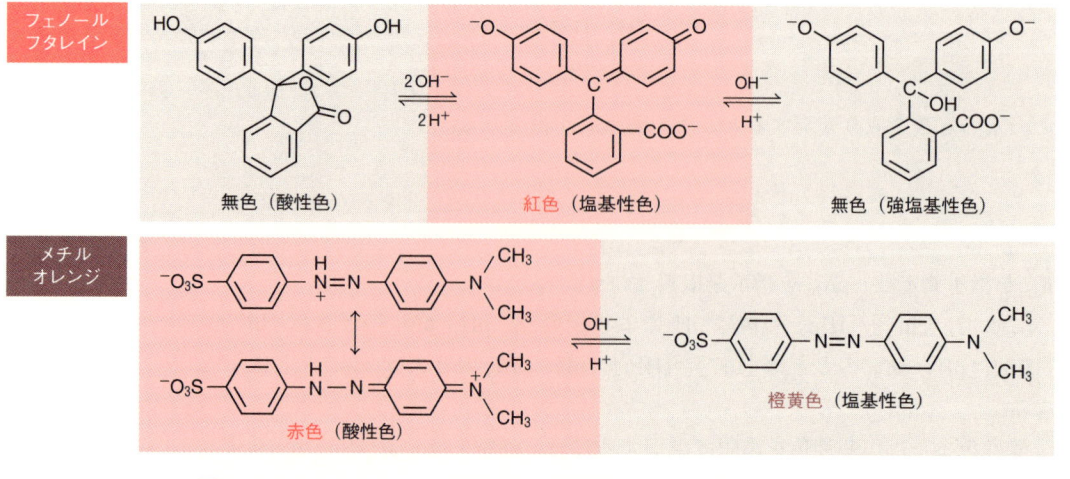

図3・7　フェノールフタレインおよびメチルオレンジの構造と色調の変化

と色調の変化を図3・7に示す. 多くの指示薬は二色性であるが, 単色の指示薬（表3・1で 無↔ となっているもの）では色調が指示薬濃度に影響されることがある. たとえば, フェノールフタレインやチモールフタレインは高濃度で変色範囲が酸性側に偏るため, 入れすぎないように注意が必要である.

例題3・2　変色範囲と [In⁻]/[HIn]　pK_{In} が 5 の指示薬 HIn の変色が識別できるおよその pH 範囲を求めよ. また, pH が 7 の溶液中での [HIn] と [In⁻] の濃度比を求めよ.

解答　指示薬の変色の識別可能な pH 範囲は, $pK_{In}-1<pH<pK_{In}+1$ であるから, 変色範囲は pH 4〜6 となる.

式3・9を変形して,

$$\log_{10}\frac{[In^-]}{[HIn]} = pH - pK_{In} = 7 - 5 = 2$$

$$\frac{[In^-]}{[HIn]} = 10^2 = 100$$

したがって, [HIn]：[In⁻] = 1：100

例題3・3　滴定終点検出に適した pH 指示薬　例題3・1の, 0.100 mol/L NaOH 水溶液による 0.100 mol/L NaH_2PO_4 水溶液の滴定において, 終点（10.00 mL 滴加時）の検出を行うのに適している pH 指示薬は何か.　【105回国試改題】

解答　終点における pH が 9.77 なので, 表3・1より, この pH が変色範囲に含まれるフェノールフタレインなどが適している.

---

② 電位差滴定法

酸・塩基滴定の場合は pH 測定法で用いる pH 計と同様の原理で, 指示電極にガラス電極, 参照電極に銀-塩化銀電極が使用される. 電位差滴定法は, 酸・塩基滴定のほかにも特有の指示電極を参照電極と組合わせることで, 適当な指示薬がない滴定にも適用可能である. 図3・8a に, ガラス電極を指示電極に使用した電位差滴定装置の概要を示す. 図3・8b は, 滴加量 (V) を横軸に, 電位差の値 (E) を縦軸にプロットした滴定曲線（①）および, その微分である $\Delta E/\Delta V$ をプロットした曲線（②）を示したものである. 滴定曲線やその微分曲線（$\Delta E/\Delta V$）をプロットすることで, 滴定の進行状況を把握できる. 滴定曲線（①）の変曲点, すなわち電位差の変化が最大となる点〔微分曲線（②）の極大点〕が滴定の終点となる.

c. 容量分析用標準液の調製と標定*　塩基の容量分析用標準液▲としては, NaOH や KOH の水溶液がおもに用いられる. 水に難溶性の酸などが目的物質である場合には, KOH のエタノール溶液が用いられることもある. 一方, 酸の標準液としては, HCl や H_2SO_4 がおもに用いられる. HCl は揮発性があるため, 加熱を要する場合には H_2SO_4 がよいが, 硫酸で沈殿する Ca^{2+}, Sr^{2+}, Ba^{2+}, Pb^{2+} などの金属イオンが含まれている場合には適さない.

電位差滴定（法）
potentiometric titration

* 本章の ▓ 部分は JP 18 抜粋部分である.

◀ JP 18 〈9.21〉

図 3・8　**電位差滴定装置の概略図(a) と滴定曲線(b)**　被滴定液に先端のノズルを浸して滴定を行う自動滴定装置（標準液を滴加するビュレット，被滴定液を入れるビーカー，ビーカー内の溶液を混ぜるかきまぜ機，指示電極と参照電極，両電極の電位差を測定する電位差計または適切な pH 計，記録装置から構成されている）が最近では使われている．

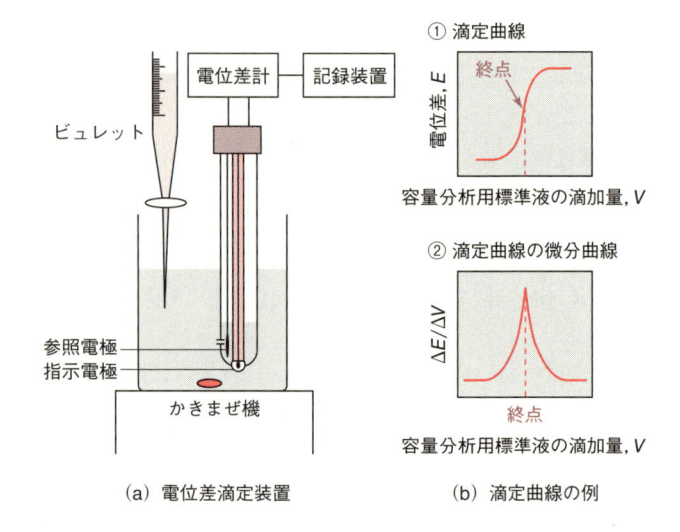

(a) 電位差滴定装置　　　(b) 滴定曲線の例

JP 18 〈9.21〉▶

*1 JP 18 〈9.41〉. JIS K8005 の容量分析用標準物質や認証標準物質を使用できる．

*2 定量に供する試料の採取量に "約" を付けたものは，記載された量の ±10% の範囲をいう（ JP 18 通則 39），"約 1.5 g" とは 1.35〜1.65 g の範囲を意味する．

JP 18 〈2.50〉▶

*3 質量を "精密に量る" とは，量るべき最小位を考慮し，0.1 mg，10 μg，1 μg または 0.1 μg まで量ることを意味し，質量を "正確に量る" とは，指示された数字の質量をその桁数まで量ることを意味する（ JP 18 通則 24）．

*4 秤量には通常，秤量瓶を用い，試料をコニカルビーカーなどに移す際には，少量の水で秤量瓶を洗いながら全量を移す．

1 mol/L 水酸化ナトリウム液▲

　1000 mL 中水酸化ナトリウム（NaOH：40.00）39.997 g を含む．

調製　水酸化ナトリウム 42 g を水 950 mL に溶かし，これに新たに製した水酸化バリウム八水和物飽和溶液を沈殿がもはや生じなくなるまで滴加し，液をよく混ぜて密栓し，24 時間放置した後，上澄液を傾斜するか，またはガラス沪過器（G3 または G4）を用いて沪過し，次の標定を行う．

標定　アミド硫酸（標準試薬）*1（HOSO$_2$NH$_2$：97.09）をデシケーター（減圧，シリカゲル）で約 48 時間乾燥し，その約 1.5 g*2 を精密に量り*3，新たに煮沸して冷却した水 25 mL に溶かし*4，調製した水酸化ナトリウム液で滴定▲し，ファクターを計算する（指示薬法：ブロモチモールブルー試液 2 滴，または電位差滴定法）．ただし，指示薬法の滴定の終点は緑色を呈するときとする．

$$\text{1 mol/L 水酸化ナトリウム液 1 mL} = 97.09 \text{ mg HOSO}_2\text{NH}_2$$

アミド硫酸は一塩基酸として，NaOH と次のように反応する．

$$\text{HOSO}_2\text{NH}_2 + \text{NaOH} \longrightarrow \text{NaOSO}_2\text{NH}_2 + \text{H}_2\text{O}$$

アミド硫酸 1 mol に対し NaOH 1 mol が反応するので，

$$\frac{\text{アミド硫酸の物質量〔mol〕}}{\text{NaOH の物質量〔mol〕}} = \frac{1}{1}$$

であるから，対応量の式は，

$$\text{1 mol/L NaOH 1000 mL} = 97.09 \text{ g HOSO}_2\text{NH}_2$$

$$\text{1 mol/L NaOH 1 mL} = 97.09 \times \frac{1}{1000} \times 1000 \text{ mg HOSO}_2\text{NH}_2$$

$$= 97.09 \text{ mg HOSO}_2\text{NH}_2$$

となる.

NaOH は吸湿性で，空気中の CO_2 と反応して表面が Na_2CO_3 になってしまうので，調製において多めに水に溶解し，水酸化バリウム飽和溶液を加えて混在する炭酸塩を炭酸バリウム $BaCO_3$ として沈殿させ，除去する.

0.5 mol/L 硫酸▲

◀ JP 18 〈9.21〉

1000 mL 中硫酸（H_2SO_4: 98.08）49.04 g を含む.

調製　硫酸 30 mL を水 1000 mL 中にかき混ぜながら徐々に加え，放冷し，次の標定を行う.

標定　炭酸ナトリウム（標準試薬）[*1]（Na_2CO_3: 105.99）を 500～650 °C で 40～50 分間加熱した後，デシケーター（シリカゲル）中で放冷し，その約 0.8 g を精密に量り，水 50 mL に溶かし，調製した硫酸で滴定▲し，ファクターを計算する（指示薬法：メチルレッド試液 3 滴，または電位差滴定法）．ただし，指示薬法の滴定の終点は液を注意して煮沸し，緩く栓をして冷却するとき，持続する橙色～橙赤色を呈するときとする．電位差滴定法は，被滴定液を激しくかき混ぜながら行い，煮沸しない.

*1 JP 18 〈9.41〉. JIS K8005 の容量分析用標準物質や認証標準物質を使用できる.

◀ JP 18 〈9.50〉

$$0.5 \text{ mol/L 硫酸 1 mL} = 53.00 \text{ mg } Na_2CO_3$$

第二中和点で終点を検出している．終点近くで液を煮沸するのは，滴定中に生成した CO_2 で液性が酸性に傾き終点前に変色するのを防ぐためである．指示薬の変色範囲は温度に影響されるので，冷却してから色を確認する.

$$Na_2CO_3 + H_2SO_4 \longrightarrow Na_2SO_4 + H_2CO_3{}^{*2} \longrightarrow Na_2SO_4 + CO_2\uparrow + H_2O$$

Na_2CO_3 1 mol と H_2SO_4 1 mol が反応するので,

*2 $H_2CO_3 \rightleftharpoons H_2O + CO_2$ （$K_a \approx 1.7 \times 10^{-3}$ mol/L）で，水中ではほとんど CO_2 になっている.

$$\frac{Na_2CO_3 \text{ の物質量〔mol〕}}{H_2SO_4 \text{ の物質量〔mol〕}} = \frac{1}{1}$$

であるから，対応量の式は,

$$1 \text{ mol/L } H_2SO_4 \text{ 1000 mL} = 105.99 \text{ g } Na_2CO_3$$

$$0.5 \text{ mol/L } H_2SO_4 \text{ 1 mL} = 105.99 \times 0.5 \times \frac{1}{1000} \times 1000 \text{ mg } Na_2CO_3$$

$$= 53.00 \text{ mg } Na_2CO_3$$

となる.

例題 3・4　容量分析用標準液の調製　0.5 mol/L 硫酸 1000 mL を調製するには，96.0%硫酸（H_2SO_4: 98.08，密度 1.84 g/mL）を何 mL 量ればよいか.

解答　96.0%硫酸 1000 mL 中に含まれる H_2SO_4 の物質量は,

$$\frac{1.84 \text{〔g/mL〕} \times 1000 \text{〔mL〕} \times 0.96}{98.08 \text{〔g/mol〕}} = 18.0 \text{ mol}$$

であるから，96.0%硫酸のモル濃度は 18.0 mol/L である．量りとる量を x mL とす

ると，

$$18.0 \times \frac{x}{1000} = 0.5 \times \frac{1000}{1000}$$

$$x = 27.8 \text{ mL}$$

＊ JP 18 〈9.21〉 には，"硫酸" 30 mL とあるが，濃いめに調製する．

となる＊．

JP 18 〈9.21〉▶

例題 3・5 硫酸のファクター 0.5 mol/L 硫酸▲の標定において，炭酸ナトリウム（標準試薬，Na_2CO_3：105.99）0.8000 g を量り，前記の操作に従い滴定したところ，0.5 mol/L 硫酸を 15.00 mL 消費した．この硫酸のファクター（f）を求めよ．

解 答

$$Na_2CO_3 + H_2SO_4 \longrightarrow Na_2SO_4 + H_2CO_3$$

より，Na_2CO_3 と H_2SO_4 は物質量比 1：1 で反応するので，対応量の式は

$$1 \text{ mol/L } H_2SO_4 \text{ 1000 mL} = 105.99 \text{ g } Na_2CO_3$$

$$0.5 \text{ mol/L } H_2SO_4 \text{ 1 mL} = 105.99 \times 0.5 \times \frac{1}{1000} \times 1000 \text{ mg } Na_2CO_3$$

$$= 53.00 \text{ mg } Na_2CO_3$$

となる．したがって，

$$f = \frac{0.8000 \times 1000}{53.00 \times 15.00} = 1.006$$

d. 医薬品の定量

炭酸水素ナトリウムの定量

本品は定量するとき，炭酸水素ナトリウム（$NaHCO_3$：84.01）99.0% 以上を含む．

定量法 本品約 2 g を精密に量り，水 25 mL に溶かし，0.5 mol/L 硫酸を滴加し，液の青色が黄緑色に変わったとき，注意して煮沸し，冷後，帯緑黄色を呈するまで滴定▲する（指示薬：ブロモクレゾールグリーン試液 2 滴）．

JP 18 〈2.50〉▶

$$0.5 \text{ mol/L 硫酸 1 mL} = 84.01 \text{ mg } NaHCO_3$$

炭酸水素ナトリウムと硫酸の反応は次式のとおりである．硫酸の標定と同様に滴定中に CO_2 が生成するので，煮沸して除去する．

$$2\,NaHCO_3 + H_2SO_4 \longrightarrow Na_2SO_4 + 2\,H_2CO_3 \longrightarrow Na_2SO_4 + 2\,CO_2\uparrow + 2\,H_2O$$

$NaHCO_3$ 2 mol と H_2SO_4 1 mol が反応するので，

$$\frac{NaHCO_3 \text{ の物質量〔mol〕}}{H_2SO_4 \text{ の物質量〔mol〕}} = \frac{2}{1}$$

であるから，対応量の式は，

$$1 \text{ mol/L } H_2SO_4 \text{ 1000 mL} = 2 \times 84.01 \text{ g } NaHCO_3$$

$$0.5 \text{ mol/L } H_2SO_4 \text{ 1 mL} = 2 \times 84.01 \times 0.5 \times \frac{1}{1000} \times 1000 \text{ mg NaHCO}_3$$

$$= 84.01 \text{ mg NaHCO}_3$$

となる．炭酸水素ナトリウムは，即効性，全身性の制酸作用をおよぼす制酸剤として使用されている．また，アシドーシスの改善や，尿酸排泄促進による尿路結石や痛風発作の予防などの効果がある．

水酸化ナトリウムの定量

本品は定量するとき水酸化ナトリウム（NaOH：40.00）95.0%以上を含む．

定量法　本品約 1.5 g を精密に量り，新たに煮沸して冷却した水 40 mL を加えて溶かし，15 ℃ に冷却した後，フェノールフタレイン試液 2 滴を加え，0.5 mol/L 硫酸で滴定▲し，液の赤色が消えたときの 0.5 mol/L 硫酸の量を A〔mL〕とする．さらにこの液にメチルオレンジ試液 2 滴を加え，再び 0.5 mol/L 硫酸で滴定▲し，液が持続する淡赤色を呈したときの 0.5 mol/L 硫酸の量を B〔mL〕とする．$(A-B)$ mL から水酸化ナトリウム（NaOH）の量を計算する．

◀ JP 18 〈2.50〉

◀ JP 18 〈2.50〉

$$0.5 \text{ mol/L 硫酸 1 mL} = 40.00 \text{ mg NaOH}$$

NaOH は空気中の CO_2 を吸収しやすいため，表面に Na_2CO_3 が生成している．

$$2\,NaOH + CO_2 \longrightarrow Na_2CO_3 + H_2O$$

そこで，NaOH と Na_2CO_3 を分別定量するのに，JP 18 では**ワルダー法**が採用されている[*1]．本滴定では，まず NaOH の全量が中和され，次に Na_2CO_3 が $NaHCO_3$ になる．この段階でフェノールフタレイン（PP，変色域 pH 8.3～10.0）が無色となる（図 3・9）．これは $NaHCO_3$ 水溶液の pH が濃度のいかんにかかわらず 8.3 であることに基づく[*2]．これらの反応は次の 2 式に対応しており，この時点での 0.5 mol/L 硫酸の滴定量を A〔mL〕とする．

$$2\,NaOH + H_2SO_4 \longrightarrow Na_2SO_4 + 2\,H_2O \qquad (3 \cdot 10)$$
$$2\,Na_2CO_3 + H_2SO_4 \longrightarrow Na_2SO_4 + 2\,NaHCO_3 \qquad (3 \cdot 11)$$

次いで，メチルオレンジ（MO，変色域 pH 3.1～4.4）を添加してさらに滴定し変色したところで，先の反応で生成した $NaHCO_3$ が中和される．このメチルオレンジを添加してから変色するまでの反応は次の反応にのみ対応しており，ここでの 0.5 mol/L 硫酸の滴定量を B〔mL〕とする．

$$2\,NaHCO_3 + H_2SO_4 \longrightarrow Na_2SO_4 + 2\,CO_2 + 2\,H_2O \qquad (3 \cdot 12)$$

式 3・11 と式 3・12 の H_2SO_4 の消費量は等しいので，試料溶液中の NaOH に

ワルダー法
Warder method

*1 このほか**ウインクラー法**（Winkler method）がある．ウインクラー法では，まず試料中の総塩基を MO を指示薬として H_2SO_4（または HCl）により滴定したのち，改めて同じ試料量を量りとり，塩化バリウム $BaCl_2$ を加えて Na_2CO_3 を炭酸バリウム $BaCO_3$ として沈殿させ，NaOH を PP を指示薬として H_2SO_4（または HCl）により滴定する．

*2 $NaHCO_3$ 水溶液の $[H_3O^+]$ は H_2CO_3 の解離定数 K_{a1}，K_{a2} で計算され，$[H_3O^+]=\sqrt{K_{a1}K_{a2}}$ で表されるため，濃度に関係なく pH 8.3 となる〔§2・2・1b⑧（p.38）参照〕．

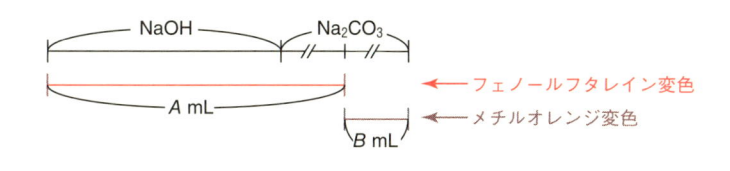

図3・9　**ワルダー法による NaOH と Na_2CO_3 の分別定量**　A, B は滴定に要した硫酸の量．

より消費された 0.5 mol/L H_2SO_4 の量は $(A-B)$ mL, Na_2CO_3（分子量 105.99）により消費された 0.5 mol/L H_2SO_4 の量は $2B$ mL となる.

式 3・10 より, NaOH 2 mol と H_2SO_4 1 mol が反応するので,

$$\frac{NaOH \text{ の物質量〔mol〕}}{H_2SO_4 \text{ の物質量〔mol〕}} = \frac{2}{1}$$

であるから, 対応量の式は,

$$1 \text{ mol/L } H_2SO_4 \text{ 1000 mL} = 2 \times 40.00 \text{ g NaOH}$$
$$0.5 \text{ mol/L } H_2SO_4 \text{ 1 mL} = 2 \times 40.00 \times 0.5 \times \frac{1}{1000} \times 1000 \text{ mg NaOH}$$
$$= 40.00 \text{ mg NaOH}$$

となる. また, $NaCO_3$ と H_2SO_4 の反応は, 式 3・11 と式 3・12 より結局

$$Na_2CO_3 + H_2SO_4 \longrightarrow Na_2SO_4 + H_2CO_3 \longrightarrow Na_2SO_4 + CO_2 + H_2O$$

となり, Na_2CO_3 1 mol と H_2SO_4 1 mol が反応するので,

$$\frac{Na_2CO_3 \text{ の物質量〔mol〕}}{H_2SO_4 \text{ の物質量〔mol〕}} = \frac{1}{1}$$

であるから, 対応量の式は,

$$1 \text{ mol/L } H_2SO_4 \text{ 1000 mL} = 105.99 \text{ g } Na_2CO_3$$
$$0.5 \text{ mol/L } H_2SO_4 \text{ 1 mL} = 105.99 \times 0.5 \times \frac{1}{1000} \times 1000 \text{ mg } Na_2CO_3$$
$$= 53.00 \text{ mg } Na_2CO_3$$

となる. したがって, NaOH と Na_2CO_3 の量〔mg〕は,

$$\text{NaOH: } 40.00 \times f_{H_2SO_4} \times (A-B)$$
$$\text{Na}_2\text{CO}_3: 53.00 \times f_{H_2SO_4} \times 2B$$

より求められる.

例題 3・6 水酸化ナトリウムの含量 JP 18 水酸化ナトリウム（NaOH: 40.00）の定量法において, 本品 1.5000 g を量り, 本定量法に従い滴定した. フェノールフタレイン試液の赤色が消えたときの 0.5 mol/L 硫酸（$f=1.000$）の量が 36.80 mL (A), さらにメチルオレンジ試液の淡赤色が持続するようになったときの量が 0.30 mL (B) であった. 本品中の水酸化ナトリウムの含量（%）を求めよ.

解 答 NaOH により消費された 0.5 mol/L H_2SO_4 の量は $(A-B)$ mL となるので, 式 3・7 より, NaOH の量を対応量 40.00 mg を用いて算出すると,

$$\text{水酸化ナトリウムの量} = 40.00 \times 1.000 \times (36.80 - 0.30) = 1460.0 \text{ mg}$$

したがって, 本品 1.5000 g 中に含まれる NaOH の含量は,

$$\frac{1460.0 \text{ mg}}{(1.5000 \times 1000) \text{ mg}} \times 100 = 97.3\%$$

ホウ酸の定量

　本品を乾燥したものは定量するとき，ホウ酸（H_3BO_3：61.83）99.5 % 以上を含む.

定量法　本品を乾燥し，その約 1.5 g を精密に量り，D-ソルビトール 15 g および水 50 mL を加え，加温して溶かし，冷後，1 mol/L 水酸化ナトリウム液で滴定する（指示薬：フェノールフタレイン試液 2 滴）.　◀ JP 18 〈2.50〉

$$1\ \text{mol/L 水酸化ナトリウム液 1 mL} = 61.83\ \text{mg}\ H_3BO_3$$

　ホウ酸は水溶液中で一部解離し，メタホウ酸イオン（BO_2^-）を生じる.

$$H_3BO_3 \rightleftharpoons H^+ + BO_2^- + H_2O \qquad (3\cdot13)$$

ホウ酸は，きわめて弱い一塩基酸（$K_a = 5.5\times10^{-10}$ mol/L）であり，指示薬を用いて滴定終点を特定することが困難である.　しかし，グリセリン，ソルビトール，マンニトール，果糖などの多価アルコールを添加すると，これらが BO_2^- と安定な錯イオンを生成する.

この錯イオンの生成により BO_2^- の濃度が減少し，その結果，ホウ酸の解離平衡（式 3・13）が右方向に進み，それに伴って酸性が強まり，酸・塩基滴定が可能となる.　H_3BO_3 1 mol と NaOH 1 mol が反応することになるので，

$$\frac{H_3BO_3\ \text{の物質量〔mol〕}}{\text{NaOH の物質量〔mol〕}} = \frac{1}{1}$$

であるから，対応量の式は，

$$1\ \text{mol/L NaOH 1000 mL} = 61.83\ \text{g}\ H_3BO_3$$
$$1\ \text{mol/L NaOH 1 mL} = 61.83\times\frac{1}{1000}\times1000\ \text{mg}\ H_3BO_3$$
$$= 61.83\ \text{mg}\ H_3BO_3$$

となる.

　ホウ酸は，特に糸状菌に有効な弱い殺菌作用をもち，刺激性が弱く作用も緩和なため，皮膚や粘膜の消毒に適している.　眼科用の防腐収れん剤や，昆虫に対する毒性が強いことからゴキブリ駆除剤としても利用されている.

ベンジルアルコールの定量

　本品は定量するとき，ベンジルアルコール（C_7H_8O：108.14）98.0～100.5 % を含む.

定量法　本品約 0.9 g を精密に量り，新たに調製した無水ピリジン/無水酢酸混液（7：1）15 mL を正確に加え，還流冷却器を付け，水浴上で 30 分間加熱

JP 18 〈2.50〉▶

する．冷後，水 25 mL を加え，過量の酢酸を 1 mol/L 水酸化ナトリウム液で滴定▲する（指示薬：フェノールフタレイン試液 2 滴）．同様の方法で空試験を行う．

$$1 \text{ mol/L 水酸化ナトリウム液 } 1 \text{ mL } = 108.1 \text{ mg } C_7H_8O$$

　無水ピリジン中で無水酢酸 $(CH_3CO)_2O$ を用いて，ベンジルアルコール $C_6H_5CH_2OH$ の OH 基をアセチル化する（式 3・14）．このアセチル化反応の過程で生じた酢酸 CH_3COOH と，反応後に残った過剰の無水酢酸を加水分解して得られた CH_3COOH（式 3・15）を，1 mol/L NaOH で滴定する（式 3・16）．滴定に要した NaOH 液の消費量を，空試験で生じた CH_3COOH の中和に要した NaOH 液の消費量から引き，アセチル化反応で生成された CH_3COOH の量を求め，最終的にベンジルアルコールの量を算出する．

$$\text{（構造式）} CH_2OH + (CH_3CO)_2O \longrightarrow \text{（構造式）} CH_2OCOCH_3 + CH_3COOH \quad (3・14)$$

$$(CH_3CO)_2O + H_2O \longrightarrow 2\,CH_3COOH \quad (3・15)$$

$$CH_3COOH + NaOH \longrightarrow CH_3COONa + H_2O \quad (3・16)$$

$C_6H_5CH_2OH$ 1 mol から CH_3COOH 1 mol が生成し，NaOH 1 mol と反応するので，

$$\frac{C_6H_5CH_2OH \text{ の物質量〔mol〕}}{NaOH \text{ の物質量〔mol〕}} = \frac{1}{1}$$

であるから，対応量の式は，

$$1 \text{ mol/L NaOH } 1000 \text{ mL } = 108.14 \text{ g } C_7H_8O$$

$$1 \text{ mol/L NaOH } 1 \text{ mL } = 108.14 \times \frac{1}{1000} \times 1000 \text{ mg } C_7H_8O$$

$$= 108.1^* \text{ mg } C_7H_8O$$

* 対応量の数字の桁数は4桁と規定されている（JP 18 通則 39）．

　ベンジルアルコールには弱い局所麻酔作用や殺菌作用があり，注射薬の疼痛緩和剤や保存剤として，また，歯痛の鎮痛にも使用されている．

アスピリンの定量

　本品を乾燥したものは定量するとき，アスピリン（$C_9H_8O_4$: 180.16）99.5% 以上を含む．

定量法　本品を乾燥し，その約 1.5 g を精密に量り，0.5 mol/L 水酸化ナトリウム液 50 mL を正確に加え，二酸化炭素吸収管（ソーダ石灰）を付けた還流冷却器を用いて 10 分間穏やかに煮沸する．冷後，直ちに過量の水酸化ナトリウムを 0.25 mol/L 硫酸で滴定▲する（指示薬：フェノールフタレイン試液 3 滴）．同様の方法で空試験を行う．

JP 18 〈2.50〉▶

$$0.5 \text{ mol/L 水酸化ナトリウム液 } 1 \text{ mL } = 45.04 \text{ mg } C_9H_8O_4$$

アスピリンに過剰な NaOH 液を加え加熱すると，COOH 基の中和と酢酸エステルの加水分解が起こる（式 3・17）．反応後に残った NaOH を硫酸で逆滴定して，最終的なアスピリンの量を算出する．

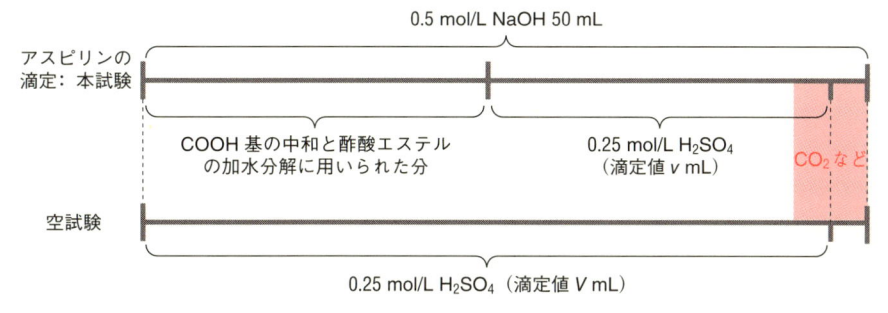

$$\text{（式 3・17 の反応式）} + 2\,\text{NaOH} \longrightarrow \text{（式 3・17 の生成物）} + CH_3COONa + H_2O \qquad (3・17)$$

加水分解の間に，空気中の二酸化炭素が流入するのを避け，また溶媒の蒸発を防ぐために，ソーダ石灰（$CaO + NaOH$）を詰めた二酸化炭素吸収管を付けた還流冷却器を用いて煮沸する．

本法では，操作中に混入する CO_2 の影響を考慮するうえでも空試験が有効である．空試験でも本試験とまったく同じ手順を踏むため，もし CO_2 などの滴定を妨害する物質が混入していたとしても，その影響は本試験と同じとみなすことができる．たとえば，CO_2 は加えた NaOH を消費するが（式 3・18），フェノールフタレインを指示薬とした硫酸滴定で，その半分量が滴定される（式 3・19）．したがって，本試験で共存する CO_2 によって消費された NaOH は，空試験で差し引かれる（図 3・10）．

$$2\,NaOH + CO_2 \longrightarrow Na_2CO_3 + H_2O \qquad (3・18)$$
$$2\,Na_2CO_3 + H_2SO_4 \longrightarrow 2\,NaHCO_3 + Na_2SO_4 \qquad (3・19)$$

0.5 mol/L NaOH 50 mL

アスピリンの
滴定: 本試験

COOH 基の中和と酢酸エステル
の加水分解に用いられた分 ／ 0.25 mol/L H_2SO_4
（滴定値 v mL） ／ CO_2 など

空試験

0.25 mol/L H_2SO_4（滴定値 V mL）

図 3・10 アスピリンの滴定における空試験の役割

式 3・17 よりアスピリン 1 mol と NaOH 2 mol が反応するので，

$$\frac{\text{アスピリンの物質量〔mol〕}}{\text{NaOH の物質量〔mol〕}} = \frac{1}{2} = \frac{1/2}{1}$$

であるから，対応量の式は，

$$1\,\text{mol/L NaOH 1000 mL} = \frac{1}{2} \times 180.16\,\text{g}\ C_9H_8O_4$$

$$0.5\,\text{mol/L NaOH 1 mL} = \frac{1}{2} \times 180.16 \times 0.5 \times \frac{1}{1000} \times 1000\,\text{mg}\ C_9H_8O_4$$

$$= 45.04\,\text{mg}\ C_9H_8O_4$$

となる．しかし，アスピリンと NaOH は反応するものの，アスピリンを NaOH で滴定しているわけではない．実際には NaOH を H_2SO_4 で滴定している．これは次のように考えることができる．NaOH と H_2SO_4 は次のように反応する．

$$2\,NaOH + H_2SO_4 \longrightarrow Na_2SO_4 + 2\,H_2O$$

いま 0.5 mol/L NaOH の f を f_{NaOH}，空試験での消費量を V' mL，本試験での消費量を v' mL，0.25 mol/L H_2SO_4 の f を $f_{H_2SO_4}$，空試験での消費量を V mL，本試験での消費量を v mL とすると，

$$\frac{NaOH \text{ の物質量〔mol〕}}{H_2SO_4 \text{ の物質量〔mol〕}} = \frac{2}{1} = \frac{0.5\,f_{NaOH}\,V'/1000}{0.25\,f_{H_2SO_4}\,V/1000}$$

であるから，

$$V' = \frac{f_{H_2SO_4}}{f_{NaOH}}V \text{ mL} \tag{①}$$

となり，同様に，

$$v' = \frac{f_{H_2SO_4}}{f_{NaOH}}v \text{ mL} \tag{②}$$

となる．したがって，アスピリン量〔mg〕は，

$$45.04 \times f_{NaOH} \times (V' - v')$$

で表されるが，①，② より，

$$45.04 \times f_{NaOH} \times \frac{f_{H_2SO_4}}{f_{NaOH}} \times (V - v) = 45.04 \times f_{H_2SO_4} \times (V - v) \tag{③}$$

となる．

　アスピリンは，プロスタグランジン（PG）生合成の律速酵素であるシクロオキシゲナーゼ（COX）を阻害して PG 産生を抑制することにより，抗炎症，解熱鎮痛作用をもつ非ステロイド性抗炎症薬（NSAID）である．

┃ 例題 3・7　アスピリンの定量法　JP 18 アスピリン（$C_9H_8O_4$：180.16）の定量法に関する問い（a），（b）に答えよ．

　（a）次の記述の正誤を答え，誤っているものは，その理由を簡単に説明せよ．

　① 10 分間煮沸するのは，アスピリンの加水分解反応（けん化）を促進させるためである．

　② 空試験により，空気中の二酸化炭素が 0.5 mol/L 水酸化ナトリウム液に溶け込んだ影響を補正することができる．

　③ 0.25 mol/L 硫酸の代わりに 0.5 mol/L 塩酸で同様の操作を行うと，滴加量は 2 倍になる．

　（b）本品 1.5764 g を量り，本定量法に従い滴定したところ，本試験ならびに空試験で 0.25 mol/L 硫酸（f＝0.995）をそれぞれ 10.50 mL ならびに 45.50 mL 消費した．

本品中のアスピリンの含量（％）を求めよ．【99回国試改題】

解答　(a) ③ が誤り．0.5 mol/L 塩酸と 0.25 mol/L 硫酸では 0.5 mol/L 水酸化ナトリウム液と反応する体積は変わらない．

　(b) ③ 式より，アスピリン量〔mg〕が求まるので，

$$\frac{45.04 \times 0.995 \times (45.50 - 10.50)}{1.5764 \times 1000} \times 100 = 99.5\%$$

尿素の定量

　本品は定量するとき，尿素（CH_4N_2O：60.06）99.0％以上を含む．

定量法　本品約 0.2 g を精密に量り，水に溶かして正確に 200 mL とする．この液 5 mL を正確にケルダールフラスコにとり，窒素定量法▲により試験を行う．

◀ JP 18 〈1.08〉

$$0.005 \text{ mol/L 硫酸 1 mL} = 0.3003 \text{ mg } CH_4N_2O$$

　尿素の定量法では，JP 18 一般試験法の窒素定量法* に基づいて，窒素の定量を行っている．まず，尿素を硫酸（H_2SO_4）で加熱分解し，硫酸水素アンモニウム NH_4HSO_4 に変換する（式 3・20）．その後，塩基性条件下で水蒸気蒸留を行い（式 3・21），生成した NH_3 をホウ酸に吸収させ（式 3・22），これを 0.005 mol/L 硫酸で滴定する（式 3・23）．ホウ酸の酸性は弱く，吸収された NH_3 を直接 0.005 mol/L 硫酸で滴定することができる．

*セミミクロケルダール法を用いた窒素の定量法である．ケルダール法は，タンパク質などの含窒素化合物に含まれる窒素の量を正確に分析できる方法である．

$$(NH_2)_2CO + 2H_2SO_4 + H_2O \longrightarrow 2NH_4HSO_4 + CO_2 \qquad (3・20)$$

$$NH_4HSO_4 + 2NaOH \longrightarrow NH_3 + Na_2SO_4 + 2H_2O \qquad (3・21)$$

$$NH_3 + H_3BO_3 \longrightarrow NH_4 \cdot BO_2 + H_2O \qquad (3・22)$$

$$2NH_3 + H_2SO_4 \longrightarrow (NH_4)_2SO_4 \qquad (3・23)$$

尿素 1 mol からアンモニア 2 mol が生成し，このアンモニア 2 mol と H_2SO_4 1 mol が反応するので，尿素 1 mol に対し H_2SO_4 1 mol が対応することになる．

$$\frac{尿素の物質量〔mol〕}{H_2SO_4 の物質量〔mol〕} = \frac{1}{1}$$

であるから，対応量の式は，

$$1 \text{ mol/L } H_2SO_4 \text{ 1000 mL} = 60.06 \text{ g } CH_4N_2O$$

$$0.005 \text{ mol/L } H_2SO_4 \text{ 1 mL} = 60.06 \times 0.005 \times \frac{1}{1000} \times 1000 \text{ mg } CH_4N_2O$$

$$= 0.3003 \text{ mg } CH_4N_2O$$

となる．

　尿素は，1828 年に F. Wöhler によりはじめて無機物（シアン酸アンモニウム NH_4OCN）から合成された有機化合物である．医薬品の原料や肥料などに幅広く利用され，医薬品としては，皮膚の角質軟化剤などに使用されている．

🔑 キーワード

☐ 酸・塩基滴定　　　☐ 中和滴定　　　☐ pH 飛躍
☐ 酸塩基指示薬　　　☐ ワルダー法

✔ チェックリスト

1. 中和滴定の標準液には，通常，強酸（塩酸，硫酸）または強塩基（水酸化ナトリウム，水酸化カリウムなど）が使用される．
2. 中和滴定では，反応する酸や塩基の解離定数が小さいほど，中和点付近の pH 飛躍が小さくなる．
3. 中和滴定の終点の検出には，指示薬法と電位差滴定法の 2 通りが用いられる．

3・2・2　非 水 滴 定

水 H_2O は H^+ の授受により部分的に次のように解離する．

$$H_3O^+ \underset{-H^+}{\overset{+H^+}{\rightleftharpoons}} H_2O \underset{+H^+}{\overset{-H^+}{\rightleftharpoons}} OH^-$$

共役酸　　　　　　　　　　　共役塩基

このように酸にも塩基にもなる溶媒を両性プロトン溶媒という．そのため，水分子どうしで H^+ の授受を行う．これを水の**自己解離**または**自己プロトリシス**という．

自己解離 autodissociation

自己プロトリシス autoprotolysis

$$\overset{H^+ を供与}{\overbrace{H_2O} + H_2O} \rightleftharpoons OH^- + H_3O^+$$

酸　　　塩基　　　塩基　　　酸

また，水は次のように強さの異なる酸と反応してオキソニウムイオン H_3O^+ を生じる．

$$HClO_4 + H_2O \longrightarrow H_3O^+ + ClO_4^-$$
$$HCl + H_2O \longrightarrow H_3O^+ + Cl^-$$
$$HNO_3 + H_2O \longrightarrow H_3O^+ + NO_3^-$$

酸の強さは $HClO_4 > HCl > HNO_3$ であるが，水溶液中では酸の強さは H_3O^+ に均一化されてしまう．これを水の**水平化効果**という．

水平化効果 leveling effect

酸・塩基滴定では，酸や塩基の強さが弱くなるほど，水の自己解離の影響で，当量点付近での pH 飛躍が小さくなる．そのため，pK_a が 7 以上の弱酸や pK_b が 7 以上の弱塩基では，通常の方法で終点を判定することが難しい．一方，JP 18 に収載されている医薬品は，ほとんどが弱酸や弱塩基であり，水に溶けにくいものも多い．このような医薬品の酸・塩基滴定は，**非水溶媒**を用いることで可能となる．このような滴定を**非水滴定**とよぶ．

非水溶媒 nonaqueous solvent

非水滴定 nonaqueous titration, titration in nonaqueous solvent: **非水溶媒滴定**

a. 非水溶媒の種類　　非水溶媒は，H^+ の授受ができる**プロトン(性)溶媒**，受容はできるが供与はできない**半プロトン(性)溶媒**，受容も供与もできない**非プロトン性溶媒**に分類される．しかし，半プロトン性溶媒は一般的に非プロトン性溶媒に含められるので，非水溶媒はプロトン性溶媒と非プロトン性溶媒の 2 種に大別される．

プロトン(性)溶媒 protic solvent, protogenic solvent

半プロトン(性)溶媒 semiprotic solvent

非プロトン性溶媒 aprotic solvent, nonprotic solvent

① プロトン性溶媒

プロトン性溶媒（SH と表す）は，H_2O と同様に H^+ の授受を行い，水平化効

果もわずかに観察される.

$$2\,SH \rightleftharpoons SH_2^+S^- \rightleftharpoons SH_2^+ + S^-$$

プロトン性溶媒は，さらに次の 3 種に分類される.

1) **酸性溶媒**（H^+ を受容するより供与する力の方が強い）: 酢酸，ギ酸など
2) **塩基性溶媒**（H^+ を供与するより受容する力の方が強い）: 液体アンモニア，ブチルアミンなど
3) **両性溶媒**（H^+ を授受する力がほぼ同程度）: メタノール，エタノール，2-プロパノールなど

② 非プロトン性溶媒

1) 非プロトン性溶媒（H^+ の授受を行わないため，水平化効果もほとんど生じない）: ベンゼン，クロロホルム，ニトロベンゼン，アセトニトリル，ジメチルスルホキシド（DMSO）など
2) 半プロトン性溶媒（H^+ を受容できる塩基性溶媒）: ピリジン，*N,N*-ジメチルホルムアミド（DMF），1,4-ジオキサン，テトラヒドロフラン（THF），ジエチルエーテル，アセトンなど

b. 非水溶媒中の酸塩基反応

① 非水溶媒中における酸・塩基の強さ

上述のように，強酸である過塩素酸 $HClO_4$，硫酸 H_2SO_4，塩酸 HCl などの酸性度は，水溶液中では水の水平化効果により H_3O^+ の酸性度に均等化されるため，酸の強さの違いを明確に区別することが難しくなる. しかし，誘電率が水よりも低い非水溶媒中では，酸や塩基の解離が著しく低下する. この性質により，強酸の酸性度の差異が水溶液に比べて顕著になる. 強酸を CH_3COOH に溶かすと，次のような解離平衡が成立する.

$$HClO_4 + CH_3COOH \rightleftharpoons CH_3COOH_2^+ClO_4^- \rightleftharpoons CH_3COOH_2^+ + ClO_4^- \tag{3・24}$$

$$H_2SO_4 + CH_3COOH \rightleftharpoons CH_3COOH_2^+HSO_4^- \rightleftharpoons CH_3COOH_2^+ + HSO_4^- \tag{3・25}$$

$$HCl + CH_3COOH \rightleftharpoons CH_3COOH_2^+Cl^- \rightleftharpoons CH_3COOH_2^+ + Cl^- \tag{3・26}$$

水よりも H^+ を受け取りにくい CH_3COOH 中では，ほとんどの酸がイオン対や非解離の状態（分子形）で存在するが，$HClO_4$ は CH_3COOH 中でも高い解離度を示す（式 3・24）. H_2SO_4 や HCl は $HClO_4$ よりも解離度が低く（式 3・25, 26），CH_3COOH 中では酸の強さは次のようになる.

$$HClO_4 > HBr > H_2SO_4 > HCl > HNO_3$$

水溶液中の H_3O^+ と同様に，酢酸溶媒中では $CH_3COOH_2^+$（**酢酸アシジウムイオン**）が最も強い酸である. このような溶媒の陽イオンを**溶媒和プロトン**とよぶ.

一方，CH_3COOH に弱塩基であるアニリンを溶かすと，次の平衡が成立する.

$$C_6H_5NH_2 + CH_3COOH \rightleftharpoons C_6H_5NH_3^+CH_3COO^- \rightleftharpoons C_6H_5NH_3^+ + CH_3COO^-$$

酸性溶媒 acidic solvent

塩基性溶媒 basic solvent

両性溶媒 amphiprotic solvent

酢酸アシジウムイオン acetic acidium ion

溶媒和プロトン solvated proton

CH_3COOH は水よりも H^+ を供与しやすく，イオン対の生成が進行してアニリンの塩基性は強まるが，誘電率が低い CH_3COOH のイオン対の解離は起こりにくい．酢酸溶液中では CH_3COO^-（**酢酸イオン**）が最も強い酸基となる．このような溶媒の陰イオンを**溶媒陰イオン**とよぶ．

酢酸イオン acetate ion

溶媒陰イオン solvent anion

また，ピリジンに弱酸であるフェノールを溶かすと，次の平衡が成立する．

$$C_6H_5OH + C_5H_5N \rightleftharpoons C_5H_5NH^+C_6H_5O^- \rightleftharpoons C_5H_5NH^+ + C_6H_5O^-$$

フェノールの H^+ をピリジンが受容してイオン対の生成が進行し，フェノールの酸性は強まる．

一般に，非水溶媒中における弱酸，弱塩基の強さは，非水溶媒の H^+ を供与する力が強いほど弱塩基性物質の塩基性は強くなり，H^+ を受容する力が強いほど弱酸性物質の酸性は強くなる．

② 非水滴定

JP 18 ⟨9.21⟩▶

1）弱塩基の滴定：弱塩基は，CH_3COOH 中で $HClO_4$ 標準液▲を用いて滴定することができる．JP 18 では，この方法で多くの弱塩基性医薬品が定量されている．

弱塩基 B は，CH_3COOH から H^+ を供与され，イオン対である $BH^+CH_3COO^-$ を生成する．そこに $HClO_4$ を滴加すると，$CH_3COOH_2^+$（酢酸アシジウムイオン）が生じ，これが CH_3COO^- と反応して，定量的に強酸塩である $BH^+ClO_4^-$ を生成する．

$$BH^+CH_3COO^- + CH_3COOH_2^+ClO_4^- \longrightarrow BH^+ClO_4^- + 2\,CH_3COOH$$

弱塩基の塩も，CH_3COOH 中で $HClO_4$ 標準液を用いて滴定することができる．弱塩基 B の塩酸塩（B・HCl）を例にとり考えてみる．B・HCl の CH_3COOH 溶液中に $HClO_4$ を滴加すると $CH_3COOH_2^+$ が生じるが，$HClO_4$ に比べ HCl の方が弱い酸なので，Cl^- に $CH_3COOH_2^+$ から H^+ が供与されて HCl になり，HCl が追い出されるようにして $HClO_4$ が消費される．

$$B \cdot HCl + CH_3COOH_2^+ClO_4^- \longrightarrow BH^+ + Cl^- + CH_3COOH_2^+ + ClO_4^-$$
$$\longrightarrow BH^+ClO_4^- + HCl + CH_3COOH$$

なお，この式は，一般には次の式のように書き表されることが多い．

$$B \cdot HCl + HClO_4 \longrightarrow BH^+ClO_4^- + HCl$$

2）弱酸の滴定：弱酸は，H^+ を受容する溶媒中で強塩基溶液を標準液に用いて滴定することができる．JP 18 では，部分構造にイミド，スルホンアミド，フェノール，プリン，ベンズイミダゾール骨格をもつ弱酸性医薬品を N,N-ジメチルホルムアミド（DMF）に溶かし，テトラメチルアンモニウムヒドロキシド $(CH_3)_4NOH$ を標準液に用いて滴定している．多くの場合，テトラメチルアンモニウムヒドロキシド液▲は水溶液として用いられており，酸・塩基反応で水も生じることから非水反応とはいえないが，DMF が酸性を強める働きをしているこ

JP 18 ⟨9.21⟩▶

とから，ここでは非水滴定に分類した．弱酸を HA で表すと，形式的な反応式は
次の通りである．

$$HA + (CH_3)_4NOH \longrightarrow (CH_3)_4N^+A^- + H_2O$$

c. 終点の検出　　滴定終点を検出する方法としては，水溶液中の中和反応
と同様に，指示薬法と電位差滴定法がある．

① 指示薬法

　クリスタルバイオレット（塩化メチルロザニリン）▲，p-ナフトールベンゼイ
ン▲，チモールブルー▲などが用いられている．同じ指示薬でも，条件が異なると
変色範囲が異なることがある．経験的に選択されたものが多い．

② 電位差滴定法

　JP 18 では，指示電極としてガラス電極，参照電極として銀–塩化銀電極が用
いられている▲．良好な滴定曲線が得られることから，非水滴定の終点の検出に
よく用いられる．

　例として，CH_3COOH 中で $HClO_4$ 標準液を用いてクエン酸ナトリウムを滴定
した際の電位差滴定曲線ならびにクリスタルバイオレットの色と構造の変化を図
3・11，図 3・12 に示す．反応式は次の通りである．

クリスタルバイオレット
Crystal Violet

塩化メチルロザニリン
methylrosaniline chloride

◀ JP 18 〈9.41〉
◀ JP 18 〈9.41〉
◀ JP 18 〈9.41〉

◀ JP 18 〈2.50〉

$$\begin{array}{c} CH_2COONa \\ | \\ HOCCOONa \\ | \\ CH_2COONa \end{array} + 3\,HClO_4 \longrightarrow \begin{array}{c} CH_2COOH \\ | \\ HOCCOOH \\ | \\ CH_2COOH \end{array} + 3\,NaClO_4$$

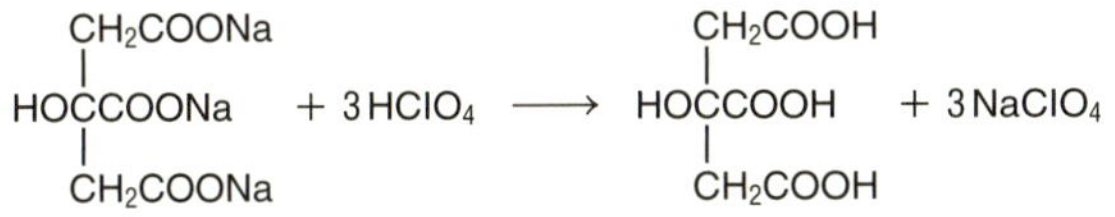

クエン酸ナトリウム

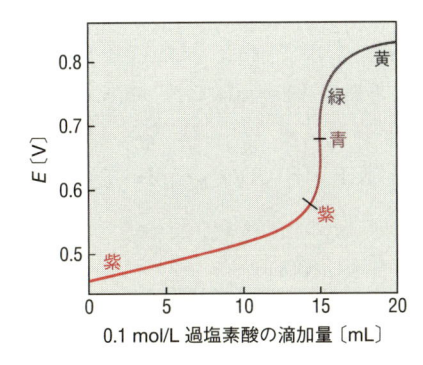

**図3・11　電位差滴定曲線とクリスタル
バイオレットの変色**　0.1 mol/L $HClO_4$
標準液を用いて 0.05 mol/L クエン酸ナ
トリウム 10.0 mL を滴定

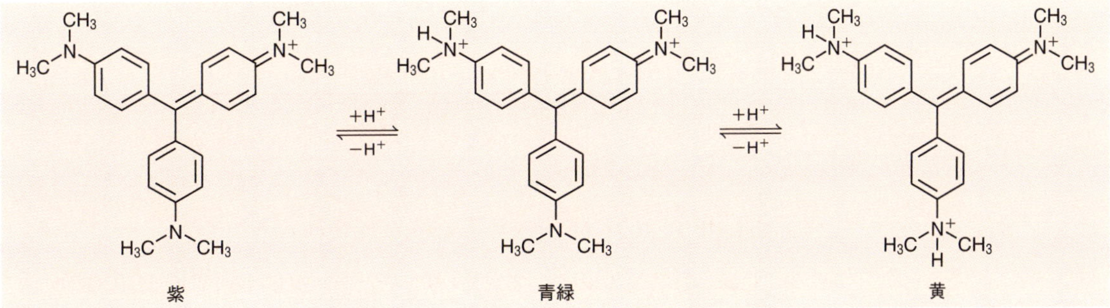

（グラフ縦軸 E [V]，横軸 0.1 mol/L 過塩素酸の滴加量〔mL〕）

紫　　　　　　　青緑　　　　　　　黄

図3・12　クリスタルバイオレットの構造と色の変化

d.　容量分析用標準液の調製と標定

0.1 mol/L 過塩素酸▲

*1 過塩素酸（密度約 1.67 g/mL，濃度 70.0〜72.0%）8.7 mL 中の物質量は，濃度 70.0%として，

$$\frac{8.7\ \text{mL}\cdot 1.67\ \text{g/mL}\cdot 0.70}{100.46\ \text{g/mol}}$$
　　　　　　　= 0.101 mol

*2 カールフィッシャー法（ JP 18 〈2.48〉）を用いて水分の測定を行う.

*3 爆発などの危険を防止するため.

JP 18 〈2.50〉▶

*4 JP 18 〈9.41〉. JIS K8005 の容量分析用標準物質や認証標準物質を使用できる.

JP 18 〈9.41〉▶

　1000 mL 中過塩素酸（$HClO_4$： 100.46） 10.046 g を含む.

調製　過塩素酸 8.7 mL*1 を酢酸(100) 1000 mL 中に約 20 ℃ に保ちながら徐々に加える. 約 1 時間放置後，この液 3.0 mL をとり，別途，水分〔g/dL〕を速やかに測定する*2（廃棄処理時には水を加える*3）. この液を約 20 ℃ に保ちながら，無水酢酸〔（水分〔g/dL〕−0.03）×52.2〕mL を振り混ぜながら徐々に加え，24 時間放置した後，次の標定を行う.

標定　フタル酸水素カリウム（標準試薬）*4（$KHC_6H_4(COO)_2$： 204.22） を 105 ℃ で 4 時間乾燥した後，デシケーター（シリカゲル）中で放冷し，その約 0.3 g を精密に量り，酢酸(100) 50 mL に溶かし，調製した過塩素酸で滴定する▲（指示薬法：クリスタルバイオレット試液 3 滴，または電位差滴定法）. ただし，指示薬法の終点は青色を呈するときとする. 同様の方法で空試験を行い，補正し，ファクターを計算する.

$$0.1\ \text{mol/L 過塩素酸 1 mL} = 20.42\ \text{mg}\ KHC_6H_4(COO)_2$$

　過塩素酸（K 8223，特級，密度約 1.67 g/mL，濃度 70.0〜72.0%）▲は約 30% の水を含むので，これを無水酢酸と反応させ酢酸とする. 無水酢酸が残ると試料物質がアセチル化されるので，0.03%の水分量を残すこととして，測定水分量〔g/dL〕から 0.03 g/dL を引く. 反応により酢酸としたい水（H_2O： 18.02）の量を 1 dL 当たり x g とし，それを物質量に換算すると $x/18.02$〔mol〕となる. 水と無水酢酸は 1：1 で反応するので，反応に必要な無水酢酸（$C_4H_6O_3$： 102.09）の質量は $(x/18.02)\times 102.09$ g であり，密度を 1.085 g/mL とするとその体積は〔$(x/18.02)\times 102.09$〕$/1.085 = 5.22x$ mL となる. したがって，反応に必要な無水酢酸の量は 1 dL 当たり $5.22x$ mL となり，調製は 1000 mL で行っているので，これを 1000 mL に換算する.

　標定は，標準試薬にフタル酸水素カリウム $KHC_6H_4(COO)_2$ を用いて行う. 反応は次の通りである.

フタル酸水素カリウム

フタル酸水素カリウム 1 mol と $HClO_4$ 1 mol が反応するので，

$$\frac{\text{フタル酸水素カリウムの物質量〔mol〕}}{HClO_4\ \text{の物質量〔mol〕}} = \frac{1}{1}$$

であるから，対応量の式は，

$$1\ \text{mol/L}\ HClO_4\ 1000\ \text{mL} = 204.22\ \text{g}\ KHC_6H_4(COO)_2$$

$$0.1\ \text{mol/L}\ HClO_4\ 1\ \text{mL} = 204.22\times 0.1\times\frac{1}{1000}\times 1000\ \text{mg}\ KHC_6H_4(COO)_2$$

$$= 20.42\ \text{mg}\ KHC_6H_4(COO)_2$$

となる.

0.1 mol/L 酢酸ナトリウム液▲

◀ JP 18 〈9.21〉

1000 mL 中酢酸ナトリウム（CH$_3$COONa: 82.03）8.203 g を含む.

調製　無水酢酸ナトリウム 8.20 g を酢酸(100) に溶かし 1000 mL とし，次の標定を行う.

標定　調製した酢酸ナトリウム液 25 mL を正確に量り，酢酸(100) 50 mL および p-ナフトールベンゼイン*1 試液 1 mL を加え，0.1 mol/L 過塩素酸で液の黄褐色が黄色を経て緑色を呈するまで滴定▲する．同様の方法で空試験を行い，補正し，ファクターを計算する.

*1

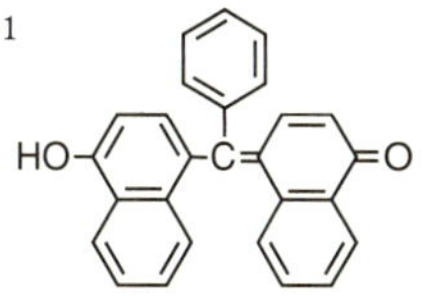

p-ナフトールベンゼイン

◀ JP 18 〈2.50〉

弱塩基性医薬品を逆滴定により定量するのに用いられる．一定過剰量の HClO$_4$ を加え反応させたのち，過量の HClO$_4$ を酢酸ナトリウム液で滴定する.

$$CH_3COO^-Na^+ + HClO_4 \longrightarrow CH_3COOH + Na^+HClO_4^-$$

0.1 mol/L テトラメチルアンモニウムヒドロキシド液▲

◀ JP 18 〈9.21〉

1000 mL 中テトラメチルアンモニウムヒドロキシド〔(CH$_3$)$_4$NOH: 91.15〕9.115 g を含む.

調製　用時，テトラメチルアンモニウムヒドロキシド 9.2 g に対応する量のテトラメチルアンモニウムヒドロキシド・メタノール試液*2 をとり，水を加えて 1000 mL とし，次の標定を行う.

標定　安息香酸（標準試薬）*3（C$_6$H$_5$COOH: 122.12）をデシケーター（シリカゲル）で 24 時間乾燥し，その約 0.2 g を精密に量り，N,N-ジメチルホルムアミド 60 mL に溶かし，調製した 0.1 mol/L テトラメチルアンモニウムヒドロキシド液で滴定▲する（指示薬法: チモールブルー・ジメチルホルムアミド試液 3 滴，または電位差滴定法）．ただし，指示薬法の終点は青色を呈するときとする．同様の方法で空試験を行い，補正し，ファクターを計算する.

*2 JP 18 〈9.41〉.
含量 9.0〜11.0 g/dL.

*3 JP 18 〈9.41〉. K 8073,
特級.

◀ JP 18 〈2.50〉

0.1 mol/L テトラメチルアンモニウムヒドロキシド液 1 mL ＝
12.21 mg C$_6$H$_5$COOH

標定は，標準試薬に安息香酸 C$_6$H$_5$COOH を用いて行う．反応は以下の通りである.

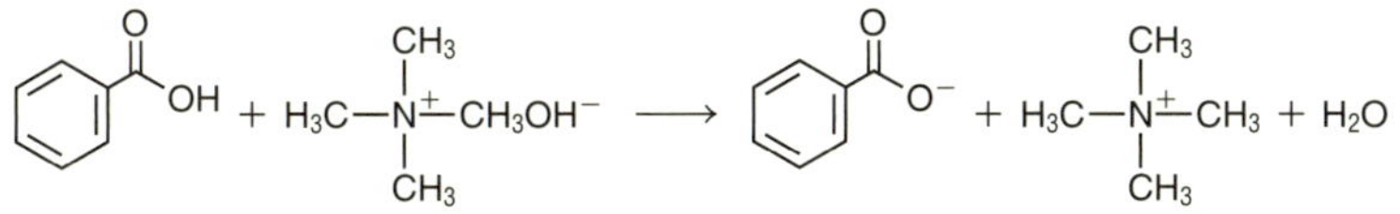

(CH$_3$)$_4$NOH 1 mol に C$_6$H$_5$COOH 1 mol が反応するので，

$$\frac{(CH_3)_4NOH \text{ の物質量〔mol〕}}{C_6H_5COOH \text{ の物質量〔mol〕}} = \frac{1}{1}$$

であるから，対応量の式は，

$$1 \text{ mol/L } (CH_3)_4NOH \text{ 1000 mL} = 122.12 \text{ g } C_6H_5COOH$$

$$0.1 \text{ mol/L } (CH_3)_4NOH \text{ 1 mL} = 122.12 \times 0.1 \times \frac{1}{1000} \times 1000 \text{ mg } C_6H_5COOH$$

$$= 12.21 \text{ mg } C_6H_5COOH$$

となる．

e. 医 療 品 の 定 量

L-リシン塩酸塩の定量

本品を乾燥したものは定量するとき，L-リシン塩酸塩（$C_6H_{14}N_2O_2 \cdot HCl$：182.65）98.5％以上を含む．

定量法　本品を乾燥し，その約 0.1 g を精密に量り，ギ酸 2 mL に溶かし，0.1 mol/L 過塩素酸 15 mL を正確に加え，水浴上で 30 分間加熱する．冷後，酢酸(100) 45 mL を加え，過量の過塩素酸を 0.1 mol/L 酢酸ナトリウム液で滴定する（電位差滴定法）．同様の方法で空試験を行う．

JP 18 〈2.50〉▶

$$0.1 \text{ mol/L 過塩素酸 1 mL} = 9.132 \text{ mg } C_6H_{14}N_2O_2 \cdot HCl$$

誘電率が低い CH_3COOH にはアミノ酸は溶けにくいため，誘電率の高いギ酸に溶かす．酢酸を加えることで，反応で生成するリシンの過塩素酸塩の析出を防いでいる．滴定反応は下式に示すように

L-リシン塩酸塩

となり，L-リシン塩酸塩 1 mol が $HClO_4$ 2 mol と反応するので，

$$\frac{\text{L-リシン塩酸塩の物質量〔mol〕}}{HClO_4 \text{ の物質量〔mol〕}} = \frac{1}{2} = \frac{1/2}{1}$$

であるから，対応量の式は，

$$1 \text{ mol/L } HClO_4 \text{ 1000 mL} = \frac{1}{2} \times 182.65 \text{ g } C_6H_{14}N_2O_2 \cdot HCl$$

$$0.1 \text{ mol/L } HClO_4 \text{ 1 mL} = \frac{1}{2} \times 182.65 \times 0.1 \times \frac{1}{1000} \times 1000 \text{ mg } C_6H_{14}N_2O_2 \cdot HCl$$

$$= 9.132^{[*1]} \text{ mg } C_6H_{14}N_2O_2 \cdot HCl$$

*1 計算では 9.133 となるが，これは分子量を計算する際の原子量の違いによる．ここでは JP 18 の数値を示した．

*2 つなかり コアカリ C-4-2 生体分子とその反応 → 3巻 V. 医薬品化学，E-2 健康の維持・増進につながる栄養と食品衛生 → 5巻 衛生薬学

L-リシン[*2]は，ヒトが体内で合成できない必須アミノ酸の一つである．ヒトでの欠乏症状としては，発育不全，食欲不振，歯牙発育不全，過敏症などが知られている．小麦粉や精白米などの穀類に不足しがちで，タンパク質源としてこれら穀物に依存することが多い発展途上国では，その欠乏が問題となっている．医薬品としては，低栄養状態や手術前後のアミノ酸補給を目的とした総合アミノ酸製剤などに使用されている．

ジブカイン塩酸塩の定量

本品を乾燥したものは定量するとき，ジブカイン塩酸塩（$C_{20}H_{29}N_3O_2 \cdot HCl$：379.92）98.0％以上を含む．

定量法 本品を乾燥し，その約0.3 gを精密に量り，無水酢酸/酢酸(100) 混液（7：3）50 mL に溶かし，0.1 mol/L 過塩素酸で滴定▲する（電位差滴定法）．◀ JP 18 ⟨2.50⟩ 同様の方法で空試験を行い，補正する．

$$0.1 \text{ mol/L 過塩素酸 } 1 \text{ mL } = 19.00 \text{ mg } C_{20}H_{29}N_3O_2 \cdot HCl$$

ジブカイン塩酸塩は酢酸にきわめて溶けやすく，無水酢酸に溶けやすい．キノリン骨格中の窒素は酢酸溶液中で塩基性が強まり，滴定反応は次式に示すように

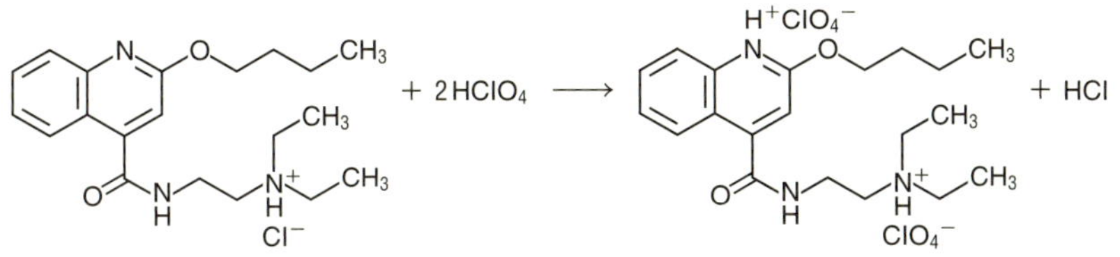

ジブカイン塩酸塩

となり，ジブカイン塩酸塩 1 mol が $HClO_4$ 2 mol と反応するので，

$$\frac{\text{ジブカイン塩酸塩の物質量〔mol〕}}{HClO_4 \text{ の物質量〔mol〕}} = \frac{1}{2} = \frac{1/2}{1}$$

であるから，対応量の式は，

$$1 \text{ mol/L } HClO_4 \text{ 1000 mL } = \frac{1}{2} \times 379.92 \text{ g } C_{20}H_{29}N_3O_2 \cdot HCl$$

$$0.1 \text{ mol/L } HClO_4 \text{ 1 mL } = \frac{1}{2} \times 379.92 \times 0.1 \times \frac{1}{1000} \times 1000 \text{ mg } C_{20}H_{29}N_3O_2 \cdot HCl$$

$$= 19.00 \text{ mg } C_{20}H_{29}N_3O_2 \cdot HCl$$

となる．

ジブカイン塩酸塩は，神経細胞膜のナトリウムチャネルと結合して Na^+ の細胞内への流入を遮断し，活動電位の発生を抑制する局所麻酔薬である．

プロカインアミド塩酸塩の定量

本品を乾燥したものは定量するとき，プロカインアミド塩酸塩（$C_{13}H_{21}N_3O \cdot HCl$：271.79）98.0～101.0％を含む．

定量法 本品を乾燥し，その約0.5 gを精密に量り，無水酢酸/酢酸(100) 混液（7：3）50 mL に溶かし，0.1 mol/L 過塩素酸で滴定▲する（電位差滴定法）．◀ JP 18 ⟨2.50⟩ 同様の方法で空試験を行い，補正する．

$$0.1 \text{ mol/L 過塩素酸 } 1 \text{ mL } = 27.18 \text{ mg } C_{13}H_{21}N_3O \cdot HCl$$

プロカインアミドの芳香族第一級アミンは無水酢酸と反応してアセトアミドとなり塩基性が消失する．

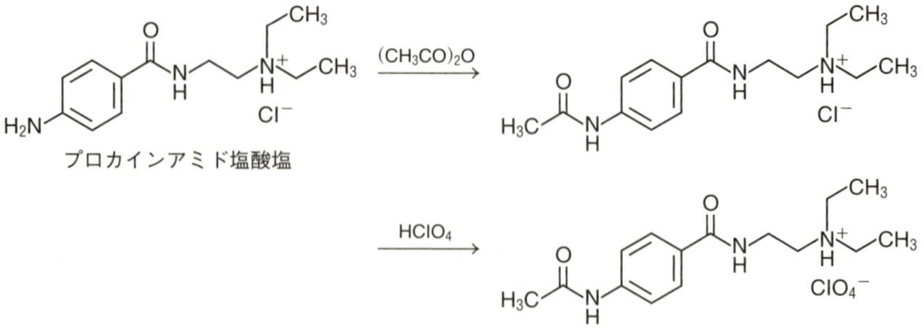

プロカインアミド塩酸塩 1 mol は $HClO_4$ 1 mol と反応するので,

$$\frac{プロカインアミド塩酸塩の物質量〔mol〕}{HClO_4 の物質量〔mol〕} = \frac{1}{1}$$

であるから,対応量の式は,

$$1 \text{ mol/L } HClO_4 \text{ } 1000 \text{ mL } = 271.79 \text{ g } C_{13}H_{21}N_3O \cdot HCl$$

$$0.1 \text{ mol/L } HClO_4 \text{ } 1 \text{ mL } = 271.79 \times 0.1 \times \frac{1}{1000} \times 1000 \text{ mg } C_{13}H_{21}N_3O \cdot HCl$$

$$= 27.18 \text{ mg } C_{13}H_{21}N_3O \cdot HCl$$

となる.

* つながり コアカリ D-2-8 循
環器系の疾患と治療薬 →
4巻 I. 薬理・病態

　プロカインアミド*は,心筋細胞膜のナトリウムチャネル遮断に加えカリウムチャネル遮断作用をもち,抗不整脈作用を表す不整脈治療薬である.

例題3・8　プロカインアミド塩酸塩の含量　JP 18 プロカインアミド塩酸塩（$C_{13}H_{21}N_3O \cdot HCl$: 271.79）の定量法において,本品 0.5000 g を量り,本滴定法に従い滴定したところ,本試験ならびに空試験で 0.1 mol/L 過塩素酸（$f = 0.998$）をそれぞれ 18.50 mL ならびに 0.30 mL 消費した.本品中のプロカインアミド塩酸塩の含量%を求めよ.

解答　目的物質の質量〔mg〕は,式 3・8 より,下式左辺の分子の計算式で求まる.

$$\frac{27.18 \times 0.998 \times (18.50 - 0.30) 〔mg〕}{0.5000 \times 1000 〔mg〕} \times 100 = 98.7\%$$

キニーネ硫酸塩水和物の定量

　本品は定量するとき,換算した乾燥物に対し,キニーネ硫酸塩〔$(C_{20}H_{24}N_2O_2)_2 \cdot H_2SO_4$: 746.91〕98.5%以上を含む.

定量法　本品約 0.5 g を精密に量り,酢酸(100) 20 mL に溶かし,無水酢酸 80 mL を加え,0.1 mol/L 過塩素酸で滴定▲する（指示薬: クリスタルバイオレット試液 2 滴）.ただし,滴定の終点は液の紫色が青色を経て青緑色に変わるときとする.同様の方法で空試験を行い,補正する.

JP 18 〈2.50〉▶

$$0.1 \text{ mol/L } 過塩素酸 1 \text{ mL } = 24.90 \text{ mg } (C_{20}H_{24}N_2O_2)_2 \cdot H_2SO_4$$

キニーネ硫酸塩中のキヌクリジン環[*1] の N 原子は塩基性が強く，H_2SO_4 によりプロトン化されており，酸として強い H_2SO_4 は $HClO_4$ との反応により追い出されず，硫酸水素塩として残る．したがって，塩基性の弱いキノリン環の N 原子が $HClO_4$ によりプロトン化される．さらに，対イオンとなっている SO_4^{2-} もプロトン化され HSO_4^- になるので，キニーネ硫酸塩 1 mol は $HClO_4$ 3 mol と反応する．

*1

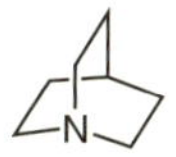

キヌクリジン

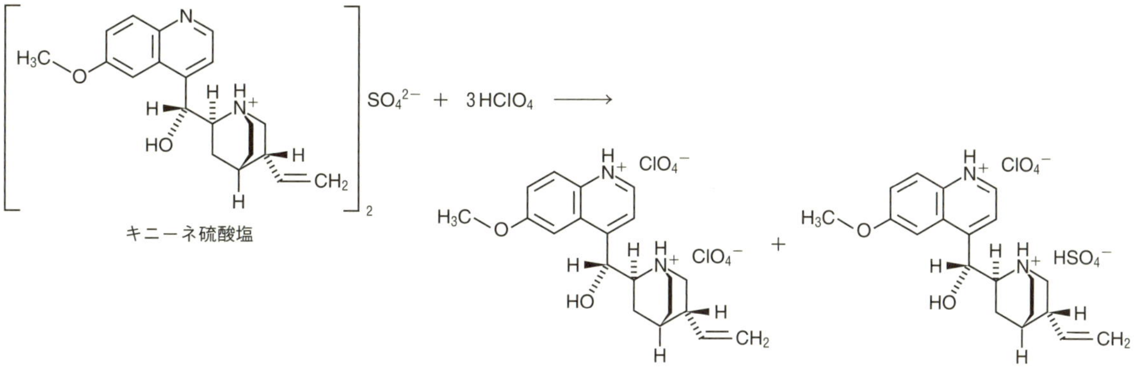

キニーネ硫酸塩

$$\frac{\text{キニーネ硫酸塩の物質量〔mol〕}}{HClO_4 \text{ の物質量〔mol〕}} = \frac{1}{3} = \frac{1/3}{1}$$

であるから，対応量の式は，

$$1 \text{ mol/L } HClO_4 \text{ 1000 mL} = \frac{1}{3} \times 746.91 \text{ g } (C_{20}H_{24}N_2O_2)_2 \cdot H_2SO_4$$

$$0.1 \text{ mol/L } HClO_4 \text{ 1 mL} = \frac{1}{3} \times 746.91 \times 0.1 \times \frac{1}{1000} \times 1000 \text{ mg } (C_{20}H_{24}N_2O_2)_2 \cdot H_2SO_4$$

$$= 24.90 \text{ mg } (C_{20}H_{24}N_2O_2)_2 \cdot H_2SO_4$$

となる．

キニーネ[*2] は，キナの樹皮から単離されたアルカロイドで，マラリア原虫に毒性を示す抗マラリア薬である．

*2 つながり コアカリ D-2-15 感染症と治療薬 → 4巻 I. 薬理・病態，E-1-2 人の健康を脅かす感染症の予防とまん延防止 → 5巻 衛生薬学

エトスクシミドの定量

本品は定量するとき，換算した脱水物に対し，エトスクシミド（$C_7H_{11}NO_2$: 141.17）98.5%以上を含む．

定量法　本品約 0.2 g を精密に量り，*N,N*-ジメチルホルムアミド 20 mL に溶かし，0.1 mol/L テトラメチルアンモニウムヒドロキシド液で滴定する（電位差滴定法）．同様の方法で空試験を行い，補正する．

JP 18 〈2.50〉

0.1 mol/L テトラメチルアンモニウムヒドロキシド液 1 mL =
$$14.12 \text{ mg } C_7H_{11}NO_2$$

N,N-ジメチルホルムアミド中では弱酸性のイミド基（-CONHCO-）の酸性が強くなるので，滴定が可能となる．エトスクシミド 1 mol は $(CH_3)_4NOH$ 1 mol

と反応する.

$$\frac{\text{エトスクシミドの物質量〔mol〕}}{(CH_3)_4NOH \text{ の物質量〔mol〕}} = \frac{1}{1}$$

であるから，対応量の式は，

$$1 \text{ mol/L } (CH_3)_4NOH \text{ } 1000 \text{ mL} = 141.17 \text{ g } C_7H_{11}NO_2$$

$$0.1 \text{ mol/L } (CH_3)_4NOH \text{ } 1 \text{ mL} = 141.17 \times 0.1 \times \frac{1}{1000} \times 1000 \text{ mg } C_7H_{11}NO_2$$

$$= 14.12 \text{ mg } C_7H_{11}NO_2$$

となる.

　エトスクシミドは，抗てんかん薬の一つであり，定型欠神発作の第一選択薬として用いられている*.

* **つながり** **コアカリ** D-2-5 中枢神経系，精神系の疾患と治療薬 → 4巻 I. 薬理・病態

O━ キーワード

☐ 非水溶媒　　☐ 非水滴定　　☐ プロトン(性)溶媒　　☐ 非プロトン性溶媒

✔ チェックリスト

1. 強酸の酸性度の強さは，水溶液中では水の水平化効果により H_3O^+ の強さに均一化されて区別するのが難しいが，酢酸溶媒中では区別できる.
2. きわめて弱い酸や塩基の酸・塩基滴定には，非水溶媒を用いた非水滴定が適用される.
3. 弱塩基や弱塩基の塩酸塩の非水滴定は，溶媒に酢酸を，標準液に過塩素酸を用いて行われる.
4. 弱塩基の塩酸塩の非水滴定では，過塩素酸に塩酸が追い出される反応により滴定される.
5. 弱酸の非水滴定では，溶媒に N,N-ジメチルホルムアミドなど，標準液にテトラメチルアンモニウムヒドロキシド液などが用いられる.

3・3　キレート滴定

キレート滴定 chelatometric titration, chelatometry

キレート chelate

エチレンジアミン四酢酸 (ethylenediaminetetraacetic acid, EDTA)：配位子名や略号については表2・5も参照.

六座配位子　sexadentate ligand, hexadentate ligand

　キレート滴定は，アルカリ金属と銀を除く金属イオンと多座配位子との間で行われる**キレート生成反応**を利用した容量分析法である．キレート滴定の基本原理は，§2・3 錯体・キレート生成平衡で述べているので，関連づけて学修してほしい.

3・3・1　キレート試薬

　エチレンジアミン四酢酸（EDTA） は多座配位子の一つで，1分子内に四つのカルボキシ基の酸素原子と二つの窒素原子の計六つの配位原子をもつ**六座配位子**である（図3・13a）．EDTA は金属イオンの電荷や配位数に関係なく物質量比

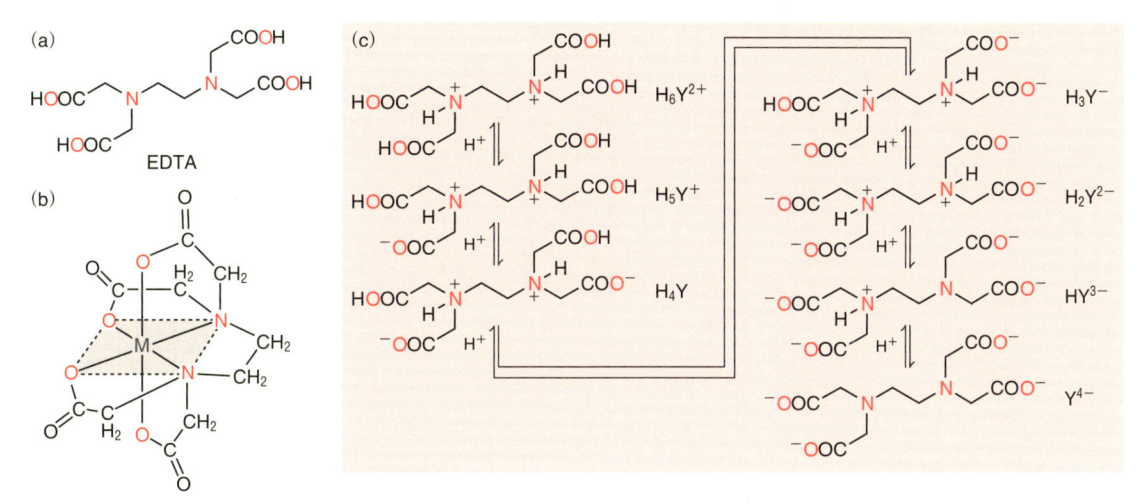

図3・13　**EDTA**（a）とその金属キレートの化学構造（b）および **pH** による構造の変化（c）　赤は配位原子

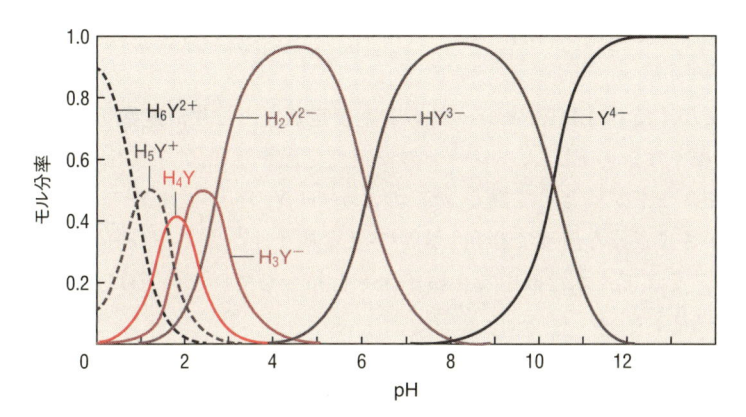

図3・14　**EDTA** の各化学種のモル分率と **pH** との関係（概略図）

1:1で金属イオンと結合して安定なキレートを生成する（図3・13b）．そのため，**キレート試薬**として汎用されている．

キレート試薬
chelating reagent

　EDTA（H_6Y^{2+} と表す）は六塩基酸で，溶液の pH により異なる電荷をもつ構造をとる（図3・13c）．したがって，EDTA の酸解離平衡および酸解離定数は，

$$H_6Y^{2+} \rightleftharpoons H^+ + H_5Y^+ \qquad K_1 = \frac{[H^+][H_5Y^+]}{[H_6Y^{2+}]} \qquad pK_1 = 0.9$$

$$H_5Y^+ \rightleftharpoons H^+ + H_4Y \qquad K_2 = \frac{[H^+][H_4Y]}{[H_5Y^+]} \qquad pK_2 = 1.6$$

$$H_4Y \rightleftharpoons H^+ + H_3Y^- \qquad K_3 = \frac{[H^+][H_3Y^-]}{[H_4Y]} \qquad pK_3 = 2.0$$

$$H_3Y^- \rightleftharpoons H^+ + H_2Y^{2-} \qquad K_4 = \frac{[H^+][H_2Y^{2-}]}{[H_3Y^-]} \qquad pK_4 = 2.67$$

$$H_2Y^{2-} \rightleftharpoons H^+ + HY^{3-} \qquad K_5 = \frac{[H^+][HY^{3-}]}{[H_2Y^{2-}]} \qquad pK_5 = 6.16$$

$$HY^{3-} \rightleftharpoons H^+ + Y^{4-} \qquad K_6 = \frac{[H^+][Y^{4-}]}{[HY^{3-}]} \qquad pK_6 = 10.26$$

となる．EDTA の七つの化学種 H_6Y^{2+}, H_5Y^+, H_4Y, H_3Y^-, H_2Y^{2-}, HY^{3-}, Y^{4-} のモル分率と pH との関係を図3・14に示す．

表 3・2　種々の金属イオンの EDTA キレートの安定度定数

金属イオン	$\log_{10} K_f$	金属イオン	$\log_{10} K_f$	金属イオン	$\log_{10} K_f$
Bi^{3+}	26.5	Cu^{2+}	18.80	Al^{3+}	16.13
Fe^{3+}	25.1	Ni^{2+}	18.62	Fe^{2+}	14.33
In^{3+}	24.95	Pd^{2+}	18.50	Mn^{2+}	14.04
Th^{4+}	23.2	Pb^{2+}	18.04	Ca^{2+}	10.59
Sc^{3+}	23.1	Zn^{2+}	16.50	Mg^{2+}	8.69
Hg^{2+}	21.80	Cd^{2+}	16.46	Sr^{2+}	8.63
Ga^{3+}	20.27	Co^{2+}	16.31	Ba^{2+}	7.76

表 3・3　EDTA の $\log_{10}\alpha_H$ と pH との関係

pH	$\log_{10}\alpha_H$	pH	$\log_{10}\alpha_H$
1	17.13	7	3.32
2	13.44	8	2.27
3	10.60	9	1.28
4	8.44	10	0.45
5	6.45	11	0.07
6	4.65	12	0.01

このうち，Y^{4-} はキレート生成に関与する重要な化学種で，Y^{4-} と金属イオン M^{m+} とのキレート生成反応は，

$$M^{m+} + Y^{4-} \rightleftharpoons MY^{m-4} \qquad K_f = \frac{[MY^{m-4}]}{[M^{m+}][Y^{4-}]}$$

で表される．ただし，K_f は EDTA キレートの**安定度定数**または**生成定数**を表す．**表 3・2** に各種**金属イオン**の EDTA キレートの安定度定数を示す．

水溶液中ではキレート試薬として働く Y^{4-} のほか，H_4Y, H_3Y^-, H_2Y^{2-}, HY^{3-} の四つの化学種がさまざまな濃度で存在し，Y^{4-} と金属イオンとのキレート生成に影響を与える*．そこで，水溶液中で金属イオンと結合していない EDTA の総濃度を $[Y']$ とすると，

$$
\begin{aligned}
[Y'] &= [Y^{4-}] + [HY^{3-}] + [H_2Y^{2-}] + [H_3Y^-] + [H_4Y] \\
&= \left(1 + \frac{[HY^{3-}]}{[Y^{4-}]} + \frac{[H_2Y^{2-}]}{[Y^{4-}]} + \frac{[H_3Y^-]}{[Y^{4-}]} + \frac{[H_4Y]}{[Y^{4-}]}\right)[Y^{4-}] \\
&= \left(1 + \frac{[H^+]}{K_6} + \frac{[H^+]^2}{K_5 K_6} + \frac{[H^+]^3}{K_4 K_5 K_6} + \frac{[H^+]^4}{K_3 K_4 K_5 K_6}\right)[Y^{4-}] \\
&= \alpha_H [Y^{4-}]
\end{aligned}
$$

となる．ここで，α_H は**副反応係数**とよばれ，

$$\alpha_H = 1 + \frac{[H^+]}{K_6} + \frac{[H^+]^2}{K_5 K_6} + \frac{[H^+]^3}{K_4 K_5 K_6} + \frac{[H^+]^4}{K_3 K_4 K_5 K_6} \qquad (3\cdot27)$$

である．**表 3・3** に pH と α_H との関係を示す．

一方，水溶液の pH を十分に高くすれば，Y^{4-} 以外の化学種の影響はほとんどなくなるが，この場合には**ヒドロキシド錯体** $M(OH)_m$ が生成する副反応が起こり，キレート生成に影響を与える．EDTA と結合していない金属イオンの総濃度を $[M']$ とし，副反応の**全安定度定数（全生成定数）**を $\beta_{(OH)_m}$ とすると，

$$M^{m+} + m\,OH^- \rightleftharpoons M(OH)_m \qquad \beta_{(OH)_m} = \frac{[M(OH)_m]}{[M^{m+}][OH^-]^m}$$

より，

安定度定数
stability constant

生成定数
formation constant

金属イオン metal ion

* 水溶液中には H_6Y^{2+}, H_5Y^+ も存在するが，キレート生成にほとんど影響しないため，ここでは省略する．

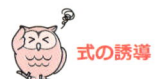 **式の誘導**

p.135 の $K_1 \sim K_6$ より，

$[HY^{3-}]/[Y^{4-}]=[H^+]/K_6$
　　　⋮
$K_3 K_4 K_5 K_6 =$
　　$[H^+]^4([Y_4^-]/[H_4Y])$

など各自確認してみよう．

副反応係数　side reaction coefficient：§ 2・3・5a 参照．

ヒドロキシド錯体
hydroxide complex

全安定度定数
overall stability constant

全生成定数
overall formation constant

$$[M'] = [M^{m+}] + [M(OH)^{m-1}] + [M(OH)_2^{m-2}] + \cdots + [M(OH)_m]$$
$$= (1 + \beta_{(OH)_1}[OH^-] + \beta_{(OH)_2}[OH^-]^2 + \cdots + \beta_{(OH)_m}[OH^-]^m)[M^{m+}]$$
$$= \alpha_{OH}[M^{m+}]$$

となる．ここで，α_{OH} も副反応係数で，

$$\alpha_{OH} = 1 + \beta_{(OH)_1}[OH^-] + \beta_{(OH)_2}[OH^-]^2 + \cdots + \beta_{(OH)_m}[OH^-]^m$$

である．キレート MY^{m-4} の生成量を多くするためには，

$$K_f' = \frac{[MY^{m-4}]}{[M'][Y']} = \frac{[MY^{m-4}]}{\alpha_{OH}[M^{m+}]\,\alpha_H[Y^{4-}]} = \frac{1}{\alpha_{OH}\,\alpha_H}K_f$$

となるので，K_f' が大きい値をとることが必要となる．この K_f' を**条件安定度定数**または**条件生成定数**という*．ヒドロキシド錯体が生成しない pH では $\alpha_{OH}=1$ であるから，　　　　　　　　　　　　　　　　　　　　　　　　　　　　* §2・3・5参照．

$$K_f' = \frac{1}{\alpha_H}K_f$$
$$\log_{10}K_f' = \log_{10}K_f - \log_{10}\alpha_H \tag{3・28}$$

となる．表3・3からわかるように，pH が大きいほど $\log_{10}\alpha_H$ の値は小さくなるので，式3・28 より，pH が大きくなると，$\log_{10}K_f'$ の値は大きくなる．そのため，K_f' を大きくするには，ヒドロキシド錯体が生成しない範囲で水溶液の液性を塩基性側にする必要がある．図3・15 には EDTA による滴定が可能な各金属イオンの最低 pH 値を示す．金属イオンそれぞれに滴定可能な pH 範囲が存在することがわかる．

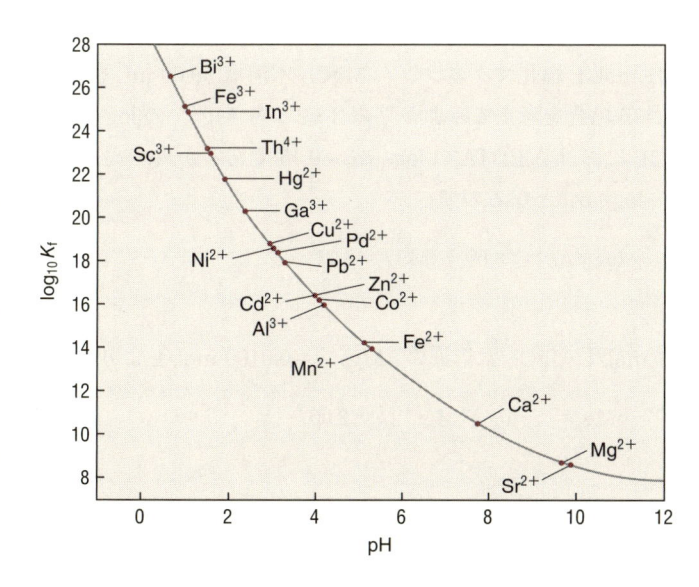

図3・15　**EDTA による滴定が可能な各金属イオンの最低 pH 値と安定度定数**

通常，容量分析における定量的な反応とは，当量点において 99.9% 以上反応が完了することである．そこで，0.1% の金属イオン M^{2+} と，0.1% の M と結合していない EDTA が被滴定液中に残存していたときの条件安定度定数を求めてみ

よう. 0.01 mol/L の M^{2+} を 0.01 mol/L EDTA 液で滴定する場合, 当量点における条件安定度定数 K_f' は, 体積が 2 倍になるのを考慮して,

$$[M'] = [Y'] = 0.01 \times \frac{1}{2} \times \frac{0.1}{100} = 5 \times 10^{-6} \text{ mol/L}$$

$$[MY^{2-}] = 0.01 \times \frac{1}{2} \times \frac{99.9}{100} = 5 \times 10^{-3} \text{ mol/L}$$

であるから,

$$K_f' = \frac{[MY^{2-}]}{[M'][Y']} = \frac{5 \times 10^{-3}}{(5 \times 10^{-6})^2} = 2 \times 10^8 \text{ L/mol}$$

となる. この結果からわかるように, 一般に, 滴定が定量的に行われるためには, K_f' の値が 10^8 より大きいことが必要とされている. したがって, 滴定可能な $\log_{10} K_f' = 8$ とすると, 式 3・28 より,

$$\log_{10} K_f = \log_{10} K_f' + \log_{10} \alpha_H = 8 + \log_{10} \alpha_H$$
$$\log_{10} \alpha_H = \log_{10} K_f - 8$$

となる. 一方, 式 3・27 より pH から $\log_{10} \alpha_H$ が計算できるので, 上の式から $\log_{10} K_f$ と pH との関係もわかる. そこで, 表 3・2 の値をプロットすると, 図 3・15 に示すように, 滴定可能な最低 pH の値が横軸の値として得られる. たとえば, Cu^{2+} の場合, 表 3・2 より $\log_{10} K_f = 18.80$ なので, $\log_{10} \alpha_H = 18.80 - 8 = 10.80$ となる. この値は表 3・3 から pH$=3$ 付近になるので, Cu^{2+} の滴定可能な最低 pH は 3 程度となることがわかる.

3・3・2 滴 定 曲 線

pH 10 において, 0.01 mol/L 塩化マグネシウム $MgCl_2$ 水溶液 50.00 mL を 0.01 mol/L EDTA 液で滴定する場合を考えてみよう*. 表 3・2 より Mg^{2+} の $\log_{10} K_f = 8.69$, 表 3・3 より pH 10 における EDTA の $\log_{10} \alpha_H = 0.45$ であるから, 式 3・28 より $\log_{10} K_f' = \log_{10} K_f - \log_{10} \alpha_H$ となるので,

$$\log_{10} K_f' = 8.69 - 0.45 = 8.24$$

となる.

　1) 滴定開始前: 0.01 mol/L $MgCl_2$ 水溶液の $[Mg^{2+}] = 0.0100$ mol/L より,

$$pMg = -\log_{10} [Mg^{2+}] = 2.00$$

となる.

　2) 当量点前: 0.01 mol/L EDTA 液 49.90 mL を滴加したとき, 未反応の 0.01 mol/L $MgCl_2$ 水溶液は 0.10 mL であるから,

$$[M'] = [Mg^{2+}] = \left(0.0100 \times \frac{0.10}{1000}\right) \times \frac{1000}{50.00 + 49.90} = 1.00 \times 10^{-5} \text{ mol/L}$$

$$pMg = 5.00$$

* 理論的な滴定曲線を作成するときには, 標準液のファクターは 1.000 として計算している.

となる.

3) 当量点: 0.01 mol/L EDTA 液 50.00 mL を滴加したとき, $[Mg^{2+}]=[M']=[Y']$ となり, 反応が完了したと考える.

$$[MgY^{2-}] = 0.0100 \times \frac{1}{2} = 5.00 \times 10^{-3} \text{ mol/L}$$

$$K_f' = \frac{[MgY^{2-}]}{[M'][Y']} = \frac{[MgY^{2-}]}{[Mg^{2+}]^2} \quad \text{より} \quad [Mg^{2+}] = \sqrt{\frac{[MgY^{2-}]}{K_f'}}$$

$$pMg = \frac{1}{2}(\log_{10} K_f' - \log_{10}[MgY^{2-}]) = \frac{1}{2}[8.24 - \log_{10}(5.00 \times 10^{-3})]$$
$$= 5.27$$

4) 当量点後: 0.01 mol/L EDTA 液 50.10 mL を滴加したとき, 未反応の 0.01 mol/L EDTA 液は 0.10 mL であるから,

$$[MgY^{2-}] = 0.0100 \times \frac{50.00}{50.00 + 50.10} \qquad [Y'] = 0.0100 \times \frac{0.10}{50.00 + 50.10}$$

$$[M'] = [Mg^{2+}] = \frac{[MgY^{2-}]}{K_f'[Y']}$$

$$pMg = \log_{10} K_f' + \log_{10}\frac{[Y']}{[MgY^{2-}]} = 8.24 + \log_{10}\frac{0.10}{50.00} = 5.54$$

となる. これらの値から得られた滴定曲線を図3・16 に示す. また, 図3・17 には K_f' が異なる場合の滴定曲線を示す.

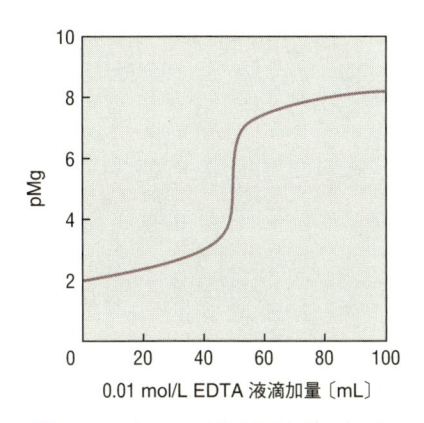

図3・16　0.01 mol/L MgCl₂ 液 50 mL を 0.01 mol/L EDTA 液で滴定したときの滴定曲線

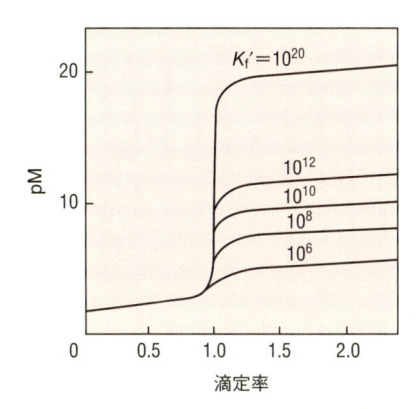

図3・17　異なる条件安定度定数(K_f')の 0.01 mol/L 金属イオンを 0.01 mol/L EDTA 液で滴定したときの滴定曲線

3・3・3　金属指示薬

金属指示薬は自身もキレート試薬であり, 金属イオンとキレートを生成して変色するため, キレート滴定での終点の検出に用いられる. 金属指示薬は一定の pH で特有の色を示す. EDTA 液を滴加する前は, 金属-指示薬キレート (結合型) MIn が生成し, 指示薬はその色を呈する.

金属指示薬 metal indicator

$$\underset{\text{金属イオン}}{M} + \underset{\substack{\text{金属指示薬}\\\text{(遊離型)}}}{In} \rightleftharpoons \underset{\substack{\text{金属-指示薬キレート}\\\text{(結合型)}}}{MIn} \qquad K_{MIn} = \frac{[MIn]}{[M][In]}$$

配位子置換反応
ligand substitution

この溶液にEDTA液を滴加すると，金属イオンはEDTAと結合し，金属指示薬は結合型MInから遊離型Inに戻り変色するため（**配位子置換反応**），滴定終点を検出できる．

$$MIn + Y \rightleftharpoons MY + In$$

この場合，$K_{f,MIn}$は$K_{f,MY}$より小さいことが必要となる．

金属指示薬の色はpHにより異なるため，測定対象金属イオンとEDTAとのキレート生成に最適なpHで変色する金属指示薬を選択することが大切である．図

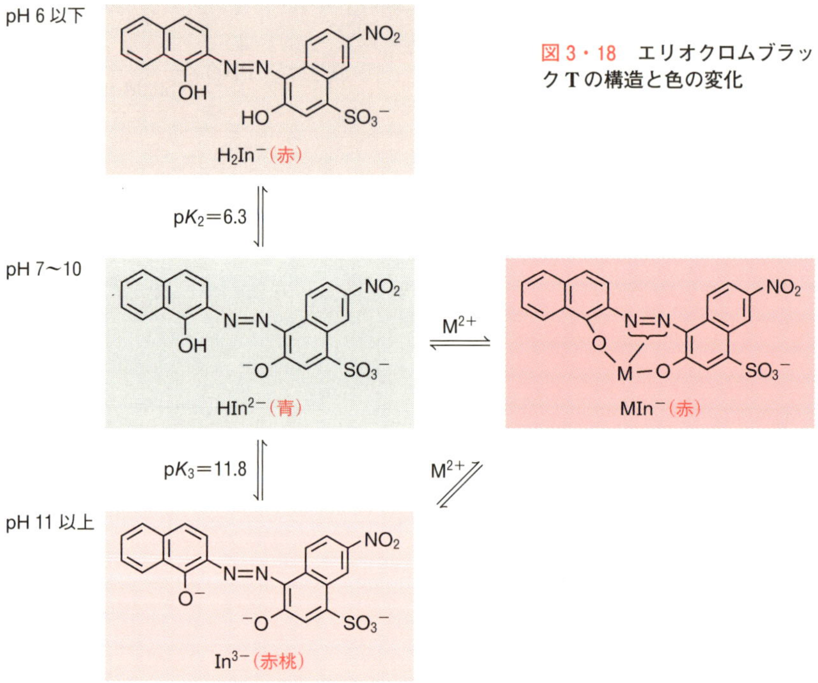

pH 6 以下
NO_2
N=N
OH
HO
SO_3^-
H_2In^-(赤)
pK_2=6.3
pH 7～10
NO_2
N=N
OH
^-O
SO_3^-
HIn^{2-}(青)
M^{2+}
M−O
MIn^-(赤)
pK_3=11.8
M^{2+}
pH 11 以上
O^-
In^{3-}(赤桃)

図3・18 エリオクロムブラックTの構造と色の変化

表3・4 キレート滴定に用いられるおもな金属指示薬

金属指示薬	略称	測定対象金属イオン	使用pH	色の変化	
				結合型	遊離型
2-ヒドロキシ-1-(2-ヒドロキシ-4-スルホ-1-ナフチルアゾ)-3-ナフトエ酸	NN	Ca^{2+}	12～13	赤	青
エリオクロムブラックT	EBT	Ca^{2+}，Mg^{2+} Zn^{2+}，Cd^{2+}	10 7～10	赤紫	青紫
1-(2-ピリジルアゾ)-2-ナフトール，Cu-EDTA混合指示薬	Cu-PAN	Al^{3+} Co^{2+}，Cd^{2+}，Ni^{2+}	3 >3	赤紫	黄
1,5-ジフェニルチオカルバゾン(ジチゾン)		Al^{3+}（逆滴定）	3～5	赤	緑
キシレノールオレンジ	XO	Bi^{3+} Zn^{2+}，Pb^{2+}，Cd^{2+}，Hg^{2+}	1～3 5～6	赤紫	黄

3·18 にはキレート滴定に汎用される**エリオクロムブラック T（EBT）**の pH による構造と色の変化を示す．また，**表3·4** および**図3·19** にはおもな金属指示薬とその構造を示す．

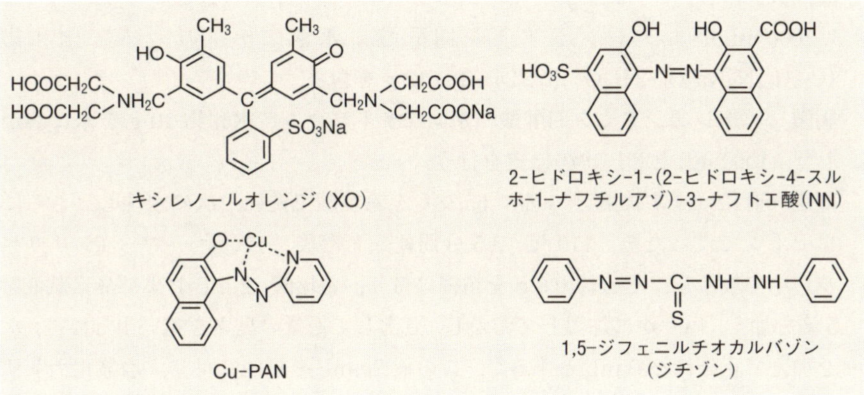

キシレノールオレンジ（XO）

2-ヒドロキシ-1-(2-ヒドロキシ-4-スルホ-1-ナフチルアゾ)-3-ナフトエ酸(NN)

Cu-PAN

1,5-ジフェニルチオカルバゾン（ジチゾン）

エリオクロムブラック **T**
Eriochrome Black T, EBT

図3·19 おもな金属指示薬の化学構造 エリオクロムブラック T を除く

3·3·4 選択的な滴定

2 種以上の金属イオンが共存する場合，測定対象金属イオンを選択的に滴定するため，以下の方法が用いられる[*1]．

a. pH の調節　EDTA 液による滴定では，金属イオンごとに定量可能な pH 範囲が異なる．たとえば，Ca^{2+} と Mg^{2+} を分別定量する場合，Ca^{2+} は，試料溶液に KOH を加えて pH を 12～13 とし，NN 指示薬[*2] により EDTA 液で滴定して定量する．強塩基性では Mg^{2+} は $Mg(OH)_2$ または $MgOH^+$ となって EDTA と反応しにくくなるので，NN 指示薬を用いると Ca^{2+} のみが滴定される．一方，Mg^{2+} は，別に量り取った試料溶液にアンモニア・塩化アンモニウム緩衝液を加えて pH を 10.7 とし，エリオクロムブラック T・塩化ナトリウム指示薬[*3] を用いて EDTA 液で滴定する．しかし，Ca^{2+} も同時に滴定されるため，NN 指示薬を用いた滴定で定量された Ca^{2+} の量に対応する EDTA 液量を差し引いて定量する．

b. マスキング剤の添加　測定対象金属イオンと滴定を妨害する金属イオンが共存する場合，妨害金属イオンと安定な錯体を生成する試薬を**マスキング剤**として加え，妨害金属イオンが EDTA とキレート生成するのを防ぐ（**マスキング**）．たとえば，Cu^{2+} の共存下で Pb^{2+} を滴定する場合，KCN を加えて Cu^{2+} をシアノ錯体としてマスキングした後，EDTA 液により滴定する．おもなマスキ

[*1] a，b の方法のほか妨害物質を酸化あるいは還元したり，沈殿が共存して差し支えない場合は妨害物質を沈殿させる方法も用いられる．

[*2] JP 18 〈9.41〉. 2-ヒドロキシ-1-(2-ヒドロキシ-4-スルホ-1-ナフチルアゾ)-3-ナフトエ酸 0.5 g と無水硫酸ナトリウム 50 g を混ぜ，均質になるまですりつぶして製する．

[*3] JP 18 〈9.41〉. エリオクロムブラック T 0.1 g と塩化ナトリウム 10 g を混ぜ，均質になるまですりつぶして製する．

マスキング剤 masking reagent: マスキング剤を選択する際には HSAB 則の考え方が有用である（コラム 2·2 参照）．

マスキング masking

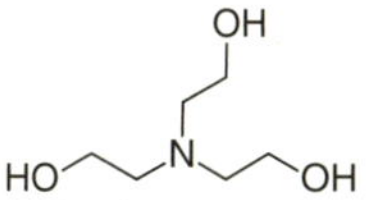

トリエタノールアミン

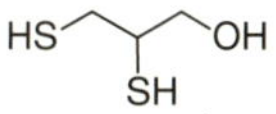

2,3-ジメルカプト-1-プロパノール〔2,3-ビス(スルファニル)プロパノール〕

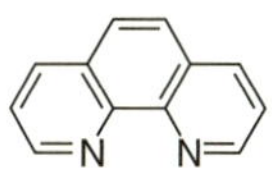

1,10-フェナントロリン

表3·5　おもなマスキング剤

マスキング剤	対象金属イオン
KCN または NaCN	Ag^+, Cd^{2+}, Co^{2+}, Cu^{2+}, Fe^{2+}, Fe^{3+}, Hg^{2+}, Ni^{2+}, Zn^{2+} など
トリエタノールアミン	Al^{3+}, Bi^{3+}, Mn^{2+} など
2,3-ジメルカプト-1-プロパノール	As^{3+}, Bi^{3+}, Cd^{2+}, Hg^{2+}, Pb^{2+}, Sb^{2+}, Zn^{2+} など
1,10-フェナントロリン	Cd^{2+}, Co^{2+}, Cu^{2+}, Ni^{2+}, Zn^{2+} など

ング剤を表3・5に示す.

3・3・5　容量分析用標準液[*1]

a. 0.05 mol/L エチレンジアミン四酢酸二水素二ナトリウム液▲

*1 本節の■部分は JP 18 抜粋部分である.

JP 18 ⟨9.21⟩ ▶

1000 mL 中エチレンジアミン四酢酸二水素二ナトリウム二水和物 $(C_{10}H_{14}N_2Na_2O_8 \cdot 2H_2O: 372.24)$ 18.612 g を含む.

調製　エチレンジアミン四酢酸二水素二ナトリウム二水和物 19 g を水に溶かし[*2], 1000 mL とし, 次の標定を行う.

標定　亜鉛（標準試薬）[*3]（Zn: 65.38）を希塩酸で洗い, 次に水洗し, さらにアセトンで洗った後, 110 ℃ で 5 分間乾燥した後, デシケーター（シリカゲル）中で放冷し, その約 0.8 g を精密に量り, 希塩酸 12 mL および臭素試液[*4] 5 滴を加え, 穏やかに加温して溶かし, 煮沸して過量の臭素を追い出した後, 水を加えて正確に 200 mL とする[*5]. この液 20 mL を正確に量り, 水酸化ナトリウム溶液（1→50）を加えて中性とし, pH 10.7 のアンモニア・塩化アンモニウム緩衝液 5 mL およびエリオクロムブラック T・塩化ナトリウム指示薬 0.04 g を加え, 調製したエチレンジアミン四酢酸二水素二ナトリウム液で, 液の赤紫色が青紫色に変わるまで滴定▲し, ファクターを計算する.

*2 EDTA は水に溶けにくいので, キレート滴定では水に溶けやすい EDTA の二ナトリウム塩が汎用される.

*3 **JP 18** ⟨9.41⟩. JIS K 8005 の容量分析用標準物質のほか, 容量分析に用いることが可能な認証標準物質を使用できる.

JP 18 ⟨9.50⟩ ▶

*4 **JP 18** ⟨9.41⟩. 臭素を水に飽和して製する. 栓にワセリンを塗った共栓瓶に臭素 2〜3 mL をとり, 冷水 100 mL を加えて密栓して振り混ぜる. 遮光してなるべく冷所に保存する.

*5 実験操作の意味については例題3・9 参照.

*6 EDTA 液をガラス瓶で保存すると, ガラス中に多量に含まれる金属イオンと反応してしまうため.

0.05 mol/L エチレンジアミン四酢酸二水素二ナトリウム液 1 mL ＝ 3.269 mg Zn

注意　ポリエチレン瓶に保存する[*6].

この標定の反応は次のとおりである.

1) 滴定開始前:　　　$Zn + 2HCl \longrightarrow ZnCl_2 + H_2$
　　　　　　　　　　$Zn^{2+} + EBT \rightleftharpoons EBT\text{-}Zn$（赤紫色）
2) 滴定時:　　　　　$EDTA + Zn^{2+} \rightleftharpoons EDTA\text{-}Zn$
3) 終　点:　　　　　$EBT\text{-}Zn + EDTA \rightleftharpoons EDTA\text{-}Zn$（無色）$+ EBT$（青紫色）

対応量の式は, EDTA と Zn が物質量比 1:1 で反応するので,

1 mol/L エチレンジアミン四酢酸二水素二ナトリウム液 1000 mL ＝ 65.38 g Zn
0.05 mol/L エチレンジアミン四酢酸二水素二ナトリウム液 1 mL ＝

$$65.38 \times 0.05 \times \frac{1}{1000} \times 1000 \text{ mg Zn} = 3.269 \text{ mg Zn}$$

となる.

例題 3・9　EDTA 液の標定　0.05 mol/L エチレンジアミン四酢酸二水素二ナトリウム液の標定に関する問い (a)〜(c) に答えよ.

(a) 亜鉛 0.8000 g を量り, 標定を行ったところ, 0.05 mol/L エチレンジアミン四酢酸二水素二ナトリウム液 24.40 mL を消費した. この 0.05 mol/L エチレンジアミン四酢酸二水素二ナトリウム液のファクター（f）を求めよ.

(b) 亜鉛を希塩酸で洗う理由は何か.

(c) 臭素試液を加える理由は何か.

解 答　(a) EDTA と亜鉛は 1：1 の物質量比で反応するので，対応量の式より，

$$f = \frac{0.8000 \times (20/200) \times 1000}{3.269 \times 24.40} = 1.003$$

(b) 亜鉛表面の酸化物および付着物を除去するため．

(c) 酸化剤として亜鉛の溶解を速めるため．

b. 0.05 mol/L 塩化マグネシウム液▲　　◀ JP 18 〈9.21〉

　1000 mL 中塩化マグネシウム六水和物（MgCl$_2$・6 H$_2$O：203.30）10.165 g を含む．

調製　塩化マグネシウム六水和物 10.2 g に新たに煮沸して冷却した水を加えて溶かし，1000 mL とし，次の標定を行う．

標定　調製した塩化マグネシウム液 25 mL を正確に量り，水 50 mL，pH 10.7 のアンモニア・塩化アンモニウム緩衝液 3 mL およびエリオクロムブラック T・塩化ナトリウム指示薬 0.04 g を加え，0.05 mol/L エチレンジアミン四酢酸二水素二ナトリウム液で滴定▲し，ファクターを計算する．ただし，滴定の終点は，終点近くでゆっくり滴定し，液の赤紫色が青紫色に変わるときとする．　◀ JP 18 〈2.50〉

　標定は間接法による*．EDTA と MgCl$_2$ が物質量比 1：1 で反応するので，ファクター既知の 0.05 mol/L エチレンジアミン四酢酸二水素二ナトリウム液で滴定し，その消費量から 0.05 mol/L MgCl$_2$ 液のファクターを求める．

* 標定には直接法と間接法がある．§3・1・5参照．

c. 0.05 mol/L 酢酸亜鉛液▲　　◀ JP 18 〈9.21〉

　1000 mL 中酢酸亜鉛二水和物〔Zn(CH$_3$COO)$_2$・2 H$_2$O：219.50〕10.975 g を含む．

調製　酢酸亜鉛二水和物 11.1 g に水 40 mL および希酢酸 4 mL を加えて溶かし，水を加えて 1000 mL とし，次の標定を行う．

標定　0.05 mol/L エチレンジアミン四酢酸二水素二ナトリウム液 20 mL を正確に量り，水 50 mL，pH 10.7 のアンモニア・塩化アンモニウム緩衝液 3 mL およびエリオクロムブラック T・塩化ナトリウム指示薬 0.04 g を加え，調製した酢酸亜鉛液で滴定▲し，ファクターを計算する．滴定の終点は液の青色が青紫色に変わるときとする．　◀ JP 18 〈2.50〉

　間接法による．ただし，MgCl$_2$ 液とは異なり，ファクター未知の Zn(CH$_3$COO)$_2$ 液で一定量の 0.05 mol/L エチレンジアミン四酢酸二水素二ナトリウム液を滴定し，その滴加量からファクターを求める．終点では，遊離型 EBT の青色の中に結合型 Zn-EBT の赤紫色が加わるので，青紫色になる．

3・3・6　医薬品の定量: 直接滴定

直接滴定は滴定対象の金属イオンを EDTA 液で直接滴定する．

a. 硫酸亜鉛水和物

　本品は定量するとき，硫酸亜鉛水和物（ZnSO$_4$・7 H$_2$O：287.55）99.0〜102.0%

を含む.

定量法　本品約 0.3 g を精密に量り，水に溶かし正確に 100 mL とする．この液 25 mL を正確に量り，水 100 mL および pH 10.7 のアンモニア・塩化アンモニウム緩衝液 2 mL を加え，0.01 mol/L エチレンジアミン四酢酸二水素二ナトリウム液で滴定▲する（指示薬：エリオクロムブラック T・塩化ナトリウム指示薬 0.04 g）.

JP 18 〈2.50〉▶

$$0.01 \text{ mol/L エチレンジアミン四酢酸二水素二ナトリウム液 } 1 \text{ mL } =$$
$$2.876 \text{ mg ZnSO}_4 \cdot 7\text{H}_2\text{O}$$

　硫酸亜鉛水和物は，眼科用局所収れん薬として用いられる．Zn^{2+} は pH 3.0～10.5 の範囲で EDTA と物質量比 1：1 で反応する．滴定の終点は，わずかに紫色を帯びている点で，完全に青色になる手前である．対応量の式は，

$$1 \text{ mol/L エチレンジアミン四酢酸二水素二ナトリウム液 } 1000 \text{ mL } =$$
$$287.55 \text{ g ZnSO}_4 \cdot 7\text{H}_2\text{O}$$
$$0.01 \text{ mol/L エチレンジアミン四酢酸二水素二ナトリウム液 } 1 \text{ mL } =$$
$$287.55 \times 0.01 \times \frac{1}{1000} \times 1000 \text{ mg ZnSO}_4 \cdot 7\text{H}_2\text{O} = 2.876 \text{ mg ZnSO}_4 \cdot 7\text{H}_2\text{O}$$

となる.

b. 塩化カルシウム水和物

　本品は定量するとき，塩化カルシウム水和物（$CaCl_2 \cdot 2\text{H}_2\text{O}$：147.01）96.7～103.3％を含む.

*1 JP 18 〈9.41〉. 8 mol/L 水酸化カリウム 52 g を水に溶かし，100 mL とする．ポリエチレン瓶に保存する.

定量法　本品約 0.4 g を精密に量り，水に溶かし，正確に 200 mL とする．この液 20 mL を正確に量り，水 40 mL および 8 mol/L 水酸化カリウム試液*1 2 mL を加え，さらに NN 指示薬 0.1 g を加えた後，直ちに 0.02 mol/L エチレンジアミン四酢酸二水素二ナトリウム液で滴定▲する．ただし，滴定の終点は液の赤紫色が青色に変わるときとする.

JP 18 〈2.50〉▶

$$\left[\begin{array}{c} \text{CO}_2^- \\ \text{O} \\ \text{CH}_3 \end{array} \right]_2 [\text{Al(OH)}]^{2+}$$

アスピリンアルミニウム
$C_{18}H_{15}AlO_9$: 402.29

*2 JP 18 アスピリンアルミニウムには水分が 4.0％以下（0.15 g，容量滴定法，直接滴定）と規定されているので，この値を用いて脱水物換算を行うことができる.

$$0.02 \text{ mol/L エチレンジアミン四酢酸二水素二ナトリウム液 } 1 \text{ mL } =$$
$$2.940 \text{ mg CaCl}_2 \cdot 2\text{H}_2\text{O}$$

　塩化カルシウム水和物は，カルシウム剤，電解質補給薬として用いられる．8 mol/L 水酸化カリウム試液を加え，溶液の液性を pH 12～13 に調整した後，Ca^{2+} に専用される NN 指示薬で滴定する.

c. アスピリンアルミニウム中アルミニウム

　本品は定量するとき，換算した脱水物*2 に対し，アスピリン（$C_9H_8O_4$：180.16）83.0～90.0％およびアルミニウム（Al：26.98）6.0～7.0％を含む.

*3 JP 18 〈9.41〉. 水酸化ナトリウム 4.3 g を水に溶かし，100 mL とする（1 mol/L）．ポリエステル瓶に保存する.

定量法　本品約 0.4 g を精密に量り，水酸化ナトリウム試液*3 10 mL に溶かし，1 mol/L 塩酸試液を滴加して pH を約 1 とし，さらに pH 3.0 の酢酸・酢酸アンモニウム緩衝液 20 mL および Cu-PAN 試液 0.5 mL を加え，煮沸しながら，0.05 mol/L エチレンジアミン四酢酸二水素二ナトリウム液で滴定▲する.

JP 18 〈2.50〉▶

ただし，滴定の終点は液の色が赤色から黄色に変わり，1分間以上持続したときとする．同様の方法で空試験を行い，補正する．

$$0.05 \text{ mol/L エチレンジアミン四酢酸二水素二ナトリウム液 } 1 \text{ mL} =$$
$$1.349 \text{ mg Al}$$

　アスピリンアルミニウムは，解熱鎮痛消炎薬，非ステロイド性抗炎症薬として用いられる．アスピリンアルミニウムは，水酸化ナトリウム試液によりアスピリンがサリチル酸ナトリウムに加水分解して溶ける[*1]．Al^{3+} はヒドロキシド錯体を生成しやすいため，酢酸・酢酸アンモニウム緩衝液で液性を pH 3.0 にする．また，EDTA との反応速度も遅いため，煮沸して反応を完結させる．滴定開始前に，Al^{3+} の水溶液に指示薬である Cu-PAN 試液[*2]（表 3・4 参照）を添加すると，PAN は Al^{3+} とキレートを生成せず，Al^{3+} と Cu^{2+} の置換反応が起こり，PAN の Cu^{2+} 錯体である Cu-PAN が生成するが，Al-EDTA キレートの形成が終わると，終点で EDTA は Cu-PAN の Cu^{2+} と結合し，PAN が遊離する．なお，EDTA キレートの安定性は，表 3・2 に示すように，Cu^{2+}（$\log_{10}K_f=18.80$）が Al^{3+}（$\log_{10}K_f=16.13$）より大きいが，Cu-PAN の安定性が比較的高いため，Al-EDTA 形成が優先する．

　この定量法の反応は次のとおりである．

Cu-PAN 試液

1) 滴定開始前：　　$Al^{3+} + Cu\text{-}EDTA + PAN \rightleftharpoons Al\text{-}EDTA + Cu\text{-}PAN$
2) 滴定時：　　　　$Al^{3+} + EDTA \rightleftharpoons Al\text{-}EDTA$
3) 終　点：　　$Cu\text{-}PAN\text{(赤色)} + EDTA \rightleftharpoons Cu\text{-}EDTA + PAN\text{(黄色)}$

対応量の式は，Al^{3+} と EDTA が物質量比 1：1 で反応するので，

$$1 \text{ mol/L エチレンジアミン四酢酸二水素二ナトリウム液 } 1000 \text{ mL} = 26.98 \text{ g Al}$$
$$0.05 \text{ mol/L エチレンジアミン四酢酸二水素二ナトリウム液 } 1 \text{ mL} =$$
$$26.98 \times 0.05 \times \frac{1}{1000} \times 1000 \text{ mg Al} = 1.349 \text{ mg Al}$$

となる．

d. 次硝酸ビスマス中のビスマス

　本品を乾燥したものは定量するとき，ビスマス（Bi: 208.98）71.5〜74.5 % を含む．

定量法　本品を乾燥し，その約 0.4 g を精密に量り，薄めた硝酸(2→5) 5 mL を加え，加温して溶かし，水を加えて正確に 100 mL とする．この液 25 mL を正確に量り，水 200 mL を加え，0.02 mol/L エチレンジアミン四酢酸二水素二ナトリウム液で滴定する（指示薬：キシレノールオレンジ試液 5 滴）．ただし，滴定の終点は，液の赤紫色が黄色に変わるときとする．

$$0.02 \text{ mol/L エチレンジアミン四酢酸二水素二ナトリウム液 } 1 \text{ mL} =$$
$$4.180 \text{ mg Bi}$$

[*1]

[*2] Cu-PAN は，1-(2-ピリジルアゾ)-2-ナフトール（遊離酸）1 g およびエチレンジアミン四酢酸二ナトリウム銅四水和物 11.1 g を混合して製する．灰橙黄色，灰赤褐色または淡灰紫色の粉末である．Cu-PAN 試液は，Cu-PAN 1 g を薄めた 1,4-ジオキサン (1→2) 100 mL に溶かす．液は黄褐色澄明である．JP 18 〈9.41〉.

JP 18 〈2.50〉

次硝酸ビスマスは $BiO \cdot NO_3$，$Bi(OH)_2 \cdot NO_3$ および $BiO \cdot NO_3 \cdot BiO \cdot OH$ に相当する混合物とされる．次硝酸ビスマスは，止瀉薬，整腸薬として用いられる．Bi^{3+} は弱酸性でも塩基性塩が沈殿して析出するため，液性を pH 1〜3 として滴定する．溶液を酸性にするのに塩酸を用いると，不溶性の BiOCl が生成し，定量を妨害する．

対応量の式は，Bi^{3+} と EDTA が物質量比 1：1 で反応するので，

1 mol/L エチレンジアミン四酢酸二水素二ナトリウム液 1000 mL ＝ 208.98 g Bi

0.02 mol/L エチレンジアミン四酢酸二水素二ナトリウム液 1 mL ＝

$$208.98 \times 0.02 \times \frac{1}{1000} \times 1000 \text{ mg Bi} = 4.180 \text{ mg Bi}$$

となる．

3・3・7　医薬品の定量：逆滴定

逆滴定は一定過剰量の EDTA 液を対象金属イオンと反応させ，過量の EDTA を他の金属イオン標準液で滴定する．

a. ステアリン酸カルシウム中カルシウム

本品を乾燥したものは定量するとき，カルシウム（Ca：40.08）6.4〜7.1％を含む．

定量法　本品を乾燥し，その約 0.5 g を精密に量り，初めは弱く注意しながら加熱し，次第に強熱して灰化する．冷後，残留物に希塩酸 10 mL を加え，水浴上で 10 分間加温した後，温湯 10 mL，10 mL および 5 mL を用いてフラスコに移し入れ，次に液がわずかに混濁を生じ始めるまで水酸化ナトリウム試液を加え，さらに 0.05 mol/L エチレンジアミン四酢酸二水素二ナトリウム液 25 mL，pH 10.7 のアンモニア・塩化アンモニウム緩衝液 10 mL，エリオクロムブラック T 試液 4 滴およびメチルエロー試液* 5 滴を加えた後，直ちに過量のエチレンジアミン四酢酸二水素二ナトリウムを 0.05 mol/L 塩化マグネシウム液で滴定▲する．ただし，滴定の終点は液の緑色が消え，赤色を呈するときとする．同様の方法で空試験を行う．

0.05 mol/L エチレンジアミン四酢酸二水素二ナトリウム液 1 mL ＝ 2.004 mg Ca

ステアリン酸カルシウムは，滑沢剤として用いられる．Ca^{2+} に対する EBT の変色が不鮮明なため，一定過剰量の EDTA を加えて Ca^{2+} と反応させ，次に過量の EDTA を Mg^{2+} で滴定する．終点では，メチルエローとの混合色である遊離型の EBT の緑色が結合型の Mg-EBT の赤色に変わる．EBT 試液にメチルエロー試液を加えるのは，変色を見やすくするためである．

対応量の式は，Ca^{2+} と EDTA が物質量比 1：1 で反応するので，

1 mol/L エチレンジアミン四酢酸二水素二ナトリウム液 1000 mL ＝ 40.08 g Ca

0.05 mol/L エチレンジアミン四酢酸二水素二ナトリウム液 1 mL ＝

$$40.08 \times 0.05 \times \frac{1}{1000} \times 1000 \text{ mg Ca} = 2.004 \text{ mg Ca}$$

* JP 18 〈9.41〉．$C_{14}H_{15}N_3$（K 8494，特級）．メチルエロー試液はメチルエロー 0.1 g をエタノール(95) 200 mL に溶かす．

CH₃>N-C₆H₄-N=N-C₆H₅

JP 18 〈2.50〉▶

となる.

b. 乾燥水酸化アルミニウムゲル中の酸化アルミニウム

本品は定量するとき，酸化アルミニウム（Al_2O_3：101.96）50.0%以上を含む.

定量法 本品約 2 g を精密に量り，塩酸 15 mL を加え，水浴上で振り混ぜながら 30 分間加熱し，冷後，水を加えて正確に 500 mL とする. この液 20 mL を正確に量り，0.05 mol/L エチレンジアミン四酢酸二水素二ナトリウム液 30 mL を正確に加え，pH 4.8 の酢酸・酢酸アンモニウム緩衝液 20 mL を加えた後，5 分間煮沸し，冷後，エタノール(95) 55 mL を加え，0.05 mol/L 酢酸亜鉛液で滴定する（指示薬：ジチゾン試液 2 mL）. ただし，滴定の終点は液の淡暗緑色が淡赤色に変わるときとする. 同様の方法で空試験を行う.

◀ **JP 18** 〈2.50〉

$$0.05 \text{ mol/L エチレンジアミン四酢酸二水素二ナトリウム液 1 mL} =$$
$$2.549 \text{ mg } Al_2O_3$$

乾燥水酸化アルミニウムゲルは，制酸薬として用いられる. Al^{3+} のヒドロキシド錯体の形成を防ぐため pH を 4.8 にする. また，Al^{3+} と EDTA とのキレートの生成速度が遅いため，一定過剰量の EDTA を加えて煮沸し，反応を完結させた後，過量の EDTA を Zn^{2+} で滴定する. 終点では，遊離型のジチゾンの淡暗緑色が結合型のジチゾン亜鉛キレートの淡赤色に変わる.

この定量法の反応は次の通りである.

1）滴定開始前： $\qquad\qquad\qquad EDTA + Al^{3+} \rightleftharpoons EDTA\text{-}Al$（無色）
2）滴定時： $\qquad\qquad\qquad\quad EDTA + Zn^{2+} \rightleftharpoons EDTA\text{-}Zn$（無色）
3）終　点： $\qquad Zn^{2+} + ジチゾン$（淡暗緑色）$\rightleftharpoons Zn\text{-}ジチゾン$（淡赤色）

なお，ジチゾンは水に難溶なため，エタノールを加えて溶かし，終点を明瞭にする. Al_2O_3 と EDTA の反応の物質量比は，

$$\frac{Al_2O_3 \text{ の物質量〔mol〕}}{EDTA \text{ の物質量〔mol〕}} = \frac{1}{2} = \frac{1/2}{1}$$

であるから，対応量の式は，

1 mol/L エチレンジアミン四酢酸二水素二ナトリウム液 1000 mL =
$$\frac{1}{2} \times 101.96 \text{ g } Al_2O_3$$

0.05 mol/L エチレンジアミン四酢酸二水素二ナトリウム液 1 mL =
$$\frac{1}{2} \times 101.96 \times 0.05 \times \frac{1}{1000} \times 1000 \text{ mg } Al_2O_3 = 2.549 \text{ mg } Al_2O_3$$

となる.

例題 3・10　Al_2O_3 の含量%　JP 18 乾燥水酸化アルミニウムゲル中の Al_2O_3 の定量法に関する問い（a），（b）に答えよ.

（a）本品 2.000 g を量り，§3・3・7b の定量法に従って操作したところ，0.05 mol/

L 酢酸亜鉛液（f=1.000）を本試験で 15.72 mL，空試験で 30.11 mL 消費した．本品中の Al_2O_3 の含量（%）を求めよ．

（b）ジチゾンの構造式は ①〜⑤ のうち，どれか．

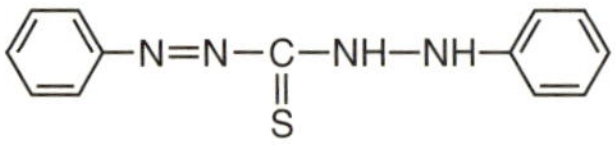

解 答　（a）対応量の式より，

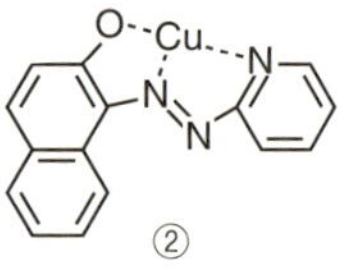

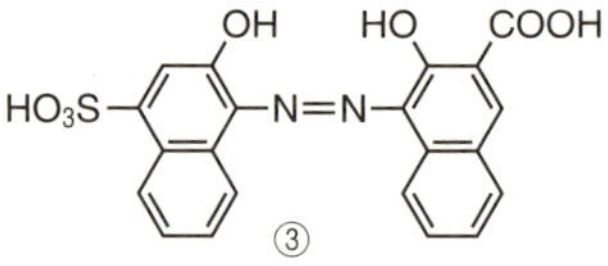

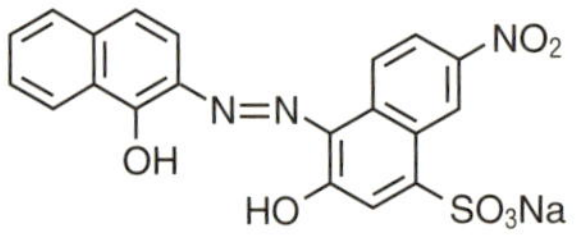

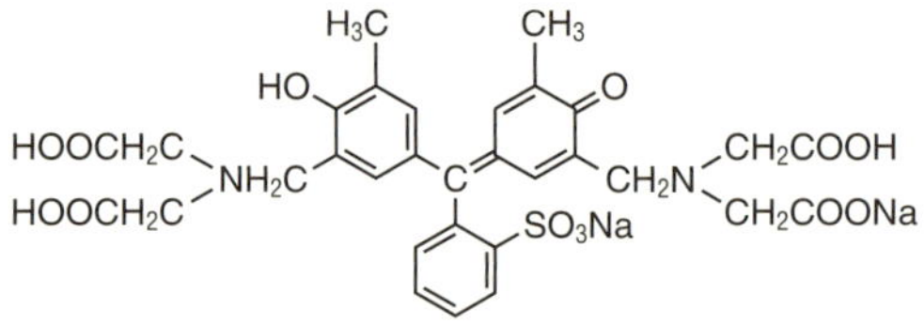

$$\frac{2.549 \times 1.000 \times (30.11 - 15.72)}{2.000 \times (20/500) \times 1000} \times 100 = 45.9\%$$

（b）①　　（② は Cu-PAN，③ は NN，④ はエリオクロムブラック T，⑤ は XO）

○━ キーワード

- □ キレート滴定
- □ エチレンジアミン四酢酸
- □ 金属イオン
- □ 副反応係数
- □ 条件安定度定数（条件生成定数）
- □ 金属指示薬
- □ 配位子置換反応
- □ マスキング

✔ チェックリスト

1. 金属イオンとエチレンジアミン四酢酸は，金属イオンの種類や電荷に関係なく，物質量比 1:1 でキレートを生成する．
2. 金属指示薬は，金属イオンがキレートを生成する最適 pH において遊離型と結合型で呈色が変化するものを選択する．
3. pH の上昇や下降は定量的なキレート生成を阻害するため，緩衝液を加えて一定の pH にする．
4. 滴定の種類には直接滴定と逆滴定があり，直接滴定は金属イオンを直接 EDTA 液で滴定し，逆滴定は一定過剰量の EDTA 液を加えて金属イオンと反応させた後，過量の EDTA を他の金属イオン標準液で滴定する．

3・4　沈 殿 滴 定

沈殿滴定
precipitation titration

JP 18　〈2.50〉▶

　　沈殿滴定は，目的物質と標準液成分が定量的に難溶性沈殿を生成する反応を利用した容量分析法である．終点の検出には，指示薬法または電位差滴定法が用いられ，日本薬局方一般試験法滴定終点検出法▲の電位差滴定法では，指示電極に銀電極，参照電極に銀-塩化銀電極が用いられている．沈殿生成に関する基本的な化学平衡は，§2・4沈殿平衡で述べているので，関連づけて学修してほしい．

3・4・1 滴 定 曲 線

0.100 mol/L 塩化ナトリウム NaCl 水溶液 50.00 mL を，0.100 mol/L 硝酸銀 AgNO$_3$ 液で滴定する場合を考えてみよう．この滴定では，

$$NaCl + AgNO_3 \rightleftharpoons AgCl\downarrow + NaNO_3$$

の反応が起こっている．ここで，塩化銀 AgCl の溶解度積 $K_{sp}=1.80\times10^{-10}$ mol^2/L^2 とする．

1) 滴定開始前: 0.100 mol/L NaCl 水溶液の $[Cl^-]=0.100=1.00\times10^{-1}$ mol/L であるので，

$$pCl = -\log_{10}[Cl^-] = 1.00$$

となる．

2) 当量点前: 0.100 mol/L AgNO$_3$ 液 49.90 mL を滴加したとき，未反応の 0.100 mol/L NaCl 水溶液は 0.10 mL であるので，

$$[Cl^-] = 0.100\frac{0.10}{1000}\frac{1000}{50.00+49.90} = 1.00\times10^{-4}\ mol/L \qquad pCl = 4.00$$

となる．

3) 当量点: 0.1 mol/L AgNO$_3$ 液 50.00 mL を滴加したとき，$[Cl^-]=[Ag^+]$ であるので，

$$[Cl^-] = [Ag^+] = \sqrt{K_{sp}} = \sqrt{1.80\times10^{-10}} = 1.34\times10^{-5}\ mol/L \qquad pCl = 4.87$$

となる．

4) 当量点後: 0.100 mol/L AgNO$_3$ 液 50.10 mL を滴加したとき，未反応の 0.100 mol/L AgNO$_3$ 液は 0.10 mL であるので，

$$[Ag^+] = 0.100\frac{0.10}{1000}\frac{1000}{50.00+50.10} = 9.99\times10^{-5}\ mol/L$$

$$[Cl^-] = \frac{K_{sp}}{[Ag^+]} = \frac{1.80\times10^{-10}}{9.99\times10^{-5}} = 1.80\times10^{-6}\ mol/L \qquad pCl = 5.74$$

となる．

このようにして算出された値から図3・20に示す滴定曲線が得られる．他のハ

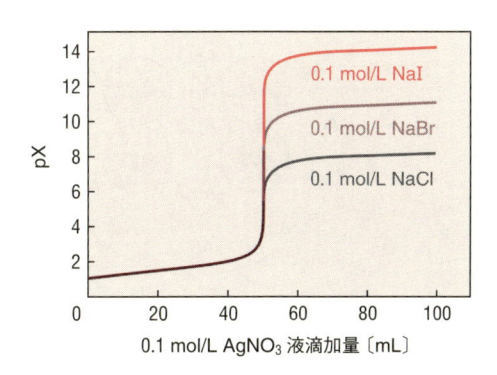

図3・20　**0.1 mol/L ハロゲン化物イオン水溶液の滴定曲線**

ロゲン化物イオンである臭化物イオン Br^-（臭化銀 AgBr の $K_{sp}=5.2\times10^{-13}$ mol^2/L^2），ヨウ化物イオン I^-（ヨウ化銀 AgI の $K_{sp}=2.1\times10^{-14}$ mol^2/L^2）の滴定曲線も同じ図中に示す．ハロゲン化銀の K_{sp} 値が小さいほど当量点付近におけるハロゲン化物イオン X^- の pX の変化が大きくなる．

3・4・2　滴定終点の検出

モール法 Mohr method：
第十二改正日本薬局方からは採用されていない．1856年に K. F. Mohr によりはじめて報告されたので，この名がある．

* §2・4・7参照．

a. モール法　　Cl^- や Br^- の定量法で，クロム酸塩を指示薬に用い，AgCl または AgBr とクロム酸銀 Ag_2CrO_4 の溶解度の差に基づく分別沈殿* を利用する．Cl^- 溶液にクロム酸カリウム K_2CrO_4 を加え，$AgNO_3$ 液を滴加すると AgCl の白色沈殿を生じるが，当量点を越えると Ag_2CrO_4 の赤色沈殿が生じるので，その点を終点とする．

モール法は pH 6.5〜10.5 の範囲で行う．この範囲より酸性になる場合は二クロム酸イオン $Cr_2O_7^{2-}$ が生じて感度が低下し，塩基性になる場合は Ag^+ と OH^- が反応し，酸化銀 Ag_2O が生じるので，滴定することができない．

$$2CrO_4^{2-} + 2H^+ \longrightarrow Cr_2O_7^{2-} + H_2O$$
$$2Ag^+ + 2OH^- \longrightarrow Ag_2O + H_2O$$

そのため，試料溶液が酸性の場合は炭酸水素ナトリウム $NaHCO_3$ で，塩基性の場合は硝酸 HNO_3 で中和した後，滴定を行う．しかし，Cr^{6+} に毒性があるため，JP 18 ではファヤンス法が採用されている．

ファヤンス法
Fajan's method

b. ファヤンス法　　フルオレセインやテトラブロモフェノールフタレインなどを指示薬に用いて，ハロゲン化物イオン（Cl^-, Br^-, I^-）やチオシアン酸イオン SCN^- などを $AgNO_3$ で滴定する方法である．図3・21 に示すように，ハロゲン化銀のコロイド粒子は，当量点前ではハロゲン化物イオンが吸着して負に帯電しているが，当量点後は過剰になった Ag^+ が吸着して正に帯電するので，これに負に帯電しているフルオレセイン Flu^- が吸着する．フルオレセインは弱酸であり，中性〜塩基性で陰イオンとして存在し，黄緑色を呈しているが，ハロゲン化銀粒子に吸着した Ag^+ に静電的に吸着すると紅色に変化するので，この点を終点とする．

当量点前　　　　　　　　　　　　　当量点後

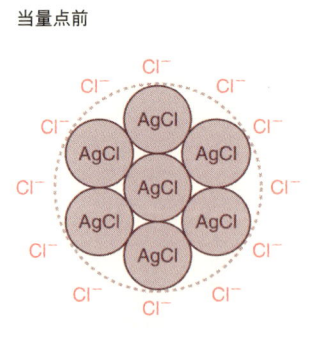 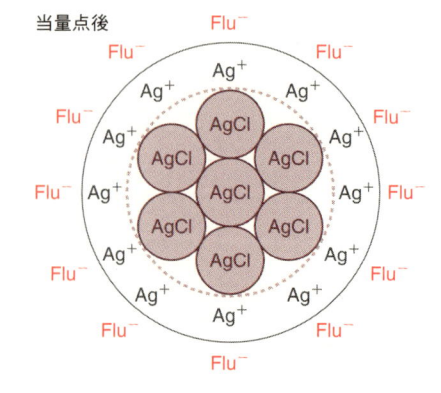

図3・21　**当量点前後での AgCl コロイド粒子へのフルオレセインの吸着**　Flu^-：フルオレセインイオン

また，テトラブロモフェノールフタレインは I^- の滴定に適しており，酢酸酸

性で沈殿が生成すると黄色から緑色に変化する.

　このように，フルオレセインやテトラブロモフェノールフタレインはハロゲン化銀粒子に吸着するので**吸着指示薬**といい，この方法を**吸着指示薬法**ともいう.これらの化合物の構造を図3・22に示す.

吸着指示薬
adsorption indicator

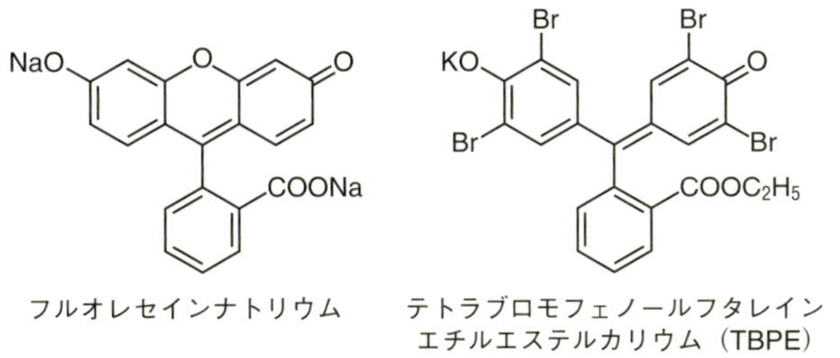

図3・22　おもな吸着指示薬の化学構造式

フルオレセインナトリウム

テトラブロモフェノールフタレインエチルエステルカリウム（TBPE）

c. フォルハルト法　　Ag$^+$をチオシアン酸アンモニウム NH$_4$SCN 液で滴定する方法で，指示薬に硫酸アンモニウム鉄(III) Fe(NH$_4$)(SO$_4$)$_2$ を用いる.

フォルハルト法
Volhard method

　直接滴定のほかに逆滴定があり，ハロゲン化物イオンや SCN$^-$ の定量を目的に，一定過剰量の AgNO$_3$ 液を加えてこれらのイオンを銀塩として沈殿させ，過量の AgNO$_3$ を NH$_4$SCN 液で滴定する. たとえば，Br$^-$ の滴定では試料溶液を硝酸酸性とし，一定過剰量の AgNO$_3$ 液を加えて AgBr を沈殿させた後，過量の AgNO$_3$ を NH$_4$SCN 液で滴定する.

$$Ag^+ + Br^- \longrightarrow AgBr（淡黄色沈殿）$$
$$Ag^+（過量）+ SCN^- \longrightarrow AgSCN（白色沈殿）$$

終点では，指示薬の Fe^{3+} と SCN$^-$ が反応して赤色のチオシアン酸鉄(III)錯イオン（[FeSCN]$^{2+}$ または [Fe(SCN)$_6$]$^{3-}$）を生成する.

終点:

$$Fe^{3+} + SCN^- \longrightarrow [FeSCN]^{2+} \quad または \quad Fe^{3+} + 6\,SCN^- \longrightarrow [Fe(SCN)_6]^{3-}$$
（赤色錯体）　　　　　　　　　　　　　　　　　　（赤色錯体）

　ハロゲン化銀の中で AgBr と AgI は AgSCN よりも難溶性のため，そのまま AgNO$_3$ 液で滴定できるが，AgCl は AgSCN より溶解度が大きく[*1]，

$$AgCl + SCN^- \longrightarrow AgSCN + Cl^-$$

の反応が進行して終点が不明瞭になる. そのため，AgCl の沈殿を沪過して取除くか，あるいはニトロベンゼンを加えて沈殿の表面に油状被膜をつくり，SCN$^-$ との接触を防ぐ.

　滴定は硝酸または硫酸酸性で行う. ファヤンス法は酸性条件で滴定することができないので，この場合にフォルハルト法は有効である. 一方，塩基性では指示薬の Fe^{3+} が水酸化鉄(III) Fe(OH)$_3$ の赤色コロイドを形成するので，終点の判別が難しくなる.

d. リービッヒ・ドゥニジェ法　　シアン化物イオン CN$^-$ の定量法である. CN$^-$ の中性またはアンモニア以外[*2]の弱塩基性溶液に AgNO$_3$ 液を滴加すると，CN$^-$ が過剰の間はジシアノ銀イオン [Ag(CN)$_2$]$^-$ を形成して溶解するが，

*1

	K_{sp} 〔mol^2/L^2〕
AgBr	5.2×10^{-13}
AgI	2.1×10^{-14}
AgCl	1.8×10^{-10}
AgSCN	1.0×10^{-12}

*2 アンモニアが共存すると Ag$^+$ が [Ag(NH$_3$)$_2$]$^+$ となるので Ag[Ag(CN)$_2$] の沈殿が生じない.

CN$^-$：Ag$^+$ の比が 2：1 を超えて Ag$^+$ が増加するとジシアノ銀（I）酸銀の白色
沈殿が生成する．この点を終点とする方法を**リービッヒ法**という．

リービッヒ法
Liebig method

$$Ag^+ + 2CN^- \longrightarrow [Ag(CN)_2]^-$$
$$[Ag(CN)_2]^- + Ag^+ \longrightarrow Ag[Ag(CN)_2]\downarrow$$

　　リービッヒ法は Cl$^-$ が共存していても CN$^-$ のみを定量できるが，当量点付近
になるといったん生成した Ag[Ag(CN)$_2$] が溶解しにくくなるので，終点の判別
が難しくなる．

　　そこで，指示薬にヨウ化カリウム KI を用い，AgI の沈殿生成により終点の判
別を可能にしたのが，**リービッヒ・ドゥニジェ法**である．CN$^-$ を含む溶液をア
ンモニアで塩基性にすると，CN$^-$ はアンモニアと反応してシアン化アンモニウ
ム NH$_4$CN を生成するので，これを AgNO$_3$ 液で滴定すると，可溶性錯塩である
ジシアノ銀（I）酸アンモニウム NH$_4$[Ag(CN)$_2$] が生成する．

リービッヒ・ドゥニジェ法
Liebig-Dénigès method

$$CN^- + NH_4OH \rightleftharpoons NH_4CN + OH^-$$
$$2NH_4CN + AgNO_3 \rightleftharpoons NH_4[Ag(CN)_2] + NH_4NO_3$$

終点では，AgNO$_3$ が KI と反応して AgI（K_{sp}＝2.1×10^{-14} mol^2/L^2）の黄色沈殿
を生じる．

　　終点：　　　　　$$KI + AgNO_3 \longrightarrow AgI\downarrow_{（黄色沈殿）} + KNO_3$$

例題 3・11　沈殿滴定の原理　次の記述（a）〜（f）のうち，誤っているものを選び，
正しく訂正せよ．

　（a）硝酸銀液によるハロゲン化物イオン（X$^-$）の滴定では，ハロゲン化銀（AgX）
の溶解度積が小さいほど当量点付近における pX の飛躍は大きい．

　（b）モール法は，液性が中性付近でなければならない．

　（c）フォルハルト法は，酸性溶液中のハロゲン化物イオンの定量に利用される．

　（d）フルオレセインナトリウムのような吸着指示薬を用いる方法をフォルハルト法
という．

　（e）フルオレセインの適用 pH 範囲は酸性側である．

　（f）AgCl の溶解度は AgSCN の溶解度より大きいので，フォルハルト法では Cl$^-$
の定量はできない．

解　答　（a）正．図 3・20 参照．

　（b）正．モール法は pH 6.5〜10.5 の範囲で行う．

　（c）正．モール法やファヤンス法が利用できない場合に有効である．Cl$^-$ の定量に
ついては，（f）の答も参照．

　（d）誤．フォルハルト法→ファヤンス法．

　（e）誤．酸性側→中性〜塩基性側．フルオレセインは弱酸であり，液性を酸性にす
ると負に帯電しなくなるため，吸着指示薬として働かない．

　（f）誤．AgCl の溶解度は AgSCN の溶解度より大きいが，フォルハルト法により
Cl$^-$ の定量はできる．AgCl の沈殿を沪過して取除くか，あるいはニトロベンゼンを
加えて油状被膜をつくり，SCN$^-$ との接触を防ぐ．

3・4・3　容量分析用標準液[1]

a.　0.1 mol/L 硝酸銀液▲

1000 mL 中硝酸銀（AgNO$_3$：169.87）16.987 g を含む.

調製　硝酸銀 17.0 g を水に溶かし，1000 mL とし，次の標定を行う.

標定　塩化ナトリウム（標準試薬）[2]（NaCl：58.44）を 500～650 ℃ で 40～50 分間乾燥した後，デシケーター（シリカゲル）中で放冷し，その約 80 mg を精密に量り，水 50 mL に溶かし，強くかき混ぜながら，調製した硝酸銀液で滴定▲し，ファクターを計算する（指示薬法：フルオレセインナトリウム試液[3] 3 滴，または電位差滴定法：銀電極）. ただし，指示薬法の滴定の終点は，液の黄緑色が黄色を経て橙色を呈するときとする.

$$0.1 \text{ mol/L 硝酸銀液 1 mL} \ = \ 5.844 \text{ mg NaCl}$$

参考までに図 3・23 には 0.1 mol/L NaCl 水溶液 10 mL を 0.1 mol/L AgNO$_3$ 液で滴定した場合の滴定曲線を示す.

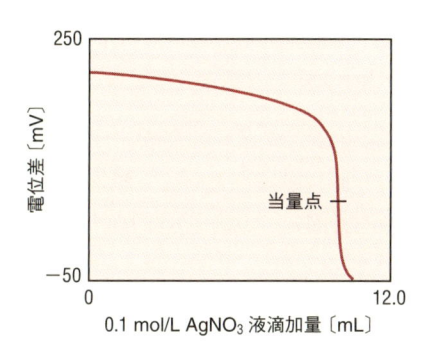

図 3・23　電位差滴定法により得られた 0.1 mol/L NaCl 水溶液の滴定曲線

対応量の式は，NaCl と AgNO$_3$ が物質量比 1：1 で反応するので，

$$1 \text{ mol/L AgNO}_3 \text{ 液 1000 mL} \ = \ 58.44 \text{ g NaCl}$$

$$0.1 \text{ mol/L AgNO}_3 \text{ 液 1 mL} \ = \ 58.44 \times 0.1 \times \frac{1}{1000} \times 1000 \text{ mg NaCl} \ = \ 5.844 \text{ mg NaCl}$$

となる.

┃ **例題 3・12　標準液のファクター**　0.1 mol/L 硝酸銀液の標定に関する次の問いに答えよ.

塩化ナトリウム 80.0 mg を量り，§3・4・3a（上記）の標定に従って操作したところ，0.1 mol/L 硝酸銀液を 13.35 mL 消費した. この 0.1 mol/L 硝酸銀液のファクター（f）を求めよ.

解答　対応量の式より，

$$f = \frac{80.0}{5.844 \times 13.35} \ = \ 1.025$$

となる.

---

[1] 本節の ▨ 部分は JP 18 抜粋部分である.

◀ JP 18 〈9.21〉

[2] JP 18 〈9.41〉. JIS K 8005 の容量分析用標準物質のほか，容量分析に用いることが可能な認証標準物質を使用することができる.

◀ JP 18 〈2.50〉

[3] JP 18 〈9.41〉. フルオレセインナトリウム C$_{20}$H$_{10}$Na$_2$O$_5$（医薬品各条）0.2 g を水に溶かし，100 mL とする.

JP 18 〈9.21〉▶

*1 JP 18 〈9.41〉. 硫酸アンモニウム鉄(Ⅲ)十二水和物 $FeNH_4(SO_4)_2 \cdot 12H_2O$（K 8982, 硫酸アンモニウム鉄(Ⅲ)・12 水, 特級）8 g を水に溶かし, 100 mL とする.

JP 18 〈2.50〉▶

b. 0.1 mol/L チオシアン酸アンモニウム液▲

　1000 mL 中チオシアン酸アンモニウム（NH_4SCN: 76.12）7.612 g を含む.

調製　チオシアン酸アンモニウム 8 g を水に溶かし, 1000 mL とし, 次の標定を行う.

標定　0.1 mol/L 硝酸銀液 25 mL を正確に量り, 水 50 mL, 硝酸 2 mL および硫酸アンモニウム鉄(Ⅲ)試液[*1] 2 mL を加え, 振り動かしながら, 調製したチオシアン酸アンモニウム液で持続する赤褐色を呈するまで滴定▲し, ファクターを計算する.

フォルハルト法を用いる間接法による標定である.

JP 18 〈9.21〉▶

*2 JP 18 〈9.41〉. アルセナゾ Ⅲ $C_{22}H_{18}As_2N_4O_{14}S_2$（K 9524, 特級）0.1 g を水に溶かし, 50 mL とする. また, アルセナゾ Ⅲ 試液の変色は, その量 0.15 mL, メタノール濃度 70% 以上が良いとされる.

JP 18 〈2.50〉▶

*3 JP 18 〈9.21〉. 標定された 0.05 mol/L 硫酸を 10 倍に薄めた容量分析用標準液.

JP 18 〈1.06〉▶

*4 §3・4・6 参照.

c. 0.005 mol/L 過塩素酸バリウム液▲

　1000 mL 中過塩素酸バリウム〔$Ba(ClO_4)_2$: 336.23〕1.6812 g を含む.

調製　過塩素酸バリウム 1.7 g を水 200 mL に溶かし, 2-プロパノールを加えて 1000 mL とし, 次の標定を行う.

標定　調製した過塩素酸バリウム液 20 mL を正確に量り, メタノール 55 mL およびアルセナゾⅢ試液[*2] 0.15 mL を加え, 0.005 mol/L 硫酸[*3] で液の紫色が赤紫色を経て赤色を呈するまで滴定▲し, ファクターを計算する.

滴定時の紫色はアルセナゾ Ⅲ・Ba 錯塩, 赤色はアルセナゾ Ⅲ が示す. 当量点で Ba^{2+} は $BaSO_4$ として沈殿し, アルセナゾ Ⅲ は遊離型となる. 酸素フラスコ燃焼法▲の硫黄化合物から生成した SO_4^{2-} の沈殿滴定（逆滴定）に用いる[*4].

アルセナゾⅢ（$C_{22}H_{18}As_2N_4O_{14}S_2$: 776.37）

3・4・4　医薬品の定量: 直接滴定

a. 生理食塩液

　本品は定量するとき, 塩化ナトリウム（NaCl: 58.44）0.85〜0.95 w/v% を含む.

定量法　本品 20 mL を正確に量り, 水 30 mL を加え, 強く振り混ぜながら 0.1 mol/L 硝酸銀液で滴定▲する（指示薬: フルオレセインナトリウム試液 3 滴）.

JP 18 〈2.50〉▶
JP 18 〈9.41〉▶

$$0.1 \text{ mol/L 硝酸銀液 } 1 \text{ mL } = 5.844 \text{ mg NaCl}$$

生理食塩液は, 血液代用剤, 等張液として利用される. この定量法では, ファヤンス法が用いられている. NaCl と $AgNO_3$ は物質量比 1:1 で反応するので, 対応量の式は,

1 mol/L $AgNO_3$ 液 1000 mL = 58.44 g NaCl

0.1 mol/L $AgNO_3$ 液 1 mL = $58.44 \times 0.1 \times \dfrac{1}{1000} \times 1000$ mg NaCl = 5.844 mg NaCl

となる.

b. イオタラム酸

　本品を乾燥したものは定量するとき, イオタラム酸 ($C_{11}H_9I_3N_2O_4$: 613.91) 99.0%以上を含む.

定量法　本品を乾燥し, その約 0.4 g を精密に量り, けん化フラスコに入れ, 水酸化ナトリウム試液 40 mL に溶かし, 亜鉛粉末 1 g を加え, 還流冷却器を付けて 30 分間煮沸し, 冷後, 沪過する. フラスコおよび沪紙を水 50 mL で洗い, 洗液は先の沪液に合わせる. この液に酢酸(100) 5 mL を加え, 0.1 mol/L 硝酸銀液で滴定▲する (指示薬: テトラブロモフェノールフタレインエチルエステル試液*1 1 mL). ただし, 滴定の終点は沈殿の黄色が緑色に変わるときとする.

$$0.1 \text{ mol/L 硝酸銀液 } 1 \text{ mL } = 20.46 \text{ mg } C_{11}H_9I_3N_2O_4{}^{*2}$$

　イオタラム酸は, X 線造影剤である. この定量法ではファヤンス法が用いられており, 塩基性で亜鉛末還元を行って遊離したベンゼン環の I^- を 0.1 mol/L $AgNO_3$ 液で滴定する. 当量点前に存在する $AgI \cdot I^-$ は指示薬と吸着しないが, 当量点後に生じた $AgI \cdot Ag^+$ は指示薬と吸着し, その吸着化合物は緑色を呈する. AgI は硝酸酸性より酢酸酸性の溶液中で沈殿しやすい. イオタラム酸 1 mol から I^- 3 mol が生じるので,

$$\frac{\text{イオタラム酸の物質量〔mol〕}}{AgNO_3 \text{ の物質量〔mol〕}} = \frac{1}{3} = \frac{1/3}{1}$$

であるから, 対応量の式は,

$$1 \text{ mol/L } AgNO_3 \text{ 液 } 1000 \text{ mL } = \frac{1}{3} \times 613.91 \text{ g } C_{11}H_9I_3N_2O_4$$

$$0.1 \text{ mol/L } AgNO_3 \text{ 液 } 1 \text{ mL } = \frac{1}{3} \times 613.91 \times 0.1 \times \frac{1}{1000} \times 1000 \text{ mg } C_{11}H_9I_3N_2O_4$$
$$= 20.46 \text{ mg } C_{11}H_9I_3N_2O_4$$

となる.

c. 硝 酸 銀

　本品を乾燥したものは定量するとき, 硝酸銀 ($AgNO_3$: 169.87) 99.8%以上を含む.

定量法　本品を粉末とした後, 乾燥し, その約 0.7 g を精密に量り, 水 50 mL に溶かし, 硝酸 2 mL を加え, 0.1 mol/L チオシアン酸アンモニウム液で滴定▲する (指示薬: 硫酸アンモニウム鉄(Ⅲ)試液▲ 2 mL).

$$0.1 \text{ mol/L チオシアン酸アンモニウム液 } 1 \text{ mL } = 16.99 \text{ mg } AgNO_3$$

　硝酸銀は眼科用剤, 殺菌消毒薬で, この定量法ではフォルハルト法が用いられている. $AgNO_3$ と NH_4SCN は物質量比 1:1 で反応するので, 対応量の式は,

イオタラム酸

◀ JP 18 〈2.50〉

*1 JP 18 〈9.41〉. テトラブロモフェノールフタレインエチルエステルカリウム $C_{22}H_{13}Br_4KO_4$ (K 9042, 特級) 0.1 g を酢酸(100)に溶かし, 100 mL とする. 用時製する.

*2 イオタラム酸 1 mol から 3 mol の I^- が生ずることから.

◀ JP 18 〈2.50〉
◀ JP 18 〈9.41〉

$$1 \text{ mol/L } NH_4SCN \text{ 液 } 1000 \text{ mL} = 169.87 \text{ g } AgNO_3$$

$$0.1 \text{ mol/L } NH_4SCN \text{ 液 } 1 \text{ mL} = 169.87 \times 0.1 \times \frac{1}{1000} \times 1000 \text{ mg } AgNO_3$$

$$= 16.99 \text{ mg } AgNO_3$$

となる.

d. キョウニン水中シアン化水素

本品は定量するとき，シアン化水素（HCN：27.03）0.09～0.11 w/v%を含む.

定量法　本品 25 mL を正確に量り，水 100 mL，ヨウ化カリウム試液[*1] 2 mL およびアンモニア試液[*2] 1 mL を加え，持続する黄色の混濁を生じるまで 0.1 mol/L 硝酸銀液で滴定▲する.

$$0.1 \text{ mol/L 硝酸銀液 } 1 \text{ mL} = 5.405 \text{ mg } HCN[*3]$$

キョウニン水は鎮咳去痰薬である．キョウニンの主成分のアミグダリンは配糖体で，キョウニンタンパク質中の酵素エムルシンの作用によって水の存在のもとに D-(-)-マンデロニトリルと D-グルコースに分解される．この定量法では，リービッヒ・ドゥニジェ法によりマンデロニトリル $C_6H_5CH(OH)CN$ 由来の結合シアンと遊離 HCN の両方を総シアンとして同時に定量する．アンモニアによる塩基性で，

$$C_6H_5CH(OH)CN + NH_4OH \longrightarrow NH_4CN + C_6H_5CHO + H_2O$$
$$HCN + NH_4OH \longrightarrow NH_4CN + H_2O$$

となり，生じた NH_4CN を 0.1 mol/L $AgNO_3$ 液で KI を指示薬として滴定する.

$$2NH_4CN + AgNO_3 \longrightarrow NH_4[Ag(CN)_2] + NH_4NO_3$$
$$\text{終点後:} \quad KI + AgNO_3 \longrightarrow AgI\downarrow\text{（黄色沈殿）} + KNO_3$$

3・4・5　医薬品の定量: 逆滴定

ブロモバレリル尿素

本品を乾燥したものは定量するとき，ブロモバレリル尿素（$C_6H_{11}BrN_2O_2$：223.07）98.0%以上を含む.

定量法　本品を乾燥し，その約 0.4 g を精密に量り，300 mL の三角フラスコに入れ，水酸化ナトリウム試液 40 mL を加え，還流冷却器を付け，20 分間穏やかに煮沸する．冷後，水 30 mL を用いて還流冷却器の下部および三角フラスコの口部を洗い，洗液を三角フラスコの液と合わせ，硝酸 5 mL および正確に 0.1 mol/L 硝酸銀液 30 mL を加え，過量の硝酸銀を 0.1 mol/L チオシアン酸アンモニウム液で滴定▲する（指示薬: 硫酸アンモニウム鉄(III)試液▲ 2 mL）．同様の方法で空試験を行う.

$$0.1 \text{ mol/L 硝酸銀液 } 1 \text{ mL} = 22.31 \text{ mg } C_6H_{11}BrN_2O_2$$

ブロモバレリル尿素は催眠鎮静薬で，NaOH と煮沸し，加水分解により生じる

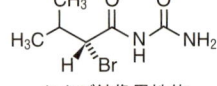
ブロモバレリル尿素

および鏡像異性体

JP 18 〈2.50〉▶

JP 18 〈2.41〉▶

Br⁻ をフォルハルト法で定量する.

$$(CH_3)_2CHCHBrCONHCONH_2 + 2\,NaOH \longrightarrow$$
$$(CH_3)_2CHCH(OH)COONa + NH_2CONH_2 + NaBr$$

ブロモバレリル尿素 1 mol から Br⁻ 1 mol が生じ,この Br⁻ 1 mol が AgNO₃ 1 mol と反応するので,対応量の式は,

$$1\ mol/L\ AgNO_3\ 液\ 1000\ mL\ =\ 223.07\ g\ C_6H_{11}BrN_2O_2$$

$$0.1\ mol/L\ AgNO_3\ 液\ 1\ mL\ =\ 223.07 \times 0.1 \times \frac{1}{1000} \times 1000\ mg\ C_6H_{11}BrN_2O_2$$

$$=\ 22.31\ mg\ C_6H_{11}BrN_2O_2$$

となる.

例題 3・13　含量%　日本薬局方ブロモバレリル尿素の定量法に関する次の問いに答えよ.

本品 0.3125 g を量り,§3・4・5(上記)の定量法に従って操作したところ,0.1 mol/L チオシアン酸アンモニウム液($f=1.021$)を本試験で 6.41 mL,空試験で 19.95 mL 消費した.本品中のブロモバレリル尿素の含量%を求めよ.

解 答　逆滴定であるから,0.1 mol/L AgNO₃ 液の消費量は 0.1 mol/L NH₄SCN 液の消費量に相当すると考えてよいので,対応量の式より,

$$\frac{22.31 \times 1.021 \times (19.95 - 6.41)}{0.3125 \times 1000} \times 100\ =\ 98.7\%$$

となる.

3・4・6　酸素フラスコ燃焼法

酸素フラスコ燃焼法は,吸収液をフラスコに入れた後,酸素を満たしたフラスコ中で有機物を燃焼分解し,有機物中に含まれる塩素,臭素,ヨウ素,フッ素,硫黄などを確認または定量する方法である.吸収液として,ハロゲンにはおもに水酸化ナトリウム試液を用いる.ただし,ヨウ素を吸収させた検液にはヒドラジン一水和物($NH_2NH_2 \cdot H_2O$)を脱色のために添加する.塩素,臭素,ヨウ素の検液はいずれも硝酸酸性とし,0.005 mol/L 硝酸銀液で沈殿滴定▲する.また,フッ素は検液にアリザリンコンプレキソン試液* などを加えて発色させ,紫外可視吸光度測定法▲を用いる.

アリザリンコンプレキソン

さらに,硫黄は吸収液としておもに過酸化水素水を用い,SO_4^{2-} に酸化した後,過剰量の 0.005 mol/L 過塩素酸バリウム液を加え,$BaSO_4$ として沈殿させ,残った過量の過塩素酸バリウムを 0.005 mol/L 硫酸でアルセナゾ Ⅲ 試液▲を指示

酸素フラスコ燃焼法(oxygenflask combustion method):[JP 18]〈1.06〉

* [JP 18]〈9.41〉.アリザリンコンプレキソン $C_{19}H_{15}NO_8$(1,2-ジヒドロキシアントラキノ-3-イルメチルアミン-N,N-ジ酢酸)0.390 g を新たに製した水酸化ナトリウム溶液(1→50)20 mL に溶かし,水 800 mL および酢酸ナトリウム三水和物 0.2 g を加えて溶かした後,1 mol/L 塩酸を加えて pH を 4〜5 に調整し,水を加えて 1000 mL とする.

◀ [JP 18]〈2.50〉

◀ [JP 18]〈2.24〉

◀ [JP 18]〈9.41〉

JP 18 〈2.50〉 ▶

薬として逆滴定▲する.

サラゾスルファピリジン

本品を乾燥したものは定量するとき,サラゾスルファピリジン($C_{18}H_{14}N_4O_5S$: 398.39) 96.0% 以上を含む.

定量法　本品を乾燥し,その約 20 mg を精密に量り,薄めた過酸化水素(30) (1→40) 10 mL を吸収液とし,酸素フラスコ燃焼法▲の硫黄の定量操作法により試験を行う.

JP 18 〈1.06〉 ▶

$$0.005 \ \text{mol/L 過塩素酸バリウム液 1 mL} = 1.992 \ \text{mg } C_{18}H_{14}N_4O_5S$$

サラゾスルファピリジン

サラゾスルファピリジンはサルファ剤である.サラゾスルファピリジン 1 分子には S 原子 1 個が含まれる.したがって,サラゾスルファピリジン 1 mol を H_2O_2 により酸化すると SO_4^{2-} 1 mol が生成し,さらに Ba^{2+} 1 mol と反応して $BaSO_4$ 1 mol を生成するので,対応量の式は,

$$1 \ \text{mol/L Ba(ClO}_4)_2 \text{ 液 } 1000 \ \text{mL} = 398.39 \ \text{g } C_{18}H_{14}N_4O_5S$$

$$0.005 \ \text{mol/L Ba(ClO}_4)_2 \text{ 液 } 1 \ \text{mL} = 398.39 \times 0.005 \times \frac{1}{1000} \times 1000 \ \text{mg } C_{18}H_{14}N_4O_5S$$

$$= 1.992 \ \text{mg } C_{18}H_{14}N_4O_5S$$

となる.

🔑 キーワード

- □ 沈殿滴定
- □ ハロゲン化物イオン
- □ モール法
- □ ファヤンス法
- □ 吸着指示薬
- □ フォルハルト法
- □ リービッヒ・ドゥニジェ法

✔ チェックリスト

1. モール法は中性～塩基性で AgX (X=Cl, Br) と Ag_2CrO_4 の溶解度の差に基づく分別沈殿を用いた滴定法である.
2. ファヤンス法は吸着指示薬を用いるため,吸着指示薬法ともよばれる.
3. フォルハルト法は直接滴定では Ag^+ の定量に用いられるが,逆滴定ではハロゲン化物イオンや SCN^- の定量に用いられる.
4. リービッヒ・ドゥニジェ法は,アンモニアによる塩基性で CN^- の定量に用いられる.

3・5　酸化還元滴定

酸化還元滴定 oxidation-reduction titration, redox titration

* §2・5 参照.

酸化還元滴定は,酸化還元平衡* で取扱った標準電極電位の考え方に基づき,二つの半反応(一方が酸化剤,他方が還元剤)を組合わせて溶液内で酸化還元反応を進行させ,定量に応用するものである.終点の判定は,電位差の測定,指示

薬，酸化剤や還元剤自身の色などを利用して行う．授受される電子の数に注意を払って，反応に関与する化学種の物質量比を知り，JP 18 収載医薬品の定量法を理解して欲しい．

3・5・1 滴定曲線

Ce^{4+} を酸化剤とする酸化還元滴定がある[*1]．これは Ce^{4+}/Ce^{3+} 系（Ce^{4+}＋e$^-$ $\rightleftharpoons$ Ce^{3+}）の標準電極電位 $E^{\ominus}$＝1.72 V が比較的正側にあることを利用している．そこで，例として，Ce^{4+} によって，1 mol/L 塩酸中で Sn^{2+} を Sn^{4+} に酸化して定量する酸化還元滴定の反応について考えてみよう．滴定に利用する反応は，次式で表される[*2]．

$$2\,Ce^{4+} + Sn^{2+} \rightleftharpoons 2\,Ce^{3+} + Sn^{4+} \tag{3・29}$$

この酸化還元反応の半反応と，滴定の実験条件下における**式量電位** $E^{\ominus\prime}$（vs. SHE）は，次のとおりとする．

$$Ce^{4+}(aq) + e^- \rightleftharpoons Ce^{3+}(aq) \qquad E^{\ominus\prime} = 1.28\ V \tag{3・30}$$
$$Sn^{4+}(aq) + 2\,e^- \rightleftharpoons Sn^{2+}(aq) \qquad E^{\ominus\prime} = 0.14\ V \tag{3・31}$$

式量電位を用いると，式 3・30 と式 3・31 の電極電位は，ネルンスト式により，

$$E_{Ce^{4+}/Ce^{3+}} = 1.28 - \frac{0.059\,16}{1}\log_{10}\frac{[Ce^{3+}]}{[Ce^{4+}]} \tag{3・32}$$

$$E_{Sn^{4+}/Sn^{2+}} = 0.14 - \frac{0.059\,16}{2}\log_{10}\frac{[Sn^{2+}]}{[Sn^{4+}]} \tag{3・33}$$

と表せる．Pt 電極などで電極電位 E を測定[*3]しながら Ce^{4+} を滴加すると，滴加のたびに式 3・29 の反応は平衡（平衡定数は K）に達し，$E=E_{Ce^{4+}/Ce^{3+}}=E_{Sn^{4+}/Sn^{2+}}$ が成立する．この関係に基づき，式 3・32 と式 3・33 から K が求まる．

$$1.28 - \frac{0.059\,16}{1}\log_{10}\frac{[Ce^{3+}]}{[Ce^{4+}]} = 0.14 - \frac{0.059\,16}{2}\log_{10}\frac{[Sn^{2+}]}{[Sn^{4+}]}$$

$$2\times(1.28-0.14) = 0.059\,16\log_{10}\frac{[Ce^{3+}]^2[Sn^{4+}]}{[Ce^{4+}]^2[Sn^{2+}]}$$

$$\log_{10}K = \log_{10}\frac{[Ce^{3+}]^2[Sn^{4+}]}{[Ce^{4+}]^2[Sn^{2+}]} = \frac{2\times(1.28-0.14)}{0.059\,16} = 38.5$$

ゆえに　　$K = 10^{38.5}$

K の値は十分に大きいので，反応速度が大きいと，式 3・29 の反応は滴定に用いることができる．

次に，滴定曲線を計算により作成してみよう．0.02 mol/L の Ce^{4+} 水溶液をビュレットに入れ，1 mol/L 塩酸中で 0.01 mol/L の Sn^{2+} 水溶液 50 mL に滴加して Sn^{4+} に酸化する場合を考える（図 3・24）．滴定曲線は，横軸に Ce^{4+} の滴加量，縦軸に E をプロットする．平衡状態では $E=E_{Ce^{4+}/Ce^{3+}}=E_{Sn^{4+}/Sn^{2+}}$ が成立しているので，E は式 3・32 と式 3・33 のどちらから算出しても同じになる．ここでは，計算の簡単な方を使うこととする．

[*1] セリウム(IV)滴定やセリメトリーとよばれる．一般に酸性条件下で行う．JP 18 には容量分析用標準液として 0.1 mol/L 硫酸セリウム(IV)液，0.1 mol/L 硫酸四アンモニウムセリウム(IV)液などが規定されている．0.1 mol/L 硫酸セリウム(IV)液はフェロジピン，0.1 mol/L 硫酸四アンモニウムセリウム(IV)液はニトレンジピンの定量に用いられている．

[*2] 酸化還元平衡の式 2・123 の再掲．

式量電位 formal potential：熱力学データから計算される標準電極電位とは異なり，具体的な溶液を用い，酸化体と還元体の濃度が等しいときに観測される電位で $E^{\ominus\prime}$ で表す．温度や用いる溶液によって値は変わり，条件を決めているため条件付き電位ともいう．ネルンスト式において，活量の代わりにモル濃度を用いたときの定数項に相当する．

Ox$+n$e$^- \rightleftharpoons$ Red（25 ℃）におけるネルンスト式は，

$$E = E^{\ominus} - \frac{0.059\,16}{n}\log_{10}\frac{a_{Red}}{a_{Ox}}$$

である．活量係数が 1 でないことや錯形成などの影響を考慮し，特定の条件下における [Ox]＝[Red] のときの電位を $E^{\ominus\prime}$ とすると，ネルンスト式は

$$E = E^{\ominus\prime} - \frac{0.059\,16}{n}\log_{10}\frac{[Red]}{[Ox]}$$

と表せる．

[*3] §4・2・5 参照．酸化還元滴定では，一般に指示電極に白金電極，参照電極に銀-塩化銀電極を用いる．参照電極として，標準水素電極が使われることもある．

1) 滴定開始前（滴定率*1＝0）

被滴定液に存在するのは Sn^{2+} だけなので，E は求まらない.

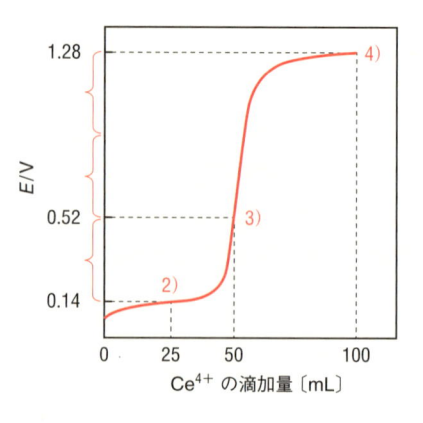

図3・24 **Ce^{4+} による Sn^{2+} の酸化還元滴定の滴定曲線（計算による）** 電位は標準水素電極に対する値（vs. SHE）を示しているが，Ag/AgCl 電極（3 mol/L KCl）を使った場合，正側に ＋0.199 V シフトする.0.14 V であれば，0.339 V（vs. Ag/AgCl）.2)～4) は本文参照.

2) 当量点前（0＜滴定率＜1）

Ce^{4+} を滴加し始めると，式3・29 の反応が進行し，Ce^{3+} と Sn^{4+} が生成する.Ce^{4+} はほとんどが還元され，被滴定液中には未反応の Sn^{2+} に加え，Ce^{3+} と Sn^{4+} が存在する.25 mL 加えると，Sn^{2+} の半量が酸化されるので，$[Sn^{2+}]=[Sn^{4+}]$ となり，式3・33 から求めた E は 0.14 V である.

$$E = E_{Sn^{4+}/Sn^{2+}} = 0.14 - \frac{0.059\,16}{2} \log_{10} \frac{[Sn^{2+}]}{[Sn^{4+}]} = 0.14\ \text{V}$$

40 mL 加えると，Sn^{2+} の 4/5 が酸化されるので，$[Sn^{2+}]/[Sn^{4+}]=1/4$（体積は相殺されるので物質量比で考えてよい）となる.このときの E は

$$E = E_{Sn^{4+}/Sn^{2+}} = 0.14 - \frac{0.059\,16}{2} \log_{10} \frac{1}{4}$$
$$= 0.14 + 0.059\,16 \log_{10} 2 = 0.16\ \text{V}$$

となる.

3) 当量点（滴定率＝1）

0.02 mol/L Ce^{4+} と 0.01 mol/L Sn^{2+} は，式3・29 から体積比 1：1 で反応するので，50 mL 加えたときに当量点となる.（式3・32)＋2×(式3・33）より，次式が成り立つ.

$$E + 2E = 1.28 - \frac{0.059\,16}{1} \log_{10} \frac{[Ce^{3+}]}{[Ce^{4+}]} + 2 \times 0.14 - \frac{0.059\,16}{1} \log_{10} \frac{[Sn^{2+}]}{[Sn^{4+}]}$$
$$3E = 1.56 - 0.059\,16 \log_{10} \frac{[Ce^{3+}][Sn^{2+}]}{[Ce^{4+}][Sn^{4+}]}$$

平衡時に残っている $[Sn^{2+}]=2[Ce^{4+}]$，生成した $[Sn^{4+}]=2[Ce^{3+}]$ と考えると，対数項は $\log_{10} 1 = 0$ になるので，

$$3E = 1.56 \qquad \text{ゆえに} \qquad E = 0.52\ \text{V}^{*2}$$

である.

4）当量点後（1＜滴定率）

当量点では Ce^{3+} と Sn^{4+} がおもに存在している．ここに Ce^{4+} を加えていくと，Ce^{4+} は Ce^{3+} に還元されないので，当量点からさらに 50 mL（合計 100 mL）加えた時点で $[Ce^{3+}]=[Ce^{4+}]$ となる．式 3・32 から求めた E は 1.28 V である．

$$E = E_{Ce^{4+}/Ce^{3+}} = 1.28 - 0.059\,16\,\log_{10}\frac{[Ce^{3+}]}{[Ce^{4+}]} = 1.28\ \text{V}$$

以上のように，式 3・29 の反応の電極電位を測定すると，その電位シフトは 1 V より大きい．1 V の電位シフトは，電位差の測定による終点の検出には十分である．

例題 3・14　セリウム(IV)滴定　次の酸化還元反応を利用し，Fe^{2+} を Ce^{4+} 標準液で滴定する定量法について，問い (a)〜(d) に答えよ．

$$Ce^{4+} + Fe^{2+} \rightleftharpoons Ce^{3+} + Fe^{3+} \qquad ①$$

ただし，$Ox + n\,e^- \rightleftharpoons Red$ の 25 ℃ における電極電位 E を表すネルンスト式は，式量電位（1 mol/L H_2SO_4 存在下）を $E^{\ominus\prime}$ とすると，

$$E = E^{\ominus\prime} - \frac{0.059\,16}{n}\log_{10}\frac{[Red]}{[Ox]} \qquad ②$$

であるとする．また，滴定は 1 mol/L H_2SO_4 中で行い，その条件における Ce^{4+}/Ce^{3+} 系の $E^{\ominus\prime}=1.44$ V*，Fe^{3+}/Fe^{2+} 系の $E^{\ominus\prime}=0.680$ V とする．

（a）Ce^{4+}，Ce^{3+}，Fe^{3+}，Fe^{2+} の中で，滴定開始前に被滴定液に含まれているイオンはどれか．

（b）滴定を開始後，$[Fe^{2+}]=[Fe^{3+}]$ となった時点における E を求めよ．

（c）当量点における E を求めよ．

（d）当量点を過ぎた後，Ce^{4+} の滴加を続けて $[Ce^{3+}]=[Ce^{4+}]$ となった時点における E を求めよ．

解 答　（a）Fe^{2+}

（b）被滴定液中の Fe^{2+} が Ce^{4+} によって酸化され，$Fe^{3+}+e^- \rightleftharpoons Fe^{2+}$ の酸化還元平衡で $[Fe^{2+}]=[Fe^{3+}]$ が成立している状態である．Fe^{3+}/Fe^{2+} 系の $E^{\ominus\prime}=0.680$ V，$n=1$ なので，式 ② のネルンスト式は，

$$E = E^{\ominus\prime} - \frac{0.059\,16}{n}\log_{10}\frac{[Red]}{[Ox]} = 0.680 - \frac{0.059\,16}{1}\log_{10}\frac{[Fe^{2+}]}{[Fe^{3+}]} \qquad ③$$

$[Fe^{2+}]=[Fe^{3+}]$ より対数項＝0．したがって，

$$E = 0.680\ \text{V}$$

である．

（c）当量点では，$[Ce^{4+}]=[Fe^{2+}]$ と $[Ce^{3+}]=[Fe^{3+}]$ が成立していると考えてよい．$Ce^{4+}+e^- \rightleftharpoons Ce^{3+}$ の平衡については，式 ② は，Ce^{4+}/Ce^{3+} 系の $E^{\ominus\prime}=1.44$ V，$n=1$ なので，

$$E = E^{\ominus\prime} - \frac{0.059\,16}{n}\log_{10}\frac{[Red]}{[Ox]} = 1.44 - \frac{0.059\,16}{1}\log_{10}\frac{[Ce^{3+}]}{[Ce^{4+}]} \qquad ④$$

* 表 2・11 には Ce^{4+}/Ce^{3+} 系の $E^{\ominus}=1.72$ V，式 3・30 には 1 mol/L HCl 中の Ce^{4+}/Ce^{3+} 系の $E^{\ominus\prime}=1.28$ V との記述がある．一方，本問題文中の $E^{\ominus\prime}=1.44$ V は，1 mol/L H_2SO_4 中での値である．このように，式量電位 $E^{\ominus\prime}$ は，標準状態とは異なる状態における値であり，条件によって異なる．

式 ③，④ を足し合わせると，

$$E + E = 1.44 - \frac{0.059\,16}{1}\log_{10}\frac{[Ce^{3+}]}{[Ce^{4+}]} + 0.680 - \frac{0.059\,16}{1}\log_{10}\frac{[Fe^{2+}]}{[Fe^{3+}]}$$

$$2E = 2.12 - 0.0591\log_{10}\frac{[Ce^{3+}][Fe^{2+}]}{[Ce^{4+}][Fe^{3+}]} \qquad ゆえに \qquad E = 1.06\,V$$

である．

(d) 式 ④ において [Ce^{3+}]＝[Ce^{4+}] であるので，

$$E = 1.44 - \frac{0.0591}{1}\log_{10}\frac{[Ce^{3+}]}{[Ce^{4+}]} = 1.44\,V$$

である．

3・5・2　滴定終点検出法

*1 §4・2参照.

*2 §4・3参照.

滴定の終点検出は，電位差の測定（電位差滴定法*1）に加え，電流の測定（電流滴定法*2），指示薬の利用，滴定剤自身の色を利用して行う．本項では指示薬，滴定剤の色変化について説明する．

a. 指 示 薬

JP 18 〈9.41〉▶

① デンプン試液▲

ヨウ素 I_2 がデンプンのもつらせん構造に入り込んで複合体を形成し，濃青色を呈する反応（ヨウ素デンプン反応，10^{-5} mol/L の I_2 を検出可能）を利用する．

② 酸化還元指示薬

指示薬自身が可逆的に酸化還元され，酸化体と還元体の間で明瞭な変色が認められる場合に利用できる．

ジフェニルアミンは，酸化されるとジフェニルベンジジンとなり，さらに酸化されるとジフェニルベンジジン紫となり，紫色に呈色する．変色電位*3 は ＋0.76 V である．

*3 変色電位は，[酸化型]：[還元型]＝1：1 のときの電位である．滴定の進行に伴って被滴定液の E が変色電位よりも正側に来ると，式 3・34 の平衡は右向きに進み，酸化型の色を示す．次ページ式 3・35 の平衡も同様である．

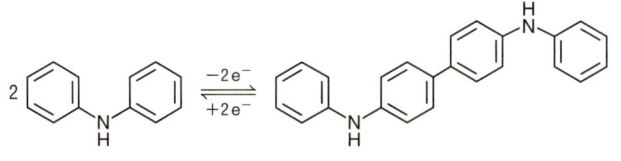

ジフェニルアミン　　　　N,N'-ジフェニルベンジジン, 無色

変色電位
＋0.76 V

(3・34)

ジフェニルベンジジン紫, 紫色

また，フェロイン〔トリス(1,10-フェナントロリン)鉄(Ⅱ)錯体〕は，式 3・35 のように酸化されるとフェリイン〔トリス(1,10-フェナントロリン)鉄(Ⅲ)錯体〕を

生成し，赤色から淡青色に変化する．変色電位は ＋1.06 V である．

フェロイン（還元型），赤色　　　　フェリイン（酸化型），淡青色

b. 滴定剤自身の色　　ヨウ素 I_2 では，それ自身の色（水中で赤褐色）をそのまま，あるいは，滴定液に少量のクロロホルム $CHCl_3$ を加え，$CHCl_3$ に溶け込んだ I_2 の呈色（赤紫色）を利用する．両方共 I_2 の還元（$I_2+2e^- \rightleftharpoons 2I^-$）または酸化〔$2ICl(aq)+2e^- \rightleftharpoons I_2(s)+2Cl^-$ の左向きの反応〕によって，無色（I^- と I^+ は無色）になる．

また，過マンガン酸イオン MnO_4^- でも，それ自身の色（淡赤色）を利用できる．MnO_4^- は Mn^{2+}（ほぼ無色）への還元（$MnO_4^-+8H^++5e^- \longrightarrow Mn^{2+}+4H_2O$）によって無色になる．

3・5・3　過マンガン酸塩滴定

MnO_4^-/Mn^{2+} 系の標準電極電位が比較的正側にあること（$E^\ominus=1.51\ V^{*1}$）を利用し，MnO_4^- を酸化剤として利用するのが**過マンガン酸塩滴定**である．

$$MnO_4^-(aq) + 8H^+(aq) + 5e^- \rightleftharpoons Mn^{2+}(aq) + 4H_2O(l) \qquad E^\ominus = 1.51\ V \tag{3・36}$$

例題 2・19 で求めたように，この平衡は pH が低いほど右に進行する．したがって，MnO_4^- の酸化力は pH が低いほど大きくなるので，滴定は強酸性条件下（硫酸酸性など）で行う．

a. 容量分析用標準液の調製と標定*2

0.02 mol/L 過マンガン酸カリウム液▲

1000 mL 中過マンガン酸カリウム（$KMnO_4$：158.03）3.1607 g を含む．

調製　過マンガン酸カリウム 3.2 g を水に溶かし，1000 mL とし，15 分間煮沸して密栓し，48 時間以上放置した後，ガラス沪過器（G3 または G4）を用いて沪過し，次の標定を行う．

標定　シュウ酸ナトリウム（標準試薬）*3（$Na_2C_2O_4$：134.00）を 150〜200 °C で 1〜1.5 時間乾燥した後，デシケーター（シリカゲル）中で放冷し，その約 0.3 g を 500 mL の三角フラスコに精密に量り，水 30 mL に溶かし，薄めた硫酸（1→20）250 mL を加え，液温を 30〜35 °C とし，調製した過マンガン酸カリウム液をビュレットに入れ，穏やかにかき混ぜながら，その 40 mL を速やかに加え，液の赤色が消えるまで放置する．次に 55〜60 °C に加温して滴定を

*1 表 2・11 参照．

過マンガン酸塩滴定
permanganate titration,
permanganometry

*2 §3・5 の　部分は JP 18 抜粋部分である．

◀ JP 18 〈9.21〉

◀ JP 18 〈9.41〉．JIS K8005 の容量分析用標準物質（しゅう酸ナトリウム）のほか，容量分析に用いることが可能な認証標準物質を使用することができる．

JP 18 〈2.50〉▶

続け，30 秒間持続する淡赤色を呈するまで滴定▲し，ファクターを計算する．ただし，終点前の 0.5〜1 mL は注意して滴加し，過マンガン酸カリウム液の色が消えてから次の 1 滴を加える．

$$0.02 \ mol/L \ 過マンガン酸カリウム液 1 \ mL \ = \ 6.700 \ mg \ Na_2C_2O_4$$

注意　遮光して保存する．長く保存したものは標定し直して用いる．

JP 18 における過マンガン酸カリウム $KMnO_4$ 液の標定の標準試薬は，シュウ酸ナトリウム $Na_2C_2O_4$ である．$CO_2/H_2C_2O_4$ 系の標準電極電位 $E^{\ominus}$ は，表 2・11 から次のとおりである．

$$2 \, CO_2(g) + 2 \, H^+(aq) + 2 \, e^- \ \rightleftharpoons \ H_2C_2O_4(aq) \qquad E^{\ominus} = -0.475 \ V \qquad (3\cdot37)$$

MnO_4^-/Mn^{2+} 系の $E^{\ominus}$ の方が正側にあるので，二つの半反応を組合わせたとき，強酸性条件下では式 3・36 の反応が右に進行し，式 3・37 の反応が左向きに進行する．電子数を一致させるために，2×(式 3・36)−5×(式 3・37) とし，整理すると次式が得られる．

$$2 \, MnO_4^-(aq) + 16 \, H^+(aq) + 5 \, C_2O_4^{2-}(aq)$$
$$\rightleftharpoons 2 \, Mn^{2+}(aq) + 8 \, H_2O(l) + 10 \, CO_2(g) \qquad (3\cdot38)$$

$MnO_4^- : C_2O_4^{2-} = 2 : 5$ の物質量比で反応することがわかる．終点判定は，MnO_4^- の呈色（淡赤色）を利用する．

b. 医薬品の定量

オキシドール中過酸化水素の定量

本品は定量するとき，過酸化水素（H_2O_2：34.01）2.5〜3.5 w/v%を含む．本品は適当な安定剤を含む．

定量法　本品 1.0 mL を正確に量り，水 10 mL および希硫酸* 10 mL を入れたフラスコに加え，0.02 mol/L 過マンガン酸カリウム液で滴定▲する．

$$0.02 \ mol/L \ 過マンガン酸カリウム液 1 \ mL \ = \ 1.701 \ mg \ H_2O_2$$

JP 18 では，過マンガン酸カリウム液を標準液として用いて（ビュレットに入れる），オキシドール中の過酸化水素の定量を行う．O_2/H_2O_2 系の $E^{\ominus}$ は，表 2・11 から次のとおりである．

$$O_2(g) + 2 \, H^+(aq) + 2 \, e^- \ \rightleftharpoons \ H_2O_2(aq) \qquad E^{\ominus} = 0.695 \ V \qquad (3\cdot39)$$

a の場合と同様に，式 3・36 の反応が右に進行し，式 3・39 の反応が左向きに進行する．電子数を一致させるために，2×(式 3・36)−5×(式 3・39) とし，整理すると下式が得られる．

$$2 \, MnO_4^- + 6 \, H^+ + 5 \, H_2O_2 \ \rightleftharpoons \ 2 \, Mn^{2+} + 8 \, H_2O + 5 \, O_2 \qquad (3\cdot40)$$

$MnO_4^- : H_2O_2 = 2 : 5$ の物質量比で反応することがわかる．

* 塩酸では Cl^- が MnO_4^- により酸化されてしまう．硝酸ではオキシドールを酸化してしまう．いずれも誤差を生じる原因になる．

JP 18 〈2.50〉▶

3・5・4　ヨウ素滴定

I_2/I^- 系の標準電極電位と他系の半反応の標準電極電位の差を利用し，I_2 を酸化剤，あるいは I^- を還元剤として利用するのが**ヨウ素滴定**である．表 2・11 より，

$$I_2(s) + 2e^- \rightleftharpoons 2I^-(aq) \qquad E^\ominus = 0.5355\ V \qquad (3・41)$$

組合わせる他系の半反応の $E^\ominus$ が 0.5355 V より負側にある場合，式 3・41 の反応が右に進み，他系の半反応は左に進む．この場合，I_2 を酸化剤として利用するので，**ヨウ素酸化滴定（ヨージメトリー）**という．反対に，組合わせる他系の半反応の $E^\ominus$ が 0.5355 V より正側にある場合，他系の半反応が右に進み，式 3・41 の反応は左に進む．この場合，I^- を還元剤として利用するので，**ヨウ素還元滴定（ヨードメトリー）**という．

a. ヨウ素酸化滴定の容量分析用標準液の調製と標定

0.05 mol/L ヨウ素液▲

1000 mL 中ヨウ素（I: 126.90）12.690 g を含む．

調製　ヨウ素 13 g をヨウ化カリウム溶液(2→5) 100 mL に溶かし，希塩酸* 1 mL および水を加えて 1000 mL とし，次の標定を行う．

標定　調製したヨウ素液 15 mL を正確に量り，0.1 mol/L チオ硫酸ナトリウム液で滴定▲し，ファクターを計算する（指示薬法: デンプン試液，または電位差滴定法: 白金電極）．ただし，指示薬法の滴定の終点は，液が終点近くで淡黄色になったとき，デンプン試液 3 mL を加え，生じた青色が脱色するときとする．

注意　遮光して保存する．長く保存したものは，標定し直して用いる．

ヨウ素 I_2 は水に溶けにくいので，I^- を共存させて三ヨウ化物イオン I_3^- として溶解させる（$I_2 + I^- \rightleftharpoons I_3^-$）．標定は，JP 18 ではファクター既知のチオ硫酸ナトリウム $Na_2S_2O_3$ 液を標準液として用いる（指示薬法: デンプン試液，または電位差滴定法: 白金電極）．

$S_4O_6{}^{2-}/S_2O_3{}^{2-}$ 系の $E^\ominus$ は，表 2・11 から次のとおりである．

$$S_4O_6{}^{2-}(aq) + 2e^- \rightleftharpoons 2S_2O_3{}^{2-}(aq) \qquad E^\ominus = 0.08\ V \qquad (3・42)$$

式 3・41 と組合わせると，I_2/I^- 系の $E^\ominus$ が正側にあるので式 3・41 が右に進み（I_2 は酸化剤として働く），式 3・42 は左に進む．（式 3・41）−（式 3・42）から，下式が得られる．

$$I_2(s) + 2S_2O_3{}^{2-}(aq) \rightleftharpoons 2I^-(aq) + S_4O_6{}^{2-}(aq) \qquad (3・43)$$

$I_2 : S_2O_3{}^{2-} = 1 : 2$ の物質量比で反応することがわかる．

b. ヨウ素酸化滴定による医薬品の定量

アスコルビン酸

本品を乾燥したものは定量するとき，L-アスコルビン酸（$C_6H_8O_6$: 176.12）

ヨウ素滴定: ヨウ素酸化滴定（ヨージメトリー，iodimetry）と**ヨウ素還元滴定**（ヨードメトリー，iodometry）の総称．

◀ JP 18 ⟨9.21⟩

* ヨウ素酸塩が不純物として混在している可能性もあるので，水素イオンを供給するために希塩酸を加え IO_3^- は I^- と反応させ I_2 にしておく（式 3・50）．

◀ JP 18 ⟨2.50⟩

99.0%以上を含む.

定量法　本品を乾燥し，その約 0.2 g を精密に量り，メタリン酸[*1] 溶液（1→50）50 mL に溶かし，0.05 mol/L ヨウ素液で滴定する（指示薬：デンプン試液 1 mL）.

$$0.05 \text{ mol/L ヨウ素液 } 1 \text{ mL } = 8.806 \text{ mg } C_6H_8O_6$$

*1 メタリン酸はアスコルビン酸の酸化を防ぎ，安定化する．そのメカニズムとして，メタリン酸に含まれるポリリン酸と金属イオンとの錯生成などが考えられている．

JP 18 では，ヨウ素液を標準液に用いて，アスコルビン酸の定量を行っている．アスコルビン酸はメタリン酸溶液に溶かし，指示薬にはデンプン試液を用いる．pH 7 におけるデヒドロアスコルビン酸/アスコルビン酸系の式量電位 $E^{\ominus\prime}$ は，次式の通りである．

$$E^{\ominus\prime} = 0.058 \text{ V} \qquad (3 \cdot 44)$$

デヒドロアスコルビン酸　　　　　アスコルビン酸

*2 本来は I_2/I^- 系の $E^{\ominus\prime}$ と比較するべきだが，反応の進行方向は変わらない．

式 3・41 と組合わせると，I_2/I^- 系の $E^{\ominus}$ が正側にあるので[*2]，式 3・41 が右に進み（I_2 は酸化剤として働く），式 3・44 は左に進む．（式 3・41）−（式 3・44）から，次式が得られる．

$$I_2(s) + \text{アスコルビン酸} \rightleftharpoons 2I^-(aq) + \text{デヒドロアスコルビン酸} + 2H^+ \qquad (3 \cdot 45)$$

I_2：アスコルビン酸＝1：1 の物質量比で反応することがわかる．

ホルマリン

　本品は定量するとき，ホルムアルデヒド（CH_2O：30.03）35.0〜38.0%を含む.

　本品は重合を避けるためメタノール 5〜13%を加えてある.

定量法　はかり瓶に水 5 mL を入れて質量を精密に量り，これに本品約 1 g を加え，再び精密に量る．次に水を加えて正確に 100 mL とし，その 10 mL を正確に量り，正確に 0.05 mol/L ヨウ素液 50 mL を加え，さらに水酸化カリウム試液 20 mL を加え，15 分間常温で放置した後，希硫酸 15 mL を加え，過量のヨウ素を 0.1 mol/L チオ硫酸ナトリウム液で滴定する（指示薬：デンプン試液 1 mL）．同様の方法で空試験を行う．

$$0.05 \text{ mol/L ヨウ素液 } 1 \text{ mL } = 1.501 \text{ mg } CH_2O$$

*3 メタン CH_4 の C の酸化数は -4，メタノール $CH_3\text{-}OH$ の C は -2，HCHO の C は 0，HCOOH の C は $+2$ であり，酸化に伴って酸化数は増加する．酸化数については §2・5・1 参照.

JP 18 では，ホルマリンに一定過剰量のヨウ素液を加え，塩基性条件でホルムアルデヒド HCHO をギ酸 HCOOH に酸化[*3] した後，過量の I_2 を $Na_2S_2O_3$ 液で逆滴定し，ホルムアルデヒドを定量する（指示薬：デンプン試液）.

　塩基性条件では，I_2 は OH^- と反応して次亜ヨウ素酸イオン IO^- を生成する.

$$I_2 + 2OH^- \longrightarrow IO^- + I^- + H_2O \qquad (3 \cdot 46)$$

IO^- は HCHO を酸化し，ギ酸イオン $HCOO^-$ を生成する．

$$HCHO + IO^- + OH^- \longrightarrow HCOO^- + I^- + H_2O \qquad (3・47)$$

式 3・46 と式 3・47 から，$I_2 : HCHO = 1 : 1$ の物質量比で反応することがわかる．したがって，反応しなかった過量の I_2 を，式 3・43 に基づき $Na_2S_2O_3$ 液で滴定すると，HCHO を定量できる．

なお，塩基性条件では IO^- 同士が速やかに反応し，IO_3^- を生成する．

$$3 IO^- \longrightarrow IO_3^- + 2 I^- \qquad (3・48)$$

そこで，$Na_2S_2O_3$ 液による滴定の直前に，液性を酸性にして IO_3^- を I_2 に戻す次式の反応を行う（表 2・11 参照）．

$$2 IO_3^-(aq) + 12 H^+(aq) + 10 e^- \rightleftharpoons I_2(s) + 6 H_2O(l) \qquad E^\ominus = 1.195\ V \qquad (3・49)$$

式 3・49 と式 3・41 とを組合わせると，IO_3^-/I_2 系の $E^\ominus$ が正側にあるので式 3・49 が右に進み，式 3・41 は左に進む．このとき，I^- は還元剤として働く．（式 3・49）$-5\times$（式 3・41）を整理すると，次式が得られる．

$$IO_3^-(aq) + 5 I^-(aq) + 6 H^+(aq) \rightleftharpoons 3 I_2(s) + 3 H_2O(l) \qquad (3・50)$$

c. ヨウ素還元滴定の容量分析用標準液の調製と標定

ヨウ素還元滴定では I_2/I^- 系の $E^\ominus$ より正側の $E^\ominus$ の半反応を式 3・41 と組合わせ，I^- を還元剤として利用する．組合わされる他方の半反応は，I^- を I_2 に酸化する酸化剤によって構成される．

0.1 mol/L チオ硫酸ナトリウム液▲

　1000 mL 中チオ硫酸ナトリウム五水和物（$Na_2S_2O_3 \cdot 5H_2O$: 248.18）24.818 g を含む．

調製　チオ硫酸ナトリウム五水和物 25 g および無水炭酸ナトリウム[*1] 0.2 g に新たに煮沸して冷却した水を加えて溶かし，1000 mL とし，24 時間放置した後，次の標定を行う．

標定　ヨウ素酸カリウム（標準試薬）[*2]（KIO_3: 214.00）を 120〜140 ℃ で 1.5〜2 時間乾燥した後，デシケーター（シリカゲル）中で放冷し，その約 50 mg を ヨウ素瓶[*3] に精密に量り，水 25 mL に溶かし，ヨウ化カリウム 2 g および希硫酸 10 mL を加え，密栓し，10 分間放置した後，水 100 mL を加え，遊離したヨウ素を調製したチオ硫酸ナトリウム液で滴定▲する（指示薬法，または電位差滴定法: 白金電極）．ただし，指示薬法の滴定の終点は液が終点近くで淡黄色になったとき，デンプン試液 3 mL を加え，生じた青色が脱色するときとする．同様の方法で空試験を行い，補正し，ファクターを計算する．

$$0.1\ \text{mol/L チオ硫酸ナトリウム液}\ 1\ \text{mL} = 3.567\ \text{mg}\ KIO_3$$

注意　長く保存したものは標定し直して用いる．

[*1] 炭酸ナトリウムを加えない場合，空気中の二酸化炭素 CO_2 が水に溶けて生成した炭酸 H_2CO_3 によって，チオ硫酸ナトリウムは亜硫酸 H_2SO_3 と硫黄 S に分解する恐れがある．

$Na_2S_2O_3 + H_2CO_3$
　$\longrightarrow Na_2CO_3 + H_2S_2O_3$
$H_2S_2O_3 \longrightarrow H_2SO_3 + S$

炭酸ナトリウムは，液性を塩基性にして上記の分解を防ぐと共に，硫黄細菌の発生を防止し，標準液を安定化すると考えられている．

[*2] JP 18 〈9.41〉．JIS K8005 の容量分析用標準物質（よう素酸カリウム）のほか，容量分析に用いることが可能な認証標準物質を使用することができる．

◀ JP 18 〈9.21〉

[*3] ヨウ素還元滴定に用いる共栓付き三角フラスコ．発生するヨウ素の滴定の際液溜めのヨウ化カリウム液によって揮発したヨウ素を吸収，回収でき（$I_2 + I^- \rightleftharpoons I_3^-$），ヨウ素の揮散による誤差が防げる．

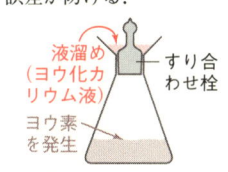

液溜め（ヨウ化カリウム液）　すり合わせ栓
ヨウ素を発生

◀ JP 18 〈2.50〉

チオ硫酸ナトリウム $Na_2S_2O_3$ 液の標定は，JP 18 では標準試薬にヨウ素酸カリウム KIO_3 を用いている．酸性条件下，IO_3^- によって I^- を酸化（I^- は還元剤）して I_2 を生成させ，I_2 を $S_2O_3^{2-}$ と反応させる（指示薬法：デンプン試液，または電位差滴定法：白金電極）．

ホルマリンの定量で述べたように，IO_3^-/I_2 系（式 3・49）と I_2/I^- 系（式 3・41）を組合わせると，式 3・50 が成立し，I_2 が生成する．式 3・50 より，IO_3^- から生成する I_2 は，物質量比で $IO_3^-:I_2=1:3$ である．一方，式 3・43 より，$I_2:S_2O_3^{2-}=1:2$ の物質量比で反応するので，反応の物質量比は $IO_3^-:S_2O_3^{2-}=1:6$ であることがわかる．

d. ヨウ素還元滴定による医薬品の定量

サラシ粉

本品は定量するとき，有効塩素（Cl: 35.45）30.0% 以上を含む．

定量法　本品約 5 g を精密に量り，乳鉢に入れ，水 50 mL を加えてよくすり混ぜた後，水を用いて 500 mL のメスフラスコに移し，水を加えて 500 mL とする．よく振り混ぜ，直ちにその 50 mL を正確にヨウ素瓶にとり，ヨウ化カリウム試液 10 mL および希塩酸 10 mL を加え，遊離したヨウ素を 0.1 mol/L チオ硫酸ナトリウム液で滴定する（指示薬：デンプン試液 3 mL）．同様の方法で空試験を行い，補正する．

JP 18 〈2.50〉 ▶

$$0.1 \text{ mol/L チオ硫酸ナトリウム液 1 mL} = 3.545 \text{ mg Cl}$$

サラシ粉（有効成分は $Ca(OCl)Cl$，ほかに $Ca(OH)_2$，$CaCl_2$ などを含む）に酸を加えて発生する塩素 Cl_2 を有効塩素とよぶ．Cl_2 で I^- を酸化して I_2 とし（I^- は Cl_2 を還元して Cl^- とする），生成した I_2 を $Na_2S_2O_3$ 液で滴定する（指示薬：デンプン試液）．Cl_2 は下式の反応で発生する．

$$Ca(OCl)Cl + 2HCl \longrightarrow CaCl_2 + Cl_2 + H_2O \tag{3・51}$$

式 3・52 に示すとおり，Cl_2/Cl^- 系の $E^{\ominus}$ は I_2/I^- 系の $E^{\ominus}$ より正側にある（表 2・11 参照）．

$$Cl_2(g) + 2e^- \rightleftharpoons 2Cl^-(aq) \qquad E^{\ominus} = 1.3583 \text{ V} \tag{3・52}$$

式 3・41 と組合わせると，式 3・52 が右に進み，式 3・41 は左に進むので，（式 3・52）−（式 3・41）から，次式が成り立つ．

$$Cl_2(g) + 2I^-(aq) \rightleftharpoons I_2(s) + 2Cl^-(aq) \tag{3・53}$$

I_2 は，$Na_2S_2O_3$ 液による滴定（式 3・43）で定量する．式 3・53 の反応で生成する I_2 の物質量は Cl_2 の物質量に等しい．したがって，反応の物質量比は $Cl_2:S_2O_3^{2-}=1:2$ であることがわかる．

キシリトール

本品を乾燥したものは定量するとき，キシリトール（$C_5H_{12}O_5$）98.0% 以上

を含む.

定量法　本品を乾燥し，その約 0.2 g を精密に量り，水に溶かし，正確に 100 mL とする．この液 10 mL を正確に量り，ヨウ素瓶に入れ，過ヨウ素酸カリウム試液▲ 50 mL を正確に加え，水浴中で 15 分間加熱する．冷後，ヨウ化カリウム 2.5 g を加え，直ちに密栓してよく振り混ぜ，暗所に 5 分間放置した後，遊離したヨウ素を 0.1 mol/L チオ硫酸ナトリウム液で滴定▲する（指示薬: デンプン試液 3 mL）．同様の方法で空試験を行う.

0.1 mol/L チオ硫酸ナトリウム液 1 mL ＝ 1.902 mg $C_5H_{12}O_5$

◀ JP 18 〈9.41〉．過ヨウ素酸カリウム KIO_4 2.8 g に水 200 mL を加え，これに硫酸 20 mL を振り混ぜながら滴加して溶かし，冷後，水を加えて 1000 mL とする.

◀ JP 18 〈2.50〉

キシリトールには 1,2-ジオール構造を有する C−C 結合が四つあり，これらは過ヨウ素酸イオン IO_4^- によって酸化的な開裂を受け，ホルムアルデヒド HCHO とギ酸 HCOOH を生成する*．このとき，IO_4^-（I の酸化数は +7）はヨウ素酸イオン IO_3^-（I の酸化数は +5）に還元される．反応液中には反応しなかった余剰の IO_4^- と生成した IO_3^- が共存した状態となる.

両端のCより　残りのCより

$$\text{キシリトール} + 4IO_4^- \longrightarrow 2HCHO + 3HCOOH + 4IO_3^- + H_2O \qquad (3 \cdot 54)$$

ここに I^- を加えると，式 3・50 に示したように，I^- が IO_3^- によって酸化（IO_3^- は I^- によって還元）され，I_2 が生成する（IO_3^-：I_2=1：3）.

$$IO_3^-(aq) + 5I^-(aq) + 6H^+(aq) \rightleftharpoons 3I_2(s) + 3H_2O(l) \qquad (3 \cdot 50, 再掲)$$

* IO_4^- は，隣接する OH 基をもつ 1,2-ジオールなどの酸化的開裂を起こす

となり 2 mol の H-CHO が生成する．また，

では 2 mol の H-CHO と 1 mol の HCOOH を生成する．3 巻 IV. 有機化学，§ 21・4 参照.

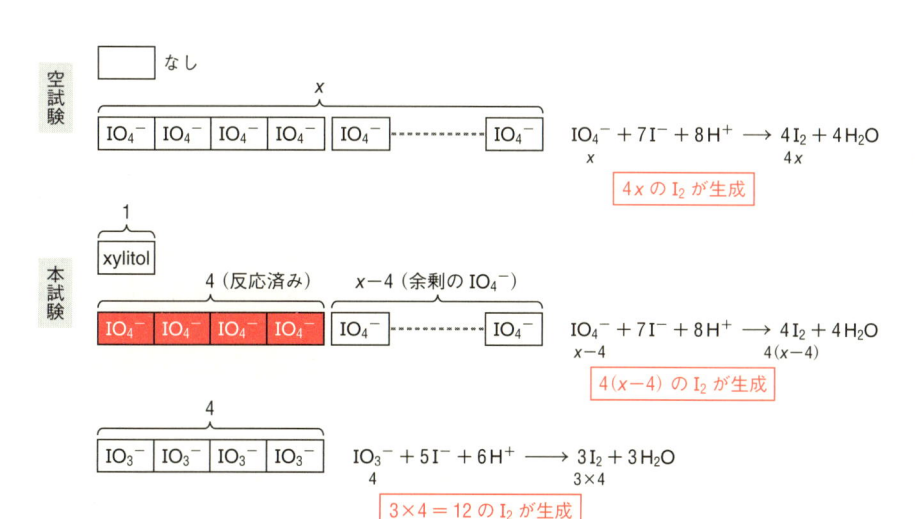

図 3・25　**キシリトールの定量における本試験と空試験で生成するヨウ素 I_2**　系に加える過ヨウ素酸イオン IO_4^- の総量を x mol とすると，空試験では $4x$ mol の I_2 が生成する．本試験では，キシリトール 1 mol に対して，キシリトールと反応しなかった余剰の IO_4^- から $4(x-4)$ mol，生成した IO_3^- から $3 \times 4 = 12$ mol の I_2 が生成する．空試験−本試験より，キシリトール 1 mol に対して，両試験で生成する I_2 の差は $4x - [4(x-4)+12] = 4$ mol と求まる.

同時に IO_4^- は I^- によって還元され，I_2 が生成する（IO_4^- : I_2＝1 : 4）．

$$IO_4^-(aq) + 7I^-(aq) + 8H^+(aq) \rightleftharpoons 4I_2(s) + 4H_2O(l) \qquad (3 \cdot 55)$$

　本試験で生成する I_2 は式 3・50 の反応を介する分だけ，式 3・55 を介する空試験より少ない．この減少分（$3I_2$ と $4I_2$ の差）は，生成した IO_3^- の物質量に等しい．キシリトール 1 mol に対して，IO_3^- は 4 mol 生成する（式 3・54）ので，これが両試験で生成する I_2 の差と同じになる（図 3・25）．

　空試験，本試験共に，生成した I_2 は $Na_2S_2O_3$ 液で滴定する（指示薬：デンプン試液）．滴加量は本試験の方が少なく，その差は両試験における I_2 の物質量の差を反映しており，キシリトール : I_2＝1 : 4 である（計算の詳細は図 3・25 参照）．式 3・43 より，I_2 : $S_2O_3^{2-}$＝1 : 2 の物質量比で反応するので，反応の物質量比はキシリトール : $S_2O_3^{2-}$＝1 : 8 であることがわかる．

┃例題 3・15　ヨウ素還元滴定　次の記述は JP 18 キシリトール（$C_5H_{12}O_5$: 152.15）の定量法に関するものである．問い (a)〜(g) に答えよ．

　本品を乾燥し，その約 0.2 g を精密に量り，水に溶かし，正確に 100 mL とする．この液 10 mL を正確に量り，ヨウ素瓶に入れ，過ヨウ素酸カリウム試液 50 mL を正確に加え，水浴中で 15 分間加熱する．冷後，ヨウ化カリウム 2.5 g を加え，直ちに密栓してよく振り混ぜ，暗所に 5 分間放置した後，遊離したヨウ素を 0.1 mol/L 〔ア〕で滴定する（指示薬：〔イ〕3 mL）．同様の方法で空試験を行う．

$$0.1 \text{ mol/L } \boxed{ア} \text{ 1 mL} = \boxed{a} \text{ mg } C_5H_{12}O_5$$

$$C_5H_{12}O_5 + 4IO_4^- \longrightarrow 2\boxed{b} + 3\boxed{c} + 4IO_3^- + H_2O \qquad ①$$
$$IO_3^- + 5I^- + 6H^+ \longrightarrow 3I_2 + 3H_2O \qquad ②$$
$$IO_4^- + 7I^- + 8H^+ \longrightarrow 4I_2 + 4H_2O \qquad ③$$

　(a) IO_4^- と IO_3^- の酸素とヨウ素の酸化数をそれぞれ求めよ．
　(b) 空欄 〔ア〕 に入る標準液は何か．
　(c) 空欄 〔イ〕 に入る指示薬は何か．
　(d) 空欄 〔b〕，〔c〕 に入る化学式は何か．物質名も答えよ．
　(e) 式 ① から，$C_5H_{12}O_5$ 1 mol に対して 4 mol の IO_3^- が生成する．その後ヨウ化カリウムを加えて生成する I_2 は，本試験では式 ② の反応を介する分（IO_3^- 1 mol から I_2 3 mol 生成）だけ，式 ③ を介する空試験（IO_4^- 1 mol から I_2 4 mol 生成）より少ない．本試験で生成する I_2 の減少分は，$C_5H_{12}O_5$ 1 mol に対して何 mol か．
　(f) I_2 と 〔ア〕 の反応の物質量比を求めよ．さらに，$C_5H_{12}O_5$ と 〔ア〕 の反応の物質量比を求めよ．
　(g) 空欄 〔a〕 に入る数値を求めよ．　　　　　　　　　　【104 回国試改題】

解 答　(a) IO_4^- の O は −2，I は +7，IO_3^- の O は −2，I は +5.
　(b) チオ硫酸ナトリウム液
　(c) デンプン試液
　(d) b. HCHO ホルムアルデヒド，c. HCOOH ギ酸.
　(e) I_2(減少分) は 4 mol（図 3・25 参照）．したがって，$C_5H_{12}O_5$: I_2(減少分)＝1 : 4.

(f) 式 3・43 より，$I_2:S_2O_3^{2-}=1:2$，(e) で得た結果とあわせ，$C_5H_{12}O_5:S_2O_3^{2-}$ $=1:8$.

(g) (f) で得た物質量比 $C_5H_{12}O_5:S_2O_3^{2-}=1:8$ より，$C_5H_{12}O_5$ を x mg とすると，

$$\frac{(x/1000)\,[\text{g}]}{152.15\,[\text{g/mol}]} : 0.1\,[\text{mol/L}]\times\frac{1}{1000}\,[\text{L}] = 1:8$$

$$8x = 15.215 \qquad \text{ゆえに} \qquad x = 1.901\,875$$

有効数字は 4 桁なので $\boxed{1.902}$.

[別解]

$$1\,\text{mol/L}\,Na_2S_2O_3\,1000\,\text{mL} = \frac{1}{8}\times152.15\,\text{g}\,C_5H_{12}O_5$$

$$0.1\,\text{mol/L}\,Na_2S_2O_3\,1\,\text{mL} = \frac{1}{8}\times152.15\times0.1\times\frac{1}{1000}\times1000\,\text{mg}\,C_5H_{12}O_5$$

$$= 1.902\,\text{mg}\,C_5H_{12}O_5$$

3・5・5　ヨウ素酸塩滴定

§3・5・4a で述べたように，酸性条件で IO_3^- は I^- を酸化し，I_2 が生成する（式 3・50）.

$$IO_3^- + 5I^- + 6H^+ \rightleftharpoons 3I_2 + 3H_2O \qquad (3\cdot50, \text{再掲})$$

この反応を，強酸性条件（塩酸酸性であれば $>3\,\text{mol/L}$）で行うと，まず式 3・50 の反応が進行し，続いて，I_2 が I^+ に酸化される反応が進行する（式 3・56）.

$$IO_3^- + 2I_2 + 6H^+ + 5Cl^- \rightleftharpoons 5ICl + 3H_2O \qquad (3\cdot56)$$

IO_3^- は，I^- 以外の物質を酸化した場合も，自身から I_2 を生成する．したがって，反応を強酸性条件で行うと IO_3^- による I_2 の生成に基づく着色（1 段階目）と，I_2 の I^+ への酸化による脱色（2 段階目）を，滴定の終点検出に用いることができる．この色調変化を利用するのが**ヨウ素酸塩滴定**である．

被滴定液に少量（数 mL）のクロロホルムを加え，そこに生成した I_2 を溶かし込むと（ヨウ素の転溶），赤紫色（I_2）から無色（I^+）への変化を鋭敏に観察できる．

a. 容量分析用標準液の調製*

0.05 mol/L ヨウ素酸カリウム液▲

1000 mL 中ヨウ素酸カリウム（KIO_3: 214.00）10.700 g を含む.

調製　ヨウ素酸カリウム（標準試薬）▲を 120〜140 ℃ で 1.5〜2 時間乾燥した後，デシケーター（シリカゲル）中で放冷し，その約 10.700 g を精密に量り，水に溶かし，正確に 1000 mL とし，ファクターを計算する．

b. 医薬品の定量

ヨウ化カリウム

本品を乾燥したものは定量するとき，ヨウ化カリウム（KI）99.0％以上を含

ヨウ素酸塩滴定
iodatimetric titration, iodatimetry

* ヨウ素酸カリウム液については標定法が記載されていない．これは，KIO_3 が純度 99.95％以上の容量分析用標準物質として入手できるからである．

◀ JP 18 〈9.21〉

◀ JP 18 〈9.41〉

む.

定量法 本品を乾燥し，その約 0.5 g を精密に量り，ヨウ素瓶に入れ，水 10 mL に溶かし，塩酸 35 mL およびクロロホルム 5 mL を加え，激しく振り混ぜながら 0.05 mol/L ヨウ素酸カリウム液でクロロホルム層の赤紫色が消えるまで滴定▲する．ただし，滴定の終点はクロロホルム層が脱色した後，5 分以内に再び赤紫色が現れないときとする．

JP 18 ⟨2.50⟩ ▶

$$\text{0.05 mol/L ヨウ素酸カリウム液 1 mL} = \text{16.60 mg KI}$$

強酸性条件で，式 3・50 とそれに引き続いて起こる式 3・56 の反応を利用する．[2×(式 3・50)+3×(式 3・56)]/5 で介在する I_2 を消去して，次式が得られる．

$$IO_3^- + 2I^- + 6H^+ + 3Cl^- \rightleftharpoons 3ICl + 3H_2O \qquad (3 \cdot 57)$$

IO_3^- と I^- は，物質量比で $IO_3^- : I^- = 1 : 2$ で反応することがわかる．

ヒドララジン塩酸塩

本品を乾燥したものは定量するとき，ヒドララジン塩酸塩（$C_8H_8N_4 \cdot HCl$：196.64）98.0%以上を含む．

定量法 本品を乾燥し，その約 0.15 g を精密に量り，共栓フラスコに入れ，水 25 mL に溶かし，塩酸 25 mL を加えて室温に冷却する．これにクロロホルム 5 mL を加え，振り混ぜながら，0.05 mol/L ヨウ素酸カリウム液でクロロホルム層の紫色が消えるまで滴定▲する．ただし，滴定の終点はクロロホルム層が脱色した後，5 分以内に再び赤紫色が現れないときとする．

JP 18 ⟨2.50⟩ ▶

$$\text{0.05 mol/L ヨウ素酸カリウム液 1 mL} = \text{9.832 mg } C_8H_8N_4 \cdot HCl$$

ヒドララジンは，IO_3^- によって次式のように酸化され，I_2 を生成する．

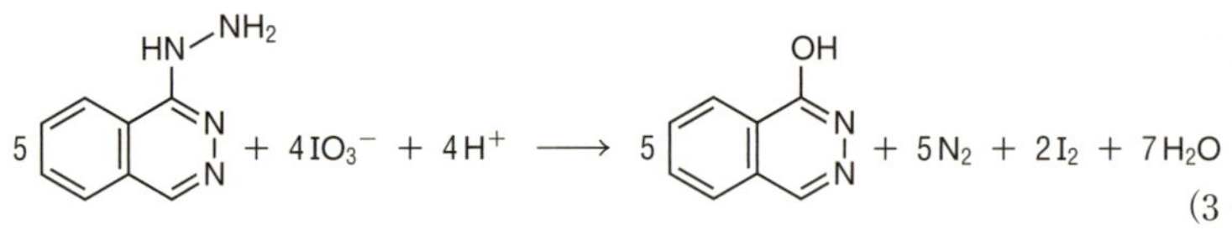

$$5 \text{(化合物)} + 4IO_3^- + 4H^+ \longrightarrow 5 \text{(化合物)} + 5N_2 + 2I_2 + 7H_2O \qquad (3 \cdot 58)$$

強酸性条件では，式 3・56 の 2 段階目の酸化が進行する．[(式 3・58)+(式 3・56)]/5 より，次式が得られる．

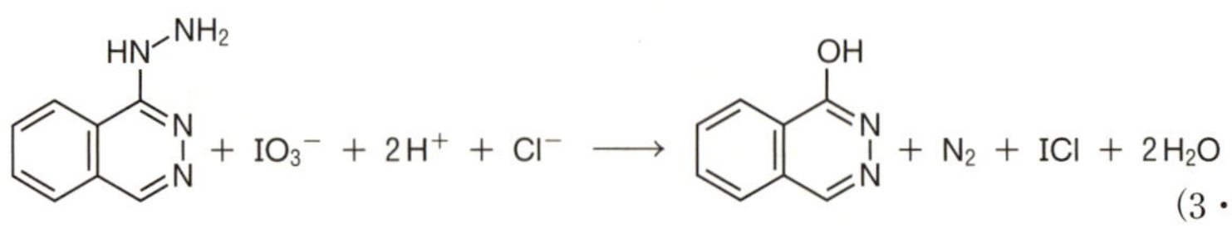

$$\text{(化合物)} + IO_3^- + 2H^+ + Cl^- \longrightarrow \text{(化合物)} + N_2 + ICl + 2H_2O \qquad (3 \cdot 59)$$

IO_3^- とヒドララジンは，物質量比で $IO_3^- : ヒドララジン = 1 : 1$ で反応することがわかる．

3・5・6　臭 素 滴 定

臭素滴定は，目的物質に対して過量の臭素液を加え，反応後に残った Br_2 について ヨウ素還元滴定を行うことにより，目的物質を間接的に定量するものである．

臭素滴定 bromometry: 臭素化滴定ともいう．

a. 容量分析用標準液の調製と標定

0.05 mol/L 臭素液▲

◀ JP 18 〈9.21〉

1000 mL 中臭素（Br: 79.90）7.990 g を含む．

調製　臭素酸カリウム 2.8 g および臭化カリウム 15 g を水に溶かし，1000 mL とし，次の標定を行う．

標定　調製した臭素液 25 mL をヨウ素瓶中に正確に量り，水 120 mL，次に塩酸 5 mL を速やかに加え，直ちに密栓して穏やかに振り混ぜる．これにヨウ化カリウム試液 5 mL を加え，直ちに密栓して穏やかに振り混ぜて 5 分間放置した後，遊離したヨウ素を 0.1 mol/L チオ硫酸ナトリウム液で滴定▲する．ただし，滴定の終点は液が終点近くで淡黄色になったとき，デンプン試液 3 mL を加え，生じた青色が脱色するときとする．同様の方法で空試験を行い，補正し，ファクターを計算する．

◀ JP 18 〈2.50〉

ハロゲンの酸化力は，フッ素（F_2）＞塩素（Cl_2）＞臭素（Br_2）＞ヨウ素（I_2）の順である．また，ハロゲンは C＝C 結合への付加においても同様な反応性を示す．したがって，I_2 よりも反応性の高い Br_2 を用いれば，酸化還元滴定だけでなくさまざまな分析法を容易に構築できると期待される．しかし，臭素の単体 Br_2 は常温で液体であり，揮発性が高く，その水溶性も低い．また，単体を用いて調製した臭素標準液は，Br_2 の反応性が高いため長期間保存できない．そのため，JP 18 の臭素液は Br_2 自身ではなく，臭素酸カリウム $KBrO_3$ と臭化カリウム KBr を含む水溶液である．滴定時に酸性にすることで Br_2 を生成させる．

$$BrO_3^- + 5\,Br^- + 6\,H^+ \rightleftharpoons 3\,Br_2 + 3\,H_2O \tag{3・60}$$

Br_2/Br^- 系（$Br_2 + 2\,e^- \rightleftharpoons 2\,Br^-$）の $E^{\ominus} = 1.0652$ V は，I_2/I^- 系（$I_2 + 2\,e^- \rightleftharpoons 2\,I^-$）の $E^{\ominus} = 0.5355$ V より正側にある（表 2・11 参照）ので，ここにヨウ化カリウム KI を加えると，Br_2 は還元され，I^- は酸化される．

$$Br_2 + 2\,I^- \rightleftharpoons I_2 + 2\,Br^- \tag{3・61}$$

生成する I_2 を $Na_2S_2O_3$ 液で滴定し，Br_2 を定量する（指示薬：デンプン試液）．

b. 医 薬 品 の 定 量

フェノール

本品は定量するとき，フェノール（C_6H_6O: 94.11）98.0% 以上を含む．

定量法　本品約 1.5 g を精密に量り，水に溶かし正確に 1000 mL とし，この液 25 mL を正確に量り，ヨウ素瓶に入れ，正確に 0.05 mol/L 臭素液 30 mL を加え，さらに塩酸 5 mL を加え，直ちに密栓して 30 分間しばしば振り混ぜ，15 分間放置する．次にヨウ化カリウム試液 7 mL を加え，直ちに密栓してよ

JP 18 〈2.50〉▶

く振り混ぜ，クロロホルム 1 mL を加え，密栓して激しく振り混ぜ，遊離したヨウ素を 0.1 mol/L チオ硫酸ナトリウム液で滴定▲する（指示薬：デンプン試液 1 mL）．同様の方法で空試験を行う．

$$\text{0.05 mol/L 臭素液 1 mL} = \text{1.569 mg } C_6H_6O$$

電子供与基をもつ一置換ベンゼンでは，オルト位とパラ位への位置選択的な求電子置換反応が進行する．電子供与基としてヒドロキシ基をもつフェノールは，触媒なしで臭素 Br_2 と反応して酸化され，オルト位とパラ位の置換体である 2,4,6-トリブロモフェノールの白色沈殿を生成する．

フェノール　　　　　　2,4,6-トリブロモフェノール　　　　　（3・62）

JP 18 のフェノールの定量は，式 3・62 の反応を利用している．被滴定液に臭素液を加えて酸性とし，式 3・60 の反応を利用して Br_2 を発生させる．フェノールは発生した Br_2 と反応して，2,4,6-トリブロモフェノールに酸化される．ここにヨウ化カリウム KI を加えて，反応しなかった過量の Br_2 を還元し（式 3・61），生成した I_2 を $Na_2S_2O_3$ 液で滴定する（指示薬：デンプン試液）．

空試験では，フェノールがないので，Br_2 から生成する I_2 は多くなり，$Na_2S_2O_3$ 液の滴加量は本試験より多くなる．

その他の医薬品の定量　　フェノールの Br_2 との反応の物質量比は，式 3・62 に示すようにフェノール：Br_2＝1：3 である．同様に，フェニレフリン塩酸塩では 1：3，チモールでは 1：2，フェノールスルホンフタレインでは 1：4 の物質量比でそれぞれ反応する．

↗ は臭素化される位置を示す

フェニレフリン　　　　　　チモール　　　　　フェノールスルホンフタレイン

例題 3・16　臭素滴定　次の記述は JP 18 フェノール（C_6H_6O：94.11）の定量法に関するものである．問い（a）〜（f）に答えよ．

本品 A 約 1.5 g を精密に量り，水に溶かし正確に 1000 mL とし，この液 25 mL を正確に量り，ヨウ素瓶に入れ，B 正確に 0.05 mol/L 臭素液 30 mL を加え，さらに塩酸 5 mL を加え，直ちに密栓して 30 分間しばしば振り混ぜ，15 分間放置する．次に ［ ア ］ 7 mL を加え，直ちに密栓してよく振り混ぜ，C クロロホルム 1 mL を加え，密栓して激しく振り混ぜ，遊離したヨウ素を 0.1 mol/L チオ硫酸ナトリウム液で滴定する（指

示薬: デンプン試液 1 mL). 同様の方法で空試験を行う.

$$0.05 \text{ mol/L 臭素液 1 mL} = \boxed{a} \text{ mg } C_6H_6O$$

(a) 空欄 $\boxed{ア}$ に入る試液は何か.

(b) 空欄 $\boxed{a}$ に入る数値を求めよ.

(c) 下線部 A の操作を説明せよ.

(d) 下線部 B で用いる器具の名称は何か.

(e) 下線部 C のクロロホルムを加える理由を述べよ.

(f) 空試験の 0.1 mol/L チオ硫酸ナトリウム液（$f=1.000$）の滴加量（理論値）を求めよ. ただし, 臭素液の $f=1.000$ とする.　　　　【102 回国試改題】

解 答　(a) ヨウ化カリウム試液

(b) 本試験ではフェノール 1 mol に対して, 3 mol の臭素 Br_2 が消費される（式 3・62）. 物質量比でフェノール : $Br_2 = 1 : 3$ より, フェノールを x mg とすると,

$$\frac{(x/1000) \text{〔g〕}}{94.11 \text{〔g/mol〕}} : 0.05 \text{〔mol/L〕} \times \frac{1}{1000} \text{〔L〕} = 1 : 3$$
$$3x = 94.11 \times 0.05 = 4.7055 \quad \text{ゆえに} \quad x = 1.5685$$

有効数字は 4 桁なので $\boxed{1.569}$.

［別解］
$$1 \text{ mol/L } Br_2 \text{ 1000 mL} = \frac{1}{3} \times 94.11 \text{ g } C_6H_6O$$
$$0.05 \text{ mol/L } Br_2 \text{ 1 mL} = \frac{1}{3} \times 94.11 \times 0.05 \times \frac{1}{1000} \times 1000 \text{ mg } C_6H_6O$$
$$= 1.569 \text{ mg } C_6H_6O$$

(c) 1.5 g の ±10% の範囲の質量（1.35 g〜1.65 g）を, 化学天秤を用いて, 0.1 mg の桁数まで量る (**JP 18** 通則 24, 通則 39).

(d) 全量ピペット（ホールピペット）

(e) 式 3・62 の反応で生成した 2,4,6-トリブロモフェノールの白色沈殿を $CHCl_3$ に溶かし込むため. この操作によって生成物の構造がトリブロモ体に安定化され, Br_2 の消費量も一定となる.

(f) 式 3・61 より, Br_2 1 mol から I_2 1 mol が生成する. 式 3・43 から, 物質量比で $I_2 : S_2O_3^{2-} = 1 : 2$ で反応する. 空試験ではフェノールによる Br_2 の消費がないので, $Br_2 : S_2O_3^{2-} = 1 : 2$ である. チオ硫酸ナトリウム液の滴加量を y mL とすると,

$$0.05 \text{〔mol/L〕} \times 1.000 \times \frac{30}{1000} \text{〔L〕} : 0.1 \text{〔mol/L〕} \times 1.000 \times \frac{y}{1000} \text{〔L〕} = 1 : 2$$
$$y = 30 \text{ mL}$$

3・5・7 ジアゾ化滴定

芳香族第一級アミン $Ar\text{-}NH_2$ を酸性水溶液中で亜硝酸塩（亜硝酸ナトリウム $NaNO_2$）と反応させると, 芳香族ジアゾニウム塩（$Ar\text{-}\overset{+}{N}\equiv N$）が生成する. 亜硝酸 HNO_2 の N の酸化数は +3 から 0 に減少する. この反応を利用して芳香族第一級アミンを酸化して定量するのが, **ジアゾ化滴定**である.

ジアゾ化滴定
diazotization titration

$$Ar\text{-}NH_2 + HNO_2 + H^+ \longrightarrow Ar\text{-}\overset{+}{N}\equiv N + 2H_2O \qquad (3\cdot63)$$

JP 18 では，不安定で分解しやすい亜硝酸の代わりに，亜硝酸ナトリウム液を用いる．適切な酸濃度にするのは副反応の抑制[*1] と，亜硝酸イオンから亜硝酸を発生させるためである．また，通常 15 ℃ 以下で行うのは芳香族ジアゾニウム塩の分解（N_2 発生）を抑制するためである．

*1 酸濃度が低いとジアゾアミノ化合物を副生する．

a. 容量分析用標準液の調製と標定

JP 18 〈9.21〉 ▶

0.1 mol/L 亜硝酸ナトリウム液▲

1000 mL 中亜硝酸ナトリウム（$NaNO_2$: 69.00）6.900 g を含む．

調製　亜硝酸ナトリウム 7.2 g を水に溶かし，1000 mL とし，次の標定を行う．

JP 18 〈9.41〉 ▶

標定　ジアゾ化滴定用スルファニルアミド▲を 105 ℃ で 3 時間乾燥した後，デシケーター（シリカゲル）中で放冷し，その約 0.44 g を精密に量り，塩酸 10 mL，水 40 mL および臭化カリウム溶液(3→10) 10 mL を加えて溶かし，15 ℃ 以下に冷却した後，調製した亜硝酸ナトリウム液で，滴定終点検出法▲の電位差滴定法または電流滴定法により滴定し[*2]，ファクターを計算する．

JP 18 〈2.50〉 ▶

*2 電流滴定法では当量点前は式 3・64 で反応するが当量点後は下式の反応に変わり，還元電流が流れ始めるので，終点が決定できる．

$$NO_2^- + 2H^+ + e^- \rightleftharpoons NO + H_2O$$

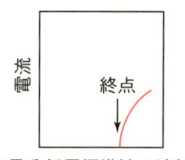

容量分析用標準液の滴加量

0.1 mol/L 亜硝酸ナトリウム液 1 mL ＝ 17.22 mg $H_2NC_6H_4SO_2NH_2$

注意　遮光して保存する．長く保存したものは，標定し直して用いる．

スルファニルアミド（$H_2NC_6H_4SO_2NH_2$: 172.21）と HNO_2 の反応を式 3・64 に示す．1 mol の HNO_2 は 1 mol の $NaNO_2$ から発生するので，その物質量比は $NaNO_2$：スルファニルアミド＝1：1 である．

$$H_2N\!\!-\!\!\left\langle\!\!\bigcirc\!\!\right\rangle\!\!-\!\!SO_2NH_2 + HNO_2 + H^+ \longrightarrow$$

スルファニルアミド

$$N\equiv\overset{+}{N}\!\!-\!\!\left\langle\!\!\bigcirc\!\!\right\rangle\!\!-\!\!SO_2NH_2 + 2H_2O \qquad (3\cdot64)$$

b. 医 薬 品 の 定 量

アミノ安息香酸エチル

本品を乾燥したものは定量するとき，アミノ安息香酸エチル（$C_9H_{11}NO_2$）99.0 % 以上を含む．

*3 KBr はジアゾ化を促進する触媒として働く．また，電位差滴定，電量滴定における当量点付近の電気的変化を明瞭にする．

定量法　本品を乾燥し，その約 0.25 g を精密に量り，塩酸 10 mL および水 70 mL を加えて溶かし，さらに臭化カリウム溶液(3→10) 10 mL を加え[*3]，15 ℃ 以下に冷却した後，0.1 mol/L 亜硝酸ナトリウム液で電位差滴定法または電流滴定法により滴定▲する．

JP 18 〈2.50〉 ▶

0.1 mol/L 亜硝酸ナトリウム液 1 mL ＝ 16.52 mg $C_9H_{11}NO_2$

アミノ安息香酸エチルは亜硝酸と式 3・65 のように反応し，ジアゾニウム塩が生成する．終点の検出は電位差滴定法または電流滴定法による．

$$\text{(3・65)}$$

　上記反応における物質量比は，アミノ安息香酸エチル：HNO_2＝1：1 であることがわかる．

　その他の医薬品の定量　　JP 18 では，アフロクアロン，スルファメチゾール，プロカイン塩酸塩などの定量にジアゾ化滴定が利用されている．いずれも，HNO_2 との反応の物質量比は 1：1 である．

アフロクアロン　　　　　スルファメチゾール　　　　　プロカイン塩酸塩

✔ チェックリスト

1. 過マンガン酸塩滴定は酸性条件で $MnO_4{}^-$ を酸化剤として利用し，$MnO_4{}^-$ 自身は Mn^{2+} に還元される．
2. ヨウ素酸化滴定（ヨージメトリー）は I_2 を酸化剤として利用し，I_2 自身は I^- に還元される．
3. ヨウ素還元滴定（ヨードメトリー）は I^- を還元剤として利用し，I^- 自身は I_2 に酸化される．
4. ヨウ素酸塩滴定は酸性条件で $IO_3{}^-$ を酸化剤として利用し，I_2 が生成する．強酸性（3 mol/L 以上の HCl 存在下など）では，$IO_3{}^-$ は I_2 を I^+ に酸化する．
5. 臭素滴定はフェノールなどの位置選択的な求電子置換反応を利用し，Br_2 を酸化剤として用いて臭素化物を生成させる．
6. ジアゾ化滴定は酸性条件で芳香族第一級アミンを亜硝酸塩で酸化し，芳香族ジアゾニウム塩を生成させる．

▌章末問題

3・1　JP 18 において，容量分析用標準液のファクター f は，通例どの範囲にあるように調製されるか答えよ．【102 回国試改題】

3・2　未標定の容量分析用標準液 P（表示濃度 c mol/L）の標定のため，標準物質 Q（分子量 M）w〔g〕を精密に量り，溶媒に溶かし，これを滴定したところ，終点までに v〔mL〕要した．標準液 P のファクター f を求める計算式を示せ．ただし，標準液 P および標準物質 Q は，定量反応において $p：q$ で反応するものとする．【83 回国試改題】

3・3　濃度未知の水酸化ナトリウム水溶液を，0.01 mol/L 塩酸標準液（ファクター

HO₂C、HO CO₂H、CO₂H
無水クエン酸

f=1.020）を用いて滴定したところ，終点までに 6.10 mL を要した．この水酸化ナトリウム水溶液中の水酸化ナトリウムの量〔μmol〕を求めよ．【104 回国試改題】

3・4　次の記述は，JP 18 無水クエン酸（$C_6H_8O_7$：192.12）の定量法に関するものである．問い (a)，(b) に答えよ．

　定量法　本品約 0.55 g を精密に量り，水 50 mL に溶かし，1 mol/L 水酸化ナトリウム液で滴定する（指示薬：フェノールフタレイン試液 1 滴）．

$$1 \text{ mol/L 水酸化ナトリウム液 } 1 \text{ mL } = \boxed{\text{a}} \text{ mg } C_6H_8O_7$$

　(a)　$\boxed{\text{a}}$ に入る数値（対応量）を求めよ．

　(b)　JP 18 無水クエン酸（$C_6H_8O_7$：192.12）適量を水 50 mL に溶かし，標準液として 1 mol/L 水酸化ナトリウム液（ファクター f=1.025）を用いて滴定したところ，滴定に 7.85 mL 消費した．無水クエン酸の量〔mg〕を求めよ．【106 回国試改題】

3・5　次の記述は，JP 18 フェノール（C_6H_6O：94.11）の定量法に関するものである*．問い (a)～(c) に答えよ．

　定量法　本品約 1.5 g を精密に量り，A 水に溶かし，正確に 1000 mL とし，B この液 25 mL を正確に量り，ヨウ素瓶に入れ，C 正確に 0.05 mol/L 臭素液 30 mL を加え，さらに D 塩酸 5 mL を加え，直ちに密栓して 30 分間しばしば振り混ぜ，15 分間放置する．次にヨウ化カリウム試液 7 mL を加え，直ちに密栓してよく振り混ぜ，クロロホルム 1 mL を加え，密栓して激しく振り混ぜ，遊離したヨウ素を 0.1 mol/L チオ硫酸ナトリウム液で滴定する（指示薬：デンプン試液 1 mL）．同様の方法で空試験を行う．

$$0.05 \text{ mol/L 臭素液 } 1 \text{ mL } = \boxed{\text{a}} \text{ mg } C_6H_6O$$

なお，フェノールと臭素の反応式は次の通りである．

　(a)　下線部 A，B，C，D の操作に用いる器具は何か．

　(b)　$\boxed{\text{a}}$ に入る数値（対応量）を求めよ．

　(c)　本品 1.6000 g を量りとり，本定量法に従い滴定したところ，本試験ならびに空試験で 0.1 mol/L チオ硫酸ナトリウム（f=1.000）をそれぞれ 5.00 mL ならびに 30.00 mL 消費した．本品のフェノールの含量を求めよ．

3・6　JP 18 における容量分析用標準液，標準試薬，指示薬，滴定の種類の組合わせについて，次の表の空欄を埋めよ．

滴定の種類	容量分析用標準液	標準試薬	指示薬
中和滴定	1 mol/L 塩酸		
	0.5 mol/L 硫酸		
	1 mol/L 水酸化カリウム液		
	1 mol/L 水酸化ナトリウム液		
非水滴定	0.1 mol/L ナトリウムメトキシド液		
	0.1 mol/L 過塩素酸		
	0.1 mol/L テトラメチルアンモニウムヒドロキシド液		

【98 回国試改題】

＊ JP 18 ではフェノールの定量は逆滴定により行われる．本試験ならびに空試験で残存した過量の臭素をヨウ素に変換後，これを 0.1 mol/L チオ硫酸ナトリウム液で滴定し，その差からフェノールと反応した臭素の量を求める（§3・5・6b フェノールの定量 参照）．

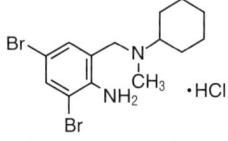

ブロムヘキシン塩酸塩

3・7　次の記述は，JP 18 ブロムヘキシン塩酸塩（$C_{14}H_{20}Br_2N_2 \cdot HCl$：412.59）の定量法に関するものである．空欄 [a] に入る数値を求めよ．

　本品を乾燥し，その約 0.5 g を精密に量り，ギ酸 2 mL に溶かし，無水酢酸 60 mL を加え，50 ℃ の水溶中で 15 分間加温し，冷後，0.1 mol/L 過塩素酸で滴定する（指示薬：クリスタルバイオレット試液 2 滴）．ただし，滴定の終点は液の紫色が青緑色を経て黄緑色に変わるときとする．同様の方法で空試験を行い，補正する．

$$0.1 \text{ mol/L 過塩素酸 1 mL} = \boxed{a} \text{ mg } C_{14}H_{20}Br_2N_2 \cdot HCl$$

【98 回国試改題】

3・8　次のキレート滴定に関する記述 (a)〜(c) について，空欄 [ア〜オ] に適切な語句を，空欄 [a] に適切な比を入れよ．ただし，空欄 [ウ] は（　　）内からいずれかを選択せよ．

　(a) キレート試薬として用いられる EDTA の名称は [ア] である．EDTA は [イ] 座配位子で，金属イオンの種類や電荷によらず，物質量比 [a] の割合で結合する．

　(b) EDTA は六塩基酸（H_6Y^{2+}）である．金属イオンと結合する化学種 Y^{4-} の濃度は，pH の低下に従い，[ウ：(増加, 減少)] し，キレートは生成しにくくなるので，金属イオンのキレート滴定が可能となる最低 pH がある．また，pH を高くすると，一般に [エ] が生成するので，キレート滴定が可能な pH 範囲がある．

　(c) キレート滴定に用いる指示薬は [オ] とよばれ，EDTA と同じくキレート試薬である．

3・9　次のキレート滴定に関する記述 (a)〜(g) のうち，誤っているものを選び，正しく訂正せよ．

　(a) EDTA とのキレートの安定度定数が大きい金属イオンほど，低い pH での滴定が可能である．

　(b) EDTA は水に溶けにくいので，キレート滴定では水に溶けやすい EDTA のニナトリウム塩が汎用される．

　(c) 滴定の終点における変色は，金属指示薬分子と EDTA 分子との間の配位子置換反応に基づく．

　(d) 金属指示薬の適用 pH は範囲が限定されない．

　(e) 直接滴定の終点において，金属指示薬が赤から青に変色したとき，青色は金属指示薬がキレートを形成したときの色である．

　(f) EDTA 液の標定に用いる標準試薬は酢酸亜鉛である．

　(g) NN 指示薬はおもに Ca^{2+} の滴定に用いられる．

3・10　次の記述について，問い (a)，(b) に答えよ．

　塩化マグネシウム（$MgCl_2$：95.21）と塩化カルシウム（$CaCl_2$：110.99）の混合試料溶液 20 mL を正確に量り，pH 10.7 のアンモニア・塩化アンモニウム緩衝液および [ア] 指示薬を加え，0.05 mol/L エチレンジアミン四酢酸二水素二ナトリウム液（$f=$ 1.025）で滴定したところ 25.48 mL 消費した．また，この混合試料溶液 20 mL を新たに量り取り，水酸化カリウム水溶液で pH を 12 とし，[イ] 指示薬を加え，同じエチレンジアミン四酢酸二水素二ナトリウム液で滴定したところ 10.23 mL を消費した．

　(a) 空欄 [ア，イ] に入る金属指示薬はそれぞれ何か．

　(b) 混合試料溶液中の $MgCl_2$ と $CaCl_2$ の含量（w/v%）を求めよ．

3・11　JP 18 硫酸亜鉛水和物（$ZnSO_4 \cdot 7H_2O$：287.55）の定量法に関する次の記述について，問い (a)，(b) に答えよ．

本品約 0.3 g を精密に量り，水に溶かし正確に 100 mL とする．この液 25 mL を正確に量り，水 100 mL および pH 10.7 のアンモニア・塩化アンモニウム緩衝液 2 mL を加え，0.01 mol/L エチレンジアミン四酢酸二水素二ナトリウム液で滴定する（指示薬：エリオクロムブラック T・塩化ナトリウム指示薬 0.04 g）．

0.01 mol/L エチレンジアミン四酢酸二水素二ナトリウム液 1 mL ＝

$\boxed{\text{a}}$ mg ZnSO$_4$·7H$_2$O

（a）空欄 $\boxed{\text{a}}$ に入る数値を求めよ．

（b）本品 0.3200 g を量り，上記定量法に従って操作したところ，0.01 mol/L エチレンジアミン四酢酸二水素二ナトリウム液（f＝1.020）26.90 mL を消費した．本品中の硫酸亜鉛水和物の含量％を求めよ．

3・12 JP 18 エタンブトール塩酸塩（$C_{10}H_{24}N_2O_2$·2HCl：277.23）の定量法に関する次の記述について，問い（a），（b）に答えよ．

エタンブトール塩酸塩

本品を乾燥し，その約 0.2 g を精密に量り，水 20 mL および硫酸銅(II)試液 1.8 mL を加えて溶かし，水酸化ナトリウム試液 7 mL を振り混ぜながら加えた後，水を加えて正確に 50 mL とし，<u>遠心分離</u>する．その上澄液 10 mL を正確に量り，pH 10.0 のアンモニア・塩化アンモニウム緩衝液 10 mL および水 100 mL を加え，0.01 mol/L エチレンジアミン四酢酸二水素二ナトリウム液で滴定する（指示薬：$\boxed{\text{ア}}$ 試液 0.15 mL）．ただし，滴定の終点は液の青紫色が淡赤色を経て淡黄色に変わるときとする．同様の方法で空試験を行い，補正する．

0.01 mol/L エチレンジアミン四酢酸二水素二ナトリウム液 1 mL ＝

2.772 mg $C_{10}H_{24}N_2O_2$·2HCl

（a）空欄 $\boxed{\text{ア}}$ に入る指示薬は何か．

（b）下線部"遠心分離"されて沈殿する物質は何か．

3・13 塩化カルシウム（$CaCl_2$：110.99）を含む試料 125.0 mg を量り，水に溶かし，0.1 mol/L 硝酸銀液（f＝1.010）で滴定したところ，20.53 mL 消費した．試料中に含まれる $CaCl_2$ の含量％を求めよ．

3・14 塩化カリウム（KCl：74.55）と臭化カリウム（KBr：119.0）からなる試料 250.0 mg を水に溶かし，0.1 mol/L 硝酸銀液（f＝1.010）で滴定したところ，25.13 mL 消費した．試料中の塩化カリウムと臭化カリウムの量〔mg〕をそれぞれ求めよ．

* IUPAC 名：1,1,1-トリクロロ-2-メチル-2-プロパノール．

3・15 JP 18 クロロブタノール*（$C_4H_7Cl_3O$：177.46）の定量法に関する次の問い（a）〜（d）に答えよ．

クロロブタノール

本品約 0.1 g を精密に量り，200 mL の三角フラスコに入れ，エタノール(95) 10 mL に溶かし，水酸化ナトリウム試液 10 mL を加え，還流冷却器を付けて 10 分間煮沸する．冷後，希硝酸 40 mL および正確に 0.1 mol/L 硝酸銀液 25 mL を加え，よく

振り混ぜ，ニトロベンゼン 3 mL を加え，沈殿が固まるまで激しく振り混ぜた後，過量の硝酸銀を 0.1 mol/L チオシアン酸アンモニウム液で滴定する（指示薬：硫酸アンモニウム鉄(Ⅲ)試液 2 mL）．同様の方法で空試験を行う．

(a) 水酸化ナトリウム試液を加えて煮沸する理由は何か．

(b) クロロブタノール 1 mol は硝酸銀何 mol に対応するか．

(c) ニトロベンゼンを加える理由は何か．

(d) 本品の一定量を量り，上記のとおり操作したところ，0.1 mol/L チオシアン酸アンモニウム液（$f=0.980$）を本試験で 8.25 mL，空試験で 25.00 mL 消費した．本品中のクロロブタノールの量〔mg〕を求めよ．

3・16　次の記述は JP 18 フェニレフリン塩酸塩（$C_9H_{13}NO_2 \cdot HCl$: 203.67）の定量法に関するものである．問い (a)～(e) に答えよ．

本品を乾燥し，その約 0.1 g を精密に量り，ヨウ素瓶に入れ，水 40 mL に溶かし，0.05 mol/L 臭素液 50 mL を正確に加える．さらに A 塩酸 5 mL を加えて直ちに密栓し，振り混ぜた後，15 分間放置する．次に B ヨウ化カリウム試液 10 mL を注意して加え，直ちに密栓してよく振り混ぜたのち，5 分間放置し，遊離した C ヨウ素を 0.1 mol/L チオ硫酸ナトリウム液で滴定する（指示薬：デンプン試液 1 mL）．同様の方法で空試験を行う．

フェニレフリン塩酸塩

$$0.05 \text{ mol/L 臭素液 1 mL } = \boxed{a} \text{ mg } C_9H_{13}NO_2 \cdot HCl$$

(a) 下線部 A の塩酸を加える理由を述べよ．

(b) 空欄 $\boxed{a}$ に入る数値を求めよ．

(c) 下線部 B のヨウ化カリウムを加えて 5 分間放置する間に，Br_2 と I^- の間で起こる反応を示せ．

(d) 下線部 C のヨウ素とチオ硫酸ナトリウムの間の反応式を示せ．

(e) 終点における被滴定液の色調変化について述べよ．

3・17　次の記述は JP 18 D–ソルビトール（$C_6H_{14}O_6$: 182.17）の定量法に関するものである．空欄 $\boxed{a}$ に入る数値を求めよ．

本品を乾燥し，その約 0.2 g を精密に量り，水に溶かし，正確に 100 mL とする．この液 10 mL を正確に量り，ヨウ素瓶に入れ，過ヨウ素酸カリウム試液 50 mL を正確に加え，水浴中で 15 分間加熱する．冷後，ヨウ化カリウム 2.5 g を加え，直ちに密栓してよく振り混ぜ，暗所に 5 分間放置した後，遊離したヨウ素を 0.1 mol/L チオ硫酸ナトリウム液で滴定する（指示薬：デンプン試液 3 mL）．同様の方法で空試験を行う．

D–ソルビトール

$$0.1 \text{ mol/L チオ硫酸ナトリウム液 1 mL } = \boxed{a} \text{ mg } C_6H_{14}O_6$$

この滴定において，D–ソルビトール，過ヨウ素酸，ヨウ素酸は次のように反応する．

$$C_6H_{14}O_6 + 5 IO_4^- \longrightarrow 2 HCHO + 4 HCOOH + 5 IO_3^- + H_2O$$
$$IO_4^- + 7 I^- + 4 H_2SO_4 \longrightarrow 4 I_2 + 4 H_2O + 4 SO_4^{2-}$$
$$IO_3^- + 5 I^- + 3 H_2SO_4 \longrightarrow 3 I_2 + 3 H_2O + 3 SO_4^{2-}$$

【96 回国試改題】

3・18　次の記述は JP 18 アスコルビン酸（$C_6H_8O_6$: 176.12）の定量法に関するものである．問い (a)～(d) に答えよ．

本品を乾燥し，その約 0.2 g を精密に量り，A メタリン酸溶液(1→50) 50 mL に溶

アスコルビン酸

かし，B 0.05 mol/L ヨウ素液で滴定する（指示薬：デンプン試液 1 mL）．

$$0.05 \text{ mol/L ヨウ素液 } 1 \text{ mL} = \boxed{a} \text{ mg C}_6\text{H}_8\text{O}_6$$

(a) 下線部 A のメタリン酸を加える理由を述べよ．

(b) 下線部 A の濃度のメタリン酸溶液の調製方法を述べよ．

(c) 下線部 B のヨウ素と，アスコルビン酸との反応を示せ．

(d) 空欄 $\boxed{a}$ に入る数値を求めよ．

3・19　次の記述は JP 18 ヨウ化ナトリウム（NaI：149.89）の定量法に関するものである．問い (a)，(b) に答えよ．

本品を乾燥し，その約 0.4 g を精密に量り，ヨウ素瓶に入れ，水 10 mL に溶かし，塩酸 35 mL およびクロロホルム 5 mL を加え，激しく振り混ぜながら 0.05 mol/L ヨウ素酸カリウム液で A クロロホルム層の赤紫色が消えるまで滴定する．ただし，滴定の終点はクロロホルム層が脱色した後，5 分以内に再び赤紫色が現れないときとする．

$$0.05 \text{ mol/L ヨウ素酸カリウム液 } 1 \text{ mL} = \boxed{a} \text{ mg NaI}$$

この滴定における反応の反応式は次のとおりである．

$$\text{IO}_3^- + 2\text{I}^- + 6\text{H}^+ + 3\text{Cl}^- \rightleftharpoons 3\text{ICl} + 3\text{H}_2\text{O}$$

(a) 下線部 A の色を与える物質の化学式と名称は何か．

(b) 空欄 $\boxed{a}$ に入る数値を求めよ．

第4章 電気化学分析法

電気化学分析法
electrochemical analysis
（つながり）（コアカリ）C-2-7 医療現場における分析法 → 3 巻 Ⅲ. 機器分析

◀ JP 18 ⟨2.48⟩
◀ JP 18 ⟨2.50⟩
◀ JP 18 ⟨2.51⟩
◀ JP 18 ⟨2.54⟩

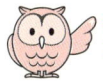 **学生へのアドバイス**

電気化学分析法は，電解質溶液中のイオンの移動，電極と溶液の界面に生じる電位，その界面で進行する電子授受反応（電極反応）など電気化学的現象に基づいた分析法である．電極反応は，電極表面を介して物質が電子を授受する過程で，物質は酸化あるいは還元される．したがって，電極反応は反応の場が電極表面に限られることが特色である．

電気化学分析法は JP 18 の一般試験法では，水分測定法▲，滴定終点検出法▲，導電率測定法▲，pH 測定法▲に採用されている．一方，臨床では，血液ガス分析，血糖値の測定，血中薬物濃度測定などに利用され，得られた検査値が治療に活用されている．このように電気化学分析法は，広範囲に利用される重要な分析法であるため，電極反応に着目して学修して欲しい．

4・1 電気化学分析法の分類

電気化学分析法は，分析に利用される電気化学的現象と，対象となる測定量〔導電率（抵抗），電位，電流，電量（電気量）など〕に基づくと**表 4・1**のように分類される．電極反応を考慮する必要がない分析法として**導電率測定**があり，溶液内のイオンの移動などを測定の対象としている．一方，電極反応が関与する分析法は，**ファラデー電流*** が流れないか流れるかで区別される．ファラデー電流が流れない分析法である**電位差測定**や **pH 測定**では，電極反応は平衡状態にあり，電極電位に関するネルンスト式に基づいて測定物質の定量が行われる．ファラデー電流が流れる分析法には**電流測定**や**電量測定**があり，電流あるいは電量と電極反応に関与した物質の関係から定量が行われる．

* 電極表面において物質が酸化あるいは還元される電子授受反応に由来する電流．"電気分解に関するファラデーの法則"に従う．電解電流ともいう．§4・4 参照．

表 4・1 **電気化学分析法の分類**

分析法の名称	測定量	関係するおもな現象
導電率測定，導電率滴定	⎰抵抗	⎰イオンの移動（電極反応関与せず）
電位差測定，pH 測定，イオン選択性電極による測定，電位差滴定	⎰電位	⎰電位差（電極反応が関与）（ファラデー電流流れず）
電流測定，電流滴定 電量測定，電量滴定 ボルタンメトリー	電流 電量（電気量） 電位と電流の関係	⎰電極反応（電極反応が関与）（ファラデー電流流れる）

導電率測定法
conductivity measurement,
conductometry

電気伝導率 electric conductivity：単位は SI および JIS K 0130 では S m⁻¹． 薬学では S cm⁻¹，導電率とよぶことが多い．

4・2 導電率測定法

導電率測定法は，試料溶液に浸した 1 対の白金電極間での**電気伝導率**から，そ

の試料溶液中のイオンの濃度を測定する方法である．JP 18 では一般試験法において導電率測定法▲として採用されている．JP 18 収載医薬品の純度試験，実験や医薬品製造に用いるイオン交換水や純水の水質監視，イオンクロマトグラフィーの検出部，導電率滴定の終点決定に利用されている．

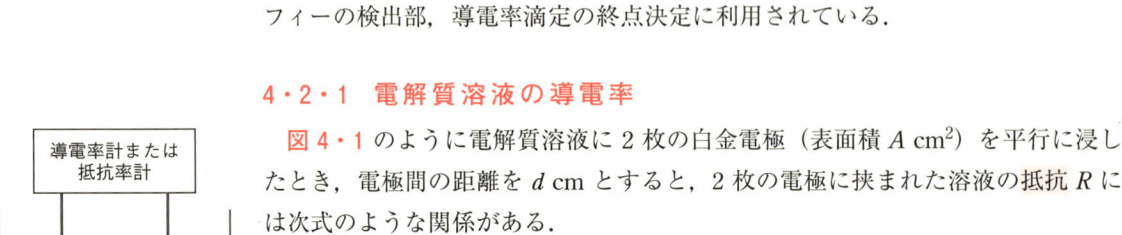

図4・1 **導電率測定装置の構成** 抵抗率は導電率の逆数である．

*1 3巻 I. 物理化学ではコンダクタンスとして学んだ（§14・4）．

モル導電率 molar conductivity [つながり] [コアカリ] C-1-3 エネルギーと熱力学 → 3巻 I. 物理化学．§14・5ではモル伝導率として学んだ．

*2 3巻 I. 物理化学 §14・5，図14・7参照．

極限モル導電率 limiting molar conductivity [つながり] [コアカリ] C-1-3 エネルギーと熱力学 → 3巻 I. 物理化学

コールラウシュのイオン独立移動の法則 Kohlrausch's law of independent ionic migration

4・2・1 電解質溶液の導電率

図4・1のように電解質溶液に2枚の白金電極（表面積 A cm^2）を平行に浸したとき，電極間の距離を d cm とすると，2枚の電極に挟まれた溶液の抵抗 R には次式のような関係がある．

$$R = \frac{1}{G} = \frac{d}{\kappa A} \tag{4・1}$$

抵抗の逆数が電気伝導度（電導度）G である*1．$A = 1$ cm^2，$d = 1$ cm のときの G は導電率 κ とよばれ，電解質溶液の電気の通しやすさを表す量である．単位は，G が S（ジーメンス），κ が S cm^{-1} で表される．

電解質溶液中にイオンが多く存在する場合，溶液の導電率は大きくなる．溶液中の電解質のモル濃度を c mol/L としたとき，1 mol 当たりの導電率である**モル導電率** Λ〔S cm^2 mol^{-1}〕は，その溶液の κ を用いて次式のように定義される．

$$\Lambda = \frac{\kappa \,[\text{S cm}^{-1}]}{c\,[\text{mol}]/1000\,[\text{cm}^3]} = \frac{1000\kappa}{c}\,[\text{S cm}^2\,\text{mol}^{-1}] \tag{4・2}$$

Λ は電解質の濃度の増加に伴って減少するが，その挙動は電離度の異なる強電解質と弱電解質では違う*2．強電解質では $\sqrt{c}$ と Λ の間に

$$\Lambda = \Lambda_0 - k'\sqrt{c}$$

の直線関係が認められ，Λ_0 は電解質の無限希釈時におけるモル導電率（**極限モル導電率**という），k' は電解質の濃度，温度，媒質の粘度，イオンのサイズなどに依存して変化するパラメーターである．Λ_0 は電解質を構成する陽イオンの極限モル導電率（$\lambda_0{}^+$）と陰イオンの極限モル導電率（$\lambda_0{}^-$）の和で与えられる（式4・3）．この関係は**コールラウシュのイオン独立移動の法則**とよばれる．

$$\Lambda_0 = \lambda_0{}^+ + \lambda_0{}^- \tag{4・3}$$

表4・2に，おもなイオンの極限モル導電率を示す．H$^+$ の $\lambda_0{}^+$ と OH$^-$ の $\lambda_0{}^-$ が他のイオンと比較して著しく大きく，この特徴が酸塩基滴定の終点の決定に利用される．

表4・2 **イオンの極限モル導電率**〔S cm^2 mol^{-1}〕(25 °C)

陽イオン	$\lambda_0{}^+$	陰イオン	$\lambda_0{}^-$
H$^+$	350	OH$^-$	198
Li$^+$	39	Cl$^-$	76
Na$^+$	50	Br$^-$	78
K$^+$	74	I$^-$	77
NH$_4{}^+$	74	CH$_3$COO$^-$	41

4・2・2　導電率滴定

導電率滴定は，試料溶液に容量分析用標準液を滴加しながら導電率を測定し，当量点前後の導電率の急激な変化から終点を決定する方法である．この方法は，酸塩基滴定，沈殿滴定，キレート滴定に適用できる．

たとえば，強塩基による強酸の酸塩基滴定（中和滴定）において，塩酸を水酸化ナトリウム水溶液で滴定する場合，次の中和反応が進行する．

$$HCl + NaOH \longrightarrow NaCl + H_2O \tag{4・4}$$

中和点に至るまでは，H^+ が消費され，それに等しい Na^+ が加えられる．導電率は H^+ の方が Na^+ より大きいので，滴定の進行に伴い水溶液の導電率は低下する．中和点を過ぎると，OH^- が増加するため，導電率は増加する．したがって，滴定曲線は V 字形となる（図 4・2a）．終点は，この屈曲点から求められる．また，図 4・2b には弱酸を強塩基で滴定する場合の滴定曲線の例を示す．弱酸は解離度が小さいため H^+ の量は少なく，強塩基に由来する陽イオンは増加するが，導電率の変化は小さい．中和点を過ぎると，OH^- が増加するため，導電率は増加する．導電率滴定は，着色試料のように指示薬が使えない場合に有用である．

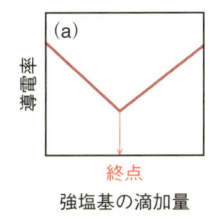
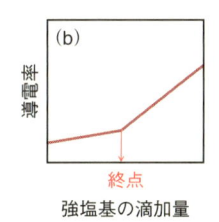

図 4・2　導電率滴定曲線とその終点　(a) 強酸を強塩基で滴定した例，(b) 弱酸を強塩基で滴定した例

導電率滴定
conductometric titration 電気伝導度滴定ともいう．

電位差測定法
potentiometry

指示電極
indicator electrode

参照電極
reference electrode: 比較電極ともいう．

4・3　電位差測定法

電位差測定法では，試料溶液内に入れた二つの電極間の電位差を測定する．このとき測定対象の単極の電極電位は単独には測定できないので，もう一つの単極と組合わせて電池を構成し，また平衡を乱さないように内部抵抗の高い電位差計を用いて測定する．電位差測定装置の構成を図 4・3 に示す．電極には，測定物質の活量に応じた電位を示す**指示電極**と，温度一定の条件下において一定の電位を示す**参照電極**を用いる．

4・3・1　電極電位

金属 M を金属イオン M^{n+} の溶液中に入れたとき，M は溶液中に M^{n+} となって溶け出そうとし，一方，溶液中の M^{n+} は金属表面上に M として析出しようとする．この反応は次式で表される．

$$M^{n+} + ne^- \rightleftharpoons M \tag{4・5}$$

このとき，金属表面は負に帯電し，その界面は正に帯電するため，金属と溶液の

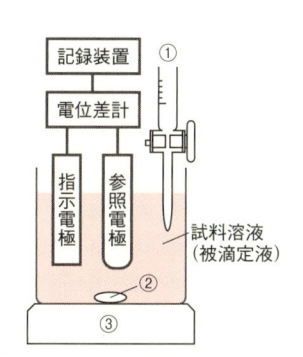

図 4・3　電位差測定装置の構成　ビュレット(①)，攪拌子(②)，マグネチックスターラー(③)は電位差滴定の際に用いる．

電極電位
electrode potential

酸化還元平衡　oxidation-
reduction equilibrium

ネルンスト式
Nernst equation, 3巻 I. 物
理化学, §15・5参照.

標準電極電位
normal electrode potential,
standard electrode poten-
tial: §2・5・3, 3巻 I. 物
理化学, §15・3参照.

境界面に電位差が生じる．これが**電極電位**である．このような M^{n+} と M の系は**半電池**といい，式4・5の反応が**酸化還元平衡**状態にあるとき，その電極電位 E は次の**ネルンスト式**で表される．

$$E = E^{\ominus} - \frac{RT}{nF} \ln \frac{a_M}{a_{M^{n+}}} = E^{\ominus} + \frac{RT}{nF} \ln \frac{a_{M^{n+}}}{a_M} \qquad (4・6)$$

ここで，$E^{\ominus}$ は**標準電極電位**，R は気体定数，T は絶対温度，n は反応に関与する電子数，F はファラデー定数，$a_{M^{n+}}$ は M^{n+} の活量，a_M は M の活量である．固体である金属 M の活量は1とするので，25 ℃で希薄溶液について得られる E は，次式で表される．

$$E = E^{\ominus} + \frac{0.059\,16}{n} \log_{10}[M^{n+}] \qquad (4・7)$$

ここで，$[M^{n+}]$ は M^{n+} のモル濃度である．式4・7が電位差測定法による定量の根拠となる関係であり，E を測定すれば M^{n+} の濃度が求められる．

4・3・2　参 照 電 極

標準水素電極　standard
hydrogen electrode, normal
hydrogen electrode, SHE,
NHE, §2・5・3参照.

a. 標準水素電極　**標準水素電極（SHE，NHE）**は，図4・4aのように白金黒付白金電極を 1 mol/L の塩酸（H^+ の活量が1）に浸し，その表面に 1 atm の水素ガスが接するようにしたものである．

電極反応〔$2H^+(aq) + 2e^- \rightleftharpoons H_2(g)$〕による電位が，電極電位の基準であり，すべての温度において 0 V と定められている．しかし，水素ガスの常備，分圧の調節や保守管理が困難なことから実用性に欠け，実際の測定では，通常，以下の電極が用いられる．

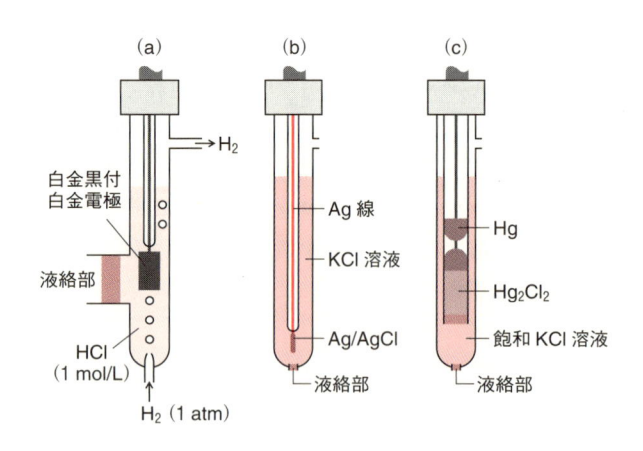

図4・4　参照電極の構造
(a) 標準水素電極，(b) 銀-塩化銀電極，(c) 飽和カロメル電極

（図中のラベル）
(a) (b) (c)
→ H_2
白金黒付白金電極
液絡部
HCl (1 mol/L)
H_2 (1 atm)
Ag 線
KCl 溶液
Ag/AgCl
液絡部
Hg
Hg_2Cl_2
飽和 KCl 溶液
液絡部

銀-塩化銀電極　silver-
silver chloride electrode

b. 銀-塩化銀電極　**銀-塩化銀電極**（図4・4b）は，銀の表面に塩化銀 AgCl を固着させ，これを塩化カリウム KCl 水溶液に浸した電極であり，Ag/AgCl と略称される．現在，参照電極として広く使用されている．電極反応〔$AgCl(s) + e^- \rightleftharpoons Ag(s) + Cl^-(aq)$〕に基づき，$Cl^-$ の濃度のみに依存した安定な電位を示す．

たとえば，25 ℃ において飽和 KCl 溶液の場合は ＋0.199 V vs. SHE，1 mol/L KCl 溶液では ＋0.222 V vs. SHE となる．

c. 飽和カロメル電極　　飽和カロメル電極（図 4・4c）は，塩化水銀(I) Hg_2Cl_2（カロメルともいう）および飽和 KCl 溶液に水銀を接触した電極であり，SCE と略称される．電極反応は $Hg_2Cl_2(s)+2e^- \rightleftharpoons 2Hg(l)+2Cl^-(aq)$ で，25 ℃ において ＋0.244 V vs. SHE となる．安定性に優れた参照電極であるが，水銀の毒性や環境的な配慮から最近はあまり使用されない．

飽和カロメル電極 saturated calomel electrode, SCE: "飽和" は電極溶液の KCl の濃度を指している．1 mol/L KCl のカロメル電極もあるが，Hg_2Cl_2 はどちらにおいても飽和している．

4・3・3　指 示 電 極

a. 白金電極　　白金電極は化学的に侵されにくく，また溶液中の酸化還元系（たとえば，$Fe^{3+}+e^- \rightleftharpoons Fe^{2+}$）に対して電子の授受のみを行うことから，溶液中に溶ける酸化還元系の電位測定によく使用される．

白金電極
platinum electrode

b. ガラス電極　　ガラス電極は，H^+ 濃度の測定に汎用される．典型的なガラス電極の構造を図 4・5a に示す．電極の先端の球部はケイ酸，酸化カルシウム，酸化ナトリウムなどから成るガラス薄膜でできており，その内部には pH 標準液が入っている．このガラス薄膜は H^+ のみを選択的に通す性質があり，ガラス薄膜を介して H^+ 濃度の異なる溶液が接触すると，膜の両側に H^+ 濃度に依存した電位が発生する．

ガラス電極 glass electrode: §2・2・1c 参照．

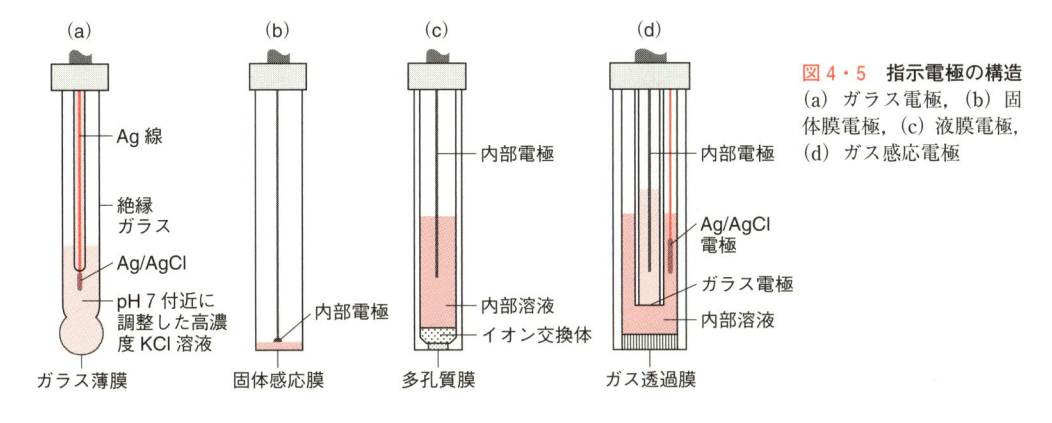

図 4・5　指示電極の構造
(a) ガラス電極，(b) 固体膜電極，(c) 液膜電極，(d) ガス感応電極

c. イオン選択性電極　　イオン選択性電極は，溶液中の特定のイオンに対して高い感受性を示し，構造上，図 4・5b〜d のように分類される．固体膜電極（図 4・5b）では，AgS や AgX（X＝Cl, Br, I, SCN）などの難溶性無機塩の膜を感応膜として用いる．Cl^-，Br^-，I^-，S^{2-}，Ag^+，Cd^{2+} などを測定する電極がある．液膜電極（図 4・5c）は，測定対象のイオンと選択的に結合するイオン交換体や中性のイオン透過担体（イオノホア）を有機溶媒に溶かし，これを多孔質膜に含浸させて作製した液膜を感応膜として用いる．イオン交換体であるジデシルリン酸カルシウムは Ca^{2+} に，中性のイオノホアであるバリノマイシンは K^+ に選択的に応答し，それぞれ Ca^{2+}，K^+ 測定に利用される．Li^+ 測定用の液膜電極は，躁病の治療に適応される炭酸リチウム Li_2CO_3 投与中の薬物血中濃度測

イオン選択性電極
ion-selective electrode

固体膜電極 solid-state membrane electrode: ガラス電極を含む場合もある．

液膜電極 liquid-membrane electrode

躁病 mania 〔つながり〕〔コアカリ〕
D-2-5 中枢神経系，精神系の疾患と治療薬 → 4巻
I. 薬理・病態

に利用されている．ガス感応電極（図4・5d）には，CO_2, NH_3, SO_2 などを測定する電極がある．血中二酸化炭素分圧[*1]（$PaCO_2$）の測定に利用される CO_2 電極では，ガス透過性の疎水性ポリマーの隔膜を透過した CO_2 が内部溶液（炭酸水素ナトリウム水溶液）に吸収されるので，その pH 変化を内部のガラス電極で測定する．

4・3・4　pH 測 定

pH 測定では，ガラス電極と参照電極（銀-塩化銀電極），および温度センサー（温度の影響を補正する）が一体となった pH 複合電極が汎用されている[*2]．pH 複合電極を試料溶液に浸して，両電極が構成する電池の電位を電位差計または pH 計で測定する．電池の構成を式4・8に示す．

*2 §2・2・1c, 図2・7参照.

$$\overbrace{Ag\,|\,AgCl\,|\,KCl\,溶液}^{外部参照電極}\vdots\underbrace{H^+(a_2\,mol/L)}_{試料溶液}\,|\,ガラス薄膜\,|\,\overbrace{H^+(a_1\,mol/L)\,|\,AgCl\,|\,Ag}^{内部参照電極}$$

ガラス電極

外部参照電極　試料溶液　　　　　　　　　　　内部参照電極

$$\tag{4・8}$$

式4・8の電池は H^+ についての濃淡電池となり，電池の電位 E は 25 ℃ において次式のように表される．

$$E = k + 0.059\,16\,\log_{10}\frac{a_1}{a_2} \tag{4・9}$$

*3 ガラス電極は，内部にpH 7 の溶液が満たされているため，pH 7 の液に浸した場合，理論上は，電位差は 0 を示すはずであるが，実際には時間と共に変化する小さな電位差がみられ，これを不斉電位（非対称電位）という．ガラス加工時のひずみ，形状，ガラスの組成などにより不斉電位は異なる．

ここで，k は二つの参照電極の電位差，液間電位差，不斉電位[*3] などを含む定数，a_1 はガラス電極内部における H^+ の活量（a_{H^+}），a_2 は試料溶液における a_{H^+} とする．ガラス電極内部の H^+ の濃度は一定であり，pH の定義（$pH = -\log_{10} a_{H^+}$）より，式4・9は次式で表される．

$$E = k + 0.059\,16\,pH \tag{4・10}$$

pH 標準液 pH standard solution: JP 18 〈2.54〉pH 測定法 参照.

E と pH の関係を表した式4・10において，k は多くの複雑な内容を含んでおり，実験的にのみ決定できる．そのため，試料溶液の pH 測定に先立って pH の校正を行う必要がある．pH 計の校正には，2 種類の **pH 標準液** を用いる．まず，電極をリン酸塩 pH 標準液に浸し，pH 計のゼロ校正用つまみを用いて表4・3に掲げた pH に一致させる．次に，予想される試料溶液の pH を挟むような pH をもつ pH 標準液（フタル酸塩 pH 標準液またはホウ酸塩 pH 標準液）に浸し，同様の条件で pH を測定する．得られた pH が表の値と一致しないときは，スパン（感度）校正用つまみを用いて，表4・3に掲げた pH に一致させる．二つの pH 標準液の pH が調整操作なしに，表の pH 値に ±0.05 以内で一致するまでこれを繰返す．このような 2 点校正により，E と pH の間の正確な直線関係を設定できる．校正が終了したら，電極をよく水で洗い，付着した水を沪紙などで軽く拭きとる．その後，試料溶液に電極を浸し，pH 計の測定値を読みとる．試料溶液の温度は，校正に用いた pH 標準液の温度と ±2 ℃ 以内で等しくさせる．

表4・3　pH標準液のpH†

温度〔℃〕	フタル酸塩pH標準液	リン酸塩pH標準液	ホウ酸塩pH標準液
5	4.01	6.95	9.39
20	4.00	6.88	9.22
25	4.01	6.86	9.18
35	4.02	6.84	9.10
40	4.03	6.84	9.07

†　 JP 18 〈2.54〉には6種のpH標準液のpHが0〜60℃にわたる11種の温度に
おいて掲げてある．それぞれのpH標準液は規定された方法により，pH測定用
試薬（ JP 18 〈9.41〉）を用いて調製する．表にない温度のpH値は，表の値を用
いて内挿法で求める．

4・3・5　電位差滴定

　電位差滴定では，図4・3に示すように指示電極と参照電極を被滴定液に浸し，
ビュレットから容量分析用標準液を滴加してよくかき混ぜて反応させ，両電極間
の電位差を測定する．電位差滴定法に利用される反応の種類によって，電位差を
検出する対象が異なるため，表4・4のように適切な指示電極を選ぶ必要がある．
参照電極には銀–塩化銀電極が用いられる*.

電位差滴定　potentiometric titration

*　 JP 18 〈2.50〉滴定終点検出法　参照．

表4・4　電位差滴定に用いられる指示電極

滴定の種類	指示電極
中和滴定（pH滴定）	ガラス電極
非水滴定（過塩素酸による滴定，テトラメチルアンモニウムヒドロキシド液による滴定）	ガラス電極
沈殿滴定（硝酸銀によるハロゲン化物イオンの滴定）	銀電極†
キレート滴定	水銀–塩化水銀(II)電極
酸化還元滴定（ジアゾ化滴定を含む）	白金電極

†　 参照電極には，飽和硝酸カリウム水溶液の塩橋を付けた銀–塩化銀電極を用いる．

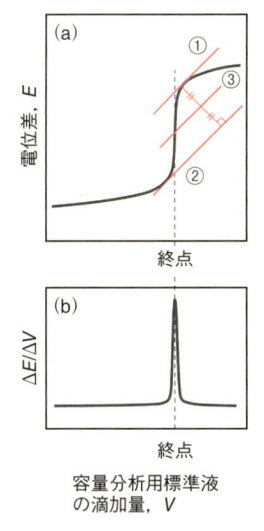

図4・6　電位差滴定曲線とその終点

　図4・6aは，横軸に容量分析用標準液の滴加量 V，縦軸に測定した電位差 E
をプロットした滴定曲線の例を示す．滴定の終点は図4・6aの変曲点に相当す
る部分（図4・6b 極大値）である．変曲点を探すために勾配約45°の平行な二
つの接線①，②および接線①，②から等距離の位置に第三の平行線③を引く．
平行線③と滴定曲線の交点から横軸に垂線を下ろしたときの滴加量が滴定の終
点となる．また，縦軸に $\Delta E/\Delta V$ をプロットした一次微分曲線（図4・6b）の極
大を与える点の滴加量より，滴定の終点を求めることもできる．

4・4　電流測定法

　電流測定法は，電極に電位を印加して測定物質の酸化反応あるいは還元反応に
由来する**ファラデー電流**を測定する方法である．酸化反応時に生じる酸化電流あ
るいは還元反応時に生じる還元電流は，酸化あるいは還元された物質の濃度に比

電流測定法　amperometry

ファラデー電流
faradic current

例することに基づいて定量が行われる．電流測定法は，高速液体クロマトグラフィー（HPLC）の検出部や電気化学センサーに多く利用されている．

　電気化学センサーの主要な例として，血液ガス分析用の酸素センサーがある．図4・7は，酸素センサーとして利用される**クラーク型酸素電極**の構造で，白金電極の表面がテフロンやポリエチレンなどの薄い高分子膜で覆われている．この薄膜は，気体は透過させるが溶液中のイオンの浸透を妨げる．陰極*には白金電極を，陽極には銀-塩化銀電極を，塩橋には飽和 KCl 溶液（ゲル）を用いる．白金電極に約 −0.6 V の電位を印加すると，薄膜を透過した酸素分子は陰極である白金電極の表面において次式のように電解還元される．

$$陰極(Pt): \quad O_2 + 4H^+ + 4e^- \xrightarrow{\text{電解還元}} 2H_2O \text{(酸性溶液)} \qquad (4・11a)$$

$$O_2 + 2H_2O + 4e^- \xrightarrow{\text{電解還元}} 4OH^- \text{(塩基性溶液)} \qquad (4・11b)$$

　また，陽極である銀-塩化銀電極では次式のような電解酸化が起こり，酸素濃度に依存した電流が電極間に流れる．

$$陽極(Ag): \quad 4Ag + 4Cl^- \xrightarrow{\text{電解酸化}} 4AgCl + 4e^- \qquad (4・12)$$

　電気化学センサーには，電極表面を固定化酵素の薄膜で覆った酵素電極を利用したものがあり，酵素が選択的に作用する基質を測定できる．代表的な例は，血液中のグルコース濃度（血糖値）を測定するグルコースセンサーで，**血糖自己測定（SMBG）**に利用されている．**グルコースオキシダーゼ（GOD）**を固定した酵素電極では，グルコースは GOD の作用によって酸素を消費してグルコン酸に酸化され，同時に H_2O_2 を生成する（式4・13）．続いて，H_2O_2 を電解酸化すると酸化電流が生じる（式4・14）．この電流を測定することにより，H_2O_2 の生成量すなわちグルコース量を測定できる．

$$グルコース + O_2 \xrightarrow{\text{GOD}} H_2O_2 + グルコン酸 \qquad (4・13)$$

$$H_2O_2 \xrightarrow{\text{電解酸化}} O_2 + 2H^+ + 2e^- \qquad (4・14)$$

　また，**フラビンアデニンジヌクレオチド依存型グルコースデヒドロゲナーゼ（FAD-GDH）**を固定した酵素電極では，グルコースと FAD-GDH が反応すると同時に，フェリシアン化カリウム $K_3[Fe(CN)_6]$（酸化型電子伝達物質）が還元されてフェロシアン化カリウム $K_4[Fe(CN)_6]$（還元型電子伝達物質）が生成する．$K_4[Fe(CN)_6]$ を電解酸化すると，$K_3[Fe(CN)_6]$ の再生と同時に酸化電流が生じるので，この電流測定により，$K_4[Fe(CN)_6]$ の生成量がわかり，これがグルコース量に相当する．

$$グルコース + K_3[Fe(CN)_6] \xrightarrow{\text{FAD-GDH}} グルコン酸 + K_4[Fe(CN)_6] \qquad (4・15)$$

$$K_4[Fe(CN)_6] \xrightarrow{\text{電解酸化}} K_3[Fe(CN)_6] + e^- \qquad (4・16)$$

* 電気分解では，還元反応の起こるカソードを陰極，酸化反応の起こるアノードを陽極とよぶ．3巻 I. 物理化学，§15・1参照．

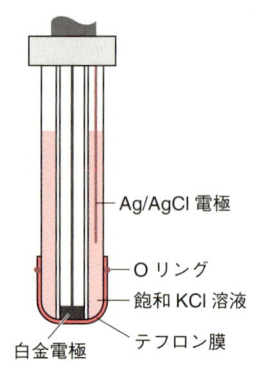

図4・7　クラーク型酸素電極の構造

Ag/AgCl 電極
O リング
飽和 KCl 溶液
白金電極
テフロン膜

血糖自己測定
self-monitoring of blood glucose, SMBG

グルコースオキシダーゼ
glucose oxidase, GOD

4・5　電量測定法

電量測定法は，試料溶液に 2 本の電極を浸して**電気分解**を行い，それに要した電気量からファラデーの法則に基づいて測定物質を定量する方法である．

電量測定法 coulometry：クーロメトリー

電気分解 electrolysis

4・5・1　ファラデーの法則

電流 I〔A〕を t〔s〕間通じて電気分解を行ったとき，その電気量 Q〔C〕は I を t で積分した値であり，電気分解によって変化する物質の物質量は流れた電気量に比例する．すなわち，反応物質または生成物質の質量を w〔g〕，その物質の分子量または原子量を M，反応に関与した電子数を n とすると，Q は次式で表される．この関係を**ファラデーの法則**という．

ファラデーの法則
Faraday's law

$$\int_0^t I\, \mathrm{d}t \,=\, Q \,=\, F\frac{nw}{M} \tag{4・17}$$

ここで，F は**ファラデー定数**（9.65×10^4 C/mol）である．したがって，電気分解によりただ一つの定量的反応が進行する場合，Q を測定することで w が求められる．

ファラデー定数　Faraday constant：電子 1 mol 当たりの電気量の絶対値．

4・5・2　定電位電量分析と定電流電量分析

定電位電量分析では，電解セルに陽極と陰極のほかに参照電極を加えて，対象の電極酸化還元反応が進行する電位を一定に保って電気分解が行われる．これはクーロメトリック検出器として知られており，HPLC の検出部に利用されている．また，小容量の電解セルに流れを利用して供給された測定物質が，多孔質の炭素電極表面で効率よく電解されるので，微量の金属イオンや酸化還元物質などを高感度に定量できる．

定電流電量分析では，試料を含む電解質溶液を一定電流で電気分解し，それに要した時間から電気量を求める方法である．定電流で測定物質のみを完全に電気分解するのは困難である．そのため，定電流電量分析を単独で用いることは少なく，電量滴定法に利用されている．

4・5・3　電量滴定法

電量滴定法は，容量分析用標準液をビュレットから滴加する代わりに，定電流電解により電極から滴定剤を発生させ，電解セル内で滴定反応を行わせる方法である．終点までに要した電気量から測定物質を定量する．

電量滴定法 coulometric titration

図 4・8 に電量滴定装置の構成を示す．このような装置を用い，電量滴定法により血清中の Cl^- を定量できる．銀電極を滴定剤発生のための電極として使用する．一定電流を流して銀電極から Ag^+ が溶出すると（$Ag \longrightarrow Ag^+ + e^-$），試料溶液中の Cl^- と Ag^+ は速やかに反応して塩化銀を生成し，不溶となる（$Ag^+ + Cl^- \longrightarrow AgCl$）．試料溶液中の Cl^- がすべて塩化銀になると，過剰の Ag^+ が生じるので，指示電極に銀電極，参照電極に銀–塩化銀電極を用いた電位差測定

カールフィッシャー法
Karl Fischer method

JP 18 〈2.48〉▶

で過剰の Ag^+ が検出された時点を終点とし，発生電極に供給していた電流を止める．終点までに流れた電気量から消費された Ag^+ を求め，Cl^- を定量する．

電量滴定法は，JP 18 の一般試験法の水分測定法（**カールフィッシャー法**）▲にも利用されている．滴定フラスコ内に試料溶液と SO_2，有機塩基（ピリジン C_5H_5N など），メタノール，ヨウ化物イオンを含む水分測定用陽極液を入れ，電解電流を流して陽極上でヨウ素 I_2 を発生させる（$2I^- \longrightarrow I_2 + 2e^-$）．発生した I_2 は次式のように試料中の水と反応する．

$$I_2 + SO_2 + 3C_5H_5N + CH_3OH + H_2O \longrightarrow$$
$$2(C_5H_5N^+H)I^- + (C_5H_5N^+H)^-OSO_2OCH_3 \qquad (4\cdot18)$$

過剰の I_2 が検出された時点を終点とし，発生電極に供給していた電流を止める．終点までに流れた電気量から消費された I_2 を求め，試料液中の水を定量する．

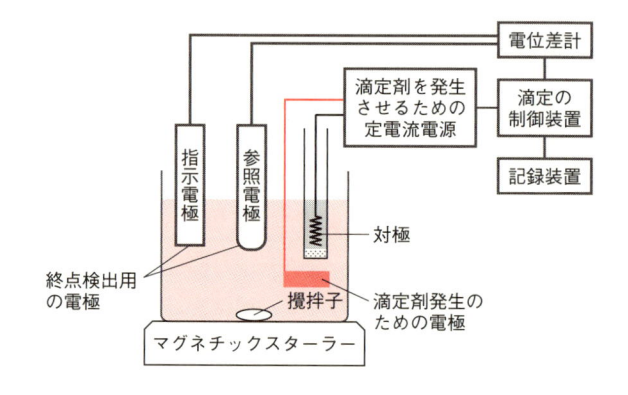

図 4・8　電量滴定装置の構成（定電流電量分析法）
血清中の Cl^- の定量に用いる場合は，指示電極，対極，滴定剤発生のための電極として銀電極を用いる．

4・6　臨床検査における電気化学分析

血液ガス分析　blood gas analysis　つながり　コアカリ C-7-13 体液 → 3 巻 IX. 解剖生理学，つながり　コアカリ D-2-6 代謝系・内分泌系及び骨の疾患と治療薬 → 4 巻 I. 薬理・病態

血液ガス分析は，血中 pH，血中二酸化炭素分圧[*1]（$PaCO_2$），血中酸素分圧（PaO_2）を測定する検査であり，呼吸状態や体内の酸塩基平衡の異常をスクリーニングできる．特に，急性呼吸不全の鑑別や原因不明の意識障害では，血液ガス分析の緊急性はきわめて高く，迅速な検査結果報告が要求される．

測定には専用の血液ガス分析装置が用いられ，頻回に検査を行う中央検査室，ICU，手術室などに設置されている．血液ガス分析装置内の検出部には，上述の電気化学分析（pH[*2]，$PaCO_2$[*3]，PaO_2[*4]）が利用されている．検体に用いる動脈血は，大腿動脈や上腕動脈から採血される．装置の仕様によるが，数百 μL の試料を装置に導入後，1 分程度で測定結果が出力される．

[*1] 3 巻 I. 物理化学では成分 A の分圧を IUPAC の推奨に従い p_A と表記している．
[*2] §4・3・4 参照．
[*3] §4・3・3c 参照．
[*4] §4・4 参照．

🔑 キーワード

☐ 電気化学分析法　　☐ 導電率測定法　　☐ 電位差測定法
☐ 酸化還元平衡　　　☐ ネルンスト式　　☐ ファラデー電流
☐ 電量測定法　　　　☐ 電気分解　　　　☐ ファラデーの法則

✔ チェックリスト

1. 導電率（水溶液中の電気の流れやすさ）は，水溶液内のイオンの濃度に依存する．導電率の変化からイオンの濃度変化を知ることができ，これは滴定終点の決定に利用される．
2. 電位差測定法では，指示電極の感応部表面における酸化還元平衡のネルンスト式（電位差は電極表面における酸化体と還元体の濃度比に依存する）に基づいて測定物質を定量する．
3. ガラス電極は，H^+ 濃度依存的に応答するイオン選択性電極であり，pH 測定の際に指示電極として利用される．
4. 電流測定法では，電極に電位を印加して測定物質が酸化あるいは還元した際に生じるファラデー電流が測定物質の濃度に比例することに基づいて定量が行われる．
5. 電量測定法では，電気分解に関するファラデーの法則（電気分解によって変化する物質の物質量は流れた電気量に比例する）に基づいて，測定物質を定量する．

▌章末問題

4・1 濃度未知の希塩酸 25.0 mL を 0.100 mol/L 水酸化ナトリウム液で導電率滴定したところ，表の測定値が得られた．滴定曲線を作図し，希塩酸のモル濃度〔mol/L〕を求めよ．

NaOH の滴加量〔mL〕	導電率〔mS/cm〕	NaOH の滴加量〔mL〕	導電率〔mS/cm〕
0.00	3.22	9.30	0.90
2.00	2.72	9.35	0.89
4.00	2.22	9.40	0.87
6.00	1.72	9.45	0.88
8.00	1.22	9.50	0.89
8.40	1.12	10.00	0.95
8.80	1.02	11.00	1.07
9.00	0.97	13.00	1.31
9.20	0.92	15.00	1.55

4・2 ガラス電極を指示電極に，銀-塩化銀電極を参照電極に用い，電位差計で pH 7.00 の緩衝液の電位差を測定したところ，0.613 V であった．次に，試料溶液の電位差を測定したところ，0.660 V であった．試料溶液の pH を求めよ．ただし，電位差測定は 25 ℃ で行うこととする．

4・3 次の JP 18 収載医薬品は電位差滴定法により定量される．医薬品，滴定の種類，および指示電極の正しい組合わせはどれか．一つ選べ．

プロカイン塩酸塩　　　　　　　エチレフリン塩酸塩

	医薬品	滴定の種類	指示電極
(a)	プロカイン塩酸塩	酸化還元滴定	銀-塩化銀電極
(b)	プロカイン塩酸塩	非水滴定	銀電極
(c)	プロカイン塩酸塩	酸化還元滴定	白金電極
(d)	エチレフリン塩酸塩	沈殿滴定	ガラス電極
(e)	エチレフリン塩酸塩	非水滴定	銀-塩化銀電極

4・4 酵素電極法に基づくグルコースセンサーに関する記述のうち，正しいのはどれか．二つ選べ．

(a) 酵素がグルコースと反応した際に酵素自体に生じる電位差変化を検出する．

(b) グルコースオキシダーゼ（GOD）を用いる酵素電極法では，酵素反応によって生じた過酸化水素が利用される．

(c) GOD を用いる酵素電極法では，グルコースから酵素反応により生じる過酸化水素をガラス電極で測定する．

(d) フラビンアデニンジヌクレオチド依存型グルコースデヒドロゲナーゼ（FAD-GDH）を用いる酵素電極法では，グルコースは FAD-GDH と反応して還元される．

(e) FAD-GDH を用いる酵素電極法では，$K_4[Fe(CN)_6]$ が電解酸化されて生じる酸化電流とグルコース濃度は比例関係にある．

4・5 硝酸酸性の電解質溶液に Cl^- を含む試料溶液 20.0 μL を加え，図 4・8 のような装置を用いて電量滴定を行った．Ag 電極を陽極とし，5.00 mA の一定電流を通じて Ag^+ を発生させたところ，終点までの通電時間は 40.0 秒であった．試料溶液中の Cl^- のモル濃度〔mol/L〕はいくらか．ただし，ファラデー定数は 9.65×10^4 C/mol とする．

第III部 日本薬局方試験法と定性分析

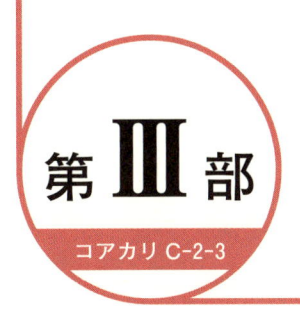

コアカリ C-2-3

　日本薬局方には，医薬品が厳格に規定されている．この小項目では，"C-2 医薬品および化学物質の分析法と医療現場における分析法" で学ぶ分析法の内容を基礎として，それぞれの医薬品について規定されている試験法を学修して，日本薬局方の意義と内容を学ぶ．また，臨床検査や医薬品分析において重要である無機イオンの分析法を学修する．

他領域・項目とのつながり

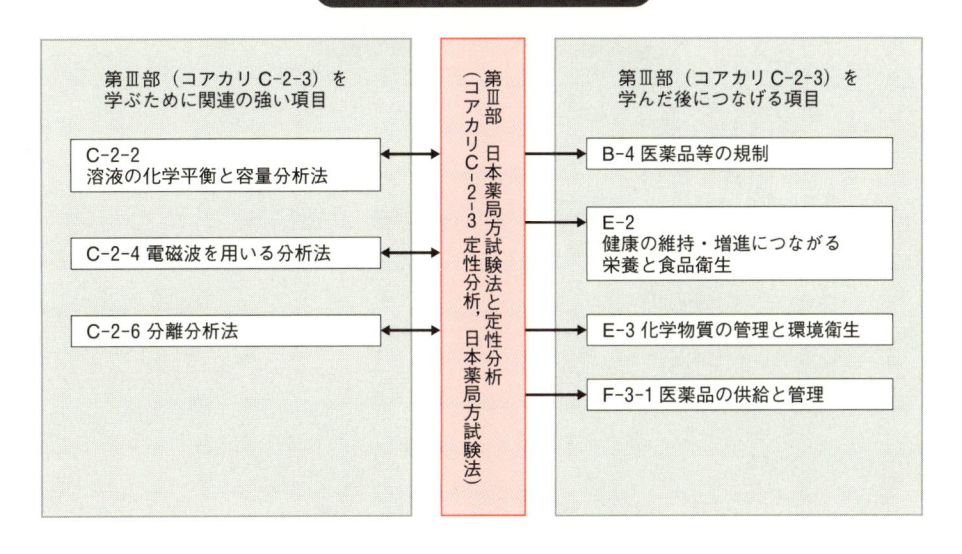

第III部（コアカリ C-2-3）を学ぶために関連の強い項目

- C-2-2 溶液の化学平衡と容量分析法
- C-2-4 電磁波を用いる分析法
- C-2-6 分離分析法

第III部 日本薬局方試験法と定性分析（コアカリ C-2-3 定性分析・日本薬局方試験法）

第III部（コアカリ C-2-3）を学んだ後につなげる項目

- B-4 医薬品等の規制
- E-2 健康の維持・増進につながる栄養と食品衛生
- E-3 化学物質の管理と環境衛生
- F-3-1 医薬品の供給と管理

コアカリの "学修目標"

1. 医薬品の性状および品質の適正化への日本薬局方の役割を説明する．
2. 日本薬局方の試験法の原理と特徴および操作法を説明する．
3. 無機イオン分析の目的と方法を説明する．

第5章　日本薬局方試験法

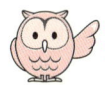

日本薬局方は，学問・技術の進歩と医療需要に応じて，わが国の医薬品の品質を適正に確保するために必要な規格・基準および標準的試験法などを示す公的な規範書である．"医薬品，医療機器等の品質，有効性及び安全性の確保等に関する法律"では医薬品が，"日本薬局方に収められている物"と定義されていることからも，日本薬局方の重要性がうかがえる．

日本薬局方に収載されている一般試験法は，医薬品を開発し，品質を確保するうえで必須の試験法である．各試験法の原理と特徴および操作法をしっかり学修してほしい．日本薬局方は厚生労働省のウェブサイト*に公開されており，自由に閲覧できる．医薬品各条の記載にはルールがあるため，医薬品各条の表記の仕方にも注意してほしい．

日本薬局方 The Japanese pharmacopoeia, JP：日局

* https://www.mhlw.go.jp/ stf/seisakunitsuite/bunya/ 0000066530.html

5・1　日本薬局方の役割と意義

5・1・1　日本薬局方の歴史

日本薬局方の制定は，1880（明治13）年10月に制定の伺書が最高行政機関である太政官に提出されたことに始まる．その背景には，処方製剤に一定の標準がないこと，また輸入薬品に関してその良否を判断する一定のよりどころがないことなどがあった．日本薬局方編集委員会が開催され，1886（明治19）年内務省令第10号をもって医薬品の基本となる律書，日本薬局方が制定された．これは，世界で21番目の制定であった．なお，この日本薬局方の初版に収載された薬品数は468であった．

現在，日本薬局方の根拠となる法律は，"医薬品，医療機器等の品質，有効性及び安全性の確保等に関する法律"である．第41条第2項により，少なくとも10年に一度は全面改正するとされており，第九改正以降は5年ごとに全面改正が行われている．さらに，第十二改正からは全面改正の間に2度の追補が交付さ

表5・1　日本薬局方への収載品目数の変遷[a]

版	公示年	収載品目数	版	公示年	収載品目数	版	公示年	収載品目数
JP 1	1886	468	JP 7	1961	1227	JP 13	1996	1292
JP 2	1891	445	JP 8	1971	1131	JP 14	2001	1328
JP 3	1906	703	JP 9	1976	1046	JP 15	2006	1483
JP 4	1920	684	JP 10	1981	1016	JP 16	2011	1764
JP 5	1932	657	JP 11	1986	1066	JP 17	2016	1962
JP 6	1951	634	JP 12	1991	1221	JP 18	2021	2033

a）出典：https://www.pmda.go.jp/files/000249603.pdf．発行当初の品目数．

れている．有効性・安全性に優れ医療上の必要性が高く，国内で広く使用されている医薬品を優先して収載することが重要視されており，第十八改正日本薬局方では 2033 品目が収載された（表 5・1）．

5・1・2　日本薬局方の役割

　　日本薬局方は，わが国で流通する医薬品の品質を適正に確保するために必要な規格・基準および標準的試験法などを示す公的な規範書である．その内容は，学問や科学技術の進歩，医療需要に対応して常に改正されている．さらに，医薬品開発や流通のグローバル化が円滑に進展するために，またアジア地域での日本薬局方の貢献等を考慮し，日本薬局方の国際調和が積極的に行われている．日本薬局方の国際調和活動は，欧州薬局方，インド薬局方，米国薬局方と，試験法と医薬品各条について調和活動を行う，薬局方調和国際会議において行われている．

薬局方調和国際会議
Pharmacopoeial Discussion
Group: PDG

　　日本薬局方は，品質を確保するための規範書という位置づけに加え，“医薬品”を定義づける根拠にもなっている．すなわち，“医薬品，医療機器等の品質，有効性及び安全性の確保等に関する法律”第 2 条には医薬品の定義が記載されており，その第 1 項が“日本薬局方に収められている物”である．

5・1・3　日本薬局方の構成

　　2024 年 10 月現在の最新版の日本薬局方は，2021 年に公示された第十八改正日本薬局方* である．JP 18 は，通則，生薬総則，製剤総則，一般試験法，医薬品各条からなる（表 5・2）．

＊略称：日局十八，日局
18, JP XⅧ, JP 18, 英名：The
Japanese Pharmacopoeia
Eighteenth Edition

　　また，医薬品の品質確保のうえで必要な参考となる試験法を記載した参考情報および原子量表が掲載されている附録が付されている．

表 5・2　日本薬局方の構成

通　則	日本薬局方を運用するための原則
生薬総則	生薬の形態的分類とその定義，適否の判断基準，保存方法など
製剤総則 製剤通則 製剤包装通則 製剤各条 生薬関連製剤各条	製剤全般に共通する事項 容器，被包などを用いた製剤包装の原則や基本的要件 剤形の定義，製法，試験法，容器，包装および貯法 剤形の定義，製法，試験法，容器，包装および貯法
一般試験法	日本薬局方に収載されている標準的な試験法
医薬品各条	個別医薬品の規格
参考情報	医薬品の品質確保のうえで必要な参考となる試験法
附　録	原子量表

　　以下，分析化学に関連する事項を中心に，通則，一般試験法，医薬品各条について概説する．

通則 general notices

　　a. 通　則　　**通則**は，日本薬局方を運用するための原則であるため，その内容は，日本薬局方全体に適用されることになる．具体的には，単位や温度，その他

試験条件の原則，医薬品各条の記載方法，適用される一般試験法に関する留意点などが記載されている．以下に，通則に記載されている代表的な項目をあげる[*1]．

16　試験または貯蔵に用いる温度は，原則として，具体的な数値で記載する．ただし，以下の記述を用いることができる．標準温度は 20 ℃，常温は 15〜25 ℃，室温は 1〜30 ℃，微温は 30〜40 ℃ とする．冷所は，別に規定するもののほか，1〜15 ℃ の場所とする．（以下略）

23　溶液の濃度を (1→3)，(1→10)，(1→100) などで示したものは，固形の薬品は 1 g，液状の薬品は 1 mL を溶媒に溶かして全量をそれぞれ 3 mL，10 mL，100 mL などとする割合を示す．また，混液を (10：1) または (5：3：1) などで示したものは，液状薬品の 10 容量と 1 容量の混液または 5 容量と 3 容量と 1 容量の混液などを示す[*2]．

24　質量を“精密に量る”とは，量るべき最小位を考慮し，0.1 mg，10 μg，1 μg または 0.1 μg まで量ることを意味し，また，質量を“正確に量る”とは，指示された数値の質量をその桁数まで量ることを意味する[*3]．

39　定量に供する試料の採取量に“約”を付けたものは，記載された量の ±10% の範囲をいう．また，試料について単に“乾燥し”とあるのは，その医薬品各条の乾燥減量の項と同じ条件で乾燥することを示す[*4]．

b. 一般試験法　　一般試験法は，医薬品各条に共通する標準的な試験法や医薬品の品質評価に有用な試験法である．一般試験法改正の際には，汎用性がありながら日本薬局方に未収載である試験法の積極的な導入や，国際調和の推進，既収載の一般試験法の見直しなどにより，最新の科学技術を反映した試験法を設定するよう検討が行われている．

　医薬品の品質を確保するために，製造過程，すなわち原薬の合成（または受け入れ），製剤化，包装のいずれの段階でも厳しい品質管理が求められる．したがって，日本薬局方に収載されている一般試験法の内容は**表 5・3**に示すように多岐にわたり，約 90 種類に及ぶ．なお，各試験法には，固有の番号が付されている．

　化学的試験法は，主として化学反応を利用した呈色反応などの定性反応に用いる試験法である（**表 5・4**）．物理的試験法には，クロマトグラフィーや分光学的

[*1] 本章の 部分は第十八改正日本薬局方抜粋部分である．

[*2] §1・2・2d 参照．

[*3,*4]　§1・1・2 参照．

一般試験法 general tests, processes and apparatus

表 5・3　日本薬局方収載の一般試験法

1. 化学的試験法
2. 物理的試験法
3. 粉体物性測定法
4. 生物学的試験法/生化学的試験法/微生物学的試験法
5. 生薬試験法
6. 製剤試験法
7. 容器・包装材料試験法
9. 標準品，標準液，試薬・試液，計量器・用器等

表 5・4　化学的試験法　化学反応を利用した呈色反応などの定性反応を中心に収載されている．

1.01 アルコール数測定数	1.07 重金属試験法[†]	1.12 メタノール試験法
1.02 アンモニウム試験法[†]	1.08 窒素定量法（セミミクロケルダール法）	1.13 油脂試験法
1.03 塩化物試験法[†]		1.14 硫酸塩試験法
1.04 炎色反応試験法	1.09 定性反応	1.15 硫酸呈色物試験法
1.05 鉱油試験法	1.10 鉄試験法[†]	
1.06 酸素フラスコ燃焼法	1.11 ヒ素試験法[†]	

[†] 対象物質が許容値より小さい（あるいは許容値以下である）ことを示すための試験（限度試験，§1・3・4 参照）である．

表 5・5　物理的試験法

クロマトグラフィー

2.00 クロマトグラフィー総論	2.02 ガスクロマトグラフィー	2.04 タンパク質のアミノ酸分析法
2.01 液体クロマトグラフィー	2.03 薄層クロマトグラフィー	2.05 サイズ排除クロマトグラフィー

分光学的測定法

2.21 核磁気共鳴スペクトル測定法	2.24 紫外可視吸光度測定法	2.27 近赤外吸収スペクトル測定法
2.22 蛍光光度法	2.25 赤外吸収スペクトル測定法	2.28 円偏光二色性測定法
2.23 原子吸光光度法	2.26 ラマンスペクトル測定法	

その他の物理的試験法

2.41 乾燥減量試験法	2.49 旋光度測定法	2.59 有機体炭素試験法
2.42 凝固点測定法	2.50 滴定終点検出法	2.60 融点測定法
2.43 強熱減量試験法	2.51 導電率測定法	2.61 濁度試験法
2.44 強熱残分試験法	2.52 熱分析法	2.62 質量分析法
2.45 屈折率測定法	2.53 粘度測定法	2.63 誘導結合プラズマ発光分光分析法及び誘導結合プラズマ質量分析法
2.46 残留溶媒	2.54 pH 測定法	
2.47 浸透圧測定法（オスモル濃度測定法）	2.55 ビタミン A 定量法	2.64 糖鎖試験法
2.48 水分測定法（カールフィッシャー法）	2.56 比重及び密度測定法	2.65 色の比較試験法
	2.57 沸点測定法及び蒸留試験法	2.66 元素不純物
	2.58 粉末 X 線回折測定法	

測定法など機器分析をはじめとする多くの試験法がある（表 5・5）．クロマトグラフィーに関連した試験法は，2.00 クロマトグラフィー総論に用語の定義が集約されており，2.01 から 2.05 に各技術個別の試験法が収載されている．分光学的測定法には，最終製品の試験に用いられるだけでなく，ラマンスペクトル測定法や近赤外吸収スペクトル測定法のように製造工程で用いられる試験法もある．その他の物理的試験法には凝固点測定法などが収載されている．

* 医薬品各条の記載に関するルールの詳細は，第十九改正日本薬局方原案作成要領に記載されている．

医薬品各条
official monographs

　c. 医薬品各条*　　**医薬品各条**には，わが国で繁用されている重要な医薬品に関して，その品質確保に必要な規格・基準が収載されている．医薬品各条に収載されている品目には，製剤のほか，原薬および添加剤がある．

　図 5・1 にアスコルビン酸を例に記載内容を示す．項目の後に記載されている〈　　〉の数字は，一般試験法の番号である．日本名，英名，構造式または示性式，分子式および分子量，化学名に続き，成分の含量が規定されている．

　性状は，医薬品の物理的，化学的性質および形態を，参考として記載するもので，原薬では，必要に応じて，色，形状，におい，味，吸湿性などがある．

　確認試験は，医薬品または医薬品中に含有されている有効成分などを，その特性に基づいて確認するための試験である．一般に赤外吸収スペクトル測定法，紫外可視吸光度測定法が記載される．その他，呈色反応などの化学反応や薄層クロマトグラフィーなどが設定される．

　示性値には，吸光度，凝固点，屈折率，浸透圧比，旋光度，粘度，pH，比重，沸点，融点などが設定される．製剤の場合は，必要に応じて，製剤の安定性および有効性，安全性などに関わる項目が設定される．

　純度試験は医薬品の純度を規定する試験で，医薬品中の混在物の種類，その混在量の限度または混在量を測定するための試験法が設定される．混在物は，その医薬品の製造工程（原料，溶媒などを含む）に混在する，または保存の間に生じ

アスコルビン酸　←── 日本名

Ascorbic Acid　←────── 英名

ビタミンC

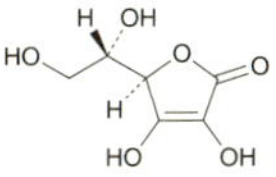

←── 構造式または示性式

$C_6H_8O_6$: 176.12　←── 分子式および分子量

L-*threo*-Hex-2-enono-1,4-lactone　←── 化学名

[50-81-7]

成分の含量規定 →

　本品を乾燥したものは定量するとき，L－アスコルビン酸 ←
（$C_6H_8O_6$）99.0％以上を含む.

性状　本品は白色の結晶又は結晶性の粉末で，においはなく，
　　酸味がある.

　　本品は水に溶けやすく，エタノール(95)にやや溶けにくく，
　　ジエチルエーテルにほとんど溶けない.

　　融点：約190℃（分解）.

確認試験

　（1）　本品の水溶液(1→50) 5 mLずつをとり，過マンガン
酸カリウム試液1滴を滴加するとき，また，2,6－ジクロロイ
ンドフェノールナトリウム試液1 ～ 2滴を滴加するとき，い
ずれも試液の色は直ちに消える.

　（2）　本品0.1 gをメタリン酸溶液(1→50) 100 mLに溶かす.
この液5 mLをとり，液が僅かに黄色を呈するまでヨウ素試
液を加えた後，硫酸銅(Ⅱ)五水和物溶液(1→1000) 1滴及びピ
ロール1滴を加え，50℃で5分間加温するとき，液は青色を
呈する.

一般試験法の番号 →

旋光度 〈*2.49*〉　〔α〕$_D^{20}$：＋20.5 ～ ＋21.5° (2.5 g，水，25 ← 示性値
mL，100 mm).

pH 〈*2.54*〉　本品1.0 gを水20 mLに溶かした液のpHは2.2 ～ ← 示性値
2.5である.

純度試験

　（1）　溶状　本品1.0 gを水20 mLに溶かすとき，液は無色
澄明である.

　（2）　重金属 〈*1.07*〉　本品1.0 gをとり，第1法により操作
し，試験を行う. 比較液には鉛標準液2.0 mLを加える(20
ppm以下).

乾燥減量 〈*2.41*〉　0.20％以下(1 g，シリカゲル，24時間).

強熱残分 〈*2.44*〉　0.1％以下(1 g).

定量法　本品を乾燥し，その約0.2 gを精密に量り，メタリン
酸溶液(1→50) 50 mLに溶かし，0.05 mol/Lヨウ素液で滴定
〈*2.50*〉する(指示薬：デンプン試液1 mL).

　0.05 mol/Lヨウ素液1 mL＝8.806 mg $C_6H_8O_6$

貯法

　保存条件　遮光して保存する.

　容器　気密容器.

図5・1　アスコルビン酸を例にした医薬品各条の記載内容

ることが予想されるものである. 原則として類縁物質が設定される. その他，鏡
像異性体，残留溶媒などがある.

　乾燥減量または強熱減量は，医薬品を乾燥または強熱したときの減量を規定し
ている. 乾燥条件で医薬品が分解する場合や医薬品が水和物の場合は，原則とし
て医薬品中の水分を測定する. 品質評価に支障のない場合には，設定が省略され
ることもある.

　強熱残分は，有機物中に不純物として含まれる無機物の量，有機物中に構成成
分として含まれる無機物の量または強熱時に揮散する無機物中に含まれる不純物
の量を規定する必要がある場合に設定される. 品質評価に支障のない場合には，
設定が省略されることもある.

　製剤試験には，製剤総則において規定された試験およびその製剤の特性または
機能を特徴づける試験項目が設定される. 製剤均一性，不溶性異物，不溶性微粒
子，溶出性などがある.

　定量法は，成分の含量，力価などを物理的，化学的または生物学的方法によっ
て測定する試験法である. 特異性の高いクロマトグラフィーまたは紫外可視吸光
度測定法や，再現性のよい絶対量を測定しうる滴定法が汎用される.

　貯法には，通例，容器が設定される. 保存条件が設定されることもある.

　有効期間は原則として設定しないが，有効期間が3年未満であるものについて
は設定されることもある.

5・1・4　参考情報

　参考情報は，医薬品，医療機関等の品質，有効性及び安全性の確保等に関する

参考情報
general information

法律に基づく承認の際に規定された場合を除き，医薬品の適否の判断を示すものではないが，日本薬局方を補足する重要情報として位置づけられている．

○━ キーワード

- □ 日本薬局方
- □ 通則
- □ 一般試験法
- □ 医薬品各条
- □ 参考情報

✔ チェックリスト

1. 日本薬局方は，わが国で流通する医薬品の品質を適正に確保するために必要な規格・基準および標準的試験法などを示す公的な規範書である．
2. 日本薬局方の内容は，学問・科学技術の進歩や医療需要，医薬品開発・流通のグローバル化に対応して常に改正されている．
3. 通則は，日本薬局方を運用するための原則となる規定であるため，通則に記載の内容は，日本薬局方全体に適用されることになる．
4. 一般試験法は，医薬品各条に共通する標準的な試験法や医薬品の品質評価に有用な試験法である．

5・2　純度試験

5・2・1　日本薬局方における純度試験

純度試験 purity test：JP 18 通則 33 には，"純度試験は，医薬品中の混在物を試験するために行うもので，医薬品各条のほかの試験項目と共に，医薬品の純度を規定する試験でもあり，通例，その混在物の種類およびその量の限度を規定する．（以下略）"と記載されている．

　日本薬局方における**純度試験**は，医薬品中に含まれる"混在物"を試験するものである．医薬品各条には通例，混在物の種類とその量の限度が医薬品ごとに規定される．試験の対象となる混在物は，その医薬品の製造過程や保存の間に混在することが予想されるもの，または人体に有害な重金属，ヒ素などである*．これらは，可能な限り取除くことが望ましいが，完全な除去は困難であることから，安全性を考慮したうえで，混在することが許容できる限度量を規定している．

5・2・2　化学的試験法による代表的な純度試験

* JP 18 第一追補により，863 品目の医薬品各条から重金属試験やヒ素試験などが削除された．しかし，通則 34 に従った管理を行うまでは削除された品目であっても，試験を引き続き実施する必要がある．なお，通則 34 に従った管理とは，一般試験法 2.66 元素不純物に規定される管理のことである．

　純度試験の試験項目は多岐にわたるが，ここでは，化学反応を利用して呈色させ，目視で判定する化学的試験法を中心に述べる．たとえば，JP 18 インドメタシンの純度試験（1）は，次のように記載されている．

インドメタシン　　純度試験（1）酸　　本品 1.0 g に水 50 mL を加え，5 分間振り混ぜて沪過し，沪液に 0.1 mol/L 水酸化ナトリウム液 0.20 mL およびフェノールフタレイン試液 1 滴を加えるとき，液の色は赤色である．

インドメタシン

レブリン酸
IUPAC 名：4-オキソ
ペンタン酸

　これは混在物である水溶性のレブリン酸を試験するものである．レブリン酸は 1 価の弱酸で水酸化ナトリウムと 1：1 で反応するため，レブリン酸の量が限度量よりも少なければすべて中和され，余剰の水酸化ナトリウムはフェノールフタ

レインにより，液が赤色を呈する．インドメタシンも1価の弱酸だが，水にほとんど溶けないため，沪液には含まれない．また，試験法からレブリン酸の限度量が求められ，この場合，加えた水酸化ナトリウムの量と等しい $0.1\ mol/L \times (0.20/1000)\ L \times 1000 = 0.02\ mmol$ である．

┃例題5・1 混在物の限度試験 JP 18 アスピリンの純度試験(2)は，混在物のサリチル酸を試験するもので，次のように記載されている．サリチル酸の限度は何%以下か．

本品 2.5 g をエタノール(95) に溶かし 25 mL とし，この 1.0 mL をとり，新たに製した希硫酸アンモニウム鉄(Ⅲ) 試液*1 1 mL に水を加えてネスラー管中で 50 mL とした液に加え，30 秒間放置するとき，液の色は次の比較液より濃くない．

比較液: サリチル酸 0.100 g を水に溶かし，酢酸(100) 1 mL および水を加えて 1000 mL とする．この液 1.0 mL をとり，新たに製した希硫酸アンモニウム鉄(Ⅲ) 試液 1 mL にエタノール(95) 1 mL および水を加えてネスラー管中で 50 mL とした液に加え，30 秒間放置する．

解答 比較液に加えるサリチル酸の量は，$0.100\ g \times (1\ mL/1000\ mL) = 1.00 \times 10^{-4}\ g$ である．この量が，検液のネスラー管にとる本品の量〔$2.5\ g \times (1\ mL/25\ mL) = 0.10\ g$〕中に混在することが許容される限度となる．したがって，その限度 (%) は，

$$\frac{1.00 \times 10^{-4}\ g}{0.10\ g} \times 100 = 0.10\%$$

アスピリン
（アセチルサリチル酸）

サリチル酸

*1 3価の鉄イオン Fe^{3+} は，サリチル酸のフェノール性ヒドロキシ基と錯体を形成し呈色するが，アスピリンはフェノール性ヒドロキシ基をもたないため呈色しない．

このように，目視で判定する化学的試験法の場合，混在物の限度量を加えたものを<u>比較液</u>とし，<u>検液</u>と比較液の呈色の濃淡を比べ，検液の呈色が比較液の呈色よりも濃くなければ，混在物の量が既定の限度よりも少ないと判定する．検液と比較液を目視で比較する以下の試験 **a～f** は，多くの医薬品に適用されている．

a. 塩化物試験法▲   塩化物試験法は，医薬品中に混在する塩化物 (Cl として) が限度以下であるかを試験する．検液と比較液に，塩化物と反応する硝酸銀試液を加え，塩化銀の生成による白濁の程度を黒色の背景を用いて比較する．医薬品中に混在する塩化物が限度以下であれば，検液の呈する混濁は，比較液の呈する混濁より濃くない．

◀ JP 18 〈1.03〉

$$Cl^- + Ag^+ \longrightarrow AgCl\downarrow\ (白)$$

医薬品各条には，医薬品ごとに混在する塩化物の限度が Cl の量としてパーセント (%) で ( ) 内に付記されている．たとえば JP 18 アスピリンの塩化物試験は，次のように記載されている．

┃アスピリン 純度試験 (3) 塩化物▲   本品 1.8 g に水 75 mL を加え，5 分間煮沸し，冷後，水を加えて 75 mL とし，沪過する．沪液*2 25 mL に希硝酸 6 mL および水を加えて 50 mL とする．これを検液とし，試験を行う．比較液には 0.01 mol/L 塩酸 0.25 mL を加える（0.015%以下）．

◀ JP 18 〈1.03〉

*2 アスピリンの硫酸塩試験（§5・2・2b）と共通して使用．

比較液に加える塩化物の量は Cl の原子量を 35.45 とすると，$0.01\ mol/L \times (0.25/$

1000) L×35.45 g/mol＝8.863×10^{-5} g であり，この量が，検液のネスラー管にとる本品の量〔1.8 g×(25 mL/75 mL)＝0.60 g〕中に混在することが許容される限度である．実際にその限度(%) を計算すると，

$$\frac{8.863 \times 10^{-5}\,\mathrm{g}}{0.60\,\mathrm{g}} \times 100 = 0.014\,77 = 0.015\%$$

となり，（　）内に付記された値となる．このように医薬品ごとに規定されている塩化物の限度は，比較液に加える塩酸の量から求めることができる．

L-アスパラギン酸

例題 5・2　塩化物試験法　JP 18 L-アスパラギン酸の塩化物試験は，次のように記載されている．本品中に混在する塩化物の限度は何%以下か．

　本品 0.5 g をとり，希硝酸 6 mL および水 20 mL に溶かし，水を加えて 50 mL とする．これを検液とし，試験を行う．比較液には 0.01 mol/L 塩酸 0.30 mL を加える．
解　答　比較液に加える塩化物の量は，0.01 mol/L×(0.30/1000) L×35.45 g/mol＝1.0635×10^{-4} g である．この量が，検液のネスラー管にとる本品の量 (0.50 g) 中に混在することが許容される限度である．したがって，その限度（%）は，

$$\frac{1.0635 \times 10^{-4}\,\mathrm{g}}{0.50\,\mathrm{g}} \times 100 = 0.021\,27 = 0.021\%$$

JP 18 〈1.14〉▶　　**b. 硫酸塩試験法**▲　　硫酸塩試験法は，医薬品中に混在する硫酸塩（SO$_4$ として）が限度以下であるかを試験する．検液と比較液に硫酸塩と反応する塩化バリウム試液を加え，硫酸バリウムの沈殿生成による白濁の程度を黒色の背景を用いて比較する．医薬品中に混在する硫酸塩が限度以下であれば，検液の呈する混濁は，比較液の呈する混濁より濃くない．

$$SO_4^{2-} + Ba^{2+} \longrightarrow BaSO_4 \downarrow (白)$$

　医薬品各条には，医薬品ごとに混在する硫酸塩の限度が SO$_4$ の量としてパーセント（%）で（　）内に付記されている．たとえば JP 18 L-アスパラギン酸の硫酸塩試験は，次のように記載されている．

JP 18 〈1.14〉▶　　**L-アスパラギン酸**　　純度試験 (3) 硫酸塩▲　　本品 0.6 g をとり，希塩酸 5 mL および水 30 mL に溶かし，水を加えて 45 mL とする．これを検液とし，試験を行う．比較液は 0.005 mol/L 硫酸 0.35 mL に希塩酸 5 mL および水を加えて 45 mL とする．ただし，検液および比較液には塩化バリウム試液 5 mL ずつを加える（0.028%以下）．

　比較液に加える硫酸塩 SO$_4^{2-}$ の量は，SO$_4$ の原子量の和を 96.07 とすると，0.005 mol/L×(0.35/1000) L×96.07 g/mol＝1.681×10^{-4} g であり，この量が，検液のネスラー管にとる本品の量 (0.60 g) 中に混在することが許容される限度である．実際にその限度（%）を計算すると，

$$\frac{1.681 \times 10^{-4}\,\mathrm{g}}{0.60\,\mathrm{g}} \times 100 = 0.028\,01 = 0.028\%$$

となり，（　）内に付記された値となる．このように医薬品ごとに規定されている硫酸塩の限度は，比較液に加える硫酸の量から求めることができる．

例題 5・3　硫酸塩試験法　JP 18 アスピリンの硫酸塩試験は次のように記載されている．本品中に混在する硫酸塩の限度は何％以下か．ただし，沪液は，塩化物試験（§5・2・2a）の沪液を用いる．

　（塩化物試験の）沪液 25 mL に希塩酸 1 mL および水を加えて 50 mL とする．これを検液とし，試験を行う．比較液には 0.005 mol/L 硫酸 0.50 mL を加える．

解答　比較液に加える硫酸の量は，0.005 mol/L×(0.50/1000) L×96.07 g/mol＝2.402×10^{-4} g である．この量が，検液のネスラー管にとる本品の量〔1.8 g×(25 mL/75 mL)＝0.60 g〕中に混在することが許容される限度となる．したがって，その限度（％）は，

$$\frac{2.402\times10^{-4}\ \text{g}}{0.60\ \text{g}}\times100 \ = \ 0.040\,03 \ = \ 0.040\%$$

---

c. 重金属試験法▲　　重金属試験法は，医薬品中に混在する重金属（Pb，Bi，Cu，Cd，Sb，Sn，Hg など）が限度以下であるかを試験する[*1]．検液と比較液に酸性下（pH 3.0〜3.5）で硫化ナトリウム試液を加え，生成する黄色〜褐色の不溶性硫化物による混濁の程度を，白色の背景を用いて比較する．医薬品中に混在する重金属が限度以下であれば，検液の呈する混濁は，比較液の呈する混濁より濃くない．

◀ JP 18 〈1.07〉

*1 金属の分析法については 3 巻 III. 機器分析，3 章 金属の分析法 参照．

$$Pb^{2+} + S^{2-} \ \longrightarrow \ PbS\!\downarrow\ （褐色）$$

　医薬品各条には，医薬品ごとに混在する重金属の限度が Pb の量として ppm で（　）内に付記されている．たとえば JP 18 アルミノプロフェンの重金属試験は，次のように記載されている．

アルミノプロフェン　　純度試験 (1) 重金属▲　　本品 2.0 g をとり，第 2 法により操作し，試験を行う．比較液には鉛標準液[*2] 2.0 mL を加える（10 ppm 以下）．

◀ JP 18 〈1.07〉

*2 鉛標準液は，鉛標準原液 10 mL を正確に量り，水を加えて正確に 100 mL とする．用時製する．この液 1 mL は鉛(Pb) 10 μg を含む．鉛標準原液は，硝酸鉛(II) 159.8 mg を正確に量り，希硝酸 10 mL に溶かし，水を加えて正確に 1000 mL とする．原液の調製および保存には可溶性鉛塩を含まないガラス容器を用いる．JP 18 〈9.22〉

アルミノプロフェン
および
鏡像異性体

　比較液に加える鉛 Pb の量は，10 μg/mL×2.0 mL×(10^{-6} g/1 μg) ＝ 2.0×10^{-5} g であり，この量が，検液のネスラー管にとる本品の量（2.0 g）中に混在することが許容される限度である．実際にその限度（ppm）を計算すると，

$$\frac{2.0\times10^{-5}\ \text{g}}{2.0\ \text{g}}\times10^{6} \ = \ 10\ \text{ppm}$$

となり，（　）内に付記された値となる．このように医薬品ごとに規定されている重金属の限度は，比較液に加える鉛の量から換算して求めることができる．

例題 5・4 重金属試験法　JP 18 トコフェロールコハク酸エステルカルシウムの重金属試験は，次のように記載されている．本品中に混在する重金属の限度は，鉛に換算して何 ppm 以下か．

　本品 1.0 g をとり，第 4 法により操作し，試験を行う．比較液には鉛標準液 2.0 mL を用いる．

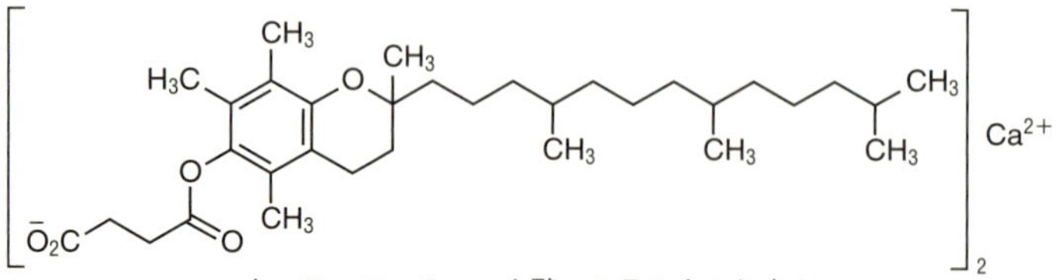

トコフェロールコハク酸エステルカルシウム

解 答　比較液に加える鉛の量は，10 µg/mL×2.0 mL×(10^{-6} g/1 µg)＝$2.0×10^{-5}$ g である．この量が，検液のネスラー管にとる本品の量（1.0 g）中に混在することが許容される限度となる．したがって，その限度は，

$$\frac{2.0×10^{-5} \text{ g}}{1.0 \text{ g}}×10^6 = 20 \text{ ppm}$$

JP 18 〈1.10〉▶

　d. 鉄試験法▲　　鉄試験法は，医薬品中に混在する鉄が限度以下であるかを試験する．試料中に混在する鉄には Fe^{II} と Fe^{III} が存在するため，検液と比較液に L-アスコルビン酸を加え，Fe^{3+} をすべて Fe^{2+} に還元したのち，2,2′-ビピリジル試液を加え，生成した鉄錯体による赤色の呈色を，白色の背景を用いて比較する．医薬品中に混在する鉄が限度以下であれば，検液の呈する色は，比較液の呈する色より濃くない．

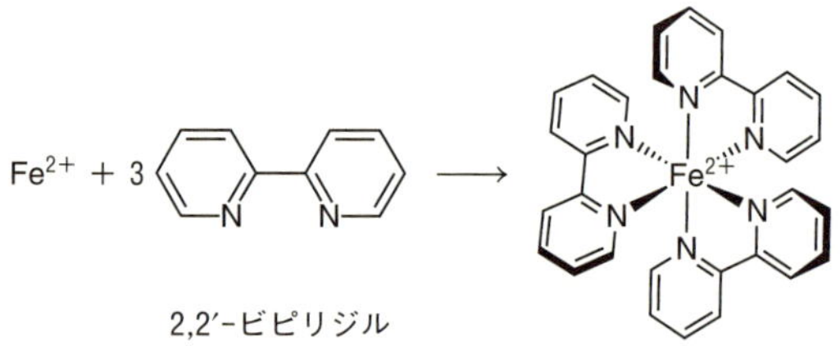

Fe^{2+} + 3

2,2′-ビピリジル　　　　　　　　　ビピリジル鉄錯体（赤色）

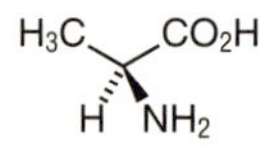

H₃C   CO₂H
H   NH₂
L-アラニン

　医薬品各条には，医薬品ごとに混在する鉄の限度が Fe の量として，ppm で（　）内に付記されている．たとえば，JP 18 L-アラニンの鉄試験は，次のように記載されている．

JP 18 〈1.10〉▶

＊ 鉄標準液は，硫酸アンモニウム鉄(Ⅲ)十二水和物 86.3 mg を正確に量り，水 100 mL に溶かし，希塩酸 5 mL および水を加えて正確に 1000 mL とする．この液 1 mL は鉄(Fe) 10 µg を含む．JP 18 〈9.22〉

L-アラニン　　純度試験 (5) 鉄▲　　本品 1.0 g をとり，第 1 法により検液を調製し，A 法により試験を行う．比較液には鉄標準液＊ 1.0 mL を加える（10 ppm 以下）．

　比較液に加える鉄 Fe の量は，10 µg/mL×1.0 mL×(10^{-6} g/1 µg)＝$1.0×10^{-5}$ g であり，この量が，検液のネスラー管にとる本品の量（1.0 g）中に混在することが許容される限度である．実際にその限度（ppm）を計算すると，

$$\frac{1.0 \times 10^{-5}\,\text{g}}{1.0\,\text{g}} \times 10^6 = 10\,\text{ppm}$$

となり，（　）内に付記された値となる．このように医薬品ごとに規定されている混在する鉄の限度は，比較液に加える鉄の量から求めることができる．

例題 5・5　鉄試験法 1　JP 18 酸化マグネシウム MgO の鉄試験は，次のように記載されている．本品中に混在している鉄の限度は何 ppm 以下か．

本品 40 mg をとり，第 1 法により検液を調製し，A 法により試験を行う．比較液には鉄標準液 2.0 mL を加える．

解答　比較液に加える鉄 Fe の量は，$10\,\mu\text{g/mL} \times 2.0\,\text{mL} \times (10^{-6}\,\text{g/1}\,\mu\text{g}) = 2.0 \times 10^{-5}$ g である．この量が，検液のネスラー管にとる本品の量（0.040 g）中に混在することが許容される限度である．したがって，その限度（ppm）は，

$$\frac{2.0 \times 10^{-5}\,\text{g}}{0.040\,\text{g}} \times 10^6 = 500\,\text{ppm}$$

例題 5・6　鉄試験法 2　JP 18 鉄試験法に関する次の記述の空欄 ア～エ に適当な語句を入れよ．

鉄試験法では，検液および比較液に ア を加え，Fe^{III} をすべて Fe^{II} に還元した後，イ 試液を加えると，鉄錯体を生じる．この鉄錯体による呈色の色は ウ であり，エ の背景を用いて検液と比較液の呈色の度合いを比較する．

解答　ア．L-アスコルビン酸，　イ．2,2′-ビピリジル，　ウ．赤色，　エ．白色

---

e. アンモニウム試験法▲　　アンモニウム試験法は，医薬品中に混在するアンモニウム塩（NH_4^+ として）が限度以下であるかを試験する．検液および比較液に酸化マグネシウムを加えてアンモニウムイオンをアンモニアとし，蒸留で他の混在物と分離した後，フェノール・ペンタシアノニトロシル鉄(III)酸ナトリウム試液▲，次亜塩素酸ナトリウム・水酸化ナトリウム試液▲を加えてモノクロラミン（NH_2Cl）とする*．その後，モノクロラミンがフェノールと縮合して生じるインドフェノールによる青色の呈色を，白色の背景を用いて検液と比較液を比較する．医薬品中に混在するアンモニウム塩が限度以下であれば，検液の呈する青色は，比較液の呈する青色より濃くない．

◀ **JP 18** ⟨1.02⟩

◀ **JP 18** ⟨9.41⟩
◀ **JP 18** ⟨9.41⟩

* ペンタシアノニトロシル鉄(III)酸ナトリウムは反応促進剤として働く．

$$2\,NH_4^+ + MgO \longrightarrow 2\,NH_3 + Mg^{2+} + H_2O$$

$$2\,NH_3 + 2\,ClO^- \xrightarrow{\ Na_2[Fe(CN)_5(NO)]/NaOH\ } 2\,NH_2Cl + 2\,OH^-$$
モノクロラミン

$$2\,NH_2Cl + 2\,\langle\!\!\!\langle\text{ }\rangle\!\!\!\rangle\!-\!OH + NaOH \longrightarrow O\!=\!\langle\!\!\!\langle\text{ }\rangle\!\!\!\rangle\!=\!N\!-\!\langle\!\!\!\langle\text{ }\rangle\!\!\!\rangle\!-\!OH + NaCl + H_2O + NH_4Cl$$
フェノール　　　　　　　　　　インドフェノール（青色）

医薬品各条には，医薬品ごとに混在するアンモニウム塩の限度が NH_4^+ の量として，パーセント（%）で（　）内に付記されている．たとえば JP 18 カイニン酸水和物のアンモニウム試験は，次のように記載されている．

JP 18 〈1.02〉▶

カイニン酸水和物

*1 アンモニウム標準液は，塩化アンモニウム 2.97 g を正確に量り，アンモニウム試験用水に溶かし，正確に 1000 mL とする．この液 10 mL を正確に量り，これにアンモニウム試験用水を加えて正確に 1000 mL とする．この液 1 mL はアンモニウム（NH₄）10 µg を含む．JP 18 〈9.22〉

*2 IUPAC 名：アルサン　慣用名：アルシン

*3 ヒ酸塩（AsO_4^{3-}）は還元されにくいため，① 亜硫酸（第 2 法のみ），② ヨウ化カリウム，③ 酸性塩化スズ(II) により，できるだけ亜ヒ酸塩（AsO_3^{3-}）に還元し，その後，④ 亜鉛により，亜ヒ酸塩を三水素化ヒ素に還元する．

JP 18 〈1.11〉▶

*4 三水素化ヒ素（AsH_3）は揮発性であるため，①〜④ の還元は閉鎖系装置で行い，発生した三水素化ヒ素を吸収させる吸収液（N,N-ジエチルジチオカルバミド酸銀・ピリジン溶液）5 mL を入れた吸収管で呈色させる．

JP 18 〈1.11〉▶

*5 ヒ素標準液：三酸化二ヒ素（As_2O_3）1 µg/mL.
JP 18 〈1.11〉

カイニン酸水和物　　純度試験 (4) アンモニウム▲　　本品 0.25 g をとり，試験を行う．比較液にはアンモニウム標準液*1 5.0 mL を用いる（0.02%以下）．

比較液に加えるアンモニウム（NH_4^+）の量は，10 µg/mL×5.0 mL×(10^{-6} g/1 µg)=$5.0×10^{-5}$ g であり，この量が，検液のネスラー管にとる本品の量（0.25 g）中に混在することが許容される限度である．実際にその限度（%）を計算すると，

$$\frac{5.0×10^{-5}\text{ g}}{0.25\text{ g}}×100 = 0.02\%$$

となり，（　）内に付記された値となる．このように医薬品ごとに規定されているアンモニウム塩の限度は，比較液に加えるアンモニウムの量から求めることができる．

例題 5・7　アンモニウム試験法　JP 18 アンモニウム試験法に関する次の記述の空欄 ア〜エ に適当な語句を入れよ．

アンモニウム試験法では，検液および比較液に ア を加えてアンモニウムイオンをアンモニアとする．アンモニアは次亜塩素酸ナトリウム・水酸化ナトリウム試液を加えてモノクロラミンとした後，フェノールと縮合させると， イ を生じる．この イ による呈色の色は ウ であり， エ の背景を用いて検液と比較液の呈色の度合いを比較する．

解　答　ア．酸化マグネシウム，　イ．インドフェノール，　ウ．青色，　エ．白色

f. ヒ素試験法▲　　ヒ素試験法は，医薬品中に混在するヒ素が限度以下であるかを試験する．試料中のヒ素は，ヒ酸塩（AsO_4^{3-}）と亜ヒ酸塩（AsO_3^{3-}）が混在すると考えられるため，①〜④ の反応で三水素化ヒ素*2（AsH_3）に還元*3 したのち，N,N-ジエチルジチオカルバミド酸銀・ピリジン溶液との反応で生じる赤紫色の呈色*4 を，白色の背景を用いて比較する．医薬品中に混在するヒ素が限度以下であれば，検液の呈する赤紫色は，比較液の呈する赤紫色（標準色）より濃くない．

① $AsO_4^{3-} + SO_3^{2-}$ 　　　　　$\longrightarrow AsO_3^{3-} + SO_4^{2-}$

② $AsO_4^{3-} + 2I^- + 2H^+ \longrightarrow AsO_3^{3-} + I_2 + H_2O$

③ $AsO_4^{3-} + Sn^{2+} + 2H^+ \longrightarrow AsO_3^{3-} + Sn^{4+} + H_2O$

④ $AsO_3^{3-} + 3Zn + 9H^+ \longrightarrow AsH_3↑ + 3Zn^{2+} + 3H_2O$

医薬品各条には，医薬品ごとに混在するヒ素の限度が三酸化二ヒ素 As_2O_3 の量として，ppm で（　）内に付記されている．たとえば JP 18 アルミノプロフェンのヒ素試験は，次のように記載されている．

アルミノプロフェン　　純度試験 (2) ヒ素▲　本品 1.0 g をとり，第 3 法により検液を調製し，試験を行う（2 ppm 以下）．

比較対象となる標準色を得るためには，ヒ素標準液*5 2 mL を加える．したがって，ヒ素の量は三酸化二ヒ素（As_2O_3）として，1 µg/mL×2.0 mL×(10^{-6} g/

1 μg＝2.0×10⁻⁶ g であり、この量が、本品の量 (1.0 g) 中に混在することが許

答される限度である。実際にその限度は、標準にひ素の限度 (ppm) を計算すると、

$$\frac{2.0 \times 10^{-6}\ \mathrm{g}}{1.0\ \mathrm{g}} \times 10^6 = 2\ \mathrm{ppm}$$

となり、( ) 内に付記された値となる。このように医薬品ごとに規定されてい

る混在することひ素の限度は、標準色を得るために加えるこ酸化ひ素の量から求め

ることができる。

例題 5・8　ひ素試験法　JP 18 ひ素試験法に関する次の記述の空欄 ア～ウ に適当
な語句を入れよ。

ひ素試験法では、医薬品ごとに試料中に混在することひ素の限度が、ア の量として

イ で（ ）内に付記されている。試料中のひ素は、AsO₄³⁻ や AsO₃³⁻ が混在する

ことを考慮し、揮発性の ウ に還元してから呈色させて比較する。

解答　ア．三酸化ひ素 (As₂O₃)、　イ．ppm、　ウ．三水素化ひ素 (AsH₃)

表 5・6 にここまでの試験法をまとめた。

5・2・3　その他の純度試験

ここまで化学反応を基本原理とする代表的な純度試験について述べてきたが、

表 5・6　純度試験に適用される代表的な化学的試験法の原理と判定法

試験法	混在物	限度	標準液など	背景	判定法†	適用医薬品
アンモニウム試験法〈1.02〉	アンモニウム塩 (NH₄⁺として)	%	アンモニウム標準液：NH₄⁺ 10 μg/mL	白色	インドフェノール色素による呈色（青色）の濃淡を比較	カイニン酸水和物、各種アミノ酸
塩化物試験法〈1.03〉	塩化物 (Clとして)	%	0.01 mol/L 塩酸	黒色	硝酸銀試液を加え、AgCl 生成による混濁（白色）の濃淡を比較	アスピリン、L-アスパラギン酸、ほか多数医薬品に適用
硫酸塩試験法〈1.14〉	硫酸塩 (SO₄として)	%	0.005 mol/L 硫酸	黒色	塩化バリウム試液を加え、BaSO₄ 生成による混濁（白色）を比較	アスピリン、L-アスパラギン酸、L-システイン、ほか多数医薬品に適用
重金属試験法〈1.07〉	Na₂Sによって呈色する重金属 (Pbとして)	ppm	鉛標準液：Pb 10 μg/mL	白色	硫化ナトリウム試液により生じる（褐色）PbS などの硫化物による混濁（褐色）の濃淡を比較	アスピリンアルミニウム、アルミノプロフェン、タンニン酸ベルベリン、ナファモスタット塩酸塩など
鉄試験法〈1.10〉	鉄 (Fe)	ppm	鉄標準液：Fe 10 μg/mL	白色	L-アスコルビン酸でFe³⁺をFe²⁺に還元後、Fe²⁺と 2,2'-ビピリジルが形成する赤色錯体による呈色（赤色）の濃淡を比較	L-アラニン、乾燥硫酸アルミニウムカリウム、酸化マグネシウム、L-システインなど
ひ素試験法〈1.11〉	ひ素 (三酸化ひ素 As₂O₃として)	ppm	ひ素標準液：As₂O₃ 1 μg/mL	—	と酸塩 AsO₄³⁻ を亜ひ酸塩 AsO₃³⁻ に還元を、三水素化ひ素 AsH₃ に還元、エチルジチオカルバミ三ド酸銀との反応により生じる遊離コロイド状銀の呈色（赤紫色）の濃淡を比較	アスピリンアルミニウム、アルミノプロフェン、トコフェロールニコチン酸エステアリルカルシウムなど

† 判定において、検液の呈する色または混濁は比較液の呈する色または混濁より濃くないことが、混在物が限度以下であること
を示す。〈 〉は共内容により　一般試験法を分類し付与した固有の番号である。

その他の代表的試験法として物理的試験法がある．クロマトグラフィーはその代表であり，混在物が有機化合物の場合の試験に多く適用されている．

たとえば，JP 18 ヒドロコルチゾンの純度試験は，類縁物質を試験するもので，薄層クロマトグラフィー▲が適用され，次のように記載されている．

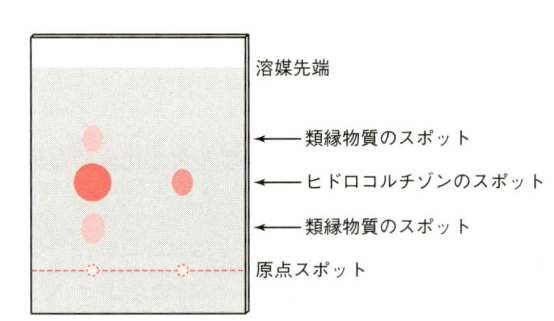

JP 18 〈2.03〉▶

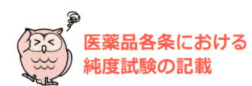

ヒドロコルチゾン

ヒドロコルチゾン　　純度試験: 類縁物質　本品 20 mg をクロロホルム/メタノール混液 (9 : 1) 10 mL に溶かし，試料溶液とする．この液 1 mL を正確に量り，クロロホルム/メタノール混液 (9 : 1) を加えて正確に 50 mL とし，標準溶液とする (以下一部略)．試料溶液および標準溶液 10 μL ずつを薄層板にスポットし，クロロホルム/エタノール (95) 混液 (17 : 3) を展開溶媒とする．展開後，紫外線 (主波長 254 nm) を照射するとき，試料溶液から得た主スポット以外のスポットは標準溶液から得たスポットより濃くない．

図 5・2 は，この試験から予想される薄層クロマトグラフィーの模式図である．試料溶液から得られる主スポットはヒドロコルチゾンであり，それ以外のスポットは類縁物質のステロイドである．

溶媒先端

←── 類縁物質のスポット

←── ヒドロコルチゾンのスポット

←── 類縁物質のスポット

原点スポット

図 5・2　ヒドロコルチゾンの類縁物質の薄層クロマトグラフィーの模式図

試料溶液　標準溶液

一方，試料溶液を 50 倍に希釈した標準溶液から得られるスポットは，ヒドロコルチゾンのみである (他のステロイドは検出限界以下となる)．試料溶液から得られる類縁物質のスポットが，標準溶液のスポットより濃くないことは，類縁物質がヒドロコルチゾンの 50 分の 1 以下であることを示す．すなわち，他のステロイドの許容限度は 2%以下である．

なお，許容限度は次のように計算される．

*3 巻 Ⅲ.機器分析，§9・2 参照．

$$\frac{標準溶液の濃度〔mg/mL〕}{試料溶液の濃度〔mg/mL〕} \times 100 = \frac{\dfrac{20\ \text{mg}}{10\ \text{mL}} \times \dfrac{1\ \text{mL}}{50\ \text{mL}}}{\dfrac{20\ \text{mg}}{10\ \text{mL}}} \times 100 = 2\%$$

類縁物質の純度試験に液体クロマトグラフィー* を適用する医薬品も多い．この場合，試料溶液をさらに希釈したものを標準溶液とし，主ピークの面積とそれ以外のピークの面積を比較する．詳細は JP 18 の医薬品各条に従うものとする．

🦉 **医薬品各条における純度試験の記載**

JP 18 医薬品各条には，45 の試験項目がある．本節で述べなかった "溶状，液性，酸，アルカリの規定"，"金属 (塩) の混在限度"，"無機酸と塩類の混在限度"，"有機性混在物の限度試験" については，東京化学同人ウェブサイトの本書のページに掲載してある．

◯━ キーワード

☐ 純度試験　　　☐ 混在物　　　☐ 限　度　　　☐ 比較液　　　☐ 検　液

1. 純度試験は，医薬品中の"混在物"を試験するものであり，医薬品ごとに混在物の種類と量（限度）が規定されている．
2. 対象となる混在物は，医薬品の製造過程や保存の間に混在することが予想されるもの，人体に有害な重金属，ヒ素などである．
3. 比較液に加える標準液などの濃度と加える量から，混在物の限度が計算で求められる．検液に含まれる混在物の量は比較液よりも少なくなければならない．

5・3　確 認 試 験

　医薬品の**確認試験**は，有効成分の有無を確実に確認するための試験である．JP 18 では通例複数の方法が示されている．ここでは，有機化学の反応を利用した確認試験について，体系的に学べるように，医薬品の官能基に基づいた反応ごとに分類して述べる．

確認試験 identification test

5・3・1　ヒドロキシ基を含む医薬品

a. 塩化鉄(Ⅲ) の呈色反応　　フェノール性ヒドロキシ基は，**塩化鉄(Ⅲ)試液**により錯体を形成し，赤色や紫色などのさまざまな色を呈する．フェノール類，アドレナリン類，サリチル酸類，タンニン酸類* など数多くの医薬品の確認に用いられる．代表的な適用医薬品の構造式と呈色を**表5・7**に示す．

塩化鉄(Ⅲ)試液 iron(Ⅲ) chloride test solution：
JP 18 〈9.41〉．9 g の $FeCl_3$・$6H_2O$ を水に溶かし 100 mL とする（0.33 mol/L）．

* タンニン類を含む生薬成分の確認試験にも用いられる．つながり コアカリ C-5 薬学の中の生薬学・天然物化学 → 3 巻 Ⅵ. 生薬学・天然物化学・漢方療法

表5・7　塩化鉄(Ⅲ) による確認試験が適用されるフェノール性ヒドロキシ基をもつ代表的な医薬品と呈色

フェノール類
フェノール（青紫色）／ヒメクロモン（黒褐色→黄褐色）／ガベキサートメシル酸塩[†1]（紫色）

アドレナリン類
アドレナリン液（濃緑色→赤色）／l-イソプレナリン塩酸塩（濃緑色→黄緑色→褐色）／フェニレフリン塩酸塩（紫色）

サリチル酸類
サリチル酸メチル（紫色）／アスピリン[†2]（赤紫色）／サラゾスルファピリジン[†3]（赤色）

†1　塩基性下で加熱し，パラオキシ安息香酸エチルを生成させ呈色反応に用いる．
†2　本品の水溶液を5～6分間煮沸しアセチル基を脱離させる．加水分解により生じたサリチル酸が呈色する．
†3　アゾ基（−N=N−）を亜ジチオン酸ナトリウム $Na_2S_2O_4$ で還元的に開裂して生じた 5-アミノサリチル酸を呈色反応に使用する．

* フェノールは，臭素試液を添加して白色沈殿を生じることでも確認できる．

4-アミノアンチピリン試液
4-aminoantipyrine test solution: JP 18 〈9.41〉．4-アミノアンチピリン 0.1 g を水 30 mL に溶かし，炭酸ナトリウム十水和物溶液（1→5）10 mL および水酸化ナトリウム試液 2 mL を加え，さらに水を加えて全量を 100 mL とする．用時製する．

フェノール*　確認試験（1）　本品の水溶液（1→100）10 mL に塩化鉄(Ⅲ)試液 1 滴を加えるとき，液は青紫色を呈する．

b. 4-アミノアンチピリンの呈色反応　フェノールは，酸化剤であるヘキサシアノ鉄(Ⅲ)酸カリウム $K_3[Fe(CN)_6]$ の存在下，弱塩基性で **4-アミノアンチピリン試液**により，アンチピリン色素を生成し，赤紫色～赤色を呈する．

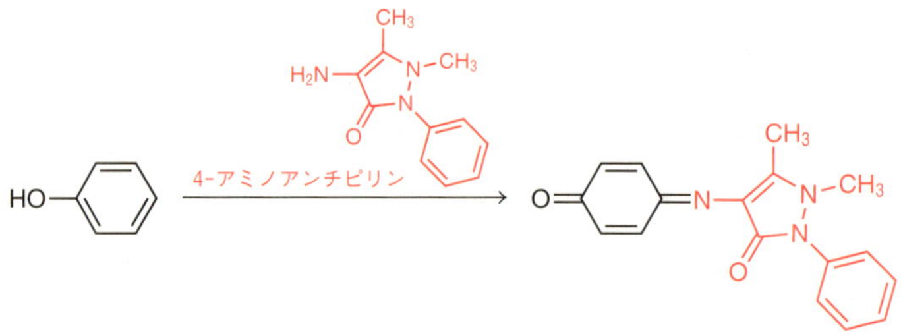

アンチピリン色素
（赤紫色～赤色）

テルブタリン硫酸塩とレボドパの確認に用いられる．4-アミノアンチピリンはフェノールのパラ位に結合するので，パラ位に置換基があるフェノール誘導体の多くは反応しない．

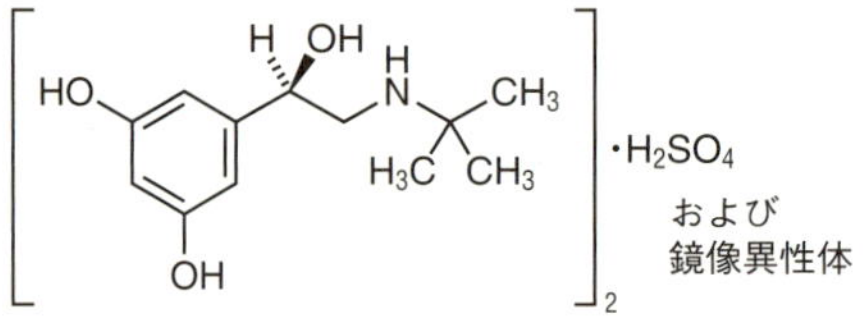

テルブタリン硫酸塩（赤紫色） 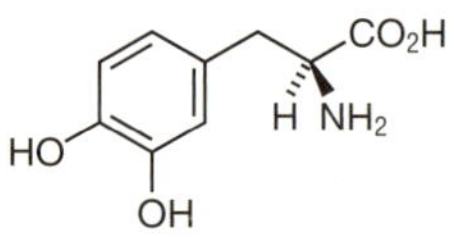　　　　レボドパ（赤色）

テルブタリン硫酸塩　確認試験（1）　本品 1 mg を水 1 mL に溶かし，pH 9.5 のトリス緩衝液 5 mL，4-アミノアンチピリン溶液（1→50）0.5 mL およびヘキサシアノ鉄(Ⅲ)酸カリウム溶液（2→25）2 滴を加えるとき，液は赤紫色を呈する．

2,6-ジブロモ-N-クロロ-1,4-ベンゾキノンモノイミン
2,6-dibromo-N-chloro-1,4-benzoquinone monoimine

JP 18 〈2.03〉▶

c. 2,6-ジブロモ-N-クロロ-1,4-ベンゾキノンモノイミンの呈色反応　フェノールは弱塩基性下で，**2,6-ジブロモ-N-クロロ-1,4-ベンゾキノンモノイミン**と縮合し，インドフェノール系色素を生成し青色を呈する（ギブス反応）．ピリドキシン塩酸塩注射液中ピリドキシンの薄層クロマトグラフィー▲での検出法として用いられる．

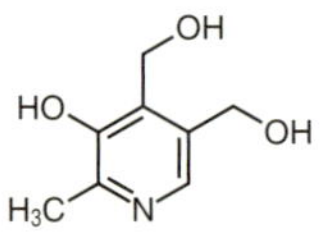

ピリドキシン 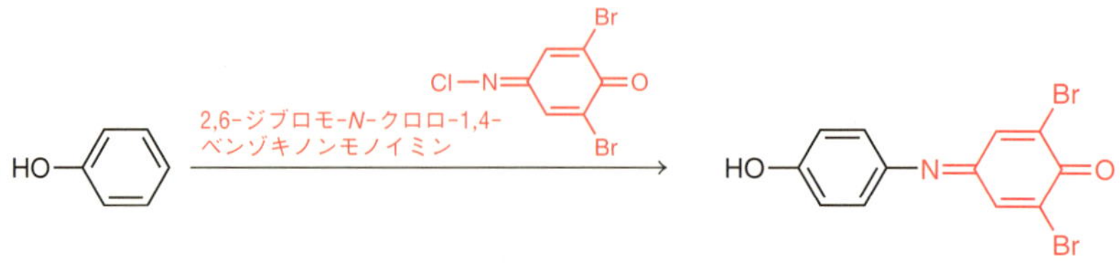　　　　　　　　　　　　インドフェノール系色素（青色）

d. エステル誘導体としての融点の確認　　アルコール性ヒドロキシ基は，エステル誘導体を生成させた後，生成物の融点を測定することで確認する．イソソルビドやエチニルエストラジオールなどの確認に用いられる．

> **イソソルビド　確認試験 (2)**　　本品 2 g にピリジン 30 mL および塩化ベンゾイル 4 mL を加え，還流冷却器を付け，50 分間煮沸した後，冷却し，この液を 100 mL の冷水中に徐々に流し込む．生じた沈殿をガラス沪過器(G3)を用いて沪取し，水で洗い，エタノール(95)から 2 回再結晶し，デシケーター(減圧，シリカゲル)で乾燥するとき，その融点▲は 102〜103 ℃ である．　　◀ JP 18 ⟨2.60⟩

イソソルビド　　エステル誘導体 (融点 102〜103 ℃)　　エチニルエストラジオール

例題 5・9　塩化鉄(Ⅲ) の呈色反応　　次の記述は，JP 18 エテンザミドに含まれる不純物の試験に関するものである．この試験の対象となる化合物はどれか．

本品 0.20 g を薄めたエタノール(2→3) 15 mL に溶かし，希塩化鉄(Ⅲ) 試液[*1] 2〜3 滴を加えるとき，液は紫色を呈しない．

> ① アセトアニリド　　② アニソール　　③ エトキシアニリン
> ④ サリチルアミド　　⑤ ベンズアミド
> 【84 回国試改題】

エテンザミド

解答　④　　サリチルアミドのフェノール性ヒドロキシ基が塩化鉄(Ⅲ) 試液と錯体を形成し紫色を呈する．

[*1] JP 18 ⟨9.41⟩．**塩化鉄 (Ⅲ)試液, 希**は，塩化鉄(Ⅲ) 試液 2 mL に水を加えて 100 mL とする．用時製にする．

5・3・2　硫黄を含む医薬品

a. ペンタシアノニトロシル鉄(Ⅲ)酸ナトリウムの呈色反応　　チオール (-SH) や硫化物イオン (S^{2-}) は，塩基性下で**ペンタシアノニトロシル鉄(Ⅲ)酸ナトリウム試液**により赤紫色に呈色する．

$$[Fe(CN)_5(NO)] + S^{2-} \longrightarrow [Fe(CN)_5(NOS)]^{2-}$$

ペンタシアノニトロシル鉄(Ⅲ)酸　　　　　　　　　赤紫色

チアマゾール，パンテチン[*2] などに含まれる SH 基やスクラルファート水和物などから生じた硫化物イオンの確認に用いられる．

サリチルアミド

ペンタシアノニトロシル鉄(Ⅲ)酸ナトリウム試液 sodium pentacyanonitrosyl-ferrate(Ⅲ) test solution：JP 18 ⟨9.41⟩．　　$Na_2[Fe^{Ⅲ}(CN)_5(NO)]\cdot 2H_2O$ 1 g を水に溶かし，20 mL とする．用時製する．

[*2] 本品の S-S 結合を亜鉛粉末で開裂させて生じた -SH 基が呈色する．

チアマゾール (黄色→(黄緑色〜緑色))　　　　　　パンテチン (赤紫色)

スクラルファート水和物　　確認試験（1）　　本品 0.05 g を小試験管にとり，ナトリウムの新しい切片 0.05 g を加え，注意しながら加熱融解し，直ちに水 100 mL の中に入れ，小試験管を割り，よく振り混ぜた後，沪過する．沪液 5 mL にペンタシアノニトロシル鉄（III）酸ナトリウム試液 1 滴を加えるとき，液は赤紫色を呈する[*1]．

*1 本品を金属ナトリウムと加熱融解すると硫化物イオンを生成する．この硫化物イオンが反応して呈色する．

スクラルファート水和物

b. 酢酸鉛（II）の呈色反応　　硫黄原子を含む医薬品から生成する硫化水素または硫化物は，**酢酸鉛（II）紙**を黒色変化，または**酢酸鉛（II）試液**[*2] を褐色〜黒色沈殿させる．酢酸鉛（II）紙は，アセタゾラミドなどの確認に用いられる．また，酢酸鉛（II）試液は，アラセプリルやトルナフタートなどの確認に用いられる[*3]．

酢酸鉛（II）紙 lead（II） acetate paper: JP 18 〈9.43〉．沪紙を酢酸鉛（II）試液に浸し，過量の液を除いた後，金属に触れないようにして 100 ℃ で乾燥する．

*2 JP 18 〈9.41〉．9.5 g の Pb(CH₃COO)₂·3H₂O を，新たに煮沸して冷却した水に溶かし 100 mL とする（0.25 mol/L）．

*3 塩基性下で分解し，生じた硫化物が酢酸鉛と反応して硫化鉛の黒色の沈殿を生じる．

アラセプリル（褐色〜黒色沈殿）　　　　トルナフタート（黒色沈殿）

アセタゾラミド　　確認試験（3）　　本品 0.2 g に粒状の亜鉛 0.5 g および薄めた塩酸（1→2）5 mL を加えるとき，発生するガスは潤した酢酸鉛（II）紙を黒変する[*4]．

*4 本品を酸性下で分解し，発生した硫化水素が試験紙上の酢酸鉛と反応して黒色の硫化鉛を生成する．

アセタゾラミド

銀鏡 silver mirror

フェーリング試液
(Fehling's test solution): JP 18 〈9.41〉．34.66 g の CuSO₄·5H₂O を水に溶かし 500 mL とした銅液と，173 g の酒石酸ナトリウムカリウム四水和物 KNaC₄H₄O₆·4H₂O と 50 g の NaOH を水に溶かし 500 mL とした塩基性酒石酸塩液とを，用時等容量混和する．

*5 希硫酸中で煮沸し，加水分解で生じた還元糖が反応する．

5・3・3　アルデヒド，ケトンを含む医薬品

a. 銀鏡反応　　アルデヒドはアンモニア性硝酸銀（トレンス試薬）を還元し，銀を析出する．その結果，器壁に**銀鏡**を生じる．パラホルムアルデヒドなどの確認に用いられる．

$$RCHO + Ag_2O + NH_4OH \longrightarrow 2Ag\downarrow + RCOONH_4 + H_2O$$
銀鏡

b. フェーリング反応　　アルデヒドは**フェーリング試液**を還元し，酸化銅（I）（Cu₂O）を生成する．その結果，赤色〜赤紫色の沈殿を生じる．果糖，ブドウ糖や白糖[*5] など鎖状構造でホルミル基を生じる糖類の確認に用いられる．また，α-ヒドロキシケトン（α-ケトール）はフェーリング試液を還元し，沈殿を

生じる. α-ヒドロキシケトンをもつトリアムシノロンやヒドロコルチゾンなどのステロイド類や, エステルを加水分解することで α-ヒドロキシケトンを生じるベクロメタゾンプロピオン酸エステルなどの確認に用いられる.

$$RCHO + 2\,Cu(OH)_2 + NaOH \longrightarrow RCOONa + Cu_2O\downarrow + 3\,H_2O$$

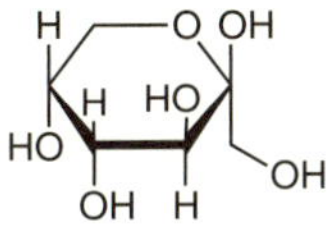

果糖（フルクトース）
（赤色沈殿）

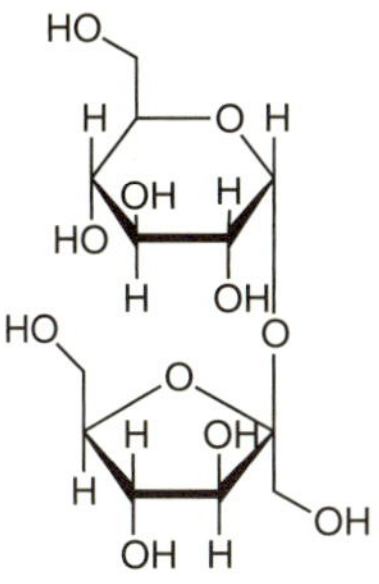

白糖（スクロース）
（赤色〜暗赤色沈殿）

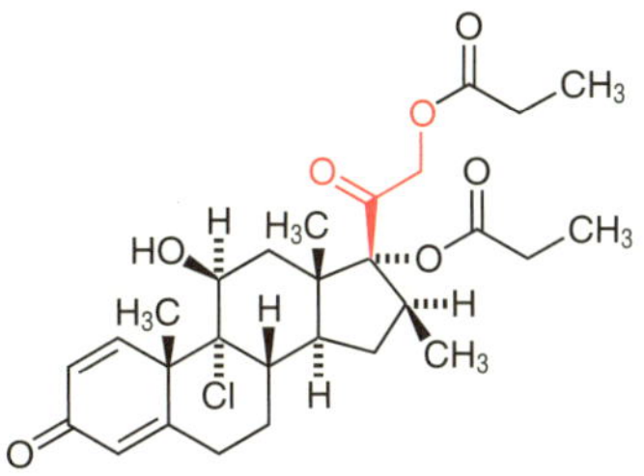

ベクロメタゾンプロピオン酸エステル
（赤色〜赤褐色沈殿）

トリアムシノロン　　確認試験 (2): 本品 0.01 g に水 5 mL およびフェーリング試液 1 mL を加えて加熱するとき, 赤色の沈殿を生じる.

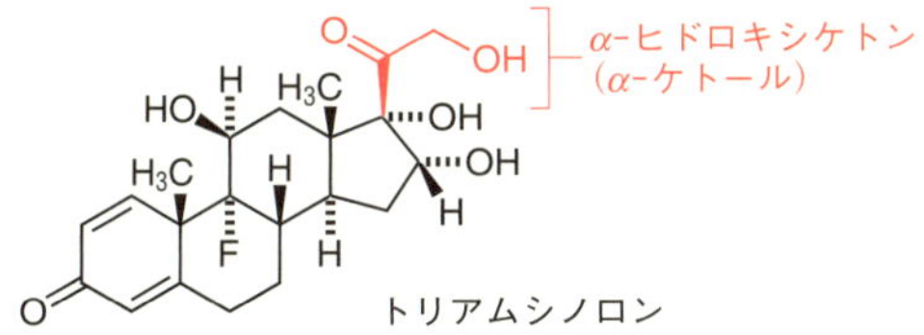

α-ヒドロキシケトン
（α-ケトール）

トリアムシノロン

c. 2,4-ジニトロフェニルヒドラジンによる沈殿生成　　アルデヒドやケトン類などカルボニル基をもつ医薬品は, 酸性下で **2,4-ジニトロフェニルヒドラジン試液**により, 2,4-ジニトロフェニルヒドラゾンを生成し, 黄色〜赤色の沈殿を生じる. d-カンフルやタランピシリン塩酸塩などの確認に用いられる. また, 酸化作用によりカルボニル基を生じるイソソルビド* などの確認にも用いられる.

2,4-ジニトロフェニルヒドラジン

2,4-ジニトロフェニルヒドラゾン
（黄色〜赤色）

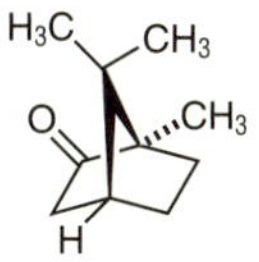

d-カンフル
（橙赤色沈殿）

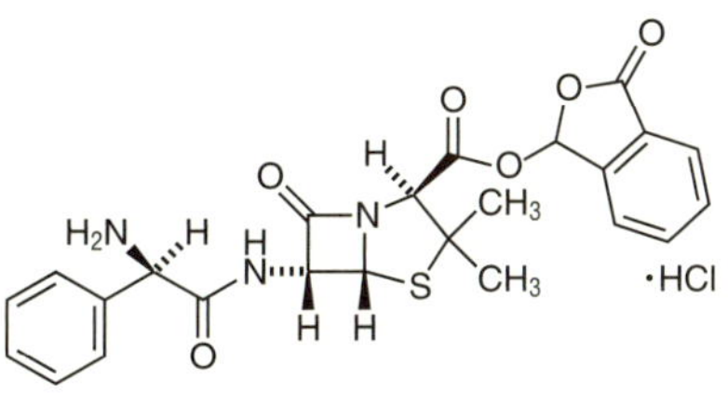

タランピシリン塩酸塩
（橙黄色沈殿）

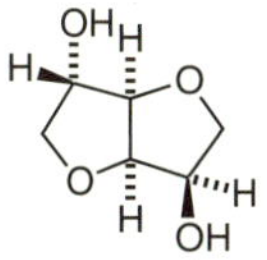

2,4-ジニトロフェニルヒドラジン試液　　2,4-dinitrophenylhydrazine test solution: **JP 18** ⟨9.41⟩. 2,4-ジニトロフェニルヒドラジン 1.5 g を硫酸 10 mL および水 10 mL の冷混液に溶かし, 水を加えて 100 mL とし, 必要ならば沪過する.

* 本品を酸性下, 過マンガン酸カリウムで酸化すると, ジケトン体を生成する.

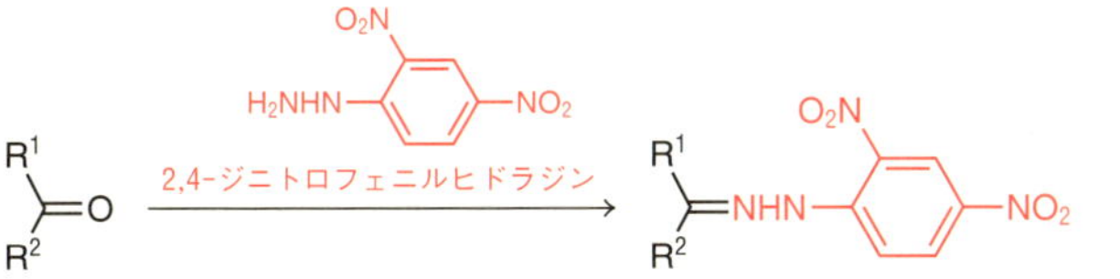

イソソルビド

酸化

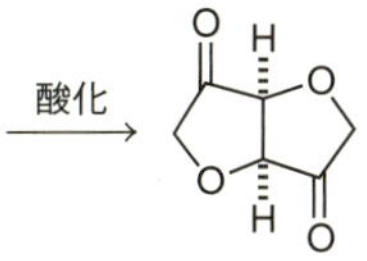

ジケトン体

イソソルビド　　**確認試験（1）**　　本品 0.1 g に薄めた硫酸(1→2) 6 mL を加え，水浴中で加熱して溶かす．冷後，過マンガン酸カリウム溶液(1→30) 1 mL を加えてよく振り混ぜ，さらに過マンガン酸カリウムの色が消えるまで水浴中で加熱する．この液に 2,4-ジニトロフェニルヒドラジン試液 10 mL を加え，水浴中で加熱するとき，橙色の沈殿を生じる．

d. ヨードホルム反応　　アセチル基あるいは酸化されるとアセチル基を生じる化合物は，塩基性下でヨウ素試液*1 を加えると，ヨードホルムの黄色沈殿を生じる．**ヨードホルム反応**は，イソプロパノールや消毒用エタノールなどの確認に用いられる．一方，ヨウ素と水酸化ナトリウムとの反応で生じる次亜ヨウ素酸ナトリウム NaIO が酸化作用を示し，エタノールは酸化されてアセトアルデヒドを生成する．

$$C_2H_5OH + 6\,NaOH + 4\,I_2 \longrightarrow CHI_3 + HCOONa + 5\,NaI + 5\,H_2O$$

ヨードホルム

$$C_2H_5OH + 2\,NaOH + I_2 \longrightarrow CH_3CHO + 2\,NaI + 2\,H_2O$$

消毒用エタノール　　**確認試験（1）**　　本品 1 mL にヨウ素試液 2 mL および水酸化ナトリウム試液 1 mL を加えて振り混ぜるとき，淡黄色の沈殿を生じる．

> **例題 5・10　ヨードホルム反応**　　次の記述は JP 18 イソプロパノール（2-プロパノール）の確認試験の一部である．この確認試験に関する記述（a）〜（e）の正誤を答えよ．
>
> 本品 1 mL にヨウ素試液 2 mL および水酸化ナトリウム試液 2 mL を加えて振り混ぜるとき，淡黄色の沈殿を生じる．
> （a）淡黄色の沈殿はヨウ化ナトリウムである．
> （b）淡黄色の沈殿はヨードホルムである．
> （c）メタノールはこの確認試験に陽性である．
> （d）エタノールはこの確認試験に陽性である．
> （e）アセトンはこの確認試験に陽性である．　　　　　　　　【90 回国試改題】
>
> **解答**　（a）誤，（b）正，（c）誤，（d）正，（e）正
> ヨードホルム反応に関する問いである．アセチル基または酸化されるとアセチル基を生じる化合物は，塩基性下でヨウ素試液を加えると，ヨードホルムの黄色の沈殿を生じる．メタノールはアセチル基になりうる構造をもたないためヨードホルム反応に陰性である．

5・3・4　不飽和結合を含む医薬品

不飽和結合（炭素原子間の二重結合または三重結合）は，臭素試液*2（赤褐色）を付加反応により脱色する．また，不飽和結合は過マンガン酸カリウム試液*3（赤紫色）により酸化され，還元された試液は脱色する．エタクリン酸，カイニン酸水和物やノルトリプチリン塩酸塩などの確認に用いられる．

---

*1 　JP 18 〈9.41〉．ヨウ素 14 g をヨウ化カリウム溶液(2→5) 100 mL に溶かし，希塩酸 1 mL および水を加えて 1000 mL とする（0.05 mol/L）．

ヨードホルム反応
iodoform reaction

*2 　JP 18 〈9.41〉．臭素を水に飽和して製する．栓にワセリンを塗った共栓瓶に臭素 2〜3 mL をとり，冷水 100 mL を加えて密栓して振り混ぜる．

*3 　JP 18 〈9.41〉．過マンガン酸カリウム 3.3 g を水に溶かし，1000 mL とする（0.02 mol/L）．

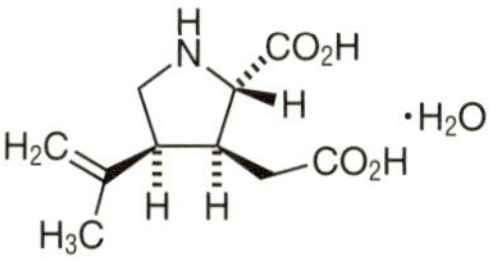

カイニン酸水和物

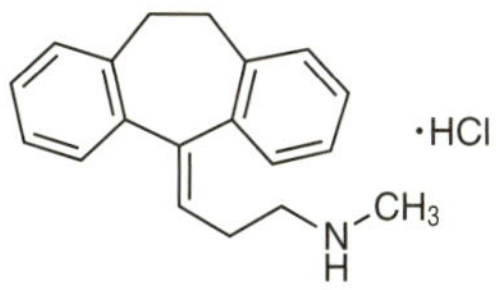

ノルトリプチリン塩酸塩

エタクリン酸　　確認試験 (1)　　本品 0.2 g を酢酸(100) 10 mL に溶かし，この液 5 mL をとり，臭素試液 0.1 mL を加えるとき，試液の色は消える．また，残りの 5 mL に過マンガン酸カリウム試液 0.1 mL を加えるとき，試液の色は直ちに薄い橙色に変わる．

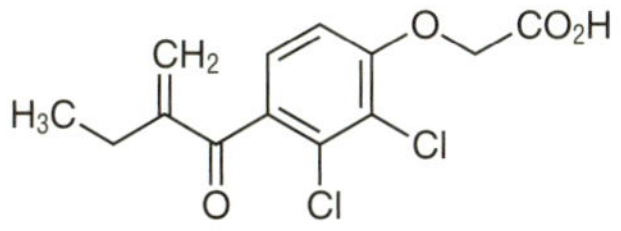

エタクリン酸

5・3・5　ヒドロキサム酸を含む医薬品

ヒドロキサム酸〔R–CO(NHOH)〕は，塩化鉄(Ⅲ)試液により錯体を形成し，紫色～濃赤色を呈する（§5・3・6 反応式参照）．デフェロキサミンメシル酸塩の確認に用いられる．

ヒドロキサム酸
hydroxamic acid

デフェロキサミンメシル酸塩　　確認試験 (1)：本品の水溶液 (1→500) 5 mL に塩化鉄(Ⅲ)試液 1 滴を加えるとき，液は濃赤色を呈する．

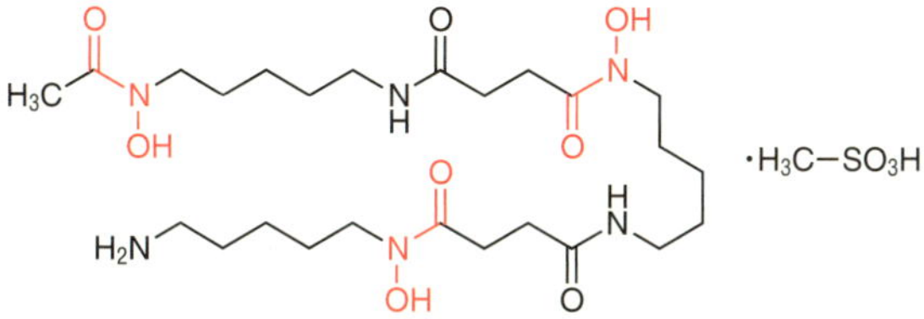

デフェロキサミンメシル酸塩

5・3・6　カルボン酸エステルを含む医薬品

カルボン酸エステル（R^1COOR^2）は，塩基性下で**塩化ヒドロキシルアンモニウム**と反応し，ヒドロキサム酸を生成する．ヒドロキサム酸は塩化鉄(Ⅲ)試液によりヒドロキサム酸鉄(Ⅲ)錯体を形成して紫色～濃赤色を呈する．ジラゼプ塩酸塩水和物やメクロフェノキサート塩酸塩の確認に用いられる．

塩化ヒドロキシルアンモニウム　hydroxylammonium chloride：塩酸ヒドロキシルアミンともいう．

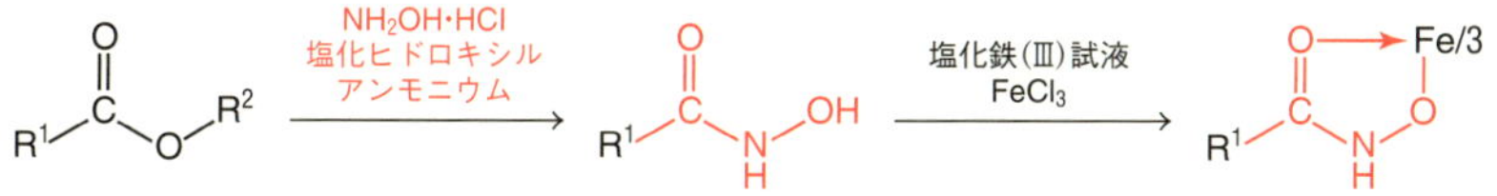

カルボン酸エステル　　　　　　ヒドロキサム酸　　　　　　ヒドロキサム酸鉄(Ⅲ)錯体
（紫色～赤色）

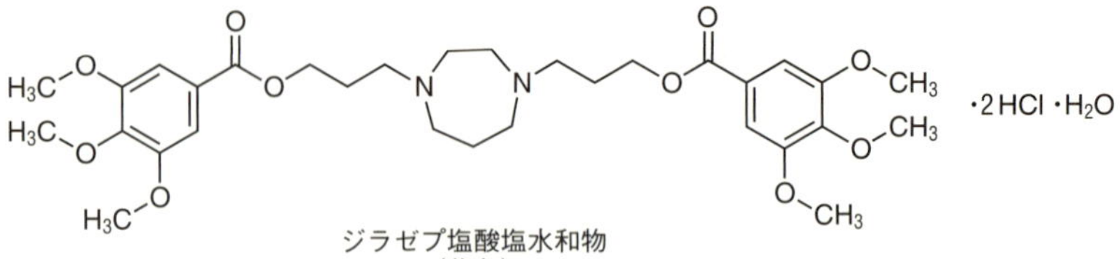

ジラゼプ塩酸塩水和物
（紫色）

メクロフェノキサート塩酸塩　確認試験 (1)　本品 0.01 g にエタノール (95) 2 mL を加え，必要ならば加温して溶かし，冷後，塩化ヒドロキシルアンモニウムの飽和エタノール(95) 溶液 2 滴および水酸化カリウムの飽和エタノール(95) 溶液 2 滴を加え，水浴中で 2 分間加熱する．冷後，希塩酸を加えて弱酸性とし，塩化鉄(Ⅲ)試液 3 滴を加えるとき，液は赤紫色〜暗紫色を呈する．

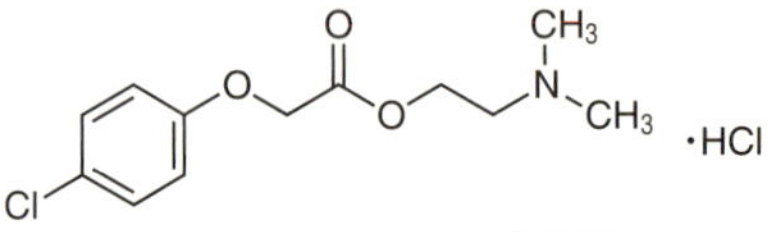

メクロフェノキサート塩酸塩

_N,N′_-ジシクロヘキシルカルボジイミド・エタノール試液 _N,N′_-dicyclohexylcarbodiimide-ethanol test solution: JP 18 〈9.41〉. _N,N′_-ジシクロヘキシルカルボジイミド ($C_{13}H_{22}N_2$) 6 g をエタノール (99.5) に溶かし，100 mL とする．

ヒドロキシルアミン過塩素酸塩・エタノール試液 hydroxylamine perchlorate-ethanol test solution: JP 18 〈9.41〉. ヒドロキシルアミン過塩素酸塩を 13.4% 含むエタノール (99.5) 溶液 2.99 mL にエタノール (99.5) を加えて 100 mL とする．

* JP 18 〈9.41〉. $Fe(ClO_4)_3 \cdot 6H_2O$ 0.8 g を過塩素酸・エタノール試液〔3 mol/L 過塩素酸のエタノール (99.5) 溶液〕に溶かし，100 mL とする．

5・3・7　カルボン酸を含む医薬品

カルボン酸は，**_N,N′_-ジシクロヘキシルカルボジイミド・エタノール試液**で活性化され，**ヒドロキシルアミン過塩素酸塩・エタノール試液**によりヒドロキサム酸を生成する．ヒドロキサム酸は過塩素酸鉄(Ⅲ)・エタノール試液によりヒドロキサム酸鉄(Ⅲ)錯体を形成し，紫色〜濃赤色を呈する．ナプロキセンなどの確認に用いられる．

ナプロキセン　確認試験 (2)　本品のエタノール (99.5) 溶液 (1→300) 1 mL にヒドロキシルアミン過塩素酸塩・エタノール試液 4 mL および _N,N′_-ジシクロヘキシルカルボジイミド・エタノール試液 1 mL を加え，よく振り混ぜた後，微温湯中に 20 分間放置する．冷後，過塩素酸鉄(Ⅲ)・エタノール試液* 1 mL を加えて振り混ぜるとき，液は赤紫色を呈する．

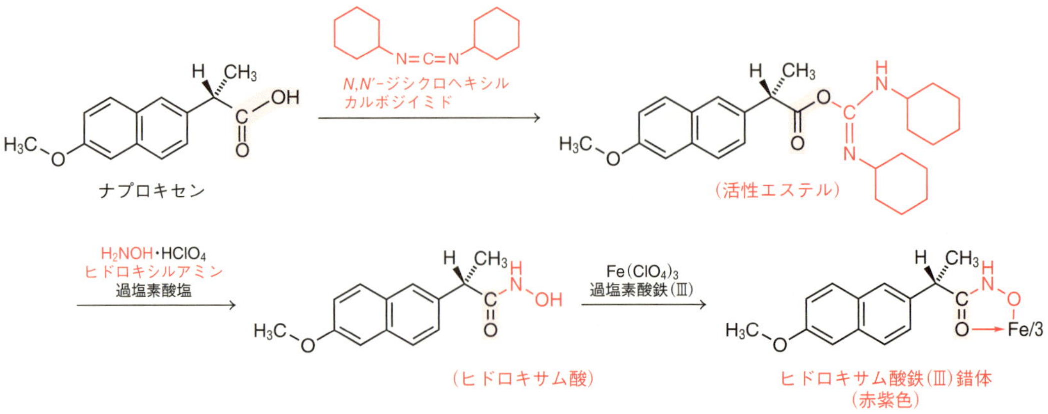

例題 5・11 医薬品の確認試験 1 次の確認試験 (a)～(e) と，下記の JP 18 医薬品 ①～⑤ を正しく組合わせよ．

(a) 本品 1 mL にヨウ素試液 2 mL および水酸化ナトリウム試液 2 mL を加えて振り混ぜるとき，淡黄色の沈殿を生じる．

(b) 本品 5 mg を水 1 mL に溶かし，水酸化ナトリウム試液 1 mL を加えて振り混ぜた後，ペンタシアノニトロシル鉄(Ⅲ)酸ナトリウム試液 3 滴を加えるとき，液は黄色から徐々に黄緑色～緑色に変わる．

(c) 本品の水溶液(1→500) 5 mL に塩化鉄(Ⅲ)試液 1 滴を加えるとき，液は濃赤色を呈する．

(d) 本品 0.01 g をメタノール 1 mL に溶かし，フェーリング試液 1 mL を加えて加熱するとき，赤色～赤褐色の沈殿を生じる．

(e) 本品のメタノール溶液(1→200) 1 mL にヒドロキシルアミン過塩素酸塩・エタノール試液 4 mL および *N,N′*-ジシクロヘキシルカルボジイミド・エタノール試液 1 mL を加え，よく振り混ぜた後，微温湯中に 20 分間放置する．冷後，過塩素酸鉄(Ⅲ)・エタノール試液 1 mL を加えて振り混ぜるとき，液は暗紫色を呈する．

① 〔化学構造式〕

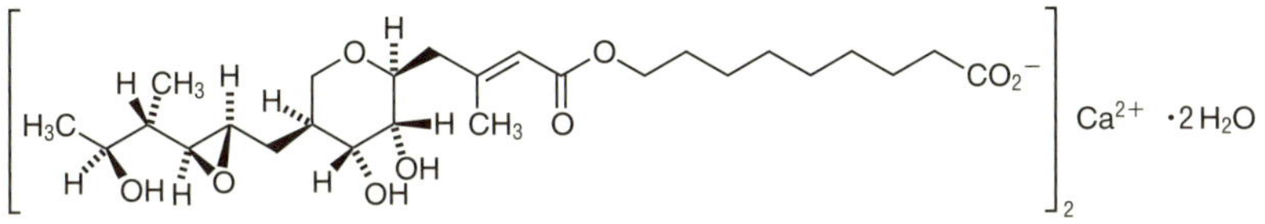

② 〔化学構造式〕

③ 〔化学構造式〕

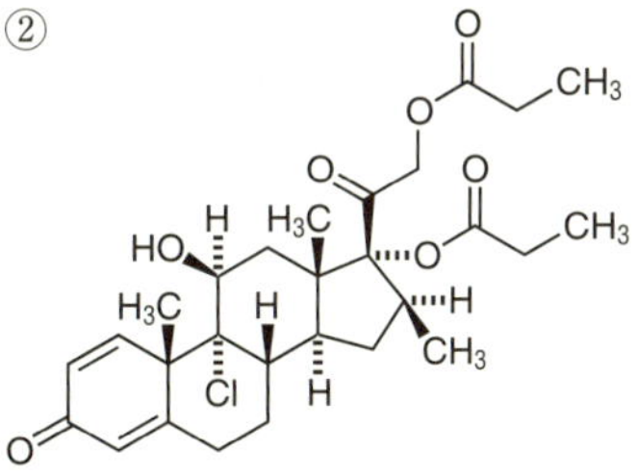

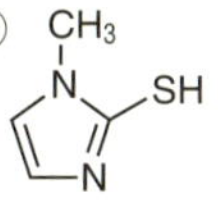

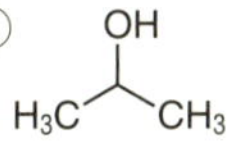

④ 〔化学構造式〕

⑤ 〔化学構造式〕

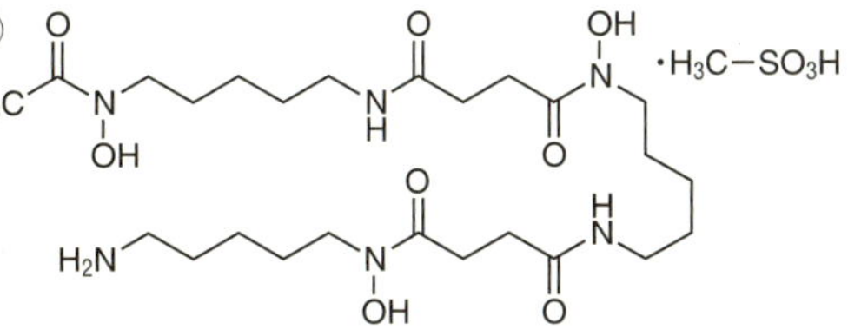

解 答 (a) ④，(b) ③，(c) ⑤，(d) ②，(e) ①

(a) イソプロパノール（構造 ④）の確認試験である．イソプロパノールのように酸化されるとアセチル基を生じる化合物はヨードホルム反応により，ヨードホルムが生成され淡黄色沈殿を生じる．

(b) チアマゾール（構造 ③）の確認試験である．チアマゾールのようにチオール，スルホン酸などの硫黄原子を含む化合物は，ペンタシアノニトロシル鉄(Ⅲ)酸ナトリウム試液により呈色する．

(c) デフェロキサミンメシル酸塩（構造 ⑤）の確認試験である．デフェロキサミンメシル酸塩はヒドロキサム酸構造を有しているので，塩化鉄(Ⅲ)とヒドロキサム酸鉄(Ⅲ)錯体を形成し，濃赤色を呈する．

(d) ベクロメタゾンプロピオン酸エステル（構造 ②）の確認試験である．17 位側鎖のエステルを加水分解することで還元性の *α*-ヒドロキシケトンを生じる．フェーリング試液が還元されて赤色～赤褐色の沈殿を生じる．

(e) ムピロシンカルシウム水和物（構造 ①）の確認試験である．カルボン酸であるムピロシンカルシウム水和物は，*N,N′*-ジシクロヘキシルカルボジイミドで活性エ

ステルとなり，ヒドロキシルアミン過塩素酸塩によりヒドロキサム酸を生成する．ヒドロキサム酸は過塩素酸鉄(III)・エタノール試液によりヒドロキサム酸鉄(III)錯体を形成し，暗紫色を呈する．

5・3・8　アミンを含む医薬品

a.　津田試薬とのジアゾカップリング反応による呈色　　芳香族第一級アミンは酸性条件下，亜硝酸ナトリウムでジアゾ化し，ジアゾニウム塩を生成する．**N,N-ジエチル-N′-1-ナフチルエチレンジアミンシュウ酸塩（津田試薬）**と縮合させるとアゾ色素を生成し，赤紫色を呈する．芳香族第一級アミンをもつアミノ安息香酸エチルなどをはじめ，加水分解や還元処理で芳香族第一級アミンを生成するフロセミド，アザチオプリンなど，数多くの医薬品の確認に用いられる．代表的な適用医薬品の構造式を**表5・8**に示す．

芳香族第一級アミン　　　　　　　　　　　　ジアゾニウム塩

N,N-ジエチル-N′-1-ナフチルエチレンジアミンシュウ酸塩（津田試薬）

アゾ色素

芳香族第一アミン*1 の定性反応▲（一般試験法の定性反応から）　　芳香族第一アミンの酸性溶液に氷冷しながら亜硝酸ナトリウム試液3滴を加えて振り混ぜ，2分間放置し，次にアミド硫酸アンモニウム試液1 mLを加えてよく振り混ぜ，1分間放置した後，N,N-ジエチル-N′-1-ナフチルエチレンジアミンシュウ酸塩試液*2 1 mLを加えるとき，液は赤紫色を呈する．

アミノ安息香酸エチル　　確認試験（1）　　本品0.01 gに希塩酸1 mLおよび水4 mLを加えて溶かした液は，芳香族第一アミンの定性反応▲を呈する．

ニトラゼパム*3　　確認試験（2）　　本品0.02 gに希塩酸15 mLを加え，5分間煮沸し，冷後，沪過する．沪液は芳香族第一アミンの定性反応▲を呈する．

ニトラゼパム　　　　　　　2-アミノ-5-ニトロ　　　グリシン
　　　　　　　　　　　　　ベンゾフェノン

N,N-ジエチル-N′-1-ナフチルエチレンジアミンシュウ酸塩　N,N-diethyl-N′-(1-naphthyl)ethylenediamine oxalate

津田試薬　Tsuda's reagent

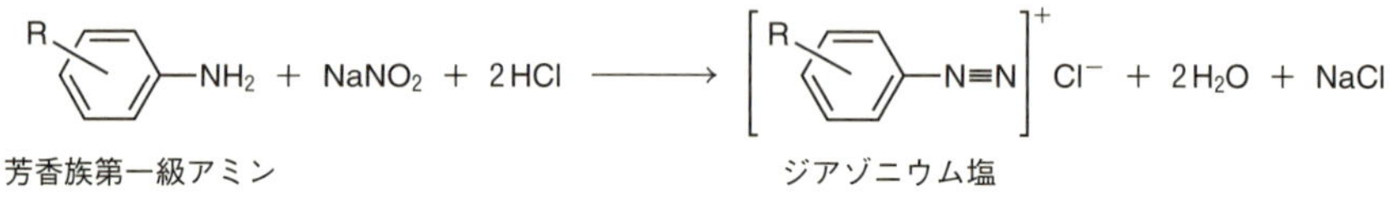

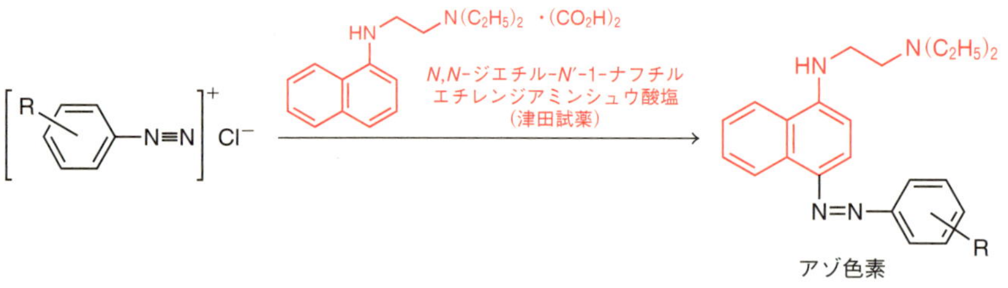

*1 JP 18 の記述は"芳香族第一アミン"とするが，本文では日本化学会推奨の"芳香族第一級アミン"と記述する．

`JP 18` 〈1.09〉▶

*2 `JP 18` 〈9.41〉. N,N-ジエチル-N′-1-ナフチルエチレンジアミンシュウ酸塩（$C_{18}H_{24}N_2O_4$）1 gを水に溶かし，1000 mLとする．

`JP 18` 〈1.09〉▶

`JP 18` 〈1.09〉▶

*3 加水分解で生じた2-アミノ-5-ニトロベンゾフェノンは芳香族第一アミンの定性反応（`JP 18` 〈1.09〉）を呈し，グリシンはニンヒドリン試液で紫色を呈する（§5・3・8d参照）．

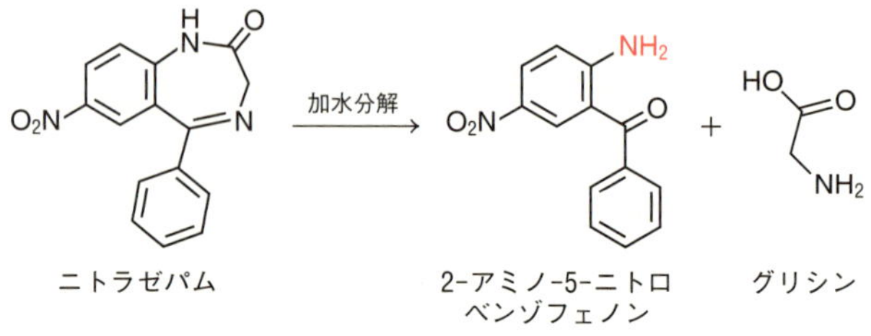

表5・8 芳香族第一級アミンの確認試験が適用される代表的な医薬品

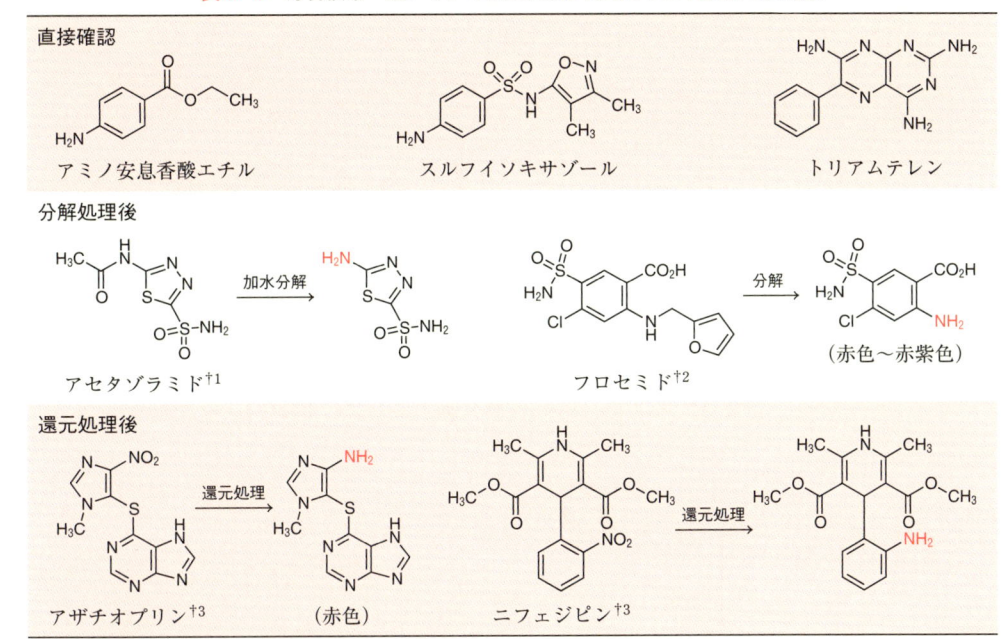

直接確認

アミノ安息香酸エチル　スルフイソキサゾール　トリアムテレン

分解処理後

アセタゾラミド†1　加水分解　フロセミド†2　分解　（赤色～赤紫色）

還元処理後

アザチオプリン†3　還元処理　（赤色）　ニフェジピン†3　還元処理

†1　希塩酸中で煮沸して加水分解する.
†2　塩酸酸性で加熱し，2-メチルフランを脱離させる.
†3　希塩酸中で亜鉛粉末を加えニトロ基を還元する.

b. ライネッケ塩試液による沈殿生成　第二級アミンおよび第三級アミンは，ライネッケ塩試液により淡赤色または赤紫色の沈殿を生じる. 第二級アミンをもつピペラジンアジピン酸塩やピンドロール，第三級アミンをもつシクロペントラート塩酸塩やフルコナゾールなど数多くの医薬品の確認に用いられる.

ピペラジンアジピン酸塩　シクロペントラート塩酸塩　フルコナゾール
（淡赤色沈殿）　（淡赤色沈殿）　（淡赤色沈殿）

ピンドロール　確認試験 (2)　本品 0.05 g を希硫酸 1 mL に溶かし，ライネッケ塩試液 1 mL を加えるとき，淡赤色の沈殿を生じる.

ピンドロール　および鏡像異性体

c. ドラーゲンドルフ試液による呈色・沈殿生成*　第三級アミンは，**ドラーゲンドルフ試液**により橙色の呈色もしくは沈殿を生じる. ゾルピデム酒石酸塩や

ライネッケ塩試液 Reinecke's salt test solution：JP 18 〈9.41〉. ライネッケ塩一水和物〔NH₄[Cr(NH₃)₂(SCN)₄]·H₂O〕0.5 g に水 20 mL を加えて 1 時間しばしば振り混ぜた後，沪過する. 48 時間以内に使用する.

ドラーゲンドルフ試液 Dragendorff's test solution：JP 18 〈9.41〉. 次硝酸ビスマス 0.85 g を酢酸(100) 10 mL および水 40 mL を加え，激しく振り混ぜて溶かし A 液とする. ヨウ化カリウム 8 g を水 20 mL に溶かし，B 液とする. 使用直前に A 液，B 液および酢酸(100) のそれぞれ等容量を混和して用いる. 遮光保存.

* 生薬成分の確認試験に用いられる. つながり コアカリ C-5 薬学の中の生薬学・天然物化学 → 3巻 VI. 生薬学・天然物化学・漢方療法

トラピジルなどの確認に用いられる．アトロピン硫酸塩注射液などの薄層クロマトグラフィー▲での検出法としても用いられる．

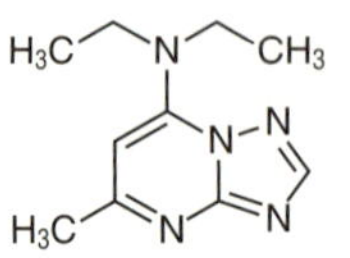

トラピジル
（橙 色）

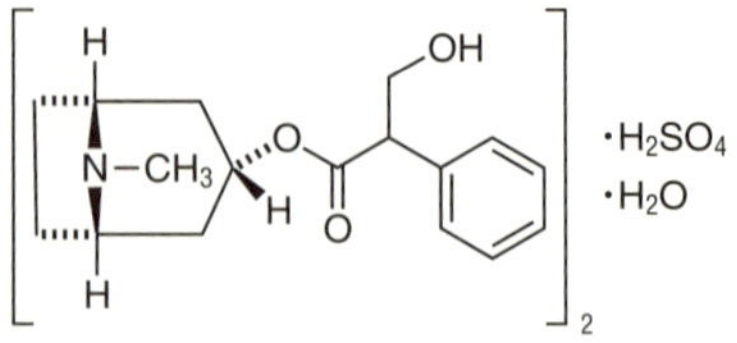

アトロピン硫酸塩
（薄層クロマトグラフィーのスポットが橙色）

■ゾルピデム酒石酸塩　確認試験（1）　本品 50 mg を酢酸（100）5 mL に溶かし，ドラーゲンドルフ試液 3 滴を加えるとき，橙色の沈殿を生じる．

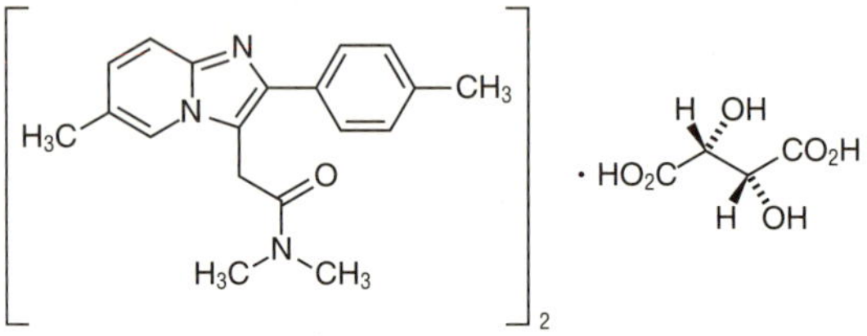

ゾルピデム酒石酸塩

ニンヒドリン試液
ninhydrin test solution:
JP 18 〈9.41〉．ニンヒドリン（C$_9$H$_6$O$_4$）0.2 g を水に溶かし，10 mL とする．用時製する．

* 反応する α-アミノ酸に関わらずルーヘマン紫色素は同一分子が生成される．ニンヒドリンは液体クロマトグラフィー（ JP 18 〈2.01〉）でのアミノ酸の定量分析にも用いられている．

d. ニンヒドリン試液による呈色反応　　α-アミノ酸のアミノ基は，**ニンヒドリン試液**と反応して，ルーヘマン紫* とよばれる色素を生成し，青色〜紫色を呈する．レボドパなど数多くの医薬品の確認に用いられる．また，カイニン酸水和物などのプロリン骨格をもつ α-イミノ酸との反応では構造の異なる色素が生成され，黄色を呈する．この他にもニンヒドリン試液は，脂肪族第一級アミンをもつ医薬品（アレンドロン酸ナトリウム水和物など）やアミノ糖をもつ抗生物質（ベカナマイシン硫酸塩など）の確認，レボチロキシンナトリウム水和物などの薄層クロマトグラフィー▲での検出法としても用いられる．代表的な適用医薬品の構造式と呈色を表5・9に示す．

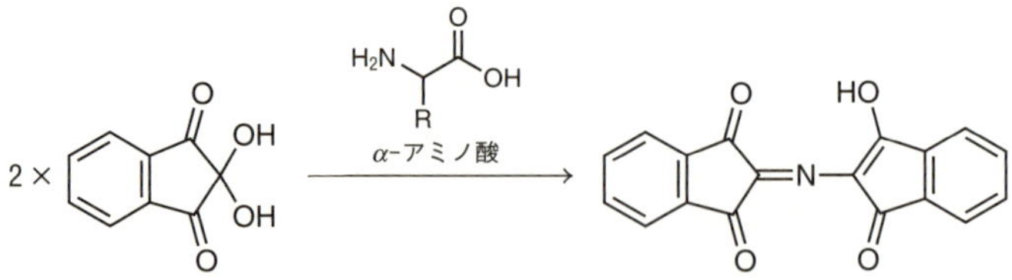

ニンヒドリン

色素（ルーヘマン紫）
青色〜紫色

■レボドパ　確認試験（1）　本品の水溶液（1→1000）5 mL にニンヒドリン試液 1 mL を加え，水浴中で 3 分間加熱するとき，液は紫色を呈する．

■ベカナマイシン硫酸塩　確認試験（1）　　本品 20 mg を pH 5.6 の 1/15 mol/L リン酸塩緩衝液 2 mL に溶かし，ニンヒドリン試液 1 mL を加えて煮沸するとき，液は青紫色を呈する．

表5・9　ニンヒドリン試液による確認試験が適用される代表的な医薬品（呈色）

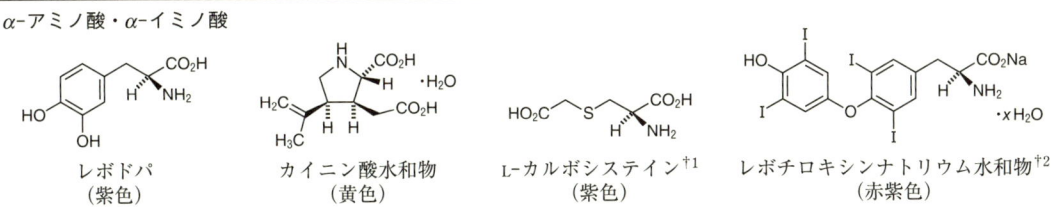

α-アミノ酸・α-イミノ酸

レボドパ
（紫色）

カイニン酸水和物
（黄色）

L-カルボシステイン[†1]
（紫色）

レボチロキシンナトリウム水和物[†2]
（赤紫色）

脂肪族第一級アミン・アミノ糖

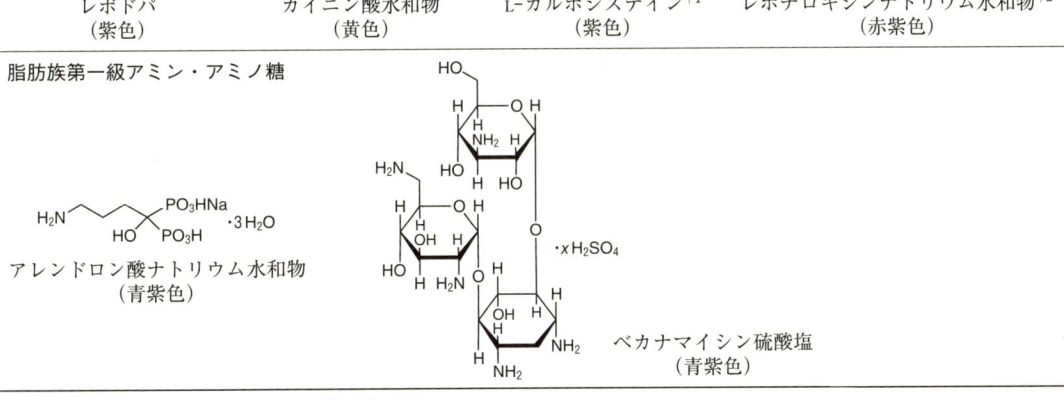

アレンドロン酸ナトリウム水和物
（青紫色）

ベカナマイシン硫酸塩
（青紫色）

[†1]　確認試験は L-カルボシステイン錠に適用される．
[†2]　確認試験はレボチロキシンナトリウム錠に適用される．

5・3・9　アミドを含む医薬品

　酸アミド，スルホンアミドをもつ医薬品は，塩基性下で加熱するとアンモニアを発生し，赤色リトマス紙を青変させる．ニコチン酸アミド，バルビタールやスルチアムなどの確認に用いられる．

ニコチン酸アミド

スルチアム

バルビタール　　**確認試験（1）**　　本品 0.2 g に水酸化ナトリウム試液 10 mL を加えて煮沸するとき，発生するガスは潤した赤色リトマス紙を青変する．

バルビタール

5・3・10　ハロゲンを含む医薬品

　a. 銅網を用いた炎色反応　　フッ素を除くハロゲンは，酸化銅（II）CuO の被膜に塗布し，無色炎中で燃焼すると，緑色から青色の炎色反応を示す（**バイルシュタイン反応**）．これはハロゲンが，酸化銅（II）と反応して，揮発性のハロゲン化銅を生成するためと考えられている．フッ化銅は不揮発性のため炎色反応を示さない．白金線を使った一般的な炎色反応試験（1）と区別して，この操作を**炎色反応試験（2）**とよぶ．塩素原子をもつインドメタシン，ジクロフェナクナトリ

バイルシュタイン反応
Beilstein's reaction

炎色反応試験（2）　flame coloration test（2）：**JP 18**〈1.04〉．網目の開き 0.25 mm，線径 0.174 mm の銅網を幅 1.5 cm，長さ 5 cm に切り，銅線の一端に巻き付ける．これをブンゼンバーナーの無色炎中で，炎が緑色または青色を呈しなくなるまで強熱した後，冷却し，さらにこの操作を数回繰り返して酸化銅の被膜を完全に付ける．次に冷時，この銅網上に，別に規定するもののほか，試料 1 mg を付け，点火して燃焼させ，この操作を 3 回繰り返した後，銅網を無色炎中に入れ，試験する．炎色反応が持続するとは，その反応が約 4 秒間持続することをいう．

ウム，ロサルタンカリウム，臭素原子をもつブロモクリプチンメシル酸塩など数
多くの医薬品の確認に用いられる．

ジクロフェナクナトリウム
（淡緑色）

ロサルタンカリウム
（緑色）

JP 18 〈1.04〉▶

インドメタシン　　確認試験 (3)：本品につき，炎色反応試験 (2)▲を行うと
き，緑色を呈する．

インドメタシン

b. 加熱によるヨウ素ガスの発生　　ヨウ素原子をもつ医薬品は，直火で加熱

　コラム 5・1

銅錯体を用いた確認試験

銅イオン Cu^{2+} は錯体を生成しやすく，呈色反応を示すため，さまざまな医薬品
の確認試験に用いられる．代表的な確認試験について，医薬品の構造で分類した．

① **β-アミノアルコール**：β-アミノアルコール構造をもつ医薬品は，塩基性下で硫
酸銅(Ⅱ)試液*1 を加えると安定な銅錯体を生成し，青色～青紫色を呈する．

［例］

および鏡像異性体

アルプレノロール塩酸塩（青紫色）

② **スルホンアミド**：スルホンアミド構造をもつ医薬品は，ピリジンなど塩基性化
合物存在下で，硫酸銅(Ⅱ)試液を加えると，クロロホルムに溶解する銅錯体を生
成し，呈色する．

［例］

スルフイソキサゾール（青緑色）

③ **ペプチド**：ペプチド医薬品は，塩基性下で硫酸銅(Ⅱ)五水和物溶液を加えると，
赤紫色～青紫色を呈する（ビウレット反応）．

［例］

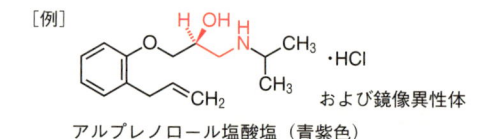

ポリミキシン B_1 硫酸塩*2（紫色）

*1 JP 18 〈9.41〉．$CuSO_4 \cdot 5H_2O$ 12.5 g を水に溶かし，100 mL とする（0.5 mol/L）．

*2 Dbu: H_2N—…—CO_2H

すると紫色のヨウ素ガスを発生する．ヨードホルムやイオタラム酸などの医薬品の確認に用いられる．

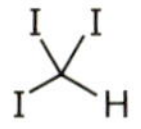

ヨードホルム

イオタラム酸　　確認試験 (1)　　本品 0.1 g を直火で加熱するとき，紫色のガスを発生する．

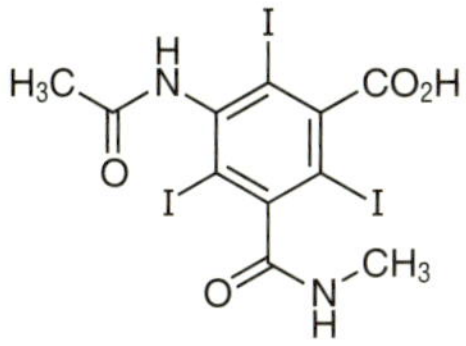

イオタラム酸

c. 無機イオンの定性反応の適用　　フッ素原子，臭素原子または塩素原子をもつ医薬品は，適切に分解した後にそれぞれ，フッ化物の定性反応▲，臭化物の定性反応▲，塩化物の定性反応▲で確認する*．

◀ JP 18 〈1.09〉
◀ JP 18 〈1.09〉
◀ JP 18 〈1.09〉

例題 5・12　医薬品の確認試験 2　JP 18 で確認試験が適用される医薬品，操作およびその結果の組合わせのうち，正しいものを二つ選べ．　【国試 103 回，104 回改題】

* §6・1・2 無機陰イオンの定性反応 参照．

	適用医薬品	操作	結果
(a)	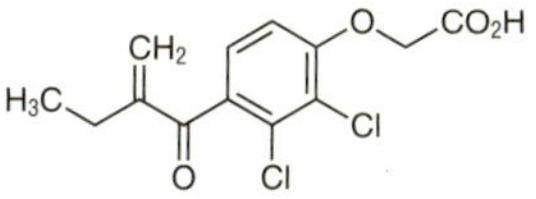	本品の水溶液にドラーゲンドルフ試液を加える．	橙色の沈殿を生じる．
(b)	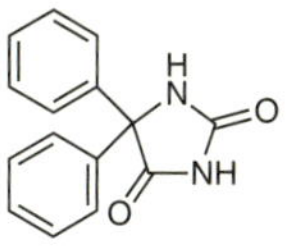	塩基性下で加熱する．	発生したガスは青色リトマス紙を赤変する．
(c)	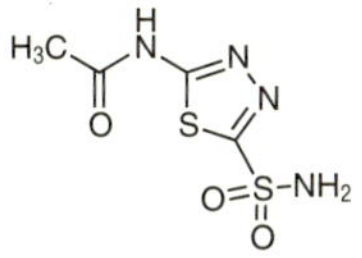	希塩酸中で煮沸する．	芳香族第一アミンの定性反応を呈する．
(d)	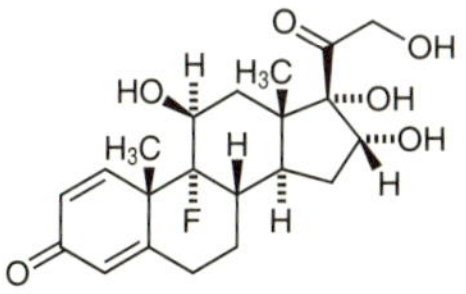	本品に炎色反応試験(2) を行う．	緑色を呈する．
(e)	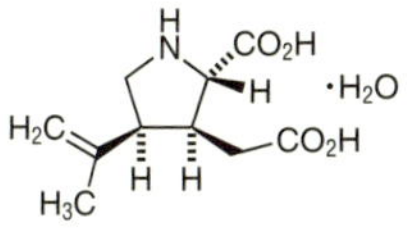	本品の水溶液にニンヒドリン試液を加え加熱する．	紫色を呈する．
(f)	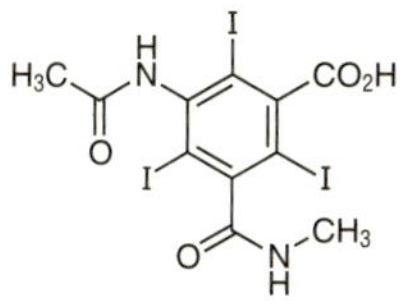	本品を直火で加熱する．	紫色のガスを発生する．

解 答　(c)，(f)

(a) エタクリン酸は，第三級アミンを確認するドラーゲンドルフ試液と反応しない．

（b）フェニトインは，アミドをもつため塩基性下で加熱すると，アンモニアを発生する．そのため赤色リトマス紙を青変する．青色リトマス紙を赤変しない．

（c）アセタゾラミドを，希塩酸中で煮沸すると加水分解でアセチル基が脱離し，芳香族第一級アミンを生じる．そのため芳香族第一アミンの定性反応を呈する．

（d）トリアムシノロンは，炎色反応試験(2) に陰性である．炎色反応試験(2) は，フッ素をもつ医薬品の確認には用いない．

（e）カイニン酸水和物は α-イミノ酸であり，ニンヒドリン試液により黄色を呈する．

（f）イオタラム酸は，直火で加熱すると，紫色のヨウ素ガスを発生する．

5・3・11　医薬品の基本骨格の特性に基づく反応

医薬品の部分構造を特異的に認識する呈色反応について，適用医薬品が多い代表的な反応をまとめた．これら反応については生薬学・天然物化学分野で応用されるものも多い．

エールリッヒ反応
Ehrlich reaction

*1 生薬成分の確認試験に用いられる．　つながり　コアカリ　C-5 薬学の中の生薬学・天然物化学 → 3巻 VI. 生薬学・天然物化学・漢方療法

*2　JP 18　〈9.41〉．4-ジメチルアミノベンズアルデヒド 0.125 g を硫酸 65 mL および水 35 mL の冷混液に溶かし，塩化鉄(III)試液 0.05 mL を加える．調製後 7 日以内に用いる．

a.　インドール環（エールリッヒ反応）[*1]　インドール環を含む医薬品は，4-ジメチルアミノベンズアルデヒド・塩化鉄(III)試液[*2] により，色素を生成し青色を呈する．エルゴメトリンマレイン酸塩などの確認に用いられる．

エルゴメトリンマレイン酸塩　確認試験 (2)：本品 1 mg を水 5 mL に溶かし，この液 1 mL に 4-ジメチルアミノベンズアルデヒド・塩化鉄(III)試液 2 mL を加えて振り混ぜ，5～10 分放置するとき，液は深青色を呈する．

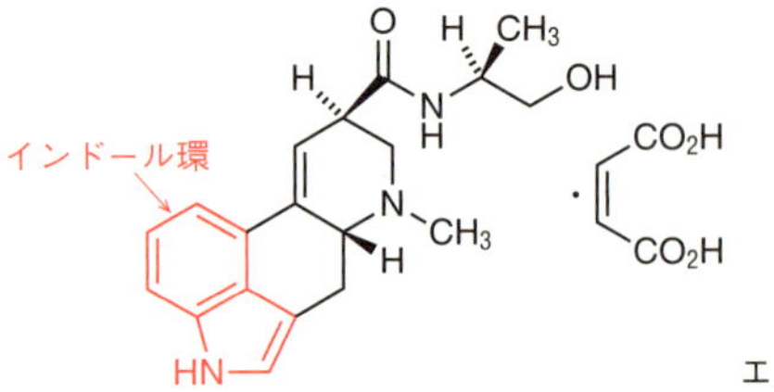

インドール環

エルゴメトリンマレイン酸塩

フォンゲリヒテン反応
Vongerichten reaction

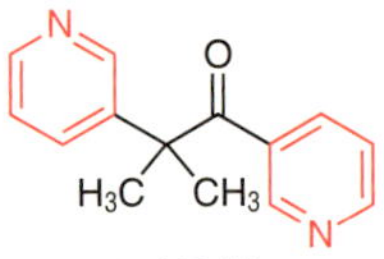

メチラポン
（暗赤色）

b.　ピリジン環（フォンゲリヒテン反応）　ピリジン環を含む医薬品は，1-クロロ-2,4-ジニトロベンゼンと反応後，水酸化アルカリ金属で処理すると，赤色を呈する．ニコチン酸やメチラポンなどの確認に用いられる．

ニコチン酸　確認試験 (1)：本品 5 mg に 1-クロロ-2,4-ジニトロベンゼン 0.01 g を混ぜ，5～6 秒間穏やかに加熱して融解し，冷後，水酸化カリウム・エタノール試液 4 mL を加えるとき，液は暗赤色を呈する．

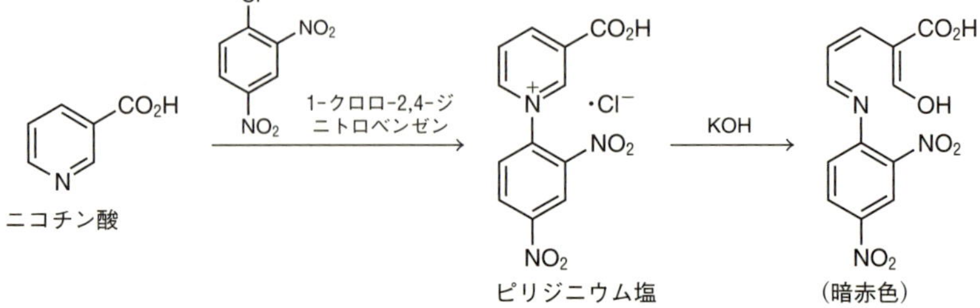

ニコチン酸　　1-クロロ-2,4-ジニトロベンゼン　　ピリジニウム塩　　KOH　　（暗赤色）

c. キサンチン骨格（ムレキシド反応）　　キサンチン骨格をもつ医薬品は，過酸化水素と塩酸を加えて蒸発乾固すると，黄赤色を示す残留物を生じる．これにアンモニアを加えると，赤紫色の色素を生成する．カフェイン水和物などの確認に用いられる．

ムレキシド反応
murexide reaction

カフェイン水和物　　**確認試験 (2)**　　本品 0.01 g に過酸化水素試液 10 滴および塩酸 1 滴を加えて水浴上で蒸発乾固するとき，残留物は黄赤色を呈する．また，これをアンモニア試液 2〜3 滴を入れた容器の上にかざすとき，赤紫色に変わり，その色は水酸化ナトリウム試液 2〜3 滴を加えるとき，消える．

キサンチン骨格

カフェイン水和物

d. トロパンアルカロイド（ビタリ・フリーマン反応）*1*　　トロパ酸のベンゼン環は，発煙硝酸でニトロ化され，テトラエチルアンモニウムヒドロキシド試液*2 を加えると，赤紫色を呈する．トロパ酸エステルをもつトロパンアルカロイド，アトロピン硫酸塩水和物などの確認に用いられる．

ビタリ・フリーマン反応
Vitali-Freeman reaction

*1 生薬成分の確認試験に用いられる．つながり コアカリ
C-5 薬学の中の生薬学・天然物化学 → 3巻 VI. 生薬学・天然物化学・漢方療法
アルカロイドはホルムアルデヒド液・硫酸試液を用いるマルキス反応（Marquis reaction）でも呈色する．マルキス反応はノスカピン塩酸塩水和物などの確認に用いられる．

アトロピン硫酸塩水和物　　**確認試験 (1)**　　本品 1 mg に発煙硝酸 3 滴を加え，水浴上で蒸発乾固し，残留物を N,N–ジメチルホルムアミド 1 mL に溶かし，テトラエチルアンモニウムヒドロキシド試液 5〜6 滴を加えるとき，液は赤紫色を呈する．

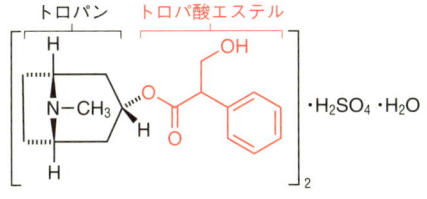

トロパン　　トロパ酸エステル

アトロピン硫酸塩水和物

ノスカピン塩酸塩水和物

e. 不飽和ステロイド類

① コーベル反応

　　不飽和ステロイド類は，硫酸もしくは硫酸/エタノール混液に溶かすと，さまざまな呈色を示す．次に水で薄めると，他の色に変化，あるいは退色する．これらの呈色は蛍光を伴うことも多い．3 位にヒドロキシ基をもつエチニルエストラジオールや，3 位にオキソ基（O=C）をもつプレドニゾロンなどの多くの不飽和ステロイドの確認に用いられる．

*2 JP 18 〈9.41〉．テトラエチルアンモニウムヒドロキシド $(C_2H_5)_4NOH$ を 10%含む水溶液で，強い塩基性を示す．

コーベル反応
Kober reaction

エチニルエストラジオール　　**確認試験 (1)**　　本品 2 mg を硫酸/エタノール(95)混液 (1：1) 1 mL に溶かすとき，液は帯紫赤色を呈し，黄緑色の蛍光を発する．この液に注意して水 2 mL を加えるとき，液は赤紫色に変わる．

プレドニゾロン

エチニルエストラジオール

リーベルマン・ブルヒアルト反応 Liebermann-Burchard reaction：生薬成分の確認試験に用いられる．**つながり** **コアカリ** C-5 薬学の中の生薬学・天然物化学 → 3巻 Ⅵ. 生薬学・天然物化学・漢方療法

② リーベルマン・ブルヒアルト反応

不飽和ステロイド類をクロロホルムに溶解し，無水酢酸と濃硫酸を加えると，赤色を呈し，その後，青色などを経て緑色に変わる．コレステロールなどの確認に用いられる．

コレステロール　確認試験（2）　本品 5 mg をクロロホルム 2 mL に溶かし，無水酢酸 1 mL および硫酸 1 滴を加えて振り混ぜるとき，液は赤色を呈し，青色を経て緑色に変わる．

コレステロール

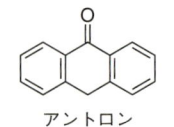

アントロン

f.　糖類（アントロン反応）　糖類は，硫酸中でアントロンと反応して，青緑色〜青紫色を呈する．カナマイシン一硫酸塩などの確認に用いられる．

カナマイシン一硫酸塩　確認試験（1）：本品 50 mg を水 3 mL に溶かし，アントロン試液* 6 mL を加えるとき，液は青紫色を呈する．

*　**JP 18** 〈9.41〉．アントロン 35 mg を硫酸 100 mL に溶かす．用時製する．

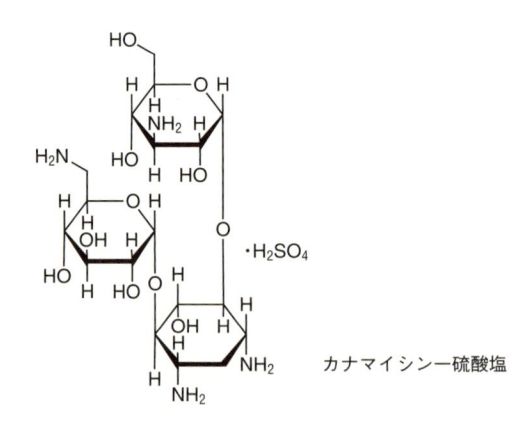

カナマイシン一硫酸塩

例題 5・13　医薬品の基本骨格に基づく確認試験　次の（a）〜（e）の確認試験について，呈色に関わる基本骨格と反応名をそれぞれ語群から選べ．

（a）本品 5 mg をエタノール（95）1 mL および水 1 mL に溶かし，1-クロロ-2,4-ジニトロベンゼン 0.1 g を加え，水浴上で 5 分間加熱し，冷後，水酸化ナトリウム溶液（1→10）2〜3 滴およびエタノール（95）3 mL を加えるとき，液は赤紫色を呈する．

（b）本品 2 mg に硫酸 2 mL を加えるとき，2〜3 分の後，液は濃赤色を呈し，蛍光

を発しない．この液に注意して，水 10 mL を加えるとき，液は退色し，灰色の綿状の沈殿を生じる．

　(c) 本品 40 mg を希硫酸 2 mL に溶かし，アントロン試液 2 mL を穏やかに加えて二層とするとき，境界面は青色を呈し，徐々に青緑色に変わる．

　(d) 本品 2 mg をメタノール 1 mL に溶かし，4-ジメチルアミノベンズアルデヒド・塩化鉄(III)試液 2 mL を加えて振り混ぜるとき，液は帯紫青色を呈する．

　(e) 本品 0.75 g を水 30 mL に溶かし，試料溶液とする．試料溶液 20 mL に希塩酸 1 mL を加えるとき，徐々に沈殿を生じる．沈殿を沪取し，水から再結晶し，105 °C で 1 時間乾燥する．この結晶 0.01 g に過酸化水素試液 10 滴および塩酸 1 滴を加えて水浴上で蒸発乾固するとき，残留物は黄赤色を呈する．これをアンモニア試液 2〜3 滴を入れた容器の上にかざすとき，赤紫色に変わり，その色は水酸化ナトリウム試液 2〜3 滴を加えるとき消える．

【基本骨格】	インドール	キサンチン	糖
	ピリジン	不飽和ステロイド	
【反応名】	アントロン反応	エールリッヒ反応	コーベル反応
	フォンゲリヒテン反応	ムレキシド反応	

解答　(a) ピリジン，フォンゲリヒテン反応．　トロピカミドの確認試験である．ピリジンが 1-クロロ-2,4-ジニトロベンゼンと反応し呈色する．

　(b) 不飽和ステロイド，コーベル反応．　プレドニゾロンの確認試験である．不飽和ステロイドが硫酸により呈色し，水を加えると退色する．

　(c) 糖，アントロン反応．　スクラルファート水和物の確認試験である．糖類がアントロンと反応して呈色する．

　(d) インドール，エールリッヒ反応．　ブロモクリプチンメシル酸塩の確認試験である．インドールが 4-ジメチルアミノベンズアルデヒド・塩化鉄(III)試液で呈色する．

　(e) キサンチン，ムレキシド反応．　アミノフィリン水和物の確認試験である．キサンチンが過酸化水素と塩酸により黄赤色の残留物を生じる．

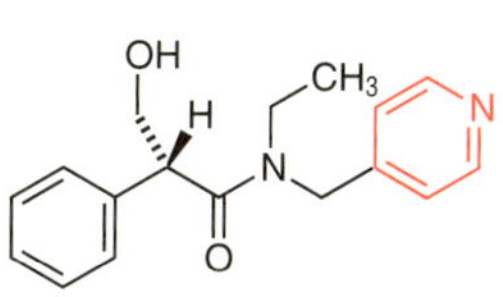

トロピカミド

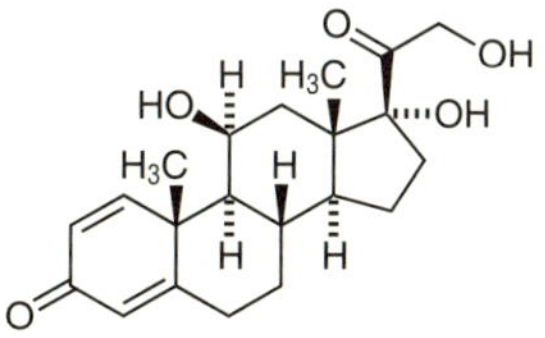

プレドニゾロン

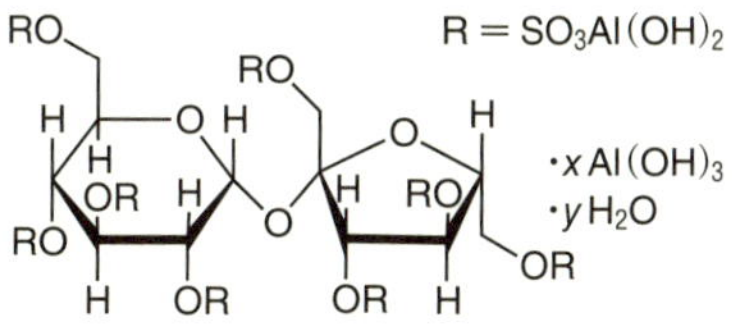

スクラルファート水和物

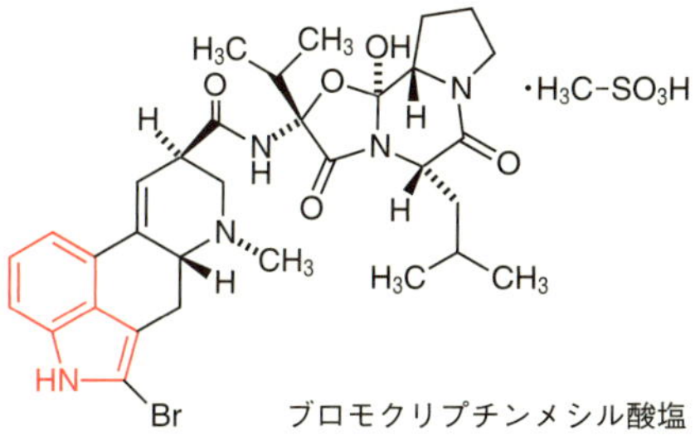

ブロモクリプチンメシル酸塩

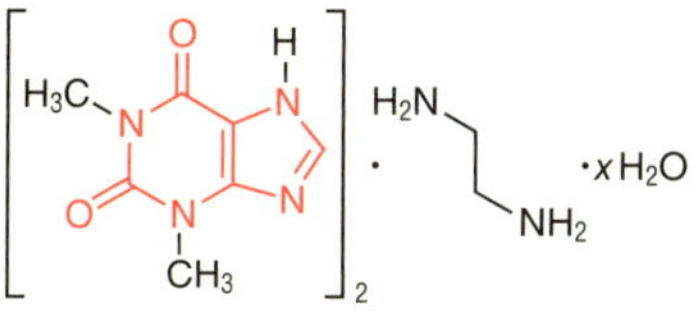

アミノフィリン水和物

🔑 キーワード

- ☐ 塩化鉄(Ⅲ)試液
- ☐ フェーリング反応
- ☐ ヨードホルム反応
- ☐ 津田試薬
- ☐ ニンヒドリン試液
- ☐ バイルシュタイン反応

✔ チェックリスト

1. フェノール性ヒドロキシ基の確認試験: 塩化鉄(Ⅲ)試液, 4-アミノアンチピリン試液
2. 硫黄を含む化合物の確認試験: ペンタシアノニトロシル鉄(Ⅲ)酸ナトリウム試液, 酢酸鉛(Ⅱ)紙
3. アルデヒド, ケトンの確認試験: 銀鏡反応, フェーリング反応, 2,4-ジニトロフェニルヒドラジン試液, ヨードホルム反応
4. 不飽和結合の確認試験: 臭素試液, 過マンガン酸カリウム試液
5. ヒドロキサム酸の確認試験: 塩化鉄(Ⅲ)試液
6. カルボン酸エステルの確認試験: 塩化ヒドロキシルアンモニウムおよび塩化鉄(Ⅲ)試液
7. カルボン酸の確認試験: *N,N*′-ジシクロヘキシルカルボジイミド・エタノール試液, ヒドロキシルアミン過塩素酸塩・エタノール試液および過塩素酸鉄(Ⅲ)・エタノール試液
8. 芳香族第一級アミンの確認試験: 亜硝酸ナトリウムおよび津田試薬 (*N,N*-ジエチル-*N*′-1-ナフチルエチレンジアミンシュウ酸塩)
9. アミノ酸, イミノ酸の確認試験: ニンヒドリン試液
10. ハロゲン (フッ素以外) を含む化合物の確認試験: 炎色反応試験(2) (バイルシュタイン反応)

🦉 コラム 5・2

有機酸塩の定性反応

　医薬品はさまざまな塩の状態で提供される. おもな有機酸塩の代表的な確認試験法を下記の表に示す.

有機酸塩	確認試験法
安息香酸塩 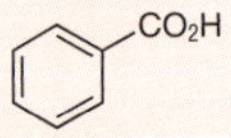 (ベンゼン環-CO₂H)	安息香酸塩の中性溶液に塩化鉄(Ⅲ)試液を滴加するとき, 淡黄赤色の沈殿を生じ, 希塩酸を追加するとき, 白色の沈殿に変わる.
クエン酸塩 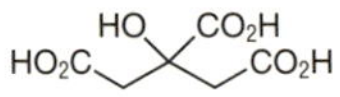 HO, CO₂H, HO₂C, CO₂H	クエン酸塩の溶液 1〜2 滴にピリジン/無水酢酸混液 (3:1) 20 mL を加え, 2〜3 分間放置するとき赤褐色を呈する.
酢酸塩 H₃C–CO₂H	酢酸塩に硫酸および少量のエタノール(95) を加えて加熱するとき, 酢酸エチルのにおいを発する.
乳酸塩 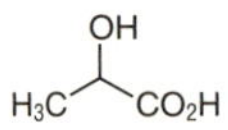 OH, H₃C, CO₂H	乳酸塩の硫酸酸性溶液に過マンガン酸カリウム試液を加えて加熱するとき, アセトアルデヒドのにおいを発する.
マレイン酸塩 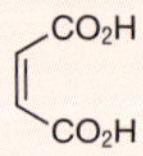 CO₂H, CO₂H	マレイン酸塩医薬品の水溶液に過マンガン酸カリウム試液 1 滴を加えると, 試液の赤色は直ちに消える.

▮ 章末問題

5・1　次の記述は, 酸が混在する中性医薬品の純度試験に関するものである. この試験から求められる酸の残存量は, 硫酸に換算して何%以下か. ただし, 硫酸の分子量

を 98.08 とする.

　本品 5.0 g を新たに煮沸して冷却した水 50 mL に溶かし，フェノールフタレイン試液 3 滴および 0.01 mol/L 水酸化ナトリウム液 0.60 mL を加えるとき，液の色は赤色である.　　　　　　　　　　　　　　　　　　　　　　　　【99 回国試改題】

5・2　JP 18 において，L-エチルシステイン塩酸塩の純度試験は次のように規定されている.　この純度試験に関する記述 (a)〜(f) のうち，正しいのはどれか.

純度試験

(1) 硫酸塩　　本品 0.6 g をとり，試験を行う.　比較液には 0.005 mol/L ┌ア┐ 0.35 mL を加える（0.028% 以下）.

(2) 重金属*　　本品 1.0 g をとり，第 1 法により操作し，試験を行う.　比較液には ┌イ┐ 標準液 1.0 mL を加える（10 ppm 以下）.

　ただし，重金属試験法第 1 法では，医薬品各条に規定する量の試料をネスラー管にとり，水適量に溶かし，40 mL とする.　これに希酢酸 2 mL および水を加えて 50 mL とし，検液とする.

　比較液は，医薬品各条に規定する量の ┌イ┐ 標準液をネスラー管にとり，希酢酸 2 mL および水を加えて 50 mL とする.

　また，┌イ┐ 標準液 1.0 mL 中には ┌イ┐ が ┌ウ┐ mg 含まれる.

(a) 純度試験は，医薬品中に含まれる混在物の存在を試験するものである.

(b) 硫酸塩試験法では，検液の呈する混濁は，比較液の呈する混濁よりも濃くなることを確認する.

(c) ┌ア┐ に入るのは塩化バリウムである.

(d) ┌イ┐ に入るのは硫化ナトリウムである.

(e) 重金属試験法では，検液と比較液を比較する際，白色の背景を用いる.

(f) ┌ウ┐ に入る数値は 0.1 である.　　　　　　　　　　　　【105 回国試改題】

L-エチルシステイン塩酸塩

* L-エチルシステインの重金属試験は，JP 18 第一追補で削除されている.

5・3　次の (a)〜(e) の確認試験のうち，JP 18 アスピリンの確認試験として適切なのはどれか.　二つ選べ.

(a) 本品 1 mg を L-酒石酸溶液（1→100）5 mL に溶かし，この液 1 mL に 4-ジメチルアミノベンズアルデヒド・塩化鉄(Ⅲ)試液 2 mL を加えて振り混ぜるとき，液は青色を呈する.

(b) 本品 0.1 g に水 5 mL を加えて 5〜6 分間煮沸し，冷後，塩化鉄(Ⅲ)試液 1〜2 滴を加えるとき，液は赤紫色を呈する.

(c) 本品 0.2 g に水酸化ナトリウム試液 10 mL を加えて煮沸するとき，発生するガスは潤した赤色リトマス紙を青変する.

(d) 本品の水溶液（1→5000）5 mL にニンヒドリン試液 1 mL を加え，60〜70 ℃ の水浴中で 5 分間加温するとき，液は黄色を呈する.

(e) 本品 0.5 g に炭酸ナトリウム試液 10 mL を加えて 5 分間煮沸し，希硫酸 10 mL を加えるとき，酢酸のにおいを発し，白色の沈殿を生じる.　また，この沈殿を沪過して除き，沪液にエタノール(95) 3 mL および硫酸 3 mL を加えて加熱するとき，酢酸エチルのにおいを発する.

5・4　次の (a)〜(e) の確認試験のうち，JP 18 エタクリン酸の確認試験として適切なのはどれか.　二つ選べ.

(a) 本品 0.01 g をメタノール 1 mL に溶かし，フェーリング試液 1 mL を加えて加熱するとき，赤色の沈殿を生じる.

(b) 本品 5 mg をクロロホルム 2 mL に溶かし，無水酢酸 1 mL および硫酸 1 滴を

エタクリン酸

加えて振り混ぜるとき，液は赤色を呈し，青色を経て緑色に変わる．

　(c)　本品 0.2 g を酢酸(100) 10 mL に溶かし，この液 5 mL をとり，臭素試液 0.1 mL を加えるとき，試液の色は消える．また，残りの 5 mL に過マンガン酸カリウム試液 0.1 mL を加えるとき，試液の色は直ちに薄い橙色に変わる．

　(d)　本品につき，炎色反応試験(2) を行うとき，緑色を呈する．

　(e)　本品 0.05 g を希硫酸 1 mL に溶かし，ライネッケ塩試液 1 mL を加えるとき，淡赤色の沈殿を生じる．

5・5　JP 18 ニトラゼパムの確認試験(2)，(3) について，呈色する物質の構造式を，①〜⑧ より一つずつ選べ．

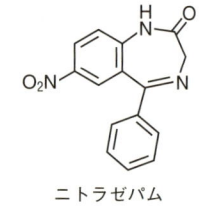

ニトラゼパム

　確認試験(2)　本品 0.02 g に希塩酸 15 mL を加え，5 分間煮沸し，冷後，沪過する．沪液は芳香族第一アミンの定性反応 〈1.09〉 を呈する．

　確認試験(3)　(2) の沪液 0.5 mL に水酸化ナトリウム試液を加えて中和し，ニンヒドリン試液 2 mL を加えて水浴上で加熱するとき，液は紫色を呈する．

① ② ③ ④ ⑤ ⑥ ⑦ ⑧

5・6　JP 18 サラゾスルファピリジンの確認試験(1)，(3) について，次の問い (a)，(b) に答えよ．

サラゾスルファピリジン

　確認試験(1)　本品 0.1 g を希水酸化ナトリウム試液 20 mL に溶かした液は赤褐色を呈し，これに亜ジチオン酸ナトリウム 0.5 g を振り混ぜながら徐々に加えるとき，液の赤褐色は徐々に退色する．

　確認試験(3)　(1) で得た液は芳香族第一アミンの定性反応 〈1.09〉 を呈する．

　(a)　(1) で，亜ジチオン酸ナトリウムにより液の赤褐色が徐々に退色する理由を簡単に示せ．

　(b)　(3) で，芳香族第一アミンの定性反応を示す物質の構造を示せ．ただし，構造式は分子形で表すこと．

第 **6** 章　無機イオンの定性分析

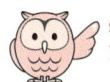 **学生への アドバイス**　JP 18 で規定されている無機イオンの定性反応は，医薬品の確認試験に用いられる．無機イオンの数が多く修得は難しいが，反応は衛生化学の領域で金属の測定に用いられたり，医薬品の試験法として採用されていたりするので，関連づけながら一緒に学修するとよい．一方，臨床検査でも無機イオンの呈色反応が用いられるが，その多くは錯体生成反応[*1] を利用したものである．これらは，紫外可視吸光度測定法，原子吸光光度法および ICP 発光分光分析法[*2] と結び付けるとより深く学修できるであろう．

*1 §2・3, §3・3 参照.

*2 3 巻 Ⅲ. 機器分析, 1, 3 章参照.

6・1　日本薬局方の定性試験

日本薬局方では，医薬品の確認試験に用いられる**無機イオン**の定性反応▲を一般試験法で規定している．定性反応は，1) **沈殿反応**，2) **錯体生成反応**，3) **酸化還元反応**，4) **気体発生反応**，5) **炎色反応**からなる．これらは必ずしも鋭敏ではなく，金属イオンの機器分析法である原子吸光光度法▲と比べて感度は劣るが，簡便に実施できる点で有用である．本節では，JP 18 に収載の無機定性反応のうち，おもなものを陽イオン（**表6・1**）と陰イオン（**表6・2**）に分けて記載する．

日本薬局方　The Japanese Pharmacopoeia, JP

◀ JP 18 〈1.09〉

無機イオン　inorganic ion

◀ JP 18 〈2.23〉

6・1・1　無機陽イオンの定性反応

表6・1　無機陽イオンの定性反応

イオン・塩	試薬	生成物（呈色）	試験法	備考
亜鉛塩 (Zn^{2+})	Na_2S	ZnS（帯白色）	沈殿反応	沈殿に希 HCl→溶解
	$K_4[Fe(CN)_6]$	$Zn_2[Fe(CN)_6]$（白色沈殿） →$Zn_3K_2[Fe(CN)_6]_2$	錯体生成反応	① 沈殿に希 HCl→不溶 ② 沈殿に $NaOH$→溶解 $[ZnO_2]^{2-}$
	ピリジン，$KSCN$	$[Zn(NCS)_2(py)_2]$（白色沈殿）	錯体生成反応	
アルミニウム塩 (Al^{3+})	$NH_4OH + NH_4Cl$ (pH 9)	$Al(OH)_3$（白色ゲル状沈殿）	沈殿反応	沈殿に過量 NH_3→不溶
	$NaOH$	$Al(OH)_3$（白色ゲル状沈殿）	沈殿反応	沈殿に過量 $NaOH$→溶解 $[Al(OH)_4]^-$
	Na_2S	$Al(OH)_3$（白色ゲル状沈殿）	沈殿反応	沈殿に過量 Na_2S→溶解 $[Al(OH)_4]^-$
	NH_3，アリザリンレッド S	赤色レーキ	沈殿反応	
アンチモン(Ⅲ)塩，第一アンチモン塩 (Sb^{3+})	HCl, $H_2O + Na_2S$	白濁（$SbOCl$）→Sb_2S_3（橙色沈殿）	沈殿反応	沈殿に Na_2S→溶解 $[SbS]^{3-}$, 沈殿に $NaOH$→溶解 $[SbOS]^- + [SbS_2]^-$
	HCl, $H_2O +$ チオ硫酸ナトリウム（$Na_2S_2O_3$）	沈殿溶解	沈殿反応	加熱→$[Sb_2S_3]$（赤色沈殿）

（次ページにつづく）

表6・1（つづき）

イオン・塩	試 薬	生成物（呈色）	試験法	備 考
アンモニウム塩 (NH_4^+)	NaOH	アンモニア臭	気体発生反応	赤色リトマス紙を青変
カリウム塩 (K^+)		淡紫色	炎色反応	コバルトガラスを通して観察→赤紫色，JP 18 〈1.04〉(1)
	酒石酸水素ナトリウム ($NaHC_4H_4O_6$)	$KHC_4H_4O_6$ （白色結晶性沈殿）	沈殿反応	沈殿に NH_3, NaOH, Na_2CO_3→いずれも溶解
	ヘキサニトロコバルト(Ⅲ)酸ナトリウム ($Na_3[Co(NO_2)_6]$)	$K_2Na[Co(NO_2)_6]$ （黄色沈殿）	沈殿反応	Na^+ 共存下での K^+ の検出に適する
	NaOH	加温してもアンモニア臭を発しない	気体発生反応	アンモニウム塩との区別
カルシウム塩 (Ca^{2+})		黄赤色	炎色反応	JP 18 〈1.04〉(1)
	$(NH_4)_2CO_3$	$CaCO_3$ （白色沈殿）	沈殿反応	
	シュウ酸アンモニウム ($(NH_4)_2C_2O_4$)	CaC_2O_4 （白色沈殿）	沈殿反応	① 沈殿に希酢酸→不溶 ② 沈殿に希 HCl→溶解
	K_2CrO_4	加熱しても沈殿を生じない		ストロンチウム塩との区別（中性で Sr^{2+} は $SrCrO_4$ を沈殿）
銀塩（Ag^+）	希 HCl	AgCl （白色沈殿）	沈殿反応	① 沈殿に希 HNO_3→不溶 ② 沈殿に過量 NH_3→溶解 $[Ag(NH_3)_2]^+$
	K_2CrO_4	Ag_2CrO_4 （赤色沈殿）	沈殿反応	沈殿に希 HNO_3→溶解
	NH_3	Ag_2O （灰褐色沈殿）	沈殿反応	沈殿に過量 NH_3→溶解 $[Ag(NH_3)_2]^+$ →HCHO→器壁に銀鏡 Ag
水銀(Ⅰ)塩, 第一水銀塩 (Hg_2^{2+})	銅板	Hg （銀白色）	酸化還元反応	銅アマルガム生成，Hg^{2+} と共通
	NaOH	Hg （黒色）		
	希 HCl	Hg_2Cl_2 （白色沈殿）	沈殿反応	沈殿に NH_3→$Hg(NH_2)Cl$ （白色）+Hg （黒色）
	KI	Hg_2I_2 （黄色沈殿）→放置後 HgI_2+Hg （緑色沈殿）	沈殿反応	過量 KI→$[HgI_4]^{2-}$+Hg （黒色）
水銀(Ⅱ)塩, 第二水銀塩 (Hg^{2+})	銅板	Hg （銀白色）	酸化還元反応	銅アマルガム生成，Hg_2^{2+} と共通
	Na_2S	HgS （黒色沈殿）	沈殿反応	沈殿に過量 Na_2S→溶解（$[HgS_2]^{2-}$）→さらに NH_4Cl→HgS （黒色沈殿）
	KI	HgI_2 （赤色沈殿）	沈殿反応	過量 KI→溶解 $[HgI_4]^{2-}$
	$SnCl_2$	Hg_2Cl_2 （白色沈殿）	沈殿反応	沈殿に過量 $SnCl_2$→Hg （灰黒色沈殿）
スズ(Ⅱ)塩, 第一スズ塩 (Sn^{2+})	試料の塩酸酸性溶液を，水を入れた試験管の外側底部に付着させブンゼンバーナーの無色炎中に入れる	青色	炎色反応	Sn^{4+} と共通，JP 18 〈1.04〉(1)
	Zn	Sn （灰色海綿状物質）	酸化還元反応	Sn^{4+} と共通，酸性が強いと H_2 ガス発生
	ヨウ素・デンプン試液	色の消失	酸化還元反応	Sn^{2+} が I_2 を還元，Sn^{4+} と共通
	NH_3, Na_2S	SnS （暗褐色沈殿）	沈殿反応	沈殿に Na_2S→不溶，沈殿に SnS→溶解 $[SnS_3]^{2-}$
スズ(Ⅳ)塩, 第二スズ塩 (Sn^{4+})	塩酸酸性溶液を第一スズ塩と同様のやり方で無色炎中に入れる	青色	炎色反応	Sn^{2+} と共通，JP 18 〈1.04〉(1)
	Zn	Sn （灰色海綿状物質）	酸化還元反応	Sn^{2+} と共通，酸性が強いと H_2 ガス発生
	鉄粉，ヨウ素・デンプン試液	色の消失	酸化還元反応	Sn^{4+} を Fe で Sn^{2+} に還元，Sn^{2+} が I_2 を還元，Sn^{2+} と共通
	NH_3, Na_2S	SnS_2 （淡黄色沈殿）	沈殿反応	沈殿に Na_2S→溶解 $[SnS_3]^{2-}$→さらに HCl→SnS_2 （淡黄色）

（次ページにつづく）

表 6・1 （つづき）

イオン・塩	試薬	生成物（呈色）	試験法	備考
セリウム塩 (Ce^{3+})	2.5 倍量酸化鉛(IV) (PbO_2)，HNO_3	Ce^{4+}（黄色）	酸化還元反応	Ce^{3+} は無色
	H_2O_2，NH_3	過酸化水酸化物（[$Ce(OH)_3$-O_2H]）（黄色～赤褐色沈殿）	沈殿反応	
鉄(II)塩, 第一鉄塩 (Fe^{2+})	ヘキサシアノ鉄(III)酸カリウム $K_3[Fe(CN)_6]$	$KFe^{II}[Fe^{III}(CN)_6]$ タンブル青（青色沈殿）	沈殿反応	沈殿に希 HCl→不溶，タンブル青はベルリン青と構造が同一
	$NaOH$	$Fe(OH)_2$（灰緑ゲル状沈殿）	沈殿反応	沈殿に Na_2S→FeS（黒色）→さらに HCl→溶解
	1,10-フェナントロリン一水和物のエタノール(95)溶液(1→50)	$[Fe(C_{12}H_8N_2)_3]^{2+}$（濃赤色）	錯体生成反応	
鉄(III)塩, 第二鉄塩 (Fe^{3+})	ヘキサシアノ鉄(II)酸カリウム $K_4[Fe(CN)_6]$	$KFe^{III}[Fe^{II}(CN)_6]$ ベルリン青（青色沈殿）	沈殿反応	沈殿に希 HCl→不溶，ベルリン青はタンブル青と構造が同一
	$NaOH$	$Fe(OH)_3$（赤褐色ゲル状沈殿）	沈殿反応	沈殿に Na_2S→Fe_2S_3（黒色）→さらに HCl→溶解（Fe^{3+}），白濁（S）
	スルホサリチル酸	錯体（紫色）	錯体生成反応	
銅(II)塩, 第二銅塩 (Cu^{2+})	鉄板	Cu 膜（赤色）		Fe は Cu よりイオン化傾向大
	NH_3	$Cu(OH)_2$（淡青色沈殿）	沈殿反応	沈殿に過量 NH_3→溶解 $[Cu(NH_3)_4]^{2+}$（濃青色）
	ヘキサシアノ鉄(II)酸カリウム $K_4[Fe(CN)_6]$	$Cu_2[Fe(CN)_6]$（赤褐色）	沈殿反応	① 沈殿に希 HNO_3→不溶 ② 沈殿に過量 NH_3→溶解 $[Cu(NH_3)_4]^{2+}+[Fe(CN)_6^{4-}]$（濃青色）
	Na_2S	CuS（黒色沈殿）	沈殿反応	① 沈殿に希 HCl，希 H_2SO_4，$NaOH$→いずれも不溶 ② 沈殿に熱希 HNO_3→溶解 $Cu(NO_3)_2$（青色）
ナトリウム塩 (Na^+)		黄色	炎色反応	JP 18 〈1.04〉(1)
	ヘキサヒドロキソアンチモン(V)酸カリウム	$Na_2H_2Sb_2O_7$（白色結晶性沈殿）	沈殿反応	
鉛塩 (Pb^{2+})	希 H_2SO_4	$PbSO_4$（白色沈殿）	沈殿反応	① 沈殿に希 HNO_3→不溶 ② 沈殿に $NaOH$，加温→溶解 $[PbO_2]^{2-}$ ③ 沈殿に酢酸アンモニウム→溶解 $(CH_3CO_2)_2Pb$，硫酸塩参照
	$NaOH$	$Pb(OH)_2$（白色沈殿）	沈殿反応	沈殿に過量 $NaOH$→溶解→さらに Na_2S→PbS（黒色沈殿）
	K_2CrO_4	$PbCrO_4$（黄色沈殿）	沈殿反応	沈殿に過量 NH_3→不溶→さらに $NaOH$→溶解 $[PbO_2]^{2-}$
バリウム塩 (Ba^{2+})		持続する黄緑色	炎色反応	JP 18 〈1.04〉(1)
	希 H_2SO_4	$BaSO_4$（白色沈殿）	沈殿反応	沈殿に希 HNO_3→不溶，硫酸塩参照
	K_2CrO_4	$BaCrO_4$（黄色沈殿）	沈殿反応	沈殿に希 HNO_3→溶解
ビスマス塩 (Bi^{3+})	HCl，H_2O	$Bi(OH)_2Cl$→$BiOCl$（いずれも白色沈殿）	沈殿反応	沈殿に Na_2S→Bi_2S_3（暗褐色沈殿）
	チオ尿素 $CN(NH_3)_2$	黄色	沈殿反応	チオ尿素は多くの金属と着色した沈殿をつくるが，特に Bi^{3+} には鋭敏
	KI	BiI_3（黒色沈殿）	沈殿反応	沈殿に KI→溶解 $[BiI_4]^-$（橙色）
マグネシウム塩 (Mg^{2+})	炭酸アンモニウム $(NH_4)_2CO_3$	$Mg(OH)_2・3MgCO_3$（白色沈殿）	沈殿反応	沈殿に NH_4Cl→溶解→さらにリン酸水素二ナトリウム→$Mg(NH_4)PO_3$（白色結晶性沈殿）
	$NaOH$	$Mg(OH)_2$（白色ゲル状沈殿）	沈殿反応	① 沈殿に I_2→I_2 吸着（暗褐色） ② 沈殿に過量の $NaOH$→不溶

（次ページにつづく）

表6・1（つづき）

イオン・塩	試薬	生成物（呈色）	試験法	備考
マンガン塩 （Mn^{2+}）	NH_3	$Mn(OH)_2$（白色沈殿）	沈殿反応	① 沈殿に $AgNO_3$→Ag（黒色） ② 沈殿放置→MnO_2（褐色）
	三酸化ナトリウムビスマス $Na^+Bi^VO_3^-$	MnO_4^-（赤紫色）	酸化還元反応	$Na^+Bi^VO_3^-$ は強い酸化剤
リチウム塩 （Li^+）		接続する赤色	炎色反応	JP 18 〈1.04〉(1)
	リン酸水素二ナトリウム Na_2HPO_4	Li_3PO_4（白色沈殿）	沈殿反応	希 HCl→溶解
	希 H_2SO_4	沈殿を生じない		Sr^{2+} との区別， Sr^{2+} は $SrSO_4$ を沈殿

6・1・2　無機陰イオンの定性反応

表6・2　無機陰イオンの定性反応

イオン・塩	試薬	生成物（呈色）	試験法	備考
亜硝酸塩 （NO_2^-）	希 H_2SO_4	特異臭を有する NO_2 ガス（黄褐色）	気体発生反応	$FeSO_4 \cdot 7H_2O$→$xFeSO_4 \cdot yNO$（暗褐色）
	KI，希 H_2SO_4	I_2（黄褐色→黒紫色沈殿）	酸化還元反応	$CHCl_3$→$CHCl_3$ 層に I_2 転溶（紫色）
	チオ尿素，塩化鉄（III）	$Fe(SCN)_3$（暗赤色）	沈殿反応	ジエチルエーテル→ジエチルエーテル層に転溶（赤色）
亜ヒ酸塩 （AsO_3^{3-}）	Na_2S	As_2S_3（黄色沈殿）	沈殿反応	① 沈殿に HCl→不溶 ② 沈殿に $(NH_4)_2CO_3$→溶解 $[AsS_3]^{3-}$＋$[AsO_3]^{3-}$（pH 8 以上），ヒ酸塩参照
	$AgNO_3$	Ag_3AsO_3（黄白色沈殿）	沈殿反応	① 沈殿に NH_3→溶解 $[Ag(NH_3)_2]^+$＋$[AsO_3]^{3-}$ ② 沈殿に希 HNO_3→溶解 H_3AsO_3＋Ag^+
	硫酸銅（II）	$CuHAsO_3$（緑色沈殿）	沈殿反応	沈殿に $NaOH$ を加え煮沸→Cu_2O（赤褐色）
亜硫酸塩および亜硫酸水素塩 （SO_3^{2-}，HSO_3^-）	I_2 希 HCl	試液の色（褐色）が消失 SO_2 の臭い，液は混濁しない（チオ硫酸塩との区別）	酸化還元反応 気体発生反応	I_2→I^- Na_2S→S（直ちに白濁，徐々に淡黄色の沈殿）
塩化物 （Cl^-）[†]	H_2SO_4，$KMnO_4$	Cl_2 の臭い	気体発生反応	ヨウ化カリウムデンプン紙青変（酸化還元反応）
	$AgNO_3$	$AgCl$（白色沈殿）	沈殿反応	① 沈殿に希 HNO_3→不溶 ② 沈殿に過量 NH_3→溶解
塩素酸塩 （ClO_3^-）	$AgNO_3$→$NaNO_2 \cdot$ 希 HNO_3	沈殿生じない→徐々に $AgCl$（白色沈殿）生成	沈殿反応	白色沈殿生成は ClO_3^- が還元され Cl^- となるため，NH_3 追加→溶解 $[Ag(NH_3)_2]^+$
	インジゴカルミン，$NaHSO_3$	インジゴカルミンによる淡青色消失		インジゴカルミンは酸化還元指示薬，ClO_3^- には酸化力がないが Cl^- になる過程でできる ClO^- が酸化
過酸化物	酢酸エチル，$K_2Cr_2O_7$	過クロム酸無水物により酢酸エチル層は青色を呈する	酸化還元反応	過クロム酸無水物は CrO_5，$HCrO_5$，CrO_4^+ など
	$KMnO_4$	脱色し，泡立ってガス発生	気体発生反応	O_2 ガス発生
過マンガン酸塩 （MnO_4^-）		試薬溶液（MnO_4^-）は赤紫色		
	H_2O_2	泡立って赤紫色脱色	酸化還元反応	過酸化物参照
	過量のシュウ酸	脱色	酸化還元反応	シュウ酸より CO_2 発生

† 塩化物の限度試験として JP 18 〈1.03〉塩化物試験法が収載されている．

（次ページにつづく）

表6・2（つづき）

イオン・塩	試薬	生成物（呈色）	試験法	備考
グリセロリン酸塩 ($C_3H_5(OH)_2$-PO_4^{2-})	$CaCl_2$	変化しない→煮沸するとき$Ca_3(PO_4)_2$沈殿	沈殿反応	
	七モリブデン酸六アンモニウム	長く煮沸するときリンモリブデン酸アンモニウム（黄色沈殿）	沈殿反応	リン酸塩参照
	$KHSO_4$, 直火で穏やかに加熱	アクロレイン（$CH_2=CH$-CHO）の刺激臭	気体発生反応	グリセロールの分解により生成
クロム酸塩 (CrO_4^{2-})		試薬溶液（CrO_4^{2-}）は黄色		二クロム酸塩参照
	酢酸鉛(II)	$PbCrO_4$（黄色沈殿）	沈殿反応	① 沈殿に酢酸→不溶 ② 沈殿に希HNO_3→溶解 $Cr_2O_7^{2-}$（黄赤色）， 二クロム酸塩参照
	酢酸エチル, H_2O_2	過クロム酸無水物により酢酸エチル層は青色を呈する		過酸化物，二クロム酸塩参照
シアン化物 (CN^-)	過量 $AgNO_3$	$AgCN$（白色沈殿）	沈殿反応	① 沈殿に希HNO_3→不溶 ② 沈殿に過量NH_3→溶解 $[Ag(CN)_2]^-$
	$FeSO_4$, 希 $FeCl_3$, $NaOH$のち，希 H_2SO_4	$KFe^{III}[Fe^{II}(CN)_6]$ ベルリン青（青色沈殿）	錯体生成反応	鉄(III)塩参照，ベルリン青はタンブル青と構造が同一
臭化物 (Br^-)	$AgNO_3$	$AgBr$（淡黄色沈殿）	沈殿反応	① 沈殿に希HNO_3→不溶 ② 沈殿にアンモニア水(28)→溶解 $[Ag(NH_3)_2]^+$→希HNO_3→$AgBr$（白色沈殿）
	Cl_2	Br_2（黄褐色）	酸化還元反応	① 沈殿に$CHCl_3$追加→$CHCl_3$層にBr_2転溶（黄褐色〜赤褐色） ② 沈殿にフェノール追加→2,4,6-トリブロモフェノール（白色沈殿）
臭素酸塩 (BrO_3^-)	$AgNO_3$	$AgBrO_3$（白色結晶性沈殿）	沈殿反応	加熱→溶解→$NaNO_2$→$AgBr$（淡黄色沈殿）
	$NaNO_2$	Br_2（黄色〜赤褐色）	酸化還元反応	$CHCl_3$追加→$CHCl_3$層にBr_2転溶（黄色〜赤褐色）
硝酸塩 (NO_3^-)	H_2SO_4, $FeSO_4$	$xFeSO_4 \cdot yNO$（暗褐色）		亜硝酸塩を参照
	ジフェニルアミン	ジフェニルベンジジンのキノイドイミニウム型色素（青色）	酸化還元反応	亜硝酸塩，クロム酸塩，過マンガン酸塩などの酸化剤も陽性
	$KMnO_4$	溶液（赤紫色）は退色しない		亜硝酸塩との区別
炭酸塩 (CO_3^{2-})	希 HCl	泡立ってCO_2ガス発生	気体発生反応	ガスを$Ca(OH)_2$に通じる→直ちに$CaCO_3$（白色沈殿）， 炭酸水素塩と共通
	$MgSO_4$	塩基性$MgCO_3$（白色沈殿）	沈殿反応	希酢酸→溶解+CO_2発生
	フェノールフタレイン	赤色を呈する		炭酸水素塩との区別（pH 11.6）
炭酸水素塩 (HCO_3^-)	希 HCl	泡立ってCO_2ガス発生	気体発生反応	ガスを$Ca(OH)_2$に通じる→直ちに$CaCO_3$（白色沈殿）， 炭酸塩と共通
	$MgSO_4$	白色沈殿を生じない		煮沸→白色沈殿を生じる（炭酸塩に変わる）
	フェノールフタレイン	赤色を呈しないか，きわめて薄い赤色		炭酸塩との区別（pH 8.3）
チオシアン酸塩 (SCN^-)	過量の $AgNO_3$	$AgSCN$（白色沈殿）	沈殿反応	① 沈殿に希HNO_3→不溶 ② 沈殿にアンモニア水(28)→溶解 $[Ag(NH_3)_2]^+$
	塩化鉄(III)	$Fe(SCN)_3$（赤色）	酸化還元反応	さらにHCl→赤色消えない

（次ページにつづく）

表6・2（つづき）

イオン・塩	試 薬	生成物（呈色）	試験法	備 考
チオ硫酸塩 ($S_2O_3^{2-}$)	I_2	溶液の褐色は消える	酸化還元反応	
	希 HCl	二酸化硫黄（SO_2）臭	気体発生反応	液は S により徐々に白濁→放置により黄変
	過量の $AgNO_3$	$Ag_2S_2O_3$（白色沈殿）	沈殿反応	放置により Ag_2S 生成（黒変）
二クロム酸塩, 重クロム酸塩 ($Cr_2O_7^{2-}$)		試薬溶液（$Cr_2O_7^{2-}$）は黄赤色		クロム酸塩参照
	酢酸鉛(II)	$PbCrO_4$（黄色沈殿）	沈殿反応	① 沈殿に酢酸(31)→不溶 ② 沈殿に希 HNO_3→溶解 $Cr_2O_7^{2-}$（黄赤色），クロム酸塩参照
	酢酸エチル，H_2O_2	過クロム酸無水物（CrO_5）により酢酸エチル層は青色を呈する	酸化還元反応	過酸化物，クロム酸塩参照
ヒ酸塩 (AsO_4^{3-})	Na_2S	沈殿を生じない		HCl 追加→As_2S_5（黄色沈殿）→沈殿に $(NH_4)_2CO_3$→溶解 $[AsS_4]^{3-}$ + $[AsO_3S]^{3-}$，亜ヒ酸塩参照
	$AgNO_3$	Ag_3AsO_4（暗赤褐色沈殿）	沈殿反応	① 沈殿に希 HNO_3→溶解 H_3AsO_4 + Ag^+ ② 沈殿に NH_3→溶解 AsO_4^{3-} + $[Ag(NH_3)_2]^+$
	マグネシア試液[†1]	$MgNH_4AsO_4 \cdot 6H_2O$（白色結晶性沈殿）	沈殿反応	希 HCl 追加→溶解 AsO_4^{3-}，リン酸塩参照
フェリシアン化物[†2] ($[Fe(CN)_6]^{3-}$)		試薬溶液（$[Fe(CN)_6]^{3-}$）は黄色		
	$FeSO_4$	$KFe^{II}[Fe^{III}(CN)_6]$ タンブル青（青色沈殿）	錯体生成反応	希 HCl 追加→不溶，鉄(II)塩参照，タンブル青はベルリン青と構造が同一
フェロシアン化物[†3] ($[Fe(CN)_6]^{4-}$)	$FeCl_3$	$KFe^{III}[Fe^{II}(CN)_6]$ ベルリン青（青色沈殿）	錯体生成反応	希 HCl 追加→不溶，鉄(III)塩参照，ベルリン青はタンブル青と構造が同一
	$CuSO_4$	$Cu_2[Fe(CN)_6]$（赤褐色沈殿）	沈殿反応	希 HCl 追加→不溶，銅(II)塩参照
フッ化物 (F^-)	クロム酸・硫酸試液	液は試験管の内壁を一様にぬらさない	酸化還元反応	生じたフッ化水素が試験管を侵す
	アリザリンコンプレキソン，硝酸セリウム(III)	キレート化合物（青紫色）	錯体生成反応	アリザリンコンプレキソン：Ce^{3+}：F^-＝1:1:1 のキレート化合物
ホウ酸塩 (BO_2^-)	H_2SO_4，メタノールを混ぜ点火	緑色の炎 $B(OCH_3)_3$	炎色反応	
	クルクマ紙[†4]	ホウ素キレートのロゾシアニン（赤(褐)色）	錯体生成反応	NH_3→青変，衛生試験法・食品汚染物試験などで用いる
メシル酸塩 ($CH_3SO_3^-$)	NaOH, 希 HCl	ガス発生→ヨウ素酸カリウムデンプン紙青変	酸化還元反応	I_2 生成によるヨウ素デンプン反応
	$NaNO_3$, 無水 Na_2CO_3, $BaCl_2$	$BaSO_4$（白色沈殿）	酸化還元反応	$-SO_3H$ 基が $-SO_4^{2-}$ 基に酸化
ヨウ化物 (I^-)	$AgNO_3$	AgI（黄色沈殿）	沈殿反応	① 沈殿に希 HNO_3→不溶 ② 沈殿にアンモニア水(28)→不溶
	$NaNO_2$	I_2（黄褐色→黒紫色沈殿）	酸化還元反応	デンプン試液→濃青色
硫化物 (S^{2-})	希 HCl	硫化水素（H_2S）臭	気体発生反応	ガスは酢酸鉛(II)紙を黒変（PbS）

†1　マグネシア試液は，$MgCl_2 \cdot 6H_2O$, NH_4Cl, NH_3 の混合溶液である．
†2　ヘキサシアノ鉄(III)酸塩．
†3　ヘキサシアノ鉄(II)酸塩．
†4　クルクマ紙はクルクミンのエタノール溶液を沪紙に浸して試験紙としたもの．

（次ページにつづく）

表6・2（つづき）

イオン・塩	試 薬	生成物（呈色）	試験法	備 考
硫酸塩 (SO_4^{2-})[†1]	$BaCl_2$	$BaSO_4$（白色沈殿）	沈殿反応	沈殿に希 HNO_3→不溶，バリウム塩参照
	酢酸鉛(Ⅱ)	$PbSO_4$（白色沈殿）	沈殿反応	沈殿に酢酸アンモニウム追加→溶解（$CH_3CO_2)_2Pb$，鉛塩参照
	希 HCl	白濁せず（チオ硫酸塩との区別），二酸化硫黄臭せず（亜硫酸塩との区別）		
リン酸塩，正リン酸塩 (PO_4^{3-})	$AgNO_3$	Ag_3PO_4（黄色沈殿）	沈殿反応	① 沈殿に希 HNO_3→溶解 ② 沈殿に NH_3→溶解
	七モリブデン酸六アンモニウム	$(NH_4)_3PO_4 \cdot 12\,MoO_3 \cdot 6\,H_2O$（黄色沈殿）	沈殿反応	① 沈殿に希 NaOH→溶解 ② 沈殿に NH_3→溶解，§6・2d 参照，衛生試験法・食品成分試験で用いる
	マグネシア試液[†2]	$MgNH_4PO_4 \cdot 6\,H_2O$（白色結晶性沈殿）	沈殿反応	希 HCl 追加→溶解 $H_2PO_4^-$，ヒ酸塩参照

†1　マグネシア試液は，$MgCl_2 \cdot 6\,H_2O$, NH_4Cl, NH_3 の混合溶液である．
†2　硫酸塩の限度試験として JP 18 〈1.14〉硫酸塩試験法が収載されている．

　表6・1，6・2の反応は，十分な試料を用いることを前提としており，微量の検出を目的としていない．各イオンの濃度は0.5〜1%とするのがよく，試料溶液2〜5 mL を用い，径 0.8〜1.5 cm の試験管内で行うことを想定している．反応は特に規定のない場合は室温で行う．

　陽イオンと陰イオンが混在する試料では，混在するイオンの種類によっては，測定対象イオンの定性反応が妨害されたり，同様な結果を示して区別がつかなかったりする場合がある．このため，イオンをいくつかのグループ（属）に分類しながら個々のイオンの定性試験を行う．これを系統分析という．

> **例題 6・1　定性反応で確認される化合物**　次の記述（a）〜（e）で確認される化合物は ①〜⑤ のそれぞれどれか．
>
> （a）その硝酸酸性溶液に硝酸銀試薬 2〜3 滴を加えるとき，白色の結晶性の沈殿を生じ，加熱するとき，沈殿は溶ける．
> （b）少量のアンモニア試液を加えるとき，淡青色の沈殿を生じ，過量のアンモニア試薬を追加するとき，沈殿は溶け，液は濃青色を呈する．
> （c）溶液に硝酸銀試液を加えるとき，黄色の沈殿を生じる．この一部に希硝酸を，また他の一部にアンモニア水(28)を追加してもいずれも沈殿は溶けない．
> （d）中性または弱酸性溶液に 1,10-フェナントロリン一水和物のエタノール(95)溶液(1→50)を滴加するとき，濃赤色を呈する．
> （e）溶液は赤紫色を呈し，その硫酸酸性溶液に過量の過酸化水素試液を加えるとき，泡立って脱色する．
>
> 　　　① 過マンガン酸塩　　② 臭素酸塩　　③ 鉄(Ⅱ)塩
> 　　　④ 銅(Ⅱ)塩　　　　　⑤ ヨウ化物
>
> 【97回国試改題】

解 答　（a）②，　（b）④，　（c）⑤，　（d）③，　（e）①

6・2　臨床検査における定性分析

＊3巻Ⅶ.生命科学，§1・6参照.

電解質や微量金属＊のうち，臨床検査で検査項目となっている無機イオンの測定に利用される定性分析（あるいは呈色反応）を本節では取上げる．検査には炎色反応やキレート生成試薬が用いられている．

a. Na, K　Na$^+$ は細胞外液の主要な陽イオンであり，生理的な意義は細胞内外の浸透圧の維持などである．血清中の Na$^+$ 濃度は 138〜145 mmol/L である．アジソン病や利尿薬服用などによる腎性ナトリウム喪失，嘔吐・下痢などによる腎外性ナトリウム喪失により低ナトリウム血症をきたし，尿崩症などの水分消失により高ナトリウム血症となる．一方，K$^+$ の血清中濃度は 3.4〜4.9 mmol/L であり，Na$^+$ に比べ，狭い濃度幅で維持されている．低カリウム血症では脱力感，弛緩性麻痺などの症状がみられ，高カリウム血症では知覚異常，心停止の危険もある．これらの測定には，特定のイオンの活量に応答する**イオンセンサー**（**イオン選択性電極**ともいう）や炎色反応を利用する**炎光光度法**を用いる．イオンセンサーでは，測定対象のイオンと相互作用する膜を含む電極と試料溶液の間に生じるイオン濃度依存の電位差を測定してイオン濃度を求める．Na 測定には，Al$_2$O$_3$ を少量添加したガラス電極やクラウンエーテル電極を，K 測定ではクラウンエーテルやバリノマイシンを溶かした感応液膜電極が用いられる．炎光光度法では，水素を燃料ガスに酸素を助燃ガスに用いて得られる高温（2000〜3000 ℃）のフレーム（炎）中に，アルカリ金属（Na, K）やアルカリ土類金属（Ca, Mg）などの元素溶液を噴霧すると，元素が原子化し，熱エネルギーを吸収して**励起状態**になり，これが**基底状態**に戻る際に吸収したエネルギーを光として放出する．この光は共鳴線といい，各元素に固有の波長を有する．Na は 589 nm，K は 766 nm にピークをもつ光をそれぞれ発する．**内標準物質**として Li（671 nm）を加えて希釈した試料を噴霧し，それぞれの共鳴線の強さを比較して定量する．

b. Ca, Mg　Ca は体重の 1〜2％を占め生体内に最も多く存在する無機質である．その 99％が骨や歯などの硬組織に存在する．血清カルシウム濃度は 2.2〜2.6 mmol/L である．副甲状腺機能亢進症で高カルシウム血症，機能低下症で低カルシウム血症をきたす．Ca^{2+} は強塩基性下，o-クレゾールフタレインコンプ

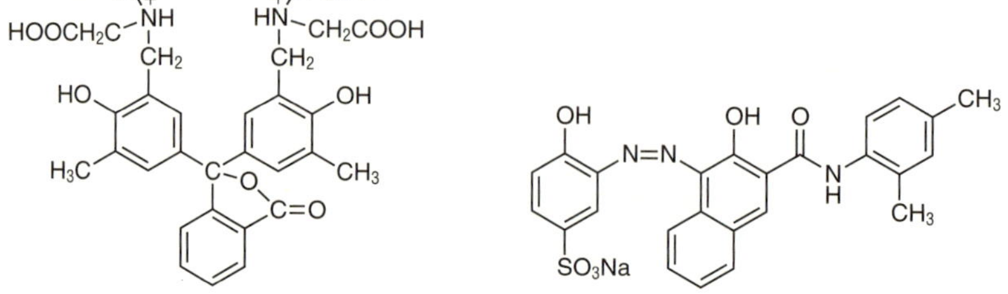

イオンセンサー ion sensor

イオン選択性電極 ion-selective electrode

炎光光度法 flame photometry

励起状態 excited state：3巻Ⅰ.物理化学，1,4章参照.

基底状態 ground state：3巻Ⅰ.物理化学，1,4章参照.

内標準物質 internal standard substance：3巻Ⅲ.機器分析,3章参照.

図6・1　Ca^{2+}，Mg^{2+} 測定用試薬

レクソン（o-CPC）と反応し，深紅色（575 nm）のキレートを生成する（図6・1）．Mg が共存する場合は 8-ヒドロキノンでマスキングして測定する[*1]．一方，体内の Mg 量は 21〜28 g であり，細胞内では K に次いで高濃度であるが，血清中では 0.7〜1.0 mmol/L である．高マグネシウム血症は腎不全によるものが多い．測定にはキシリジルブルー I などのキレート試薬が用いられ，Mg^{2+} との反応で生成する赤色（515 nm，pH 11.0〜12.5）のキレートを測定する（図6・1）．このほか，**原子吸光光度法**も汎用される．

*1 3・3・4b 参照.

原子吸光光度法 atomic absorption spectrophotometry: JP 18 〈2.23〉

c. Fe, Cu　ヒトの体内に最も多量に存在する重金属は Fe である．ほとんどの Fe が何らかのタンパク質と結合し，貯蔵鉄と機能鉄に分類される．成人の血清鉄の基準範囲には性差があり，男性で 7.2〜32.3 μmol/L，女性で 5.8〜29.1 μmol/L である．血清鉄の測定は Fe^{2+} とキレートを形成する 2,2′-ジピリジル系の試薬を用いる（図6・2）．トランスフェリン（鉄を結合して運搬する血清タンパク質）から Fe^{3+} を遊離させ，トリクロロ酢酸で除タンパク[*2] 後，Fe^{2+} に還元して 1,10-フェナントロリンやバソフェナントロリンジスルホン酸二ナトリウムとキレートを生成させ，535 nm で比色する．一方，Cu は大量に摂取すると毒性を示すが，必須微量元素の一つである．シトクロム c オキシダーゼやスーパーオキシドジスムターゼなどの酵素に含まれて存在する．Cu の測定は，Fe と同様に 2,2′-ジピリジル系のバソクプロインジスルホン酸二ナトリウムを Cu^+ と反応させて[*3] 480 nm で比色定量する．

*2 3巻 III. 機器分析, 11章 試料の前処理 参照.

*3 Cu^{2+} はあらかじめアスコルビン酸で還元する.

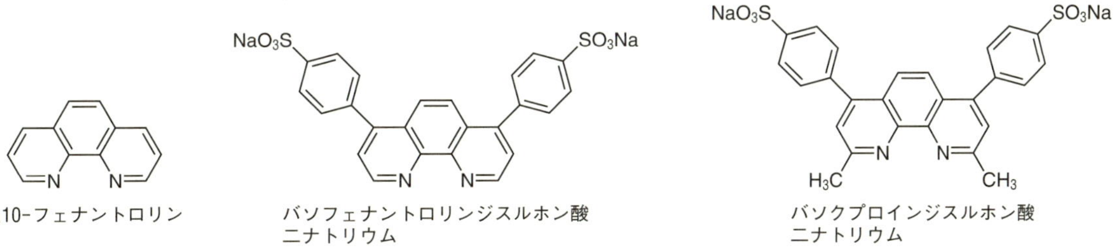

1,10-フェナントロリン　　バソフェナントロリンジスルホン酸二ナトリウム　　バソクプロインジスルホン酸二ナトリウム

図6・2　Fe^{2+}，Cu^+ 測定用試薬

d. 無機リン　リンは核酸，ATP，リン脂質などの構成成分として，また血液の酸塩基平衡の維持にも重要である．血液中ではリン酸化合物として存在し，血清無機リン（HPO_4^{2-} と $H_2PO_4^-$）濃度は 0.7〜1.3 mmol/L，比率は $[HPO_4^{2-}]:[H_2PO_4^-]=5:1$ である．リン酸は，酸性溶液中でモリブデン酸塩との反応で生成するリンモリブデン酸錯体を 1-アミノ-2-ナフトール-4-スルホン酸などの還元剤を用いてモリブデンブルーとし，660〜760 nm で比色定量[*4]する．

*4 3巻 III. 機器分析, 1章 参照.

$$H_3PO_4 + 12\,H_2MoO_4 \longrightarrow H_3PO_4 \cdot 12\,Mo^{VI}O_3 + 12\,H_2O \xrightarrow{\text{還元剤}}$$

$$H_3PO_4 \cdot 10\,Mo^{VI}O_3 \cdot Mo^V_2O_5 \quad \text{または} \quad H_3PO_4 \cdot 8\,Mo^{VI}O_3 \cdot 2\,Mo^V_2O_5$$

モリブデンブルー　　　　　　　　　　モリブデンブルー

モリブデン酸錯体はタンパク質中のアミノ基と結合し測定を妨害するので，トリクロロ酢酸による徐タンパク操作を行う．

○━ キーワード

☐ 無機イオン   ☐ 沈殿反応   ☐ 錯体生成反応

☐ 酸化還元反応   ☐ 気体発生反応   ☐ 炎色反応

✔ チェックリスト

1. 多くの陽イオンの定性は，NaOH 試液，NH₃ 試液，Na₂S 試液などで，沈殿するもの，過量でその沈殿が溶解するもの，または不溶のものに分けて，分類できる．

2. 鉄(Ⅱ)塩と鉄(Ⅲ)塩，亜硫酸塩と硫酸塩，炭酸塩と炭酸水素塩など，類似のイオンを区別する定性反応がある．

3. フッ化物を除くハロゲン化物はいずれも硝酸銀で沈殿を生じ，沈殿に酸や塩基を加える際の可溶，不溶で分類できる．

4. 臨床検査における電解質や微量金属の測定には，炎色反応（炎光光度法）やキレート試薬が用いられる．

▌章末問題

6・1 次の文は JP 18 に記載されているハロゲン化物の定性反応に関するものである．問い (a)〜(e) に答えよ．

"本品の溶液に ｱ 試液を加えるとき，淡黄色の沈殿を生じる．沈殿を分取し，この一部に希硝酸を加えても溶けない．また他の一部にアンモニア水(28)を加えて振り混ぜた後，分離した液に希硝酸を加えて酸性にすると A 白濁する．"

"本品の溶液に ｱ 試液を加えるとき，B 沈殿を生じる．この一部に希硝酸を，また，他の一部にアンモニア水(28)を追加してもいずれも沈殿は溶けない．"

"本品の溶液に ｱ 試液を加えるとき，白色の沈殿を生じる．沈殿を分取し，この一部に希硝酸を加えても溶けない．また他の一部に c 過量のアンモニア試液を加えるとき，溶ける．"

"本品の溶液に塩素試液を加えるとき，黄褐色を呈する．これを二分し，この一部にクロロホルムを追加して振り混ぜるとき，クロロホルム層は黄褐色〜赤褐色を呈する．また他の一部にフェノールを追加するとき，D 白色の沈殿を生じる．"

(a) ｱ に入る化合物は何か．"

(b) 下線部 A の白濁は何によるものか．

(c) 下線部 B の化合物は何色を呈するか．

(d) 下線部 C で，アンモニアと錯イオンを形成するのは何か．

(e) 下線部 D の白色の沈殿は何か． 【107 回国試改題】

6・2 次の文は JP 18 一般試験法の定性反応に関するものである．(a)〜(d) の対象物は何か．

(a) 本品の溶液に硝酸銀試液を加えるとき，黄色の沈殿を生じる．この一部に希硝酸を，また，他の一部にアンモニア水(28)を追加してもいずれも沈殿は溶けない．

(b) 本品に硫酸およびメタノールを混ぜて点火するとき，緑色の炎をあげて燃える．

(c) 本品の冷溶液にフェノールフタレイン試液 1 滴を加えるとき，液は赤色を呈しないか，または赤色を呈してもきわめて薄い．

(d) 本品の希硝酸酸性溶液に七モリブデン酸六アンモニウム試液を加えて加温するとき，黄色の沈殿を生じ，水酸化ナトリウム試液またはアンモニア試液を追加するとき，沈殿は溶ける． 【101 回国試改題】

第 **7** 章　重量分析法

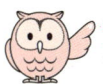**学生への
アドバイス**　質量の測定は，基本的な化学操作の一つである．重量分析法は，化学はかりで質量を測定することによって目的物質の量を知る方法で，きわめて精度が高い．質量測定の機器は，かつて，分銅と目的物質との質量の釣り合いを原理とするものであったが，現在では電子天秤に置き換わり，精密な質量を簡単に測定できるようになった．重量分析は化学史上でも重要な役割を演じてきた．17 世紀から 18 世紀後半までの長きにわたり君臨した"燃焼"に関するフロギストン（燃素）説からの脱却は，金属の燃焼前後の質量を，当時の化学者が天秤を使って重量分析したことに始まる[*1]．一方，科学技術の進歩に伴って高感度計測機器が開発され，日本薬局方医薬品の定量法に重量分析法が採用される例は必ずしも多くはなくなった．しかし，試料や標準品の精密な質量測定があって初めて，これらの計測機器から得られる精度の高い計測値が意味をもつことになる．したがって，重量分析法で利用される分離法や質量の測定法は，分析化学の基本的かつきわめて重要な操作であることを認識して学修して欲しい．

[*1] A.L.Lavoisier が，1774 年に質量保存の法則を発表し，また燃焼が酸素との結合であることを見抜くまで，燃焼とは，可燃性物質からフロギストンが抜けることだと考えられていた．

7・1　重量分析法

重量分析法は，試料中の目的物質の定量を目的として，その質量を精密に量る方法である．試料から目的物質を分離してその質量を測定，または目的物質と一定の量的関係にある他の物質に変換してその質量を測定する．測定対象は質量であるが，容量分析に対する用語として重量分析とよばれている．容量分析に比べて重量分析は高精度の定量結果を与えるが，目的物質の分離操作とその後の乾燥操作に手間と時間がかかるのが欠点である．JP 18 に採用されている重量分析法は分離操作の違いによって**揮発重量法**，**抽出重量法**，**沈殿重量法**に分類される．

重量分析法
gravimetric analysis

◀ JP 18　通則 24

7・2　質量の測定

7・2・1　化学はかり

質量の測定に用いるはかり（天秤）の最大の計測可能質量を**秤量**，はかりが感じる最小の質量を**感量**とよぶ．重量分析では，質量を量るために**化学はかり**（感量 0.1 mg），セミミクロ化学はかり（感量 10 µg），ミクロ化学はかり（感量 1 µg），ウルトラミクロ化学はかり（感量 0.1 µg）が用いられる[*2]．従来，化学天秤や直示天秤が用いられてきたが，最近ではもっぱら電気的機構で質量を測定し，基準となる質量既知の分銅と比較してその質量をデジタル表示する**電子天秤**が用

化学はかり　chemical balance, analytical balance：一般に，**化学天秤**ともいう．かつて，質量既知の分銅との釣り合いから，てこと振り子の原理を応用して目的物質の質量を手動で測定する機器を化学天秤とよび，分銅を天秤箱内部に備えてその質量を目盛または数字で示した機器を直示天秤とよんでいた．また，直示天秤の中には，1〜10 µg まで有効に秤量できるものがあり，微量天秤とよばれる．このような背景から，JP 18 では"化学はかり"という用語が用いられている．

[*2] JP 18　〈9.62〉計量器・用器 参照．

電子天秤　electronic force balance, electronical balance

いられるため，感量に代わり目量（最小表示）が利用されている．

　電子天秤の測定原理は種々あるが，最も汎用的で重量分析などの精密測定に用いられる方式は，電磁式（電磁力平衡式または電磁力補償式ともいう）である（図7・1）．試料皿に載せられた試料の質量によって生じるビームの傾きを位置センサーが検知して，アナログ回路からコイルに電流を流して発生した磁力と磁石の相互作用によりビームを平衡の位置まで戻す．このとき流れた電流をA/D変換して検出し，これを質量値に変換して表示する．すなわち，試料皿に載せた試料の質量に釣り合う電磁力を発生するのに必要な電流量を測定することで試料の質量を知る．磁石の特性は温度に影響されるので，温度センサーによって補正する．

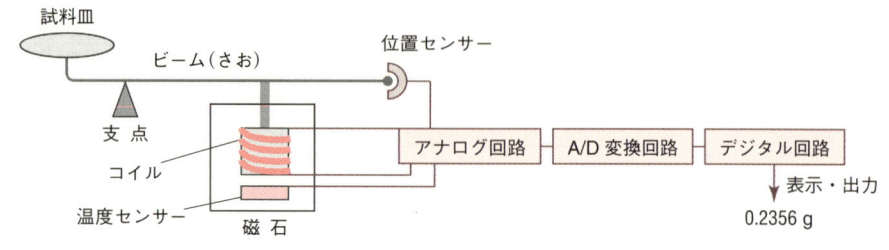

図7・1　電磁式電子天秤の原理

表7・1　常温における乾燥剤の吸湿力

乾燥剤	吸湿力[†1]
塩化カルシウム（乾燥用）	1.25
水酸化ナトリウム	0.80
溶融塩化カルシウム	0.36
溶融水酸化ナトリウム	0.16
シリカゲル	0.006
無水硫酸カルシウム	0.005
酸化カルシウム	0.003
濃硫酸[†2]	0.003
酸化アルミニウム	0.001
酸化リン(V)	2×10^{-5}

†1　乾燥剤を利用した後，空気1 L 中に残存する水の量〔mg〕．
†2　濃硫酸(98%)の値．95%のときの吸湿力は 0.3 となり，濃硫酸の吸湿力は濃度に著しく依存する．

7・2・2　恒　　量[*1]

　重量分析では，測定前の乾燥または強熱の操作は不可欠である．JP 18 の医薬品各条には，それぞれの医薬品について乾燥または強熱する条件（温度，圧力，乾燥剤など）が記載されている．また，通則で，重量分析によって目的物質の量またはそれを計算するための基礎となる量（恒量）を次のように定めている[*2]．

　乾燥または強熱するとき，恒量とは，別に規定するもののほか，ひき続きさらに1時間乾燥または強熱するとき，前後の秤量差が前回に量った乾燥物または強熱した残留物の質量の 0.10%以下であることを示し，生薬においては 0.25%以下とする．ただし，秤量差が，化学はかりを用いたとき 0.5 mg 以下，セミミクロ化学はかりを用いたとき 50 μg 以下，ミクロ化学はかりを用いたとき 5 μg 以下の場合は，恒量とみなす．

　一般に，乾燥する場合には，秤量瓶に精密に秤取した試料を，秤量瓶に入れたまま蓋を外して電気定温乾燥機に入れて 105～110 ℃ で2時間程度乾燥した後，乾燥剤を入れたデシケーター内に移し室温まで放冷して再び秤量し，恒量になるまで乾燥と秤量を繰返す．また，高温で不安定な試料の場合には，乾燥剤を入れたコック付きのデシケーターや電熱減圧乾燥器に入れて真空ポンプを用いて減圧しながら適切な温度で乾燥する．用いられる乾燥剤とその吸湿力を表7・1に示す．

　一方，強熱する場合には，秤量瓶の代わりにあらかじめ恒量にしたるつぼに試料を秤取して，ガスバーナーや電気炉を利用した強熱とデシケーター中での放冷

後の秤量を，恒量に達するまで繰返す*1.

*1 §7・3・1c 参照.

> **例題7・1　重量分析法**　JP 18 医薬品の定量法（重量分析法）に関する記述のうち，正しいのはどれか．二つ選べ．
>
> （a）一般に，重量分析法は他の分析法に比べて精度の高い分析法である．
>
> （b）"精密に量る"とは，指示された数値の質量をその桁数まで量ることを意味する．
>
> （c）定量に供する試料の採取量に"約"を付けたものは，記載された量の ±5%の範囲をいう．
>
> （d）重量分析において目的物質の量またはそれを計算するための基礎となる量を恒量という．
>
> （e）酸化リン(V) は，シリカゲルよりも乾燥能力が高く，乾燥剤として乾燥再生させることができる．
>
> **解 答**　(a)，(d)
>
> （a）化学はかりで質量を測定する操作は，有効数字が 5〜6 桁に達し，きわめて精度の高い分析法といえる．
>
> （b）精密に量るとは，量るべき最小位を考慮し，0.1 mg，10 µg，1 µg または 0.1 µg まで量ることを意味する*2．指示された数値の質量をその桁数まで量るのは"正確に量る"ということである．
>
> （c）定量に供する試料の採取量につけられた"約"は，記載された量の ±10%の範囲をいう*3．
>
> （d）本文参照．
>
> （e）酸化リン(V) はシリカゲルより乾燥能力は高いが，シリカゲルのように乾燥して再生することはできない．

*2 　JP 18 　通則 24

*3 　JP 18 　通則 39

7・3　揮発重量法・抽出重量法・沈殿重量法

7・3・1　揮発重量法

　揮発重量法には，**図7・2** に示すように，固体試料を乾燥または強熱したとき揮発する成分量を吸収剤に吸収させて測定する方法（**吸収法**）と残分量を乾燥または強熱前後の秤量差から測定する方法（**減量法**）がある．対象となる揮発性成分は，試料の湿りとして付着する水や結晶水などの水分，二酸化炭素などであり，強熱後の残分は有機物中の無機物の量に対応する．

揮発重量法
volatilization gravimetry

　また，JP 18 の一般試験法には，**揮発重量法（減量法）**による**乾燥減量試験法**，

乾燥減量試験法 loss on drying test：　JP 18 　〈2.41〉

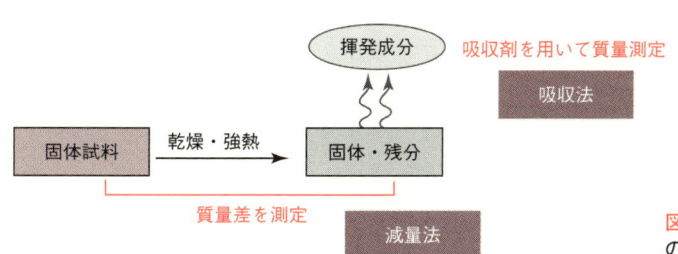

　　　　　　　　　　　　　　　　　　　　　　　　図7・2　揮発重量法
　　　　　　　　　　　　　　　　　　　　　　　　のフローチャート

強熱減量試験法 loss on
ignition test： JP 18 〈2.43〉

強熱残分試験法 residue
on ignition test： JP 18
〈2.44〉

＊ 例題 7・2 参照.

JP 18 〈2.48〉▶

強熱減量試験法，強熱残分試験法が収載され，多くの医薬品に適用されている.
試験の操作は医薬品各条で略されて記載されている＊.

　a. 乾燥減量試験法　　試料を医薬品各条に規定する条件で乾燥し，その減
量を測定する方法で，乾燥することによって失われる試料中の水分，結晶水の全
部または一部および揮発性物質などの量の測定に用いる. なお，乾燥温度よりも
低温で融解する試料は，融解温度より 5～10 ℃ 低い温度で，1～2 時間乾燥した
後，医薬品各条に規定する条件で乾燥する.

　JP 18 では，結晶水は医薬品の構成要素の一部との考え方から，結晶水をもつ
医薬品は，"乾燥減量"ではなく"水分▲"として規格値を幅で規定している. し
かし，カフェイン水和物のように乾燥空気中で容易に結晶水を失い無水物となる
ものについては，乾燥減量が規定されている.

　b. 強熱減量試験法　　試料を医薬品各条に規定する条件で強熱し，その減
量を測定する方法である. 強熱によって構成成分の一部または混在物を失う無機
薬品を対象にしている. この試験では，あらかじめ，医薬品各条に規定する温度
で恒量になるまで強熱し，放冷した白金製，石英製または磁製のるつぼまたは皿
を使用する.

　c. 強熱残分試験法　　試料を硫酸の存在下，600±50 ℃ で強熱して灰化す
るとき，揮発せずに残留する物質の質量を測定する方法である. 通例，有機物中
に不純物として含まれる無機物の含量を知るために用いる.

　この試験では，あらかじめ，600±50 ℃ で 30 分間強熱して放冷した適切なる
つぼ（シリカ製，白金製，石英製または磁製）を用い，初めは規定の温度以下で
灰化して，最終的に 600±50 ℃ で強熱して灰化する. 残分の量が医薬品各条に
規定された限度値を超える場合には，別に規定するもののほか，さらに上記と同
様の硫酸による湿潤，加熱および 30 分間の強熱操作を繰返し，前後の秤量差が
0.5 mg 以下になるか，または残分量が規定する限度値以下になったときに試験
を終了する.

▌**例題 7・2　揮発重量法**　JP 18 の医薬品各条にある次の試験法に関する記述（a）～
（d）の意味を説明せよ.
　（a）乾燥減量〈2.41〉　1.0％以下（1 g，105 ℃，4 時間）
　（b）乾燥減量〈2.41〉　0.5％以下（1 g，減圧，酸化リン(V)，4 時間）
　（c）強熱減量〈2.43〉　40.0～52.0％（1 g，450～550 ℃，3 時間）
　（d）強熱残分〈2.44〉　0.1％以下（1 g）
解 答　（a）本品約 1 g を精密に量り，105 ℃ で 4 時間乾燥するとき，その減量が本
品 1 g につき 10 mg 以下である.
　（b）本品約 1 g を精密に量り，酸化リン(V)を乾燥剤としたデシケーター中で 4 時
間減圧乾燥するとき，その減量が本品 1 g につき 5 mg 以下である.
　（c）本品約 1 g を精密に量り，450～550 ℃ で 3 時間強熱するとき，その減量が本
品 1 g につき 400～520 mg である.

（d）本品約 1 g を精密に量り強熱するとき，その残分が本品 1 g につき 1 mg 以下である．

例題 7・3　有機物中の不純物の含量の測定　次の JP 18 一般試験法 ①〜⑤ のうち，"通例，有機物中に不純物として含まれる無機物の含量を知る"ための重量分析法はどれか．

| ① 乾燥減量試験法 | ② 強熱減量試験法 | ③ 強熱残分試験法 |
| ④ 熱分析法 | ⑤ 有機体炭素測定法 | |

解 答　③

7・3・2　抽 出 重 量 法

抽出重量法は，溶液試料から目的物質を有機溶媒で抽出して溶媒を留去した後，目的物質の質量を測定する方法である．特異性の低さ，抽出とその後の乾燥などの煩雑な操作が敬遠されて，現在では他の方法を用いる場合が多い．JP 18 では，注射用フェニトインナトリウム（抽出溶媒：ジエチルエーテル），フルオレセインナトリウム（抽出溶媒：2-メチル-1-プロパノール/クロロホルム混液），カリ石ケンの脂肪酸（抽出溶媒：ジエチルエーテル）の定量法に採用されている．

抽出重量法
extraction gravimetry

例題 7・4　抽出重量法の適用例　次の記述は JP 18 カリ石ケンの定量法に関するものである．問い（a），（b）に答えよ．

　本品約 5 g を精密に量り，熱湯 100 mL に溶かし，分液漏斗に入れ，A 希硫酸を加えて酸性とし，冷後，ジエチルエーテル 50 mL，40 mL および 30 mL を用いて順次抽出する．抽出液を合わせ，洗液が酸性を呈しなくなるまで水 10 mL ずつで洗った後，ジエチルエーテル液を質量既知のフラスコに入れ，水浴上でなるべく低温でジエチルエーテルを蒸発して除き，残留物を 80 ℃ で恒量になるまで乾燥し，質量を量り，a　の量とする．

（a）下線部 A で生成する塩の化学式を入れよ．

（b）空欄 a　に適する語句を入れよ．

解 答　（a）K_2SO_4（カリ石ケンは脂肪酸のカリウム塩であるから，希硫酸を加えると脂肪酸が遊離して，K_2SO_4 が生成する）

（b）脂肪酸（A で遊離した脂肪酸をジエチルエーテルで抽出した後，質量測定）

7・3・3　沈 殿 重 量 法

沈殿重量法は，溶液試料または試料を溶かした溶液に，沈殿剤を加えて目的物質を**沈殿形**として沈殿させ，沪取し，乾燥または強熱して**秤量形**とした後，これを秤量する方法である．しかし，沈殿形と秤量形が必ずしも同じになるとは限らない．まず，沈殿形と秤量形が同じである例として，JP 18 硫酸カリウムの定量法を示す．

沈殿重量法
precipitation gravimetry

沈殿形 precipitation form

秤量形 weighting form

定量法　本品を乾燥し，その約 0.5 g を精密に量り，水 200 mL および塩酸 1.0 mL を加えて煮沸し，熱塩化バリウム試液 8 mL を徐々に加える．この混液を

水浴上で 1 時間加熱した後，沈殿を沪取し，洗液に硝酸銀試液を加えても混濁しなくなるまで水で洗い，乾燥し，徐々に温度を上げ 500〜600 ℃ で恒量になるまで強熱し，質量を量り，硫酸バリウム（BaSO$_4$：233.39）の量とする．

硫酸カリウム（K$_2$SO$_4$）の量〔mg〕＝ 硫酸バリウム（BaSO$_4$）の量〔mg〕×0.747

本法では，沈殿剤に塩化バリウムを用い，硫酸カリウム K$_2$SO$_4$ を硫酸バリウム BaSO$_4$（沈殿形）として沈殿させて沪取し，恒量になるまで強熱後，この BaSO$_4$ を秤量形として秤量する．K$_2$SO$_4$ の量〔mg〕の算出式中の 0.747 は**化学係数**とよばれ，秤量形の質量を目的物質の質量に換算するための係数である．この値を a とすると，秤量形（BaSO$_4$，式量 233.39）と定量目的の物質（K$_2$SO$_4$，式量 174.26）の式量から，$a＝174.26/233.39＝0.747$ と求められる．

次に沈殿形と秤量形が異なる例を示す．金属の水酸化物，リン酸塩，シュウ酸塩を沈殿形としたときには，それぞれ強熱した後，酸化物，二リン酸塩，酸化物が秤量形となる．

たとえば，硫酸マグネシウム（MgSO$_4$，式量 120.37）の定量* では，沈殿剤にリン酸一水素二アンモニウム〔(NH$_4$)$_2$HPO$_4$〕を用いてリン酸マグネシウムアンモニウム六水和物 MgNH$_4$PO$_4$·6H$_2$O を沈殿形として生成させ，強熱して二リン酸マグネシウム（Mg$_2$P$_2$O$_7$，式量 222.55）を秤量形とする．この場合は，MgSO$_4$ 2 mol から Mg$_2$P$_2$O$_7$ 1 mol が生じるので，化学係数は，$a＝(2×120.37)/222.55＝1.082$ となる．

化学係数 chemical factor：**換算係数**（conversion factor），**重量分析係数**（gravimetric factor）ともいう．

* JP 18 ではキレート滴定法が採用されている．

┃例題 7・5　沈殿重量法　沈殿重量法に関する記述（a）〜（e）のうち，正しいのはどれか．二つ選べ．

（a）秤量形の質量から，沈殿形の量を算出するための係数を化学係数という．

（b）Al(OH)$_3$ の沈殿を強熱すると Al$_2$O$_3$ となる．

（c）沈殿剤としてシュウ酸アンモニウムを使用するカルシウムの重量分析法では，沈殿形と秤量形はいずれも CaC$_2$O$_4$ である．

（d）一般に，溶液のイオン強度を増加すると，沈殿の溶解度が増加する効果を塩効果という．

（e）沈殿重量法は，他の重量分析法と異なり沈殿剤を使用するので，標準試料がなければ未知試料中の目的物質を定量することができない．

解 答　（b），（d）

（a）秤量形の質量から，目的物質の量を算出するための係数を化学係数という．

（c）Ca^{2+} は C$_2$O$_4^{2-}$ との間に難溶性のシュウ酸カルシウム CaC$_2$O$_4$（沈殿形）を生成する．これを強熱して酸化カルシウム CaO（秤量形）に変換して秤量する．

（e）すべての重量分析法は，分離した物質の質量を計測することにより定量するので，標準試料を必要としない直接的な分析法である．

○━ キーワード

- □ 化学はかり
- □ 電子天秤
- □ 恒量
- □ 揮発重量法
- □ 乾燥減量試験法
- □ 強熱減量試験法

☐ 強熱残分試験法　　☐ 抽出重量法　　☐ 沈殿重量法

✔チェックリスト

1. JP 18 の定量法に採用されている重量分析法は，揮発重量法，抽出重量法，沈殿重量法である．
2. 乾燥または強熱する場合には，恒量を得るまで乾燥または強熱と秤量を繰返す．
3. JP 18 の一般試験法には，乾燥減量試験法，強熱減量試験法，強熱残分試験法が収載されている．

章末問題

7・1 次の記述は JP 18 ケイ酸マグネシウム中の二酸化ケイ素の定量法に関するものである．問い (a)～(c) に答えよ．

本品約 0.7 g を精密に量り，A 0.5 mol/L 硫酸試液 10 mL を加え，水浴上で蒸発乾固し，残留物に水 25 mL を加え，水浴上で時々かき混ぜながら，15 分間加熱する．上澄液を定量分析用沪紙を用いて沪過し，残留物に熱湯 25 mL を加えてかき混ぜ，上澄液を傾斜して沪紙上に移して沪過する．さらに残留物は同様に熱湯 25 mL ずつで 2 回洗った後，残留物を沪紙上に移し，B 洗液が硫酸塩の定性反応 (1) を呈しなくなるまで熱湯で洗い，残留物を沪紙と共に白金のつぼに入れ，強熱して灰化し，さらに 775～825 ℃ で 30 分間強熱し，冷後質量を量り，a〔g〕とする．次に残留物を水で潤し，C フッ化水素酸 6 mL および硫酸 3 滴を加え，蒸発乾固した後，5 分間強熱し，冷後質量を量り，b〔g〕とする．

$$二酸化ケイ素(SiO_2)の含量（\%）= \frac{a-b}{M}\times100 \qquad M：本品の秤取量〔g〕$$

(a) 下線部 A の操作で生成する物質名を答えよ．

(b) 下線部 B の目的を説明せよ．

(c) 下線部 C の反応で生成する物質の化学式を記せ．

7・2 次の記述は JP 18 イオウの定量法に関するものである．問い (a)～(d) に答えよ．

本品を乾燥し，その約 0.4 g を精密に量り，水酸化カリウム・エタノール試液 20 mL および水 10 mL を加え，煮沸して溶かし，冷後，水を加えて正確に 100 mL とする．この液 25 mL を正確に量り，400 mL のビーカーに入れ，A 過酸化水素試液 50 mL を加え，水浴上で 1 時間加熱する．次に希塩酸を加えて酸性とし，水 200 mL を加え，沸騰するまで加熱し，熱塩化バリウム試液を滴加し，沈殿が生じなくなったとき，水浴上で 1 時間加熱する．沈殿を沪取し，洗液に硝酸銀試液を加えても B 混濁を生じなくなるまで水で洗い，C 乾燥し，恒量になるまで強熱し，質量を量り，硫酸バリウム（$BaSO_4$：233.39）の量とする．同様の方法で空試験を行い，補正する．

$$硫黄(S)の量〔mg〕= 硫酸バリウム(BaSO_4)の量〔mg〕\times \boxed{ア}$$

(a) 下線部 A の目的を説明せよ．

(b) 下線部 B の混濁の化学式を記せ．

(c) 下線部 C の操作に用いる試料の容器の名称を答え，この容器に対して下線部 C の操作の前にすべきことを説明せよ．

(d) 空欄 $\boxed{ア}$ に入れるべき数値を求めよ．ただし，S＝32.066，$BaSO_4$＝233.39 とする．

第8章　熱分析法

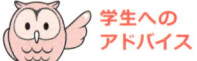
**学生への
アドバイス**

日本薬局方一般試験法の中で，NMR や IR などの分光学的測定法*1 が原薬の化学構造を明らかにするのに対して，**熱分析法**は各温度における物質の物理的性質の変化（**エンタルピー変化や質量変化など**）を測定する試験法である. 物質の化学構造は有機合成や薬理作用といった分子間で起こる反応の理解や予測につながる. 一方，熱分析法は分子の集合体であるバルク（おもに粉体*2）の融解や結晶化などの状態変化が生じる温度や必要となる熱量を測定するという意味で，特徴的な分析法である. 臨床の現場で直接的に用いられることは少ないが，製剤中の**原薬**と**添加剤**あるいは容器との相互作用（分解反応や吸脱着など）の解析によって，製剤の安定性を定量的に評価できる.

熱分析法の主要な測定法として熱重量測定法（TG）と示差走査熱量測定法（DSC）があり，原薬の融点や融解熱（融解エンタルピー）など，試料の熱力学的な物性値の測定に用いられている. TG では温度変化に応じた質量変化を測定できるため，試料に含まれている水分量が測定できる. DSC では温度変化に応じた試料の熱力学的な変化，すなわちエンタルピー変化や比熱容量の変化を定量的に測定できる. 原薬の熱分析においては，**準安定形**から**安定形**への結晶転移，あるいは**非晶質**から結晶化が起きる際に発熱ピークが観察されるので，その解析により，安定に保存する条件を考察できる.

原薬および製剤の物性は医薬品の品質に関係する基本知識であり，その理解は重要である. たとえば，薬理作用一つをとっても，その発現には必ず薬物の溶解や生体への吸収・分布が前提となるため，薬物と生体（物質）との相互作用を深く考察するために，熱分析法を含むさまざまな分析法による物性の把握を意識するようにしてほしい.

8・1　熱重量測定法

熱重量測定法（**TG** あるいは **TGA**）は，JP 18 一般試験法では，制御された温度プログラムに従って，温度の関数として試料物質の質量を測定する方法と定義されている. また，本法は**乾燥減量試験法**または**水分測定法**の別法として用いることができる. ただし，水分測定法の別法として用いる場合，水以外に揮発性成分がないことを確認しておく必要がある.

a. 装置の構成と一般的な測定条件　　基本的な装置構成はヒーター（加熱炉）と天秤，温度センサー（検出部内）である（**図 8・1**）. 医薬品原薬の融点は，その多くが 100〜200 ℃ 程度であることから，室温から 250 ℃ 付近までの昇温過程における変化を記録するのが一般的である. ただし，原薬の種類によっては高温側で分解すると共にガスを発生（気化）するので，試料室内に窒素を流しなが

ら測定する*1 ことが多い. 高性能な機種では**発生したガスの分析**を行うことができるので，原薬の加熱による分解経路の検討にも利用可能である. 測定に必要な試料量は数 mg であり，**水和物**や**溶媒和物**の**結合水**（結合溶媒）であればわずかな試料で脱水（脱溶媒）の様子を高精度に測定できる. また，近年の装置では天秤の高性能（感度）化が進み，1%未満の**吸着水**でも定量的な測定が可能である. なお，溶媒の減量を評価する場合は窒素の流量を抑えることで正確な測定が可能となる.

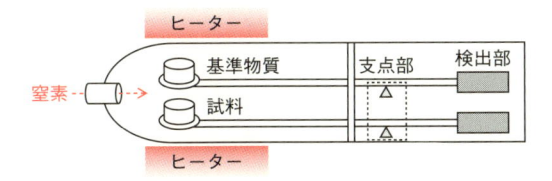

図 8・1 **TG 装置の構成** 本装置は試料と基準物質の差動型であるため，温度変化が重量測定に与える影響を軽減することができる.

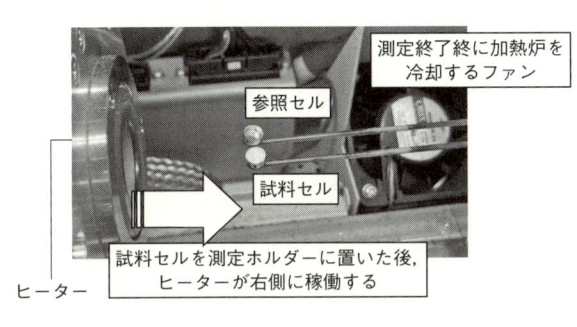

b. TG の測定例

① 装置校正用シュウ酸カルシウム一水和物標準品

JP 18 では TG 装置に付属している電子天秤の校正に，シュウ酸カルシウム一水和物*2 が用いられている. **図 8・2** に示すように，174 ℃ 付近で水和物から結合水 1 分子が脱離する質量減少が観測される. $CaC_2O_4 \cdot H_2O$ の式量に対する水分子の割合 12.3% が理論値であり，この図では実測値として 12.2% の減量が認められるので，天秤が正常に稼働していることが確かめられている. さらに高温側ではシュウ酸から一酸化炭素の脱離，続いて炭酸カルシウムから二酸化炭素の脱

*1 分解で発生したガスによって装置が汚れたり，損傷したりするのを防ぐため.

乾燥減量試験法 loss on drying test: JP 18 ⟨2.41⟩. 試料を恒量となる条件で乾燥し，その減量から試料中の水分および揮発性物質の量を測定する試験法である. §7・3・1参照.

水分測定法 water determination (Karl Fischer method): JP 18 ⟨2.48⟩. カールフィッシャー反応を利用して試料に含まれる水分量を測定する試験法である.

発生ガス分析 evolved gas analysis, EGA: 質量分析計（MS）を組合わせた TG-MS などが実用化されている.

水和物 hydrate, **溶媒和物** solvate: 室温で液体の成分（水や溶媒）が結晶格子中に組込まれた結晶の一形態である. 近年は医薬品でもエタノール和物やプロピレングリコール和物が実用化されている.

結合水 bound water, **吸着水** adsorbed water: 分野によって定義が若干異なるものの，医薬品の場合は水和物結晶の格子内に一定の化学量論比で存在する水分子を結合水，粒子の表面にランダムに吸着している水を吸着水として区別している.

*2 JP 18 ⟨9.01⟩. 装置校正用シュウ酸カルシウム一水和物標準品.

シュウ酸カルシウムの加熱による反応:
① $CaC_2O_4 \cdot H_2O \longrightarrow CaC_2O_4 + H_2O\uparrow$ （質量減少 実測値: 12.2%，理論値 12.3%）
② $CaC_2O_4 \longrightarrow CaCO_3 + CO\uparrow$ （質量減少 実測値: 19.6%，理論値 19.2%）
③ $CaCO_3 \longrightarrow CaO + CO_2\uparrow$ （質量減少 実測値: 30.6%，理論値 30.1%）

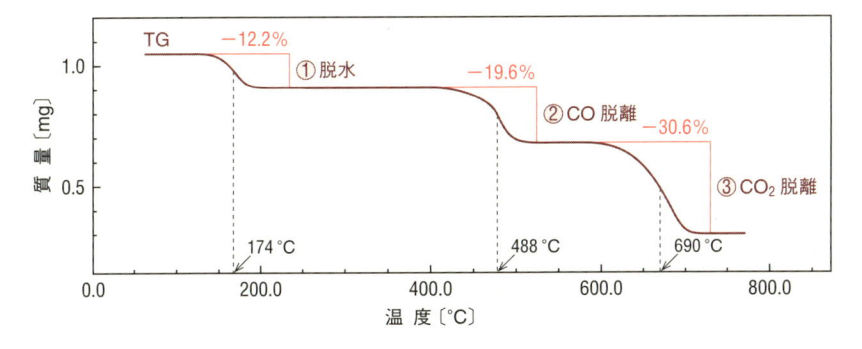

図 8・2 **シュウ酸カルシウム一水和物の TG 測定** 一般的な医薬品の試験で 300 ℃ 以上に昇温することは少ないため，JP 18 熱分析法 ⟨2.52⟩ 電子天秤の校正の項には，250 ℃ 付近で温度上昇を止めると記載されている.

オンダンセトロン ondan-setron：5-HT$_3$ 受容体拮抗薬であり，抗がん剤などによる薬物性嘔吐の予防および治療に用いられている．一般名はオンダンセトロン塩酸塩水和物．

二水和物 dihydrate

0.5 水和物 hemihydrate：化合物 1 分子中に水和水 1/2 分子を含む物質．

図 8・3 オンダンセトロン塩酸塩二水和物の TG 測定 試料量は約 4 mg．(a) 10 °C/min の昇温条件での TG 測定．(b) 温度一定の条件での TG 測定．いずれも窒素雰囲気下で測定した．出典：R. Mizoguchi, H. Uekusa, *Cryst. Growth Des.*, 18, 6142〜6149 (2018).

離による減量が観測される．

② 原薬オンダンセトロン塩酸塩二水和物

　制吐薬として用いられている**オンダンセトロン**は，塩酸塩**二水和物**が市販されている．分子式 $C_{18}H_{19}N_3O \cdot HCl \cdot 2H_2O$ の分子量 365.86 に対する水分子の割合は 9.85% が理論値であり，実測値では約 10% の質量減少が観測されている（図 8・3a の ―）．このとき TG 曲線の一次微分（図 8・3a の ----）を導出すると，80 および 100 °C 付近に二つのピークが認められるため，脱水が 2 段階で起きていると考えられる．そこで，温度を一定にした条件で TG 測定を行ったところ，45〜55 °C の測定条件で水 1.5 分子に相当する質量減少が観測された（図 8・3b）．これより，減量過程における中間体として **0.5 水和物**の存在が示された．

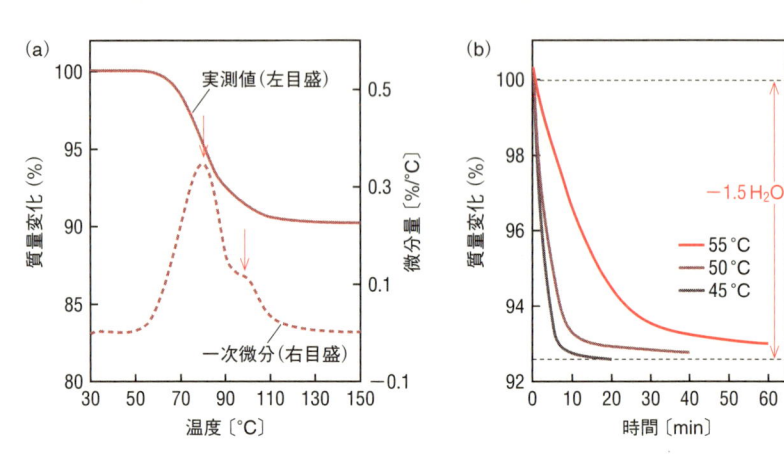

例題 8・1　熱分析法　熱分析法に関する次の記述（a）〜（d）の正誤を答えよ．

（a）熱分析法は，試料を硫酸の存在下で強熱し，揮発せずに残留する物質の量を測定する方法である．

（b）熱重量測定法は，融解などの質量変化を伴わない相変化を検出する試験法である．

（c）熱重量測定法は，試料と基準物質の加熱または冷却の際に生じる温度差を用いる試験法である．

（d）熱重量測定装置の天秤を校正するために，シュウ酸カルシウムの無水物が用いられる．

解 答　（a）誤．　選択肢の記述は，有機物中に含まれる金属由来の不純物を測定するのに用いられる強熱残分試験法（ JP 18 〈2.44〉）の説明である．

（b）誤．　熱重量測定法は，試料の質量変化を測定する方法なので，質量変化を伴わない現象は観察対象にならない．

（c）誤．　選択肢の記述は，示差熱分析法（DTA）の説明である（§8・2・1 参照）．熱重量測定では，制御された温度プログラムに従って，温度の関数として試料物質の質量を測定する．

（d）誤．　 JP 18 熱分析法〈2.52〉では，天秤の校正に使用する標準物質の例としてシュウ酸カルシウム一水和物が定められている．校正には，温度変化に伴って脱水や分解などの質量変化を起こす物質が用いられる．

コラム 8・1

熱分析法と分光学的測定法の組合わせ

　熱分析法は有用な試験法であるが，紫外可視吸光度測定法や液体クロマトグラフィーほど汎用されているとはいえない．その理由の一つは，得られる熱測定曲線が解釈しにくいことにあると考えられる．そこで他の測定法を組合わせることにより，各温度における試料の状態を知り，解釈に役立てることができる．

　例として，図 8・4 に，チロシナーゼ阻害作用をもつオキシレスベラトロール二水和物* の TG 測定と，脱水前後の温度におけるラマンスペクトルを示す．70〜130 ℃ 付近にかけて，水 2 分子に相当する質量減少が観測される（図 8・4a）．一方，減量前後の各温度で測定したラマンスペクトルでは，1600〜1650 cm^{-1} 付近の波数領域で明確な変化が認められる（図 8・4b）．このことから結晶格子内の水素結合ネットワークに変化の生じていることが推察できる．熱分析法と分光学的測定法の組合わせは，この例のように薬物（物質）の詳細なキャラクタリゼーション（化学的な特性の評価）に用いられている．

*

オキシレスベラトロール
二水和物
分子量　280.28

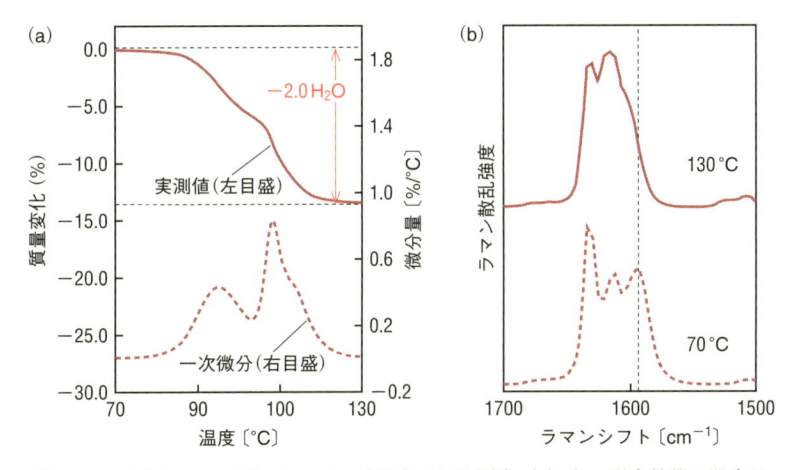

図 8・4　オキシレスベラトロール二水和物の TG 測定（a）と，脱水前後の温度におけるラマンスペクトル（b）　ホットステージ（昇温装置）を付設したラマン分光光度計で測定することにより，試料の温度変化を多角的に理解できる．

8・2　示差熱分析法・示差走査熱量測定法

8・2・1　示差熱分析法

a. 装置の構成および測定の原理　　**示差熱分析法（DTA）**は，試料と基準物質の温度（差）を測定することで，試料の状態変化を評価できる方法である（図 8・5）．基準物質には測定温度の範囲で状態が変わらない（加熱条件に従って温度が一定に変化する）ものとして**酸化アルミニウム（アルミナ）**が用いられる．簡易的に空の試料容器が用いられることも多く，比熱容量の差を解消する目的で試料量と同程度のアルミ板（§8・2・2 で述べる試料容器の蓋）を入れることもある．

　一般的には昇温測定が行われ，基準物質は加熱炉の温度に従って一定に温度が上昇する．試料も同様に温度が上昇するが，熱の出入りがある状態変化が起きる

示差熱分析法　differential thermal analysis, DTA

酸化アルミニウム aluminium oxide: JP 18 〈9.41〉 通称は**アルミナ**（alumina）．化学式は Al_2O_3. 融点が高く（2000 ℃ 以上）安定であることから，熱分析における基準物質として用いられる．

(a)

ヒーター

基準物質

試料　熱電対

ヒーター

温度

温度差

制御用PC

(b)

温度

ヒーター温度

基準物質温度 T_R

試料温度 T_S

融点

時間

(c)

基準物質と試料の温度差 $T_R - T_S$

ラグタイム

融解を表す吸熱ピーク

時間

図8・5　示差熱分析法の装置構成（a），試料と基準物質の温度変化とその差（b），試料の融解を表すDTA曲線（c）

表8・1　代表的な熱変化とTG-DTA曲線の特徴[†1]

現象	TG	DTA
融解・転移	変化なし	吸熱
結晶化	変化なし	発熱
ガラス転移[†2]	変化なし	ベースラインシフト
脱水・気化	質量減	吸熱
燃焼	質量減	発熱
昇華・蒸発	質量減	吸熱
酸化	質量増	発熱

†1　実用的にはTGと組合わせたTG-DTAが普及している．TGとDTAの同時測定により温度変化に伴う状態変化の解釈が容易となり，多くの情報が得られる．
†2　ガラス転移については p.259 欄外注参照．

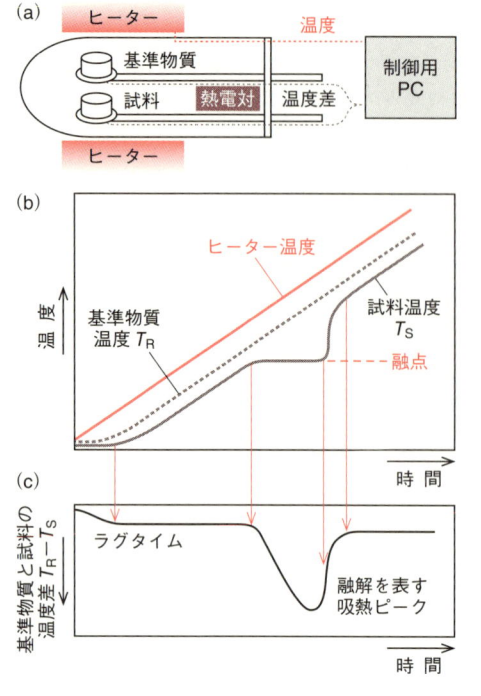

レボフロキサシン levofloxacin：日本で発明された合成抗菌薬で，0.5 および一水和物が知られている．

分子量 370.38（0.5 水和物）

マスキング masking：原薬の苦味や不快臭を感じないように工夫することで，製剤の服用性を向上させる技術の一つである．後述のコーティングが実用的である．

コーティング coating：製剤化工程の一つで，アクリル系あるいはセルロース系のポリマーを用いて顆粒あるいは錠剤を被覆するフィルムコーティングが主流である．近年では粒子径が 100 μm 程度の微粒子にもコーティングすることが可能となっている．

とき，たとえば試料が融解している間は，固体粒子の配列をより乱雑にする（溶解させる）のに熱が使われるため，試料の温度は一定となり，基準物質の温度と差が生じる（図8・5b）．その差がDTA曲線では吸熱ピークとして現れる（図8・5c）ので，その温度から融点が求められる．吸熱ピークは下に発熱ピークは上に現れる．TGと組合わせたTG-DTA測定では，質量変化と同時に示差熱曲線が得られ，より多くの現象を捉えることができる（表8・1）．

b. DTA（TG-DTA）の測定例

① レボフロキサシン水和物（原薬）

ニューキノロン系の合成抗菌薬である**レボフロキサシン水和物（原薬）**のTG-DTA曲線を**図8・6**に示す．60 °C 付近に質量減少と吸熱ピークが同時に観測されている．質量の減少率は 2.4% であり，0.5 水和物の理論値と等しいことから，この原薬は 0.5 水和物であることが確かめられる．また 220～230 °C 付近で融解に由来する吸熱ピークと直ちに質量減少が認められていることから，融解と同時に分解していると考えられる．測定中に試料の外観をモニターできる装置が実用化されており，融解による吸熱ピークの前後で褐変と液化の様子を視覚的にも確かめることができる．

② レボフロキサシン OD（口腔内崩壊）錠

一般に，単一成分である原薬と比較して，製剤は添加剤を含む混合物であるため，TG-DTA曲線の解釈はより難しくなる．レボフロキサシンでも原薬に苦味**マスキング（微粒子コーティング）**を施した**口腔内崩壊錠**では複雑さはさらに増

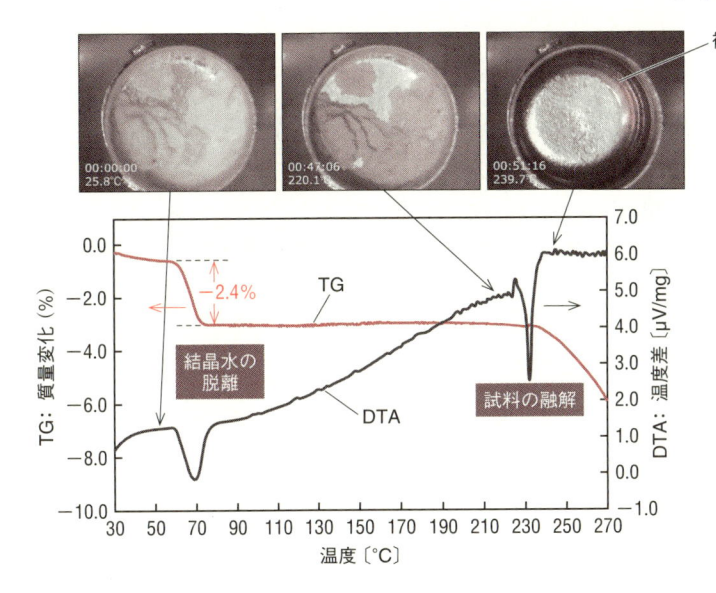

褐変と液化

図8・6 **レボフロキサシン水和物（原薬）の TG-DTA 測定** モニター機能が付属している装置では，測定中の各温度で試料の外観を撮影できる（上部写真）．

すが，試料調製の工夫で解析に成功した事例を示す．OD 錠は口腔内の唾液のみで崩壊するように設計されているが，あえて乳鉢中で軽く粉砕し，ふるい分けすることでサイズごとに TG-DTA 測定を行った結果を図8・7に示す．大きい粒子群（355 µm 以上）では原薬に由来する質量減少と吸熱ピークが認められる．その一方，小さい粒子群（75 µm 未満）では添加剤による吸熱ピークのみが観測されている．このことから緩やかな粉砕であれば原薬を含むコーティング粒子が維持されていることがわかる．

口腔内崩壊（OD）錠 oral disintegration（OD）tablet: **つながり** **コアカリ** D-5 製剤化のサイエンス→ 4巻 Ⅳ. 製剤学・調剤学．その名の通り，口腔内の唾液のみで速やかに崩壊するように設計された錠剤である．初期の OD 錠は硬度が低く，輸送や保管中に崩れてしまうこともあったが，近年は我が国で著しい発展を遂げており，適切な硬度と速やかな崩壊性を両立した OD 錠が実用化されている．

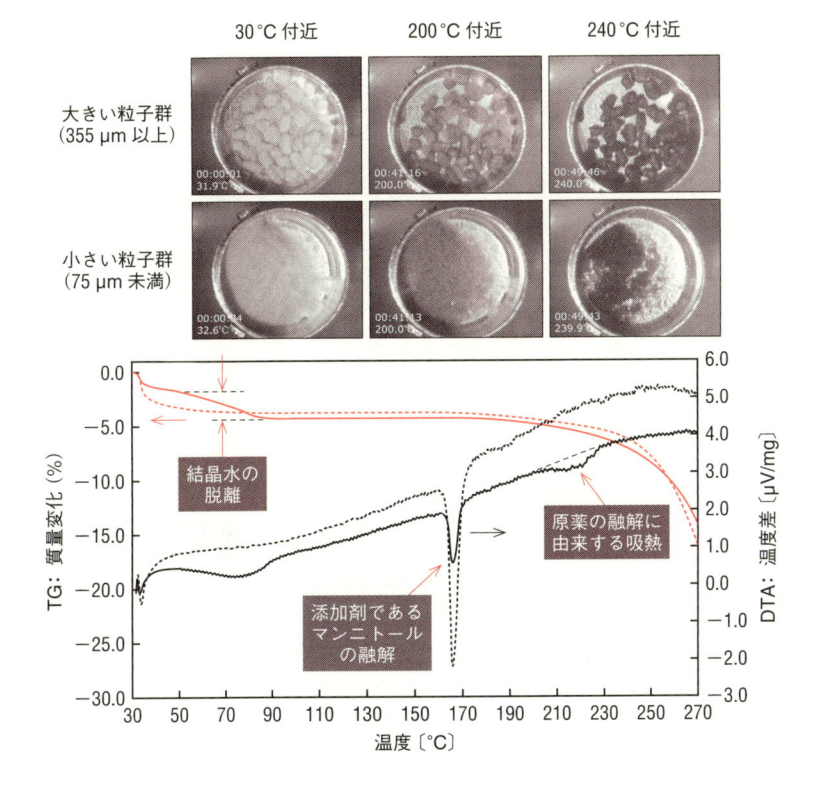

30℃付近　　200℃付近　　240℃付近

大きい粒子群（355 µm 以上）

小さい粒子群（75 µm 未満）

図8・7 **レボフロキサシン OD 錠の TG-DTA 測定** 大きい粒子群（355 µm 以上）の DTA 曲線（黒い実線）では 210 °C 付近に原薬の融解に由来する吸熱ピークが認められている．一方，小さい粒子群（75 µm 未満）の DTA 曲線（黒い破線）では添加剤であるマンニトールの融解による吸熱ピークのみが認められている．出典：Y. Yamamoto, *et al.*, *Pharmaceutics*, **15**, 2041（2023）．

> **例題 8・2　示差熱分析法**　示差熱分析法（DTA）に関する次の記述（a）〜（c）の正誤を答えよ．
> （a）DTAでは制御された温度プログラムに従って，温度の関数として試料物質の質量を測定する．
> （b）DTAにおいて，脱水や融解が起きる場合には発熱ピークが観測される．
> （c）TG（熱重量測定)-DTA装置は，温度変化に伴う試料の質量変化と熱の出入りを同時に測定できる．
>
> **解答**　（a）誤．　選択肢の記述は，熱重量測定法（TG）の説明である．
> （b）誤．　試料の脱水や融解には熱エネルギーが必要なので，吸熱ピークが観測される．表 8・1 参照．
> （c）正

8・2・2　示差走査熱量測定法

示差走査熱量測定法（DSC）は，DTAと同様の目的で利用されており，物質の昇温または降温中に生じるエンタルピー変化や比熱容量*1 の変化を定量的に測定*2 することができる．DSCの装置は熱補償型と熱流束型に大別される．熱補償型は，試料と基準物質を個別にヒーターで加熱し，両者の温度差が 0 になるように調節する際の熱量を測定する．熱流束型は，制御されたプログラムに従い温度を変化させ，試料と基準物質の微少な温度差を検出して熱流〔単位 W＝J s^{-1}〕に換算する．熱量〔J〕は熱流〔W〕の時間積分で求まる．熱補償型の方が精度や感度に優れている．熱量を定量的に測定するためには，温度と熱量の校正が必須である．校正のための代表的な標準物質として，多くの医薬品原薬が示す平均的な融点より，**熱分析用インジウム**が用いられている．

a. 装置構成および試料パン（容器）と測定の原理　　熱流束型は，熱補償型と比較して，装置構成が簡素で広く普及している．**図 8・8** に示すように，ヒーターによって温度制御されているヒートシンクから，熱抵抗体を介して伝わる熱により基準物質および試料が共に昇温（降温*3）する．このとき，ヒートシンク-基準物質間，およびヒートシンク-試料間の熱流は両者の温度差に比例するので，

示差走査熱量測定法
differential scanning calorimetry, DSC

*1 **比熱容量**　specific heat capacity: 物質の熱容量 C〔J K^{-1}〕を物質 1 g 当たりに換算した値（単に比熱ともいう，単位 J K^{-1} g^{-1}）．3 巻 I. 物理化学，§7・4 参照．

*2 定量的(quantitative)は，定性的 (qualitative) と対照的な用語として用いられる．DTA は定性的な熱測定である．

熱分析法インジウム differential scanning calorimetry indium: JP 18 〈9.44〉．融点 156.6 ℃，融解熱 28.4 J g^{-1} の標準物質である．

*3 冷却には電気冷却や液体窒素が使われる．

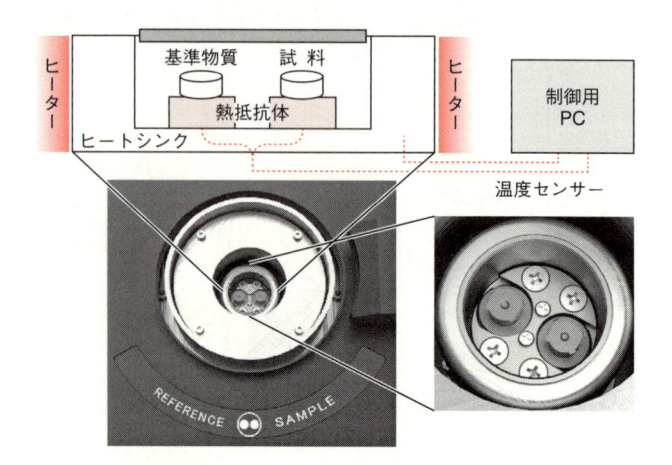

図 8・8　熱流束型 DSC の装置の構成

あらかじめ熱量既知の物質で熱流と温度差との関係を求めておくことで，温度差を DSC 信号として検出できる．

　熱分析に共通して用いる試料容器（パン）を図8・9aに示す．TG や TG-DTA では，昇温により揮発する成分の質量変化を測定するため，基本的にオープン（開放型）パンが用いられる．一方，DSC では，熱の出入りを定量的に測定する目的で，一般に，熱交換が行われる容器の底面に試料が密着する形状のクリンプパンとする（図8・9b）．クリンプパンは密封性が高くないので，試料の揮散を防ぐ必要がある場合にはシールド（密封型）パンを用いる．

(a) 試料容器（パン）の種類

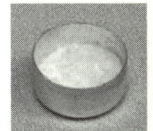 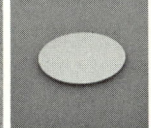 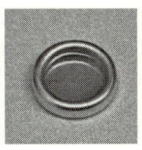 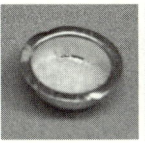 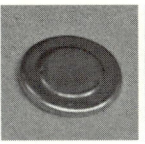 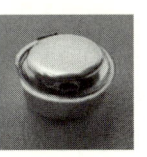

オープンパン　　オープンパン　　クリンプパン　　シールドパン　　シールドパン　　シールドパン
の容器　　　　　のリッド（蓋）　　　　　　　　　の容器　　　　　のリッド（蓋）

(b) DSC にセットするクリンプパンの操作手順

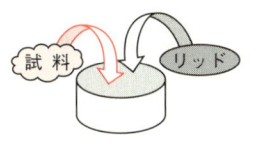 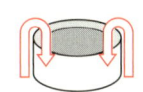 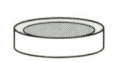

① オープンパンに試料　　　② 側壁をプレス装置で　　　③ DSC にセットする
　 とリッドを入れる　　　　　 クリンプ（圧着）する

図8・9　熱分析法で用いる試料容器（パン）の種類 (a) と DSC にセットするクリンプパンの操作手順 (b)

b. DSC 曲線の解析と関連する用語　　DTA および DSC で得られる曲線の解析に共通で必須のルールは，吸熱あるいは発熱の方向を明示することである．国内ではほとんどの装置で吸熱が下向きに表示される．当然のことながら，基準物質と試料の置く位置を反対にするとピークの上下が逆になるので，その場合は測定の基本操作も確認するとよい．ちなみに，融解エンタルピーなどの熱量を測定する場合は DSC が用いられるので，DTA でピーク面積を求めることはほぼない．

　熱分析で観測される曲線（ピーク）からは2種類の温度が解析される．一つはベースラインの延長線と曲線の最大勾配を示す点における接線との交点である（図8・10 ②）．この温度は補外開始温度，あるいはオンセット温度〔熱イベント（現象）が起きた温度〕とよばれる．もう一つが曲線のピーク温度（図8・10 ③）であり，熱イベントの終点を示している．このときのエンタルピー変化 ΔH はベースラインと曲線に囲まれたピーク面積に比例するため，熱分析用インジウムなどの融解エンタルピーを基にして，あらかじめ装置の温度や熱量を校正しておくことにより，測定されたエンタルピー変化を定量的に評価できる．

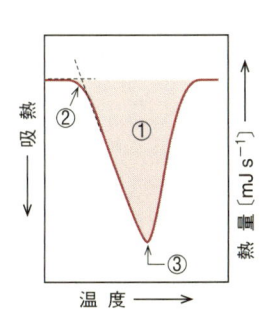

図8・10　**DSC 曲線の解析方法**　① ピーク面積，② 補外吸熱開始温度または吸熱オンセット温度，③ ピーク温度

例題8・3　示差走査熱量測定法　示差走査熱量測定法（DSC）に関する次の記述 (a)〜(c) の正誤を答えよ．
　(a) DSC では，温度変化に伴う試料のエンタルピー変化を定量的に測定できる．

(b) DSC（熱補償型）では，試料と基準物質の加熱または冷却の際に，両者の温度差を常に0にするためのエンタルピー変化を測定する．

(c) DSC の試料容器にクリンプパンを用いた場合，試料の脱水や気化は観測されない．

解答　(a) 正

(b) 正

(c) 誤．クリンプパンの密封性は高くないので，加熱時における試料の揮発を完全に抑制することはできない．そのため，試料の種類や測定条件によっては脱水や気化が観測される．

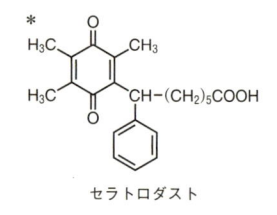

セラトロダスト

結晶多形 crystal polymorphism：多くの薬物（有機化合物）は，その分子が秩序正しく配列した分子結晶として存在している．同じ薬物（化学構造）でありながら，分子の配列（並び方）が異なることで，水に対する溶解度といった原薬物性も異なるため，経口吸収性さらには薬効の発現にも影響を及ぼす可能性がある．

転移 transition, transformation：結晶多形間で異なる結晶形に変化することをいう．

c. 測定例（医薬品の結晶多形，非晶質）

① 結晶多形の転移温度，転移エンタルピーおよび結晶形の定量

　トロンボキサン A_2 受容体の拮抗剤で，気管支喘息の治療に用いられるセラトロダスト*には I 形と II 形の**結晶多形**が知られている．多形間では原薬の物性が異なるため，厳密な品質管理が必要である．セラトロダストの場合，II 形のDSC 曲線において 90 ℃ 付近に発熱ピークが認められた後，130 ℃ 付近で I 形と同様に，融解による吸熱ピークが観測される（図 8・11a）．この結果より，昇温過程において II 形は余剰のエネルギーを放出して（発熱ピークとして観測される），I 形に**転移**したと考えられることから，I 形が安定形，II 形が準安定形であると判断できる．このように，熱分析法は，原薬の結晶多形間における熱力学的な安定性を評価できる．

　また，II 形の発熱ピーク P_1 が II 形から I 形への転移に特異的であることを利用して，II 形の存在比を評価することも可能である．具体的には II 形と I 形を任意の割合で混合した試料について，DSC 曲線上の P_1 のピーク面積（ΔH_1 に相当）から転移エンタルピーを算出できる（図 8・11b）．さらに融解による吸熱

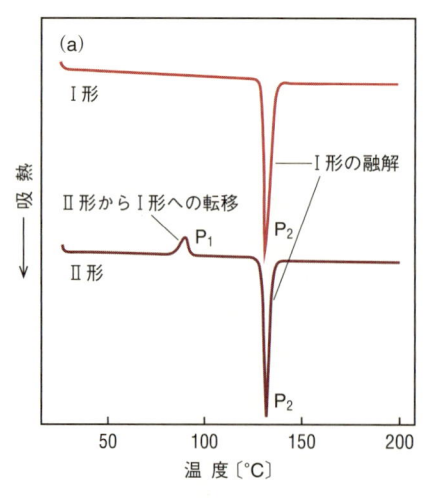

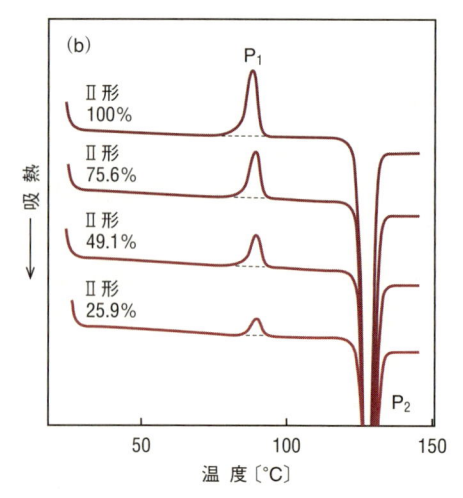

図 8・11　セラトロダストの DSC 測定　(a) セラトロダストの結晶多形 I 形および II 形の DSC 曲線，(b) I 形および II 形を混合した試料の DSC 曲線．出典：池田幸弘ら，薬学雑誌，**115**，937〜943(1995)．

ピーク P_2 のピーク面積（ΔH_2 に相当）で補正することにより，良好な直線性を有する II 形の検量線が作成できる．この方法は原薬の製造プロセスにおいて，結晶形の純度を評価するための有用な技術である．

② 非晶質の結晶化を伴う熱変化の解析

結晶性の原薬を非晶質化することにより，水に対する溶解度を向上させることができる．近年は難水溶性原薬の経口吸収性を改善する製剤技術として，**非晶質固体分散体**が利用されている*¹．DSC を用いて原薬の結晶および非晶質の挙動を検討した例を図 8・12 に示す．カルシウム拮抗薬であるニフェジピン*²（原薬）を DSC で評価すると，まず 1 回目の測定では 170 ℃ 付近にニフェジピンの融解による吸熱ピークが観測される．その後，試料を急速に冷却することでニフェジピンを非晶質化できる（この過程は**溶融急冷**などとよばれる）．それから直ちに 2 回目の測定を行うと，非晶質の**ガラス転移**および結晶化を観測することができる．

この推移を状態図（図 8・12b）で表すと，1 回目の測定では結晶から融点を経て液体となり，急冷過程では過冷却液体を経てガラス状態（非晶質）に至る．2 回目の測定ではガラス転移点を経て結晶化し，再び融点で融解する過程を追うことができる．この一連の測定により，ガラス転移温度や結晶化エンタルピーを把握できるので，非晶質（固体分散体）の物理的な安定性を評価してよりよい製剤を開発するのに活用されている．

非晶質固体分散体 amorphous solid dispersion：ポリビニルピロリドンやセルロース誘導体などの水溶性ポリマーを担体として，原薬を非晶質状態で分散させた固体である．非晶質化した薬物の物理的な安定性を向上させる（結晶化を抑制する）と共に，水中においては原薬の速やかな溶解を促し，過飽和状態を実現できる．

*¹ つながり コアカリ D-5 製剤化のサイエンス → 4 巻 IV. 製剤学・調剤学

*²

ニフェジピン

溶融急冷 melt quenching：原薬を融解した後に急冷することで，結晶化する時間を与えずに非晶質化する調製法である．インドメタシンやカルバマゼピンなどの結晶性原薬で非晶質化が認められている．

ガラス転移 glass transition：固体（結晶）が融解した液体を急冷すると，凝固点（融点）以下になっても固化（結晶化）せずに過冷却液体となることがある．さらに温度が下がると異常に粘性が高い液体，つまり分子が無秩序に集合した固体の状態（ガラス状態，非晶質とほぼ同義）となる．この変化をガラス転移という．

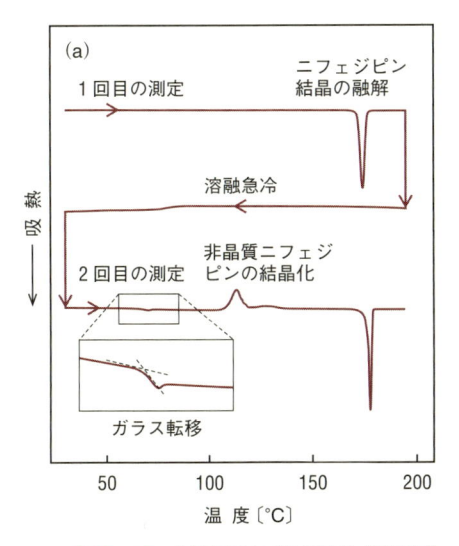

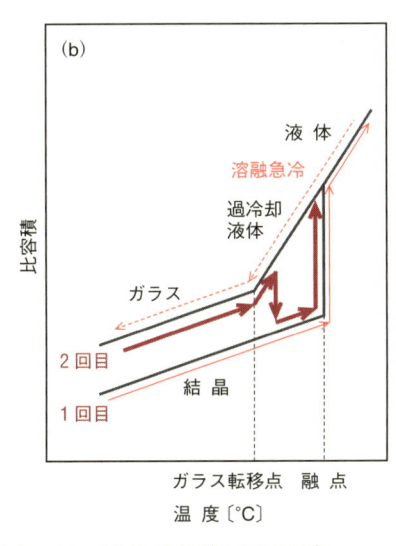

図 8・12　非晶質の DSC 測定と状態変化　(a) ニフェジピン非晶質の DSC 測定，ガラス転移では挿入図に示すように，試料の比熱の変化が原因の基線の吸熱側へのシフトが観察される．(b) ニフェジピンの DSC 測定における状態変化

○━ キーワード

□ 熱分析法　　　　　　　□ 熱重量測定法（TG, TGA）　　□ 脱水（脱溶媒）の測定
□ 示差熱分析法（DTA）　□ 示差走査熱量測定法（DSC）　□ 結晶の転移

✔チェックリスト

1. 熱重量測定法（TG）は，温度変化に伴う試料の質量変化を測定する方法であり，加熱による脱水や分解を検出できる．
2. TG装置に付属する天秤の校正にはシュウ酸カルシウム一水和物標準品が用いられる．
3. 示差熱分析法（DTA）は，試料と基準物質の加熱または冷却の際の温度差を測定している．
4. DTAはTGと組合わせたTG-DTAとして測定されることが多く，試料の脱水や融解などの情報を得ることができる．
5. 示差走査熱量測定法（DSC）は，温度変化に伴う試料に対する熱の出入りを定量的に測定できる．

章末問題

8・1　図は薬物Aの水和物について昇温過程で熱重量測定（TG）および示差走査熱量測定（DSC）を行った結果である．薬物Aに関する記述（a）～（e）について正誤を答えよ．ただし，薬物Aには水和物，無水物ともに結晶多形は存在しない．

【105回国試改題】

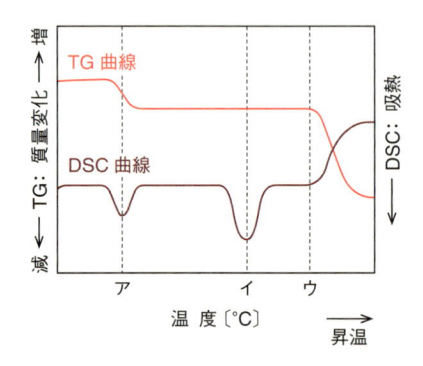

（a）温度アで見られるDSC曲線の吸熱ピークは，薬物Aの水和物からの結晶水の脱離に基づいている．
（b）温度アの付近において，薬物Aは融解する．
（c）温度イの付近において，薬物Aの水和物からの結晶水の脱離が起きる．
（d）温度イの付近において，薬物Aは結晶化する．
（e）温度ウを超えて観察される質量変化は，薬物Aの気化に基づいている．

8・2　図は非晶質試料の示差走査熱量測定法（DSC）の結果である．図中のA，B，Cにおいて観察される現象は何か．①～④の中から選べ．

① ガラス転移　　② 脱 水　　③ 結晶化　　④ 融 解

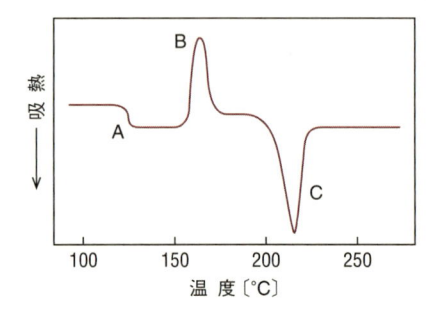

8・3 図は，ある薬物の結晶性の異なる試料 A〜E について，同一質量で DSC 測定を行った結果である．次の記述 (a)〜(e) について，正誤を答えよ.

(a) 融点の最も高い試料は A である.

(b) 融解エンタルピーの大きさは E>D>C>B>A 順である.

(c) 非晶質が最も多く含まれる試料は A である.

(d) 曲線 D にはガラス転移が認められる.

(e) 試料 E には融点が認められる.

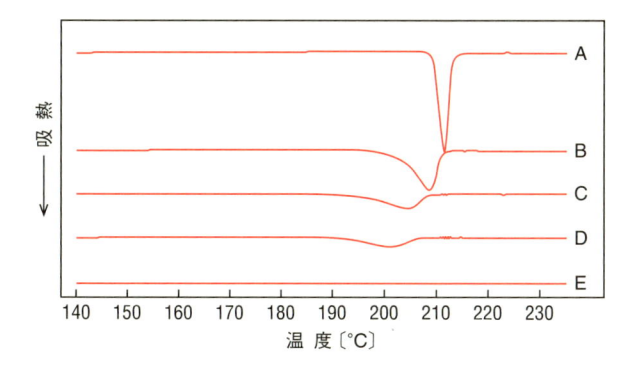

索　　　引

第 1 版 第 1 刷 2024 年 11 月 8 日 発行

新スタンダード薬学シリーズ 第 3 巻
基 礎 薬 学 II. 分析化学

© 2024

編　集　新スタ薬シリーズ
　　　　編 集 委 員 会

発行者　石 田 勝 彦

発　行　株式会社東京化学同人
東京都文京区千石 3-36-7（〒112-0011）
電話 03-3946-5311・FAX 03-3946-5317
URL：https://www.tkd-pbl.com/

印刷 中央印刷株式会社・製本 株式会社松岳社

ISBN978-4-8079-1734-1　Printed in Japan